心力衰竭诊治策略

罗丹　王福军　主编

Diagnosis and
Treatment Strategies
for Heart Failure

化学工业出版社

·北京·

内容简介

本书由湘西土家族苗族自治州人民医院（吉首大学第一附属医院）心内科专家组织编写。本书分15章详细介绍了心力衰竭的概念、分类、流行病学、发病机制、临床综合评价及治疗原则和方法，急性、慢性心力衰竭，右心衰竭，特殊人群（老年人、女性、儿童）心力衰竭，无症状性心力衰竭，难治性心力衰竭，心源性休克，心房衰竭，13种心脏病致心力衰竭，11种相关疾病或临床情况合并心力衰竭，14种心力衰竭并发症和合并症的诊治策略，以及中西医结合诊疗策略。将国内外心力衰竭诊断治疗的新理论、新知识及最新防治指南与临床实践紧密结合，突出临床实用性和规范性，语言简洁明了，内容新颖，充分体现了科学性、先进性、可读性和实用性，可供临床一线医师，尤其是心内科医师阅读，对高年级医学生、研究生也有裨益。

图书在版编目（CIP）数据

心力衰竭诊治策略 / 罗丹，王福军主编. -- 北京：化学工业出版社，2025.3. -- ISBN 978-7-122-47379-0

Ⅰ. R541.6

中国国家版本馆CIP数据核字第2025EQ8268号

责任编辑：戴小玲　　　　　　　　　　　　　　文字编辑：翟　珂　张晓锦
责任校对：宋　玮　　　　　　　　　　　　　　装帧设计：史利平

出版发行：化学工业出版社（北京市东城区青年湖南街13号　邮政编码100011）
印　　装：大厂回族自治县聚鑫印刷有限责任公司
787mm×1092mm　1/16　印张21¼　字数526千字　2025年6月北京第1版第1次印刷

购书咨询：010-64518888　　　　　　　　　　　售后服务：010-64518899
网　　址：http://www.cip.com.cn
凡购买本书，如有缺损质量问题，本社销售中心负责调换。

定　价：98.00元　　　　　　　　　　　　　　　　　　　　　版权所有　违者必究

编写人员名单

主 编 罗 丹 王福军

编 者（按姓氏笔画排序）

丁建平　湖南省张家界市人民医院心血管内科

王福军　湖南省湘西土家族苗族自治州人民医院（吉首大学第一附属医院）
　　　　心血管内科

尹春娥　湖南省长沙市第三医院（湖南大学附属长沙医院）心血管内科

刘红霞　湖南省湘西土家族苗族自治州人民医院（吉首大学第一附属医院）
　　　　心血管内科

米 艳　湖南省胸科医院（湖南师范大学附属胸科医院）电生理科

陈 洁　湖南省娄底市中心医院心血管内科

张 舟　湖南省湘西土家族苗族自治州人民医院（吉首大学第一附属医院）
　　　　心血管内科

吴清权　海南省老年病医院心脏中心

周 芳　湖南省岳阳市中心医院健康管理中心

罗 丹　湖南省湘西土家族苗族自治州人民医院（吉首大学第一附属医院）
　　　　心血管内科

罗显云　海南省老年病医院心脏中心

詹洪吉　湖南省湘西土家族苗族自治州人民医院（吉首大学第一附属医院）
　　　　心血管内科

谭梦琴　湖南医药学院总医院急救医学中心

序　扎根湘西，造福心衰百姓

　　随着人口老龄化和现代生活方式的转变，心血管疾病患病率呈直线上升，由此带来的心力衰竭患者倍增，其预后差、死亡率高是世界心血管病学领域攻克的最后堡垒之一。

　　由吉首大学第一附属医院罗丹、王福军教授等撰写的《心力衰竭诊治策略》一书对心力衰竭病因、诊断方法、治疗和随访策略进行了全面概述。

　　作为一名工作在心力衰竭临床诊疗岗位上的老医师，我拜读本书收获颇多，既实用，又通俗易懂，值得全国心血管领域尤其是从事心力衰竭诊治工作的各级医务工作者作为指导临床实践的参考用书。

　　期望全国心血管医务工作者同心协力，为实现党中央、国务院提出的《"健康中国2030"规划纲要》的目标做出自己的贡献。

南京医科大学第一附属医院
心血管内科
2024年12月

前 言

心力衰竭是各种心脏疾病的严重和终末阶段，也是21世纪最重要的心血管疾病之一。西方成人心力衰竭患病率约为1%～2%，总患病率呈上升趋势。基于中国高血压调查研究的结果显示我国≥35岁人群心力衰竭患病率约为1.3%，估计患病人数为890万；基于0.5亿中国城镇职工医疗保险数据的调查发现我国25岁及以上人群心力衰竭患病率约为1.1%，估计心力衰竭患者人数为1210万，每年新增300万。我国心力衰竭的发病率和患病率均在增长❶。心力衰竭具有患病率高、病死率高、再住院率高的特点，已成为严重影响我国居民健康的重要公共卫生问题。

40年来，我们的团队一直致力于心力衰竭的临床和研究工作，并在基层积极推广心力衰竭的诊疗技术。10年来，每年举办心力衰竭学术论坛；曾有多项心力衰竭方面的研究成果获得湖南省省级和地厅级科技进步奖或医疗成果奖；先后编撰适合一线临床医师和基层医务人员阅读的《心力衰竭用药策略》《心肌病用药策略》《临床心力衰竭学》《临床心肌病学》等专著。近几年来，心力衰竭从基础到临床都提出了一些新观点和新概念，许多新的治疗药物和技术不断问世并进入临床。我们认为有必要把这些新理论、新知识介绍给一线临床医师和基层医务人员，因此编写了《心力衰竭诊治策略》一书。本书的编写宗旨与我们已出版的有关心力衰竭书籍一致，突出临床实用性和规范性。适用于各级医疗机构的临床一线医师和基层医务人员阅读，特别是市级及市级以下医疗机构的临床各科医师参考使用，也可供医学生及研究生参考。

本书共15章。第一章为总论，简要介绍心力衰竭的概述、发病机制、临床综合评定和治疗策略。第二～十一章介绍临床各类心力衰竭诊治策略，包括老年人、儿童、女性心力衰竭诊治策略。第十二、第十三章对各种心脏疾病（如心脏瓣膜病、心肌病等）、相关疾病或临床情况（如糖尿病、甲状腺功能亢进症、慢性肾衰竭、慢性肝病、妊娠等）合并心力衰竭的特点及诊治策略给予论述。第十四章详细介绍了心力衰竭并发症和合并症（如电解质紊乱、血栓栓塞、心律失常等）的诊治策略。第十五章介绍了心力衰竭的中西医结合诊治策略。

在本书编写过程中，承蒙著名心血管病学专家、南京医科大学第一附属医院心内科李新立教授的大力支持，热情指导本书的编写工作并作序；在此表示最真诚的感谢。

---

❶ 葛均波，王辰，王建安. 内科学. 10版. 北京：人民卫生出版社，2024.

由于心力衰竭领域进展较快，临床研究成果不断涌现，而我们对这些新理论、新知识的理解并不一定深刻和全面，在编写中有些概念和提法可能有一些不足之处，希望读者给予批评和指正。

每一位医师都希望自己成为名医，成为伟大的医家，但"大音希声，大象无形"，为实现自己的愿望需要坚持不懈地付出和坚韧不拔的拼搏与努力。愿与大家共勉。

罗　丹　王福军

2024 年 12 月于湖南吉首

目 录

第一章　总论　1
- 第一节　概述 ……………………………………………………………………………… 2
- 第二节　心力衰竭的发病机制 …………………………………………………………… 6
- 第三节　心力衰竭的临床综合评定 …………………………………………………… 14
- 第四节　心力衰竭的治疗策略 ………………………………………………………… 26

第二章　急性心力衰竭诊治策略　39

第三章　慢性心力衰竭诊治策略　53
- 第一节　射血分数降低心力衰竭 ……………………………………………………… 53
- 第二节　射血分数轻度降低心力衰竭 ………………………………………………… 68
- 第三节　射血分数保留心力衰竭 ……………………………………………………… 71
- 第四节　射血分数改善心力衰竭 ……………………………………………………… 76

第四章　右心衰竭诊治策略　81

第五章　老年人心力衰竭诊治策略　89

第六章　女性心力衰竭诊治策略　97

第七章　儿童心力衰竭诊治策略　102

第八章　无症状性心力衰竭诊治策略　115

第九章 难治性心力衰竭诊治策略 … 118

第十章 心源性休克诊治策略 … 126

第十一章 心房衰竭诊治策略 … 134

第十二章 各种心脏疾病致心力衰竭诊治策略 … 140

第一节 心脏瓣膜病致心力衰竭 … 140
第二节 老年退行性心脏瓣膜病致心力衰竭 … 143
第三节 扩张型心肌病致心力衰竭 … 146
第四节 肥厚型心肌病致心力衰竭 … 149
第五节 心肌炎致心力衰竭 … 154
第六节 心脏淀粉样变致心力衰竭 … 159
第七节 心室肌致密化不全致心力衰竭 … 164
第八节 缺血性心脏病致心力衰竭 … 167
第九节 心肌梗死后心力衰竭 … 170
第十节 应激性心肌病致心力衰竭 … 174
第十一节 高血压致心力衰竭 … 182
第十二节 感染性心内膜炎致心力衰竭 … 186
第十三节 慢性肺源性心脏病致心力衰竭 … 188

第十三章 相关疾病或临床情况合并心力衰竭诊治策略 … 193

第一节 糖尿病合并心力衰竭 … 193
第二节 甲状腺功能亢进症合并心力衰竭 … 199
第三节 慢性肾衰竭合并心力衰竭 … 204
第四节 睡眠呼吸暂停综合征合并心力衰竭 … 209
第五节 贫血合并心力衰竭 … 214
第六节 慢性肝病合并心力衰竭 … 217
第七节 妊娠合并心力衰竭 … 221
第八节 围术期合并心力衰竭 … 226
第九节 肿瘤合并心力衰竭 … 232

第十节　脓毒症合并心力衰竭 239
第十一节　代谢综合征合并心力衰竭 247

第十四章　心力衰竭并发症和合并症诊治策略　252

第一节　心力衰竭并发电解质紊乱 252
第二节　心力衰竭并发心律失常 259
第三节　心力衰竭并发肝功能受损 267
第四节　心力衰竭并发肾功能损害（心肾综合征） 271
第五节　心力衰竭并发贫血和铁缺乏 277
第六节　心力衰竭并发血栓栓塞 281
第七节　心力衰竭合并高同型半胱氨酸血症 287
第八节　心力衰竭合并高尿酸血症 289
第九节　心力衰竭合并低 T_3 综合征 293
第十节　心力衰竭合并焦虑抑郁 294
第十一节　心力衰竭并发低血容量 299
第十二节　心力衰竭并继发二尖瓣反流 303
第十三节　心力衰竭合并衰弱、肌少症 308
第十四节　心力衰竭合并认知障碍 314

第十五章　心力衰竭的中西医结合诊治策略　320

第一节　中医对心力衰竭的认识 320
第二节　心力衰竭的常用中药治疗 323
第三节　中西医结合治疗心力衰竭并发症 327

第一章
总论

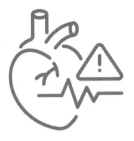

心力衰竭是 21 世纪危害人类健康的重要心血管疾病之一，慢性心力衰竭是大多数心血管疾病发展的终末阶段，其发病率及死亡率均较高。在我国，心力衰竭管理面临"四高"挑战[1][2]：一是心力衰竭患病率高，25 岁及以上成人心力衰竭标准化患病率为 1.10%，总心力衰竭人数 1210 万，每年新增将近 300 万；二是死亡率高，最新研究发现我国心力衰竭患者 1 年死亡率为 13.7%，3 年死亡率为 28.2%，5 年死亡率基本等同于一些常见的恶性肿瘤；三是住院率高，心力衰竭患者平均每年住院 3.3 次；四是住院费用高，平均每次因心力衰竭住院的花费约 39064 元，给患者带来了沉重的负担。

在现代医学高速发展的当今，心血管病领域却出现了一个反常现象：各种心血管病的发病率及死亡率均呈现下降趋势的同时，心力衰竭的发病率及死亡率却居高不下，反而出现了上升趋势。流行病学的资料给我们提供了一个客观的回答：现代心血管病的诊治水平正处于日新月异的提高与发展中，这使很多危重的心血管病患者得到及时救治而能幸存。这些人群中将有相当比例的患者日后发生心力衰竭。此外，社会人口的老龄化及高龄社会的出现，使退行性心血管病的发病率升高，也将有一定比例的患者最终发生心力衰竭，最具说服力的例子就是老年退行性瓣膜病的发病率逐年升高，不少患者因严重心功能障碍而被迫做瓣膜修复或换瓣术，并已成为心脏瓣膜置换术的第一位手术指征，而风湿性瓣膜病的换瓣术已屈居其后。因此，心力衰竭发病率的升高应当视为科学技术进步、人类社会不断发展的一个"副产品"。

另一方面，心力衰竭是各种器质性心脏病的晚期表现，其不仅有较高的致命性、致残性，还严重影响患者的生活质量。就其严重的不良预后而言，心力衰竭患者的预后与恶性程度最高的肿瘤患者一样差。此外，反复地住院治疗不仅影响患者的生活质量，还大量消耗着医疗资源与费用，成为个人与社会苦不堪言的医疗负担。正像世界著名的心脏病学家 Braunwald 教授所言：征服与控制心力衰竭是心脏病领域的最后、最大的一个战场。

随着我国人均寿命延长，人口老龄化，以及各种心血管疾病的死亡率降低，更多患者最终会进展至心力衰竭。因此，在未来十多年，我国心力衰竭患病率必将呈上升的趋势，并成为影响医疗费用上升和慢性病防治的重大热点问题。

---

[1] Wang H, Chai K, Du M, et al. Prevalence and Incidence of Heart Failure Among Urban Patients in China: A National Population-Based Analysis. Circ Heart Fail. 2021, 14(10): e008406.

[2] Wang H, Li Y, Chai K, et al. Mortality in patients admitted to hospital with heart failure in China: a nationwide Cardiovascular Association Database-Heart Failure Centre Registry cohort study. Lancet Glob Health. 2024, 12(4): e611-e622.

第一节 概述

一、心力衰竭的定义

心力衰竭不是单一的疾病，而是各种心脏病发展到一定程度时所共有的具有特征性表现的一种疾病状态。概括地讲，心力衰竭是指各种原因造成心脏的结构和功能损害，使心室的收缩和（或）舒张功能受损，引起血流动力学异常，通过一系列病理生理和神经内分泌机制，产生相应的临床症状，并给患者的生存和生活质量带来严重影响的临床综合征。它包括以下三层含义。一是心力衰竭在临床上表现为一组典型的和不典型的症状和体征，如左心衰竭主要表现为劳力性呼吸困难，肺部听诊可在肺底或全肺闻及干湿啰音；右心衰竭的典型表现是下肢等下垂部位的可凹性水肿、颈静脉充盈、肝大有压痛等；心力衰竭不典型症状有乏力、衰弱、记忆力减退、食欲缺乏、腹胀、便秘、出汗等。二是心力衰竭发生的基础是心脏结构和（或）功能的异常，这些结构和功能异常可以通过物理检查、心电图、胸部X线片、超声心动图、心脏磁共振成像、放射性核素心肌显像、心脏CT、心导管检查等一系列检查而明确，包括心脏瓣膜病、心肌梗死、心肌肥厚、心包积液等。三是心力衰竭的病理生理机制是血流动力学的异常变化和神经内分泌的异常激活。不论心脏结构和功能损害的类型如何，心力衰竭时的病理生理变化之一就是血流动力学的异常，表现为心排血量的绝对或相对不足，同时伴体循环或肺循环静脉回心血流受限，静脉系统血流阻滞。在心力衰竭患者血流动力学异常变化的同时，常伴神经内分泌的异常激活，这是心力衰竭恶化发展的主要机制。在许多情况下，造成心脏结构和功能损害的始动因素已去除，但心脏结构和功能损害却仍呈现不断恶化的发展过程，其主要机制就是神经内分泌的异常激活，表现为交感神经-肾上腺系统和肾素-血管紧张素-醛固酮系统（renin-angiotensin-aldosterone system，RAAS）的活性异常升高，促进和维持了心肌重构的发生发展，从而使心力衰竭呈现进行性恶化发展过程。

2021年8月，欧洲心脏病学会（European Society of Cardiology，ESC）心力衰竭管理工作组在ESC年会上正式颁布了《2021 ESC急、慢性心力衰竭诊断和治疗指南》，指南对心力衰竭的定义是一组由心脏结构和（或）功能异常引起的临床综合征，诊断心力衰竭必须在结构和（或）功能异常的基础上有利尿钠肽水平升高和（或）心源性肺淤血/体循环淤血的客观证据。

2021年3月，美国心力衰竭学会（HFSA）、欧洲心脏病学会心力衰竭协会（HFA）和日本心力衰竭学会（JHFS）共同发布了《心力衰竭通用定义和分类》共识声明，该共识提出了心力衰竭通用定义、新分类和分期标准，并得到中国、加拿大、澳大利亚、新西兰等国家多个心力衰竭学会认可。该共识定义心力衰竭是一种临床综合征，其症状和（或）体征由心脏结构和（或）功能异常引起，并有利尿钠肽[脑利尿钠肽（BNP）/N末端脑利尿钠肽原（NT-proBNP）]水平升高和（或）肺循环淤血、体循环淤血的客观证据所证实。

心脏结构和（或）功能异常包括：左室射血分数（left ventricular ejection fraction，LVEF）< 50%、异常的心腔扩大、舒张早期二尖瓣血流速度/舒张早期二尖瓣环运动速度（E/E'）> 15、中/重度心室肥厚，或中/重度瓣膜狭窄或反流。

心力衰竭须得到至少以下一项客观证据所证实：①BNP/NT-proBNP升高；②影像学（胸

部X线片或超声心动图提示充盈压升高）、静态或激发状态时的血流动力学测量（右心导管、肺动脉导管）所获得的肺部或全身性充血的客观证据。

2022年4月，美国心脏病学会（ACC）/美国心脏协会（AHA）/HFSA更新发布了《2022年AHA/ACC/HFSA心力衰竭管理指南》，该指南基本延续了既往指南的定义。但对尚未出现症状的A期和B期的心力衰竭分别更名为心力衰竭风险期（at risk）和心力衰竭前期（pre-HF）。2001年的美国指南就提出了心力衰竭分期A、B、C、D的概念，强调了疾病的发展和进展，以及预防的重要性，此后的指南一直延续这一概念。2014年和2018年我国指南将A、B期分别称为"前心力衰竭阶段"和"前临床心力衰竭阶段"。ACC/AHA/HFSA指南将A期和B期心力衰竭分别更名为"心力衰竭风险期"和"心力衰竭前期"，更符合临床实际。

二、心力衰竭的分类

心力衰竭作为复杂的临床综合征，可以根据不同的临床和病理生理特点进行分类。

（一）急性心力衰竭和慢性心力衰竭

这是根据心力衰竭发生的时间、速度及严重程度而进行的分类。急性心力衰竭是因急性的严重心肌损害（如急性大面积心肌梗死、急性重症心肌炎）或突然加重的心脏负荷使心功能正常或处于代偿期的心脏在短时间内发生衰竭或使慢性心力衰竭急剧恶化，威胁生命，通常需要紧急入院进行医疗干预，以急性左心衰竭最常见。

慢性心力衰竭是指在原有慢性心脏病（如风湿性心脏病、陈旧性心肌梗死等）基础上逐渐出现心力衰竭的症状和体征，是缓慢进展的过程，一般均有代偿性心脏扩大或肥厚及其他心脏代偿机制参与。经过治疗，症状和体征稳定1个月以上的称稳定性心力衰竭。

区分心力衰竭的急性和慢性主要是因为二者治疗的原则不同。慢性心力衰竭重在延缓心室重构，降低再入院率和死亡率，长期规范的药物治疗是基石，也是重点。急性心力衰竭则需要尽快缓解症状，稳定血流动力学，降低死亡风险。急性心力衰竭管理中强调应该尽量缩短确立诊断及开始治疗的时间，尽快给予患者合适的治疗。急性心力衰竭和慢性心力衰竭是相对的，在一定条件下可以相互转化：多数急性心力衰竭患者经治疗后症状部分缓解，转为慢性心力衰竭，而慢性心力衰竭患者常因各种诱因急性加重需要住院治疗。

（二）收缩性心力衰竭和舒张性心力衰竭

收缩性心力衰竭主要是由于心肌收缩功能受损，心室射血分数下降，心室排空不足，舒张末期容积和压力增加，临床表现为乏力、运动耐量差，以及其他低灌注症状；舒张性心力衰竭则主要是心室顺应性的降低（僵硬度增加），引起心室充盈受限，导致心室松弛（收缩后的主动活动）时间延长，改变了心室充盈模式，射血分数可正常或增加。这两种心力衰竭可以同时存在。

收缩性心力衰竭与舒张性心力衰竭病理生理机制不同，收缩性心力衰竭应用神经激素拮抗剂治疗显著获益，舒张性心力衰竭病理生理机制涉及系统性炎症、代谢紊乱、心外膜脂肪组织堆积、心肌微血管功能障碍、心肌纤维化等，舒张性心力衰竭的有效治疗方法尚未明确。虽然目前指南主张心力衰竭分为射血分数降低的心力衰竭和射血分数保留的心力衰竭，但国内外有学者认为这种分类有局限性，仍建议使用收缩性心力衰竭与舒张性心力衰竭。

（三）根据左室射血分数分类

慢性心力衰竭有依据 LVEF 进行分类，将 LVEF ≤ 40% 称为射血分数降低的心力衰竭（heart failure with reduced ejection fraction，HFrEF）；LVEF 41%～49% 称为射血分数轻度降低的心力衰竭（heart failure with mildly reduced ejection fraction，HFmrEF）；LVEF ≥ 50% 称为射血分数保留的心力衰竭（heart failure with preserved ejection fraction，HFpEF）；基线 LVEF ≤ 40%，经过抗心力衰竭治疗后，第二次测量时 LVEF 比基线增加 ≥ 10% 且 LVEF > 40%，称为射血分数改善的心力衰竭（heart failure with improved ejection fraction，HFimpEF）。

（四）左心衰竭和右心衰竭

左心衰竭和右心衰竭分别用于描述肺静脉淤血或体循环淤血的症状。当由于急性心肌梗死、高血压、二尖瓣病变或主动脉瓣病变导致的肺静脉淤血及其临床表现是左心衰竭；当右心病变或左心病变累及右心室时，出现胸腔积液、肝大、腹水、下肢水肿等体循环淤血的情况是右心衰竭。同时具有左心衰竭和右心衰竭的临床表现，称全心衰竭。左心衰竭后肺动脉压力增高，使右心负荷增加，长时间后出现右心衰竭，即为全心衰竭。右心衰竭是左心衰竭预后差的独立预测因素。心肌炎、心肌病患者左、右心同时受损，左、右心衰竭可同时出现。单纯二尖瓣狭窄引起的是一种特殊类型的心力衰竭，左心室的收缩功能正常，因左心房压力升高而导致肺循环高压，有明显的肺淤血和继而出现的右心衰竭。

（五）高排血量心力衰竭和低排血量心力衰竭

高排血量心力衰竭是因为回心血量过多，心脏的舒张期充盈过度，故心排血量也相应增多。但当心脏舒张期充盈入量，在收缩期不能等量排出时，心脏超负荷，不能代偿时则出现心力衰竭，可见于甲状腺功能亢进症、贫血、妊娠、动静脉瘘、维生素 B_1 缺乏等，症状多有四肢温暖和潮红，脉压增大或至少正常，动静脉血氧差正常或减小。低排量心力衰竭是由于心肌收缩或舒张功能减损等造成心排血量减少，常见于缺血性心肌病、高血压、扩张型心肌病、心脏瓣膜病或心包疾病等，临床表现有组织灌注不足、脉搏无力、四肢湿冷、发绀等。

（六）后向心力衰竭和前向心力衰竭

后向心力衰竭是指心室的血流不能泵出时，血液淤阻于其后面的心房和静脉系统，结果引起心室舒张末期容积和压力升高，心房和静脉系统压力升高，心房收缩增强，小静脉和毛细血管床压力升高，液体渗出到组织间隙，造成体内水钠潴留。前向心力衰竭是指心室不能将血液充分排入动脉系统，导致脏器灌注减少，影响到脑、肾、肝、胃肠道等，引起各脏器受损的症状，如意识淡漠、尿少、水钠潴留、疲倦乏力、食欲缺乏、腹胀等。后向心力衰竭和前向心力衰竭是人为划分的，而大多数患者在不同程度上均存在这两种心力衰竭。

（七）新发与短暂性心力衰竭和慢性心力衰竭

2008 年《欧洲心力衰竭诊断治疗指南》将心力衰竭划分为三类。①新发心力衰竭：第一次发生的心力衰竭，起病可急可缓。②短暂性心力衰竭：反复发作或间断发作。③慢性心力衰竭：持续存在，可以稳定、恶化或失代偿。该指南虽未列出急性心力衰竭，但是并未取消急性心力衰竭这一名称，只是强调急性心力衰竭一般是指发作时间急而与病情严重程度无关，应当区别于严重心力衰竭和失代偿心力衰竭。急性心力衰竭的具体定义为：心力衰竭症状和体征快速出现或变化，需要紧急治疗。可以是新发心力衰竭或是慢性心力衰竭的恶化，也可以是症状或体征的迅速恶化或需要紧急治疗，例如急性肺水肿。

三、心力衰竭的流行病学

我国心血管病患病率处于持续上升阶段，从心力衰竭"事件链式、阶段式"发展的特点来看，心血管病及其危险因素的流行将导致事件链终点的心力衰竭患病增加，特别是我国人口老龄化的趋势也使未来发展为心力衰竭的人群更为庞大。

欧美流行病学数据显示，成人心力衰竭患病率为1%～2%，并随年龄增加而增长，70岁以上的老年人甚至超过10%。

在美国，有临床症状的心力衰竭患病率为1.3%～1.8%，无症状性心力衰竭患病率达到1.5%～2%。年龄超过65岁的老年人心力衰竭患病率达6%～10%，心力衰竭住院患者中年龄超过65岁的大约占80%。美国心力衰竭的患者大约有500万人，每年新增加50万人。

弗雷明汉（Framingham）心脏研究开始于1948年，共入选居住在马萨诸塞州弗雷明汉的5209名居民，入选者年龄为28～62岁，之后每2年进行一次调查；1971年研究对象的后代也被纳入研究。1948～1988年在9405名研究对象中（男性占47%），共有652人被诊断为心力衰竭，男性和女性心力衰竭的患病率分别为2.4%和2.5%，心力衰竭患病率随年龄增长的趋势明显，在50～59岁的人群中，男、女性患病率均为8%，而在80～89岁的人群中男、女性患病率分别达到66‰和79‰。

我国心力衰竭的流行病学资料较少。《中国心力衰竭诊断和治疗指南2024》发布的数据显示，≥35岁成年人中，心力衰竭患病率为1.3%，即约有1370万心力衰竭患者；HFrEF（LVEF<40%）、HFmrEF（LVEF 40%～49%）和HFpEF（LVEF≥50%）的患病率分别为0.7%、0.3%和0.3%；在25～64岁、65～79岁、80岁及以上人群中，心力衰竭的标准化患病率分别为0.57%、3.86%和7.55%。

慢性心力衰竭病因中，风湿性心脏病比例明显下降，由1980年的44.2%降至2000年的16.7%，而冠心病和高血压病比例明显上升，由1980年的33.7%增加至2000年53.3%。

四、心力衰竭的预后

由于研究的人群和研究的年代不同，观察到心力衰竭的死亡率有所差异，但所有研究均提示发生心力衰竭后，其预后很差。

ESC心力衰竭长期注册研究结果显示，欧洲2011～2013年期间住院的急性心力衰竭患者1年死亡率为23.6%，慢性心力衰竭患者1年死亡率为6.4%。一项荟萃分析纳入1950～2018年高收入国家的60项研究中共计150万慢性或稳定性心力衰竭患者，结果显示，心力衰竭诊断后估计的1个月、1年、2年、5年和10年生存率分别为95.7%、86.5%、72.6%、56.7%和34.9%；5年生存率从1970～1979年的29.1%提高至2000～2009年的59.7%。英国一项研究也显示，2000～2017年期间新诊断的心力衰竭患者，诊断后1年、5年和10年的生存率绝对值分别升高了6.6%（从2000年74.2%提高至2016年80.8%）、7.2%（从2000年41.0%提高至2012年48.2%）和6.4%（从2000年19.8%提高至2007年26.2%）。

我国目前已经发表的心力衰竭预后方面的研究较少。2020中国心力衰竭医疗质量控制报告心力衰竭的结局指标显示，在34938例患者中，记录入院及出院时间的有32677例（93.5%），其住院天数的中位数（P25，P75）为9（6，12）d，较China-HF的住院天数[10（7，15）d]略短，但明显长于美国GWTG-HF项目心力衰竭患者的住院天数[4（3，6）d]；在34938例患者中，记录院内转归情况的有33413例（95.6%），其中，院内病死（包含濒临死亡放弃治疗者）938例，院内死亡率为2.8%，较China-HF结果（4.1%）明显下降，与美国GWTG-HF项目中院内死亡率（3.0%）相当。

第二节 心力衰竭的发病机制

一、心力衰竭的病因

原发性心肌损害和异常是引起心力衰竭最主要的病因（表1-2-1）。除心血管疾病外，非心血管疾病也可导致心力衰竭。各种原因引起的心脏损害最终都可能进展为心力衰竭。常见的病因有：心肌病（包括扩张型、肥厚型和限制型）、心肌炎（包括病毒性、风湿性、细菌性或结缔组织疾病所致的心肌损害等）、冠心病（特别是心肌梗死）、心肌纤维化、高血压及主动脉瓣狭窄、肺栓塞及慢性阻塞性肺疾病、风湿性心脏病、先天性心脏病等。

表1-2-1 心力衰竭的病因和具体检查方法

病因分类	具体病因或疾病	检查
心肌病变		
缺血性心脏病	心肌梗死、冠状动脉病变、冠状动脉微循环异常、血管内皮功能障碍	冠状动脉造影、冠状动脉CTA、运动负荷试验
心脏毒性损伤		
心脏毒性药物	抗肿瘤药（如PD-1及PD-L1抑制剂、蒽环类、曲妥珠单抗）、抗抑郁药、抗心律失常药等	ECHO、CMR、EMB
药物滥用	酒精、可卡因、合成代谢类固醇等	毒物检测
放射性心肌损伤	放射治疗	ECHO、CMR
免疫及炎症介导的心肌损害		
感染性疾病	病毒、寄生虫（Chagas病）、螺旋体等	血清学检查、CMR、EMB
非感染性疾病（主要为自身免疫性疾病）	巨细胞性心肌炎、自身免疫病（如系统性红斑狼疮等）	血清学检查、CMR、EMB
心肌浸润性病变		
非恶性肿瘤相关	系统性浸润性疾病（心肌淀粉样变、结节病）、贮积性疾病（血色病、糖原贮积病）	血清免疫固定电泳和血清游离轻链、尿本周氏蛋白、血清ACE、铁、α半乳糖苷酶、基因检测、骨闪烁显像、ECHO、CMR、胸部CT、PET-CT、PET-FDG、EMB
恶性肿瘤相关	肿瘤转移或浸润	ECHO、CMR、EMB
内分泌代谢性疾病		
激素相关	糖尿病、甲状腺疾病、甲状旁腺疾病、肢端肥大症、皮质醇增多症、醛固酮增多症、肾上腺皮质功能减退症等	甲状腺功能检查、血尿儿茶酚胺、肾素和醛固酮、皮质醇、血糖
营养相关	肥胖，缺乏维生素B_1、L-卡尼汀、硒、铁等	血清营养素检测

续表

病因分类	具体病因或疾病	检查
遗传学异常	遗传因素相关的肥厚型心肌病、扩张型心肌病及限制型心肌病、致心律失常性右心室心肌病、左心室致密化不全、核纤层蛋白病、肌营养不良症	ECHO、CMR、EMB、肌肉活检、基因检测
应激	应激性心肌病	ECHO、冠状动脉造影、左心室造影、CMR
心脏负荷异常		
高血压	原发性高血压、继发性高血压	24h动态血压、血尿儿茶酚胺、肾素和醛固酮、肾动脉成像
瓣膜和心脏结构的异常	房室瓣和主/肺动脉瓣狭窄或关闭不全、先天性心脏病（先天性心内或心外分流）	ECHO（经胸、经食管/负荷试验）、心导管
心包及心内膜疾病	缩窄性心包炎、心内膜纤维化	胸部CT、CMR、EMB、右心导管
高心输出量状态	动静脉瘘、慢性贫血	血清学检查、血管造影
容量负荷过度	肾功能衰竭	血肌酐
肺部疾病	肺血管疾病	胸部CT、右心导管、肺血管CT或造影
心律失常		
心动过速	室上性和室性心律失常	电生理检查（如有指征）
心动过缓	窦房结功能异常、传导系统异常	动态心电图

注：PD-1为程序性死亡受体1，PD-L1为程序性死亡配体1，CTA为CT血管造影，ECHO为超声心动图，CRM为心脏磁共振，EMB为心内膜心肌活检，ACE为血管紧张素转化酶，PET为正电子发射计算机断层显像，FDG为氟代脱氧葡萄糖。

引自：中华医学会心血管病学分会，中国医师协会心血管内科医师分会，中国医师协会心力衰竭专业委员会，等. 中国心力衰竭诊断和治疗指南2024[J]. 中华心血管病杂志, 2024, 52（3）：235-275.

由于经济发展水平和地域的不同，引起心力衰竭的病因构成不尽相同。在西方国家，冠心病和高血压是心力衰竭的主要病因。近年来，高血压的有效治疗也使高血压导致的心力衰竭比例有所下降。例如在英国Bromley进行的心力衰竭患者的群体研究中，由于采用放射性核素检查和心导管检查，发生心力衰竭而不能确定病因的病例明显减少。研究结果表明，心力衰竭病因中，冠心病占52%，直接由高血压引起的心力衰竭仅占4%。另外瓣膜病占10%，酒精性心脏损害占4%，心房颤动占3%。而在发展中国家，心力衰竭在病因构成上与发达国家明显不同，例如在肯尼亚，风湿性心脏病占32%，扩张型心肌病占25%，高血压占17%，冠心病仅占3%。

二、心力衰竭的危险因素

目前已知的心血管病危险因素都是心力衰竭的危险因素，常见的危险因素如下。

1. 年龄、性别、种族 老年人心力衰竭的发病率和患病率明显增加，有报道在超过65岁人群中，心力衰竭发生率接近1/1000。在住院的心力衰竭患者当中大约80%为65岁以上的老年患者。一般认为，男性发生心力衰竭的风险大于女性。但我国的资料显示女性心力衰竭患病率高于男性，可能与引起心力衰竭的直接病因不同有关。

在美国，黑人心力衰竭的发病率、患病率和死亡率均高于白人。如在2000—2002年的MESA研究中，黑人、墨西哥裔、白人、华裔心力衰竭的年发病率分别为4.6/1000人、3.5/1000人、2.4/1000人、1.0/1000人。但在调整基线其他危险因素后，不同种族间心力衰竭发生风险没有统计学差异，可见差异的原因可能是由于其他危险因素水平不同造成的。

2. 高血压 不仅可直接因心脏损害而导致心力衰竭，更重要的是高血压是冠心病、肾衰竭的危险因素，使心力衰竭发生的危险性进一步加大。特别需要指出的是收缩压升高是发生心力衰竭的主要危险因素。最佳的血压控制可以将新发心力衰竭的危险性降低 50%。弗雷明汉心脏研究显示，校正年龄及其他危险因素后，高血压占男性心力衰竭患者的 39%，占女性心力衰竭患者的 59%。高血压增加了男性 2 倍的心力衰竭危险，而女性增加了 3 倍。

3. **冠心病** 弗雷明汉研究显示，冠心病使心力衰竭的危险性增加了 5 倍，约 20% 的心肌梗死患者在五六年内进展为心力衰竭。在美国 NHANCE-1 的随访研究中，冠心病使心力衰竭的危险增加 7.11 倍，其中 61.6% 心力衰竭可归因于冠心病。

4. **糖尿病** 是心血管病的独立危险因素，也是心力衰竭的重要危险因素，可使心力衰竭的危险增加 2～5 倍，糖化血红蛋白每增加 1%，因心力衰竭加重而住院和死亡的风险增加 8%～16%。而且对心力衰竭患者，糖尿病还可对心力衰竭的预后产生不良影响。

5. **心房颤动** 是心力衰竭最主要的危险因素之一。心房颤动一旦发生，心房辅助泵作用将丧失，这将降低心功能 10%～11%，而心房颤动心室率的绝对不整齐也能使左心室功能下降约 9%，使心排血量受损，左心室舒张末压升高，心功能下降。SOLVD 研究对 6517 例心力衰竭患者随访 3 年后发现，心房颤动患者死亡率显著增高（分别为 34% 和 23%，$P < 0.01$）且死于心力衰竭患者明显增多（分别为 16.7% 和 9.4%，$P < 0.01$）。

6. **瓣膜疾病** 可明显增加心力衰竭的危险。我国虽然风湿性心瓣膜病在心力衰竭病因中所占比例明显下降，但仍占较高比例（18.6%）。近年来非风湿性心瓣膜病在心力衰竭病因中所占比例呈增加趋势。

7. **其他危险因素** 临床研究证实，许多因素与心力衰竭的发生有关。如超重、肥胖、吸烟、酗酒、血脂异常、高盐和其他不合理饮食、缺乏体力活动、滥用毒品、慢性肾病、贫血、睡眠呼吸暂停综合征、某些药物（如多柔比星、环磷酰胺等）等。

三、心力衰竭的诱因

据统计有 80%～90% 心力衰竭的发生是由诱因诱发的。因此，了解和控制诱因，对防治心力衰竭特别是难治性心力衰竭有重要意义。诱发心力衰竭的诱因很多，常见的有以下几种。

1. **感染** 是诱发心力衰竭的常见诱因，其中以呼吸道感染占首位，其次是风湿热、感染性心内膜炎，而女性的泌尿道感染也是诱发心力衰竭的常见诱因。其机制为以下几点。①呼吸道感染造成气管及支气管黏膜充血、水肿及痉挛，引起呼吸困难。呼吸困难不但可因呼吸活动加强，使机体耗氧量增加（正常呼吸时耗氧量为总耗氧量的 2%～8%，感染时可增加至 50%），并能引起通气及（或）换气功能障碍，诱发心力衰竭。此外，呼吸道感染可因咳嗽使胸内压力升高，肺血管阻力加大和肺动脉压升高，直接加重右心负荷。②发热时交感 - 肾上腺髓质系统兴奋，还可致代谢率增高，使心率加快、心肌耗氧量和心脏负荷增加。此外，心率加快，还可缩短心脏舒张期，减少冠状动脉循环的灌注量，从而诱发心力衰竭。③感染会产生毒素，直接抑制心肌收缩力。

2. **心律失常** 尤其是快速性心律失常，既可诱发心力衰竭，又可加重心力衰竭，甚至在原心脏完全正常的情况下引起心力衰竭。其机制为以下几点。①快速性心律失常可增加心肌耗氧量，心率愈快则耗氧量愈大。②心率加快，心脏舒张期缩短，一方面可使心室充盈不足，减少心排血量，另一方面妨碍冠状动脉的灌注。③房室收缩协调障碍，妨碍心室的射血功能。此外，心动过缓虽然每搏量不减少，但可使心排血量降低，也可诱发心力衰竭。

3. 妊娠和分娩 诱发心力衰竭的机制是多方面的。①妊娠初期血容量即开始增加，到临产前可较妊娠前增加 50%；同时由于血浆量的增加超过红细胞的增加，出现生理妊娠性贫血，从而更加重心脏负荷。②妊娠和分娩时心率增快，使心肌耗氧增加。③妊娠时因体循环和肺循环的血管阻力降低，使心脏对这种血流动力学急剧改变适应力减弱。④分娩时子宫收缩，精神紧张，腹内压增高等因素，都可加重心脏负荷和增加心肌耗氧量而诱发心力衰竭。

4. 体力活动和精神激动 体力活动特别是剧烈体力活动和精神激动时，由于交感神经兴奋和儿茶酚胺分泌增加等原因，使心率加快、心脏负荷和心肌耗氧量均增加，从而诱发或加重心力衰竭。

5. 输血输液过多或过快 过多或过快的输血及输液可造成血容量急剧增加，使心脏前负荷过重，尤其是在原有血容量和外周阻力增加的病理基础上，或在心肌储备功能严重降低的情况下，更易诱发心力衰竭。

6. 出血和贫血 大量出血不但可使血容量减少，回心血量和心排血量降低，而且可使心肌供血量减少和反射性心率加快，心肌耗氧量增加，从而导致心肌缺血缺氧。

慢性贫血，不但使循环血量代偿性增加和心脏负荷加大，并可因血红蛋白的带氧量减少，导致心肌缺氧，甚至心肌变性坏死。据报道，当血红蛋白 < 70g/L 时，可诱发心力衰竭，甚至引起贫血性心脏病。

7. 电解质紊乱和酸碱平衡失调 酸中毒是诱发心力衰竭的常见诱因，它既可阻止 Ca^{2+} 内流，又可抑制肌质网对 Ca^{2+} 的摄取和释放。此外 H^+ 尚可与 Ca^{2+} 竞争性结合钙蛋白，抑制肌球蛋白-ATP酶的活性及影响心肌能量代谢酶的活性。电解质紊乱诱发心力衰竭最常见于低钾血症、低镁血症和低钙血症。低钾血症时易诱发洋地黄中毒，导致心肌收缩所必需的能量利用障碍，心肌收缩力减弱，低钾时还可使心肌细胞膜的自律性和兴奋性增高，导致心律失常，诱发心力衰竭；低镁血症时也可促发洋地黄中毒，可减少 ATP 的形成并减少 ATP 向 cAMP 的转化，cAMP 减少使心肌的收缩和舒张功能均发生障碍。

8. 其他因素 诱发心力衰竭的诱因很多，除上述之外，尚有药物影响（如某些抗心律失常药、β受体阻滞剂、某些麻醉药等），某些微量元素缺乏，合并甲状腺功能亢进症及肺栓塞等。

四、心力衰竭的发病机制

对心力衰竭发病机制的认识从 20 世纪 50 年代的心肾学说，到 90 年代以来的心脏重构学说，经历了不断深化和完善的过程。心力衰竭是一种进展性病变，神经体液因子的持续激活和心肌重构贯穿于心力衰竭发生的全过程。心力衰竭发生后的数个心动周期内即可启动神经体液调节机制，交感神经兴奋性增强，RAAS 激活，使心功能维持相对正常的水平。但是持续激活的神经体液因子（如去甲肾上腺素）可以直接对心脏产生毒性作用，加重心力衰竭。

一个新的"心力衰竭细胞应激假说"值得注意：当心脏受伤时，它会重现其胎儿编程，尽管这在发育过程中很有用，但在高氧、高负荷环境中的成年心脏中表达时，它是非常有害的。长期以来，人们一直认为这种胎儿重新编程是适应性的，但最近的研究表明，这是心脏细胞衰竭的主要原因。深入了解这个再生过程及其对细胞应激的影响可能使我们能够找到新的治疗心力衰竭十分重要的靶点。

（一）交感-肾上腺素系统激活

交感神经活性是由动脉牵张受体所介导。正常时，此类受体向中枢神经系统发出冲动，抑制交感神经系统的激活和血管升压素的释放。心力衰竭时由于心排血量减少，血压下降，传入的冲动减少，中枢神经系统的抑制减弱，使交感神经激活，儿茶酚胺释放增加，而副交感神经系统相对受抑制。心力衰竭时交感神经系统的激活在短期内可产生正性肌力和正性变时作用，从而增加心排血量而起到代偿作用。但是交感神经的持续激活可导致心率加快以及心肌氧耗的显著增加，同时也会激动α受体导致外周血管阻力增加，最终使心功能进行性恶化。此外，交感神经的激活易诱发恶性室性心律失常和心脏性猝死，尤其当存在心肌缺血的时候。

心脏含有 β_1、β_2 和 β_3 受体，正常时以 β_1 受体作用为主。心力衰竭时选择性 β_1 受体下调，β_2 受体相对无变化，β_3 受体的基因表达和蛋白水平上调。β_3 受体介导的负性肌力作用可能是对交感神经系统引起的正性肌力作用的负反馈。心力衰竭早期 β_3 受体代偿性增加可能避免细胞进一步损害，但当心力衰竭发展到一定阶段，这种代偿性变化会引起持久的负性肌力作用，从而加剧心力衰竭的发展。

进展型心力衰竭患者的血液循环中去甲肾上腺素（NE）水平明显升高，在静息状态下其 NE 血浓度为健康人群的 2～3 倍，这是交感神经末梢 NE 释放过多和重摄取减少联合作用的结果。但是终末期心力衰竭患者的 NE 浓度反而降低，这可能是心脏交感神经长期激活后出现的"耗竭"现象。

（二）肾素-血管紧张素-醛固酮系统激活

心力衰竭的发病过程中，肾素-血管紧张素-醛固酮系统（RAAS）的激活要晚于交感神经系统。肾素可使循环血管紧张素原转化为无生物活性的血管紧张素 I（Ang I），后者经血管紧张素转换酶（ACE）脱去2个氨基酸成为具有生物活性的八肽（1～8），即血管紧张素 II（Ang II）。约 90% 的 ACE 在组织中发挥活性，另 10% 存在于心肌间质和血管壁，因此心脏局部的 RAAS 激活在心肌肥大和心力衰竭病程进展中较循环 RAS 更为重要。组织 Ang II 也可通过非经典途径即乳糜酶途径生成。这一旁路途径在应用血管紧张素转换酶抑制剂（ACEI）使组织肾素和 Ang I 浓度明显增高时显得尤为重要。Ang II 也可进一步经蛋白水解为具有促进血管收缩作用的 Ang III（2-8）和 Ang IV（3-8），以及拮抗 Ang II 内皮损伤作用的 Ang I-7。

Ang II 通过其受体发挥一系列生物学作用，包括 AT1、AT2、AT3、AT4 受体。激动 AT1 主要表现为血管收缩、促细胞增殖、醛固酮分泌以及儿茶酚胺释放。而激动 AT2 受体则表现为血管扩张、抑制细胞增殖、利尿以及缓激肽释放等保护作用。与交感神经激活相似，Ang II 具有短期的稳定血流动力学作用，但 RAAS 的长期激活将促进儿茶酚胺和醛固酮释放，并导致水钠潴留、心肌细胞肥厚、血管重构以及心、肾等脏器纤维化，最终促使心力衰竭进展、恶化。

（三）氧化应激

活性氧产物（ROS）是有氧代谢的正常副产物。在心脏，ROS 来源于线粒体、黄嘌呤氧化酶和 NADPH 氧化酶。ROS 可以调节心肌细胞间多种蛋白和信号通道的活性，其中重要的包括肌质网钙通道、离子通道、肌丝蛋白以及与细胞生长相关的多种信号通道。当自身的抗氧化系统不能及时清除 ROS 时，细胞内出现 ROS 堆积，即称为氧化应激。心脏内重要的抗氧化物质包括将 O_2^- 转化为 H_2O_2 的锰超氧化物歧化酶（Mn-SOD）以及将 H_2O_2 分化为

H_2O 的过氧化氢酶和谷胱甘肽过氧化物酶。研究资料证实心力衰竭患者的体循环及心肌内氧化应激水平均显著升高。心肌机械牵张、神经内分泌激活（Ang Ⅱ、α 受体激动剂、血管内皮素 -1）和炎症细胞因子释放（肿瘤坏死因子、白介素 -1）均会继发 ROS 生成增多，若抗氧化功能不足以及时清除多余的 ROS 则将导致氧化应激的形成。动物实验发现心肌细胞内线粒体产生过量的 ROS 可促使心力衰竭进展及恶化。同样，在快速心脏起搏诱导的狗心力衰竭模型以及终末期心力衰竭患者的心脏中均可发现黄嘌呤氧化酶的表达及活性增加。在体外培养的心肌细胞中，ROS 可以诱导心肌细胞肥厚和凋亡。ROS 同样能够调节成纤维细胞增殖和胶原合成，并能激活基质金属蛋白的表达。此外，ROS 还可以降低一氧化氮（NO）的生物利用度从而影响心力衰竭的治疗靶点之一。然而，针对抗氧化的心力衰竭临床研究并未取得理想结果，OPT-CHF 研究应用黄嘌呤氧化酶抑制剂治疗慢性充血性心力衰竭并没有减少主要终点事件（心力衰竭住院和心血管死亡复合终点），但对于尿酸升高（氧化应激的生物学指标）的亚组心力衰竭人群分析结果显示，黄嘌呤氧化酶抑制剂有改善预后的趋势，提示抗氧化治疗可能对高氧化应激的心力衰竭人群有效。

冠状动脉微血管内皮细胞反应性产生 ROS，导致过氧亚硝酸盐形成和 NO 生物利用度降低，两者都降低了相邻心肌细胞中可溶鸟苷酸环化酶（sGC）的活性；较低的 sGC 活性导致环磷酸鸟苷（cGMP）浓度和蛋白激酶 G（PKG）活性降低；低 PKG 活性增加了心肌细胞的静息张力，并导致心肌肥厚、纤维化以及血管僵硬。

（四）炎症细胞因子

目前的观点认为促炎症细胞因子如肿瘤坏死因子（TNF-α）、白介素 -1（IL-1）等可能与心力衰竭进展时的左心室重构相关。目前认为，这些细胞因子并不是机体免疫系统产生的，而是心肌受损后由心肌细胞内局部生成。虽然这些心肌细胞因子激活的初始目的是修复受损心肌，但长时间高浓度的细胞因子表达将对心肌产生毒害作用，并影响细胞外基质生成，最终促进心室重构。心力衰竭时增加的细胞因子形成网络，其活性受各种细胞因子调节和抗炎症的细胞因子的影响，错综复杂的网络调节紊乱，参与了心力衰竭的发生与发展，而 TNF-α 是细胞因子网络的关键部分。此外，细胞因子与神经体液系统之间的交互作用，也共存于心力衰竭的发生与发展的全过程。心力衰竭患者的外周循环炎症细胞因子（如 TNF-α、IL-6）水平显著升高，并与临床严重程度密切相关。而具有抗炎症的细胞因子 IL-10 水平在心力衰竭患者中明显下降，与临床严重程度呈负相关。因此，促炎症细胞因子与抗炎症细胞因子的失平衡可能是导致心力衰竭进展的重要机制。

（五）细胞凋亡

细胞凋亡是基因调控的主动而有序的细胞自我消亡，是一连串不伴有炎症反应的细胞变化，最终导致细胞死亡，被认为是精确调节的生理性死亡。缺血、缺氧、钙超载、线粒体缺陷、组织排异、射线、机械应力、促凋亡因子或心肌细胞存活因素消失等均可导致细胞凋亡发生。心力衰竭时上述的许多因素均可见到，其中，神经体液因素的变化最为突出。去甲肾上腺素、Ang Ⅱ、TNF-α、利尿钠肽等均可促进细胞凋亡的发生。

心力衰竭时左心室功能不断恶化的机制尚不清楚。一方面，心力衰竭的血流动力学的代偿性机制致力于维持血流动力学的稳定，如心肌代偿性的肥厚及扩大，交感神经和 RAAS 活性的增高；另一方面，恰恰是由于这些因素加速了左心室功能不断恶化的进程，形成恶性循环。这是心肌细胞反复丢失和（或）剩余的心肌细胞收缩功能逐渐退化的结果。而凋亡可能是心肌细胞不断丢失的根源所在。

（六）心脏重构

心脏重构是心力衰竭发生最关键的病理生理机制，是心脏在遭受应激的情况下，心肌细胞的生物学特性异常及其与非心肌细胞相互作用失衡的动态病理过程。其在器官水平表现为心脏的增大或缩小，在组织水平表现为心肌胶原沉积和纤维化加剧及新生血管的增加或减少，在细胞水平表现为心肌细胞排列紊乱、单个心肌细胞肥大和凋亡、成纤维细胞增殖转变及胶原分泌增多，在亚细胞水平表现为心脏重构相关信号通路的激活或抑制。心脏重构最初可以对心功能产生部分代偿，但是随着重构的加剧，心肌细胞的大量减少使心肌整体收缩力下降，纤维化的增加又使心室壁顺应性下降，使心功能逐渐由代偿向失代偿转变。

心脏重构主要包括结构重构和电生理学重构。心脏结构重构结果是心肌肥厚、心脏扩大和心脏变形。初始心肌肥厚可使心肌收缩力增强，克服后负荷阻力，使心排血量在相当长时间内维持正常。然而心肌肥厚者心肌顺应性差，舒张功能已经降低，同时心肌肥厚时心肌细胞数量并不增加，以心肌细胞不适当的肥大和心肌纤维化为主。作为供应能量的线粒体虽增大增多，但程度和速度均落后于肥厚的心肌，终使心肌能量供应不足而导致细胞凋亡和坏死增加。衰弱心肌能量生成和利用障碍，心肌能量耗竭是心力衰竭的特征。心力衰竭早期，根据 Frank-Starling 机制，即增加心脏的前负荷，使回心血量增多，致心室舒张末期容积增加和心室扩大，在一定范围内心肌纤维增长可使收缩力增加，从而增加心排血量。然而心室扩张，舒张末压也增高，相继发生心房压和静脉压增高，继而出现肺循环和体循环系统淤血。心脏电生理学重构主要包括离子通道的改变、缝隙连接分布改变和连接蛋白分布的不均一性等，导致静息膜电位和动作电位时程改变，引起心肌电的不均一性，导致心律失常。心脏重构又进一步激活内源性神经体液系统，由此形成恶性循环。

（七）其他

1. 精氨酸加压素（AVP） 是调节自由水清除和血浆渗透压平衡的重要垂体激素。正常情况下，血浆渗透压升高是刺激 AVP 分泌的主要因素。即使没有渗透压变化，大部分心力衰竭患者的循环 AVP 也是升高的，并可能导致低钠血症。AVP 作用于 3 种受体，分别为 V_{1a}、V_{1b} 和 V_2 受体。V_{1a} 受体分布最广，主要分布于血管平滑肌细胞上。V_{1b} 受体局限分布于中枢神经系统，而 V_2 受体主要分布于肾集合管上皮细胞。V_{1a} 受体介导血管收缩、血小板聚集以及心肌生长因子的激活。V_{1b} 受体调节肾上腺皮质激素释放。V_2 受体通过刺激腺苷酸环化酶调节抗利尿作用。临床试验证实，无论是选择性 V_{1a} 受体拮抗剂、选择性 V_2 受体拮抗剂还是非选择性 V_{1a}/V_2 受体拮抗剂均能明显缓解心力衰竭患者的水肿，并改善低钠血症。

2. 利尿钠肽类 利尿钠肽系统包括 5 种结构相似的多肽，有心房利尿钠肽（atrial natriuretic peptide，ANP）、ANP 的同工型、脑利尿钠肽（brain natriuretic peptide，BNP）、C 型利尿钠肽（C-type natriuretic peptide，CNP）和 D 型利尿钠肽（D-type natriuretic peptide，DNP）。它们由单一基因所编码，都有自己特有的组织分布、调节和生物作用。利尿钠肽是心力衰竭的一种代偿反应系统，其作用通常经鸟苷酸环化酶实现促进血管扩张（ANP、BNP、CNP）和尿钠排泄（ANP、BNP），拮抗交感神经和 RAAS 的作用。因此，被称为反向调节激素。

ANP 主要由心室心肌细胞合成和分泌，促使其分泌的有效刺激主要源于心室扩张或容量负荷过重。此外急性心肌梗死时梗死灶周围的心肌细胞也会受刺激，使 BNP 分泌增加。心力衰竭的主要病理变化发生在心室，故 BNP 在心力衰竭中的意义较 ANP 更大。BNP 浓度与左心室舒张末压、LVEF 以及 NYHA 心功能分级密切相关。BNP 对心力衰竭有很高的诊断价值，可比作是心力衰竭的"白细胞计数"。

BNP 和 ANP 的生物合成、分泌以及清除途径并不相同，ANP 在心房压力快速升高时呈脉冲式释放，而 BNP 的激活主要是源于心房和心室压力的持续增高。ANP 的生物半衰期约 3min，BNP 生物半衰期较长约 20min。CNP 主要表达在血管系统，与 ANP、BNP 相同，它也是由 CNP 前体分裂为无活性的 NT-CNP 和有生物活性的 22 个氨基酸的 CNP。

在发生急性容量扩张时，作用于肾脏利尿钠肽受体的 ANP 和 BNP 是重要的利钠、利尿保护机制。

3. **内皮素（endothelin，ET）** 有 3 种内皮素异构体（ET-1、ET-2、ET-3），它主要由内皮细胞释放，但也有少量 ET 由其他细胞合成如心肌细胞。ET-1 是内皮素家族的主要成员，它由前内皮素-1 原经多种蛋白酶降解形成含 38 个氨基酸残基的前内皮素，也称大内皮素，后者再通过内皮素转换酶和羟肽酶作用形成具有生物活性的含 21 个氨基酸残基的成熟 ET-1。在人心肌上至少存在 2 种 ET-1 受体亚型（ETA、ETB），ETA 受体介导血管收缩、细胞增殖、病理性肥厚、纤维化及增加心肌收缩力。ETB 受体主要与 ET-1 清除以及前列环素、NO 释放相关。心力衰竭患者的循环 ET-1 水平明显增高并与预后相关。此外，血浆 ET-1 水平与肺动脉压和肺循环阻力密切相关。虽然动物实验证实 ETA 受体拮抗剂能够抑制心肌梗死后的心肌重构和后负荷增加诱导的心肌肥厚，但在针对慢性心力衰竭的临床试验时并未取得阳性结果。但 ETA 受体拮抗剂对肺动脉高压是有明确临床获益的，美国食品药品监督管理局（FDA）已批准了 ETA 受体拮抗剂用于治疗伴中等心功能不全症状的肺动脉高压患者。

4. **缓激肽** 激肽是一种血管扩张药，作用于 β_1 和 β_2 受体发挥其生物活性。激肽的大部分心血管作用由 β_2 受体起始介导，缓激肽和赖氨酸舒缓激肽胰激肽与之结合，从而产生血管扩张作用，而 β_1 受体与这两者的代谢产物结合。缓激肽在心力衰竭时是调节血管张力的重要因素。缓激肽由 ACE 降解，因此 ACE 不仅可生成促血管收缩的 Ang Ⅱ，也可降解扩张血管的缓激肽。而 ACEI 的心血管保护功能也部分得益于缓激肽水平的升高。

5. **肾上腺髓质素** 发生心血管疾病和心功能不全时，患者的循环肾上腺髓质素水平升高，其升高程度与疾病严重程度相关，可能是心力衰竭时的一种代偿机制，它能够抵消过度的外周血管收缩现象。在动物实验和小规模心力衰竭临床研究中发现，补充肾上腺髓质素能够降低血压和心脏充盈压、改善心排血量和肾功能，并能够抑制血浆醛固酮水平。

6. **艾帕素（Apelin）** 是 1993 年发现的一种血管活性多肽，它是 G 蛋白耦联受体 APJ 的内源性配体。艾帕素可引起内皮依赖的一氧化氮（NO）介导的血管舒张反应，从而降低动脉血压。此外，艾帕素还具有不伴随心肌肥厚的正性肌力作用，以及对抗 AVP 的利尿作用。动物实验发现心力衰竭时艾帕素水平明显降低，但在给予血管紧张素Ⅱ受体拮抗剂（ARB）治疗后能够恢复。临床上也观察到心力衰竭患者的艾帕素水平明显低于对照组，但在给予再同步化治疗后艾帕素水平又出现明显回升。

7. **脂肪细胞因子** 脂肪组织能够分泌很多因子，统称脂肪细胞因子。脂肪细胞因子包括脂联素、TNF-α、纤溶酶原激活物抑制剂-1、转化生长因子 β 以及抵抗素。瘦蛋白是肥胖基因的产物，主要由脂肪组织生成，但也有少数由心脏组织分泌。瘦蛋白的初始作用是通过刺激下丘脑起到控制饮食的效果，但是循环瘦蛋白水平持续升高会作用于某些异构酶受体，导致血压升高、心肌肥厚以及心力衰竭。然而缺乏瘦蛋白或瘦蛋白抵抗也会导致非脂肪组织的脂肪堆积以及一系列脂肪不良反应，包括心肌细胞凋亡。瘦蛋白可以诱导人和大鼠心肌细胞的肥厚。脂联素不仅在脂肪组织中生成，也可在心脏中表达。脂联素基因敲除的大鼠在给予压力负荷后会表现出进展性心肌重构。而且额外给予脂联素可以减少缺血再灌注损伤大鼠的梗死面积和心肌细胞凋亡。肥胖相关性心力衰竭的进展与脂联素水平降低密切相关。因此，脂联素很有希望成为心力衰竭的生物标志物及潜在治疗靶点。

第三节 心力衰竭的临床综合评定

一、临床检查

病史采集和体格检查在诊断心力衰竭和评估心力衰竭程度，以及明确基本病因、诱因上价值极大。可提供心力衰竭的病因和诱因线索，明确患者存在的心血管异常及非心血管异常。

（一）病史采集

1. 诱发因素 着重了解是否存在感染尤其是呼吸道感染、心律失常、妊娠和分娩、精神情绪紧张、贫血、甲状腺功能亢进症及药物影响等。

2. 病因资料 应注意询问引起心力衰竭的基础疾病、各种合并症及心血管疾病危险因素如糖尿病、心律失常、慢性肾脏病（chronic kidney disease，CKD）、贫血、慢性阻塞性肺疾病（chronic obstructive pulmonary disease，COPD）、高脂血症、肥胖、高尿酸血症、高龄、心理和精神障碍等。注意有无累及心脏的全身性疾病（如淀粉样变、结节病及遗传性神经肌肉疾病等）、近期病毒感染或人类免疫缺陷病毒感染史、心力衰竭或心脏性猝死家族史、心脏毒性药物使用史、吸毒史以及可能间接影响心脏的非心脏疾病（如贫血、甲状腺功能亢进症及动静脉瘘等）。

3. 既往病史 要了解首次发生心力衰竭的时间、发作的次数、治疗状况、间歇期维持用药情况等。还要了解心力衰竭的危险因素，如是否有高血压、糖尿病、吸烟、肥胖等。对特发性扩张型心肌病患者，应该询问 3 代家族史，以帮助确定家族性扩张型心肌病的诊断。有心力衰竭典型症状和体征，且既往罹患心血管疾病（尤其是心肌梗死和缺血性心肌病）或某些特定疾病（见表 1-2-1），患者发生心力衰竭的风险可显著增加。

4. 临床症状 心力衰竭的主要症状是呼吸困难、运动耐量下降伴或不伴肺循环或体循环淤血。由于心力衰竭的代偿程度和受累心室不同，心力衰竭患者的症状和体征存在较大的个体差异，代偿良好的心力衰竭患者可以无症状和体征。左心衰竭常有以下症状。①呼吸困难：劳力性呼吸困难是左心衰竭的早期表现，伴呼吸速率增加。有的还可出现夜间阵发性呼吸困难，睡眠时需要高枕（两个或三个枕头），严重者呈半坐卧位（端坐呼吸）。近年来提出一种心力衰竭患者的新症状，即俯身呼吸困难（bendopnea），患者描述在穿鞋时易出现呼吸困难，这与俯身时回心血量增加有关，与夜间阵发性呼吸困难端坐位缓解的发生机制相似，提示患者可能存在体液潴留。②咳嗽、咯血：干咳或咳出大量带泡沫和血丝的痰。③疲乏无力，运动耐力降低。右心衰竭主要症状为水肿，先见于身体下垂部位如胫骨区、足踝部、卧床者的骶髂部，严重者可有全身性水肿。明显的水肿往往提示体液潴留已达到体重的 1/10。

（二）体格检查

1. 左心衰竭的主要体征 以左心室增大为主伴左心房扩大，心尖冲动增强并向左下移位，心尖区舒张早期奔马律，交替脉（见于左心衰竭早期，对诊断甚有价值）。轻度肺水肿为肺底部湿啰音，也可有干啰音和哮鸣音；中度肺水肿两肺湿啰音达肺门水平；重度肺水肿湿啰音达肺门水平之上，甚至满布肺野。

2. 右心衰竭的主要体征 心脏扩大，多为全心扩大；三尖瓣区可闻及收缩期杂音；颈静脉充盈或怒张，肝颈静脉回流征阳性；肝大，压痛，中等硬度，边缘圆钝；上腹部胀满并有压痛；水肿，以踝部和下肢为甚，还可有腹水和胸腔积液。

（三）6分钟步行试验

6分钟步行试验（6-minute walk test，6MWT）是在特定的情况下，测量在规定的时间内步行的距离。可以评价慢性重度心力衰竭患者的心功能受损程度，并有一定的预后意义。此方法安全、简便、易行，有较大的临床应用价值。根据美国卡维地洛研究设定的标准：6MWT距离＜150m为重度心力衰竭；150～425m为中度心力衰竭；＞425m为轻度心力衰竭。如6MWT距离＜300m提示预后不良。

二、辅助检查

（一）超声心动图及多普勒超声

超声心动图和多普勒超声，在心力衰竭的诊断中有以下几方面的作用。

1. 可进行病因诊断或提供病因信息 超声心动图可显示心脏解剖结构、瓣膜形态、心肌厚度、心包及大血管形态，因此可诊断心包、心肌、瓣膜疾病及先天性心脏病等疾病。在心肌病诊断方面有较大价值，对鉴别限制型心肌病和缩窄性心包炎提供较大帮助。但对冠心病的诊断价值有限，需依赖于运动或药物负荷超声心动图检查。

2. 明确心脏结构的多项参数 超声心动图可定量测定心腔大小及室壁厚度、观察室壁运动、估测瓣膜狭窄及关闭不全程度、测量LVEF、测量左心室舒张末容量（left ventricular end-diastolic volume，LVEDV）和收缩末容量（left ventricular end systolic volume，LVESV）。

目前临床多采用二维超声测量心腔的内径，常以胸骨旁左心室长轴切面测量收缩末期左心房内径（前后径）、舒张末期左心室和右心室内径（前后径），心尖四腔心切面测量收缩末期左心房和右心房内径（上下径和左右径）。简化的正常值标准：成年人左心房前后径女性＜35mm，男性＜40mm；左心室前后径女性＜50mm，男性＜55mm；右心房上下径和左右径分别＜50mm和＜40mm；右心室前后径＜25mm。心腔大小受年龄、体表面积、心脏位置的影响较大，需结合病史，综合评价。

高血压患者，测定室壁厚度可判断是否存在左心室肥厚，一般表现左心室向心性肥厚，室间隔和左心室后壁厚度均＞12mm，以对称性分布为主，也可轻度不对称。肥厚型心肌病患者，室壁厚度测定可确定诊断并有助于识别高危患者，最大室壁厚度≥30mm是猝死的高危因素。冠心病患者的室壁运动可表现为节段性室壁运动减低。扩张型心肌病患者表现为弥漫性室壁运动减低伴左心或全心扩大、LVEF减低。瓣膜病患者，仔细测量二尖瓣狭窄及主动脉瓣狭窄时的瓣口面积并估测瓣膜反流严重程度，对临床治疗决策的选择十分重要。

3. 区别舒张功能不全和收缩功能不全 超声检查可对收缩功能不全及舒张功能不全分别作出诊断。目前一般将LVEF＜45%～50%定义为收缩功能不全，在多数有关心力衰竭的临床试验中，入选患者LVEF＜40%。当LVEF＜30%～35%时，视为射血分数重度减低。舒张功能不全的超声诊断较收缩功能不全的超声诊断困难，主要通过脉冲多普勒技术检测舒张期跨二尖瓣血流频谱及肺静脉血流频谱来诊断舒张功能不全。二尖瓣血流频谱指标包括舒张早期E波峰值速度（E峰）、舒张晚期A波峰值速度（A峰）、舒张早期E波减速时间（EDT）及等容舒张时间（IVRT）；肺静脉血流频谱指标包括收缩期E波速度、舒张早期D波速度及舒张晚期肺静脉逆向血流速度（AR）。临床上简单易行和最为常用的指标是E/A比值，根据E/A比值的变化，左心室舒张功能可分为4种类型。①正常，E/A＞1。②松弛功能受损：E/A＜1，EDT及IVRT延长。③假性正常化充盈，E/A为1～2。④限制型充盈异常：E/A≥2。早期松弛功能受损、中期假性正常化充盈和晚期限制型充盈异常分别代表轻、中、重度舒张功能异常。血流多普勒超声判断左心室舒张功能简单易行，但在E/A比值呈假性正常化的情况下，难以作出判断，而组织多普勒技术测定二尖瓣环的组织速度，可以识别。

4. 估测肺动脉压 脉冲式多普勒三尖瓣反流法可估测肺动脉压力。如测得患者三尖瓣反流峰值流速（V）＞3m/s，则跨瓣压差＞36mmHg（跨瓣压差＝$4\times V^2$）（1mmHg＝0.133kPa），此时估测的肺动脉收缩压＞40mmHg（肺动脉收缩压＝跨瓣压差＋右心房压），提示存在肺动脉压增高。

5. 评价治疗效果 临床上常通过治疗前后心腔内径、LVEF等来评价患者心功能改善情况。因此，初诊的心力衰竭患者应行超声心动图检查，以评价心脏大小、室壁厚度、LVEF和瓣膜功能。

6. 心脏非同步化检测 超声心动图可用来评价收缩机械不同步，包括M型超声测量室间后壁延迟、多普勒超声心动图测定心室间机械延迟，应用2～12节段模型的组织多普勒（TDI）评价局部节段延迟和对收缩不同步参数的计算，以及TDI的后处理如应变、应变率、组织追踪和组织间同步化显像等。

（二）同位素心室造影及同位素心肌灌注显像

同位素心室造影可准确测量左心室容量、LVEF和局部室壁运动，有利于对心力衰竭诊断及心力衰竭严重程度评估。同位素心肌灌注显像可诊断心肌缺血，其敏感性为85%，特异性为91%，能评估冠状动脉病变范围和程度。同位素心肌灌注显像还能评估心肌梗死的预后及心肌梗死后和慢性冠心病心肌存活程度的判断，对鉴别扩张型心肌病和缺血性心肌病有一定的帮助。

（三）磁共振成像

磁共振成像（MRI）的成像方式可分为自旋回波（SE）和电影MRI。MRI可同时完成心脏的解剖结构、功能、心肌缺血和心肌活性的评价。MRI常规扫描结合电影MRI能计算心室收缩末期和舒张末期容积、每搏量、心排血量、心脏指数、总体和区域射血分数、心脏质量和节段室壁增厚率等心脏功能参数。对心肌缺血和存活心肌的评价也有较高的价值。MRI对心功能的评价优于超声，已成为心室容积、心肌质量和心功能评价的金标准。电影MRI可定量评价心肌梗死后心肌重构过程。但MRI检查时间长和多种伪影干扰是其不足。

（四）胸部X线

有呼吸困难的患者均应行胸部X线片检查，可提示肺淤血、肺水肿、肺部基础病变及心脏增大等信息，但胸部X线片正常并不能排除心力衰竭。心力衰竭患者胸部X线片表现有肺门血管充血、上肺血管影增粗、Kerley B线、胸腔积液等。肺门"蝴蝶"征是一种典型的肺水肿征象。侧位片有助于判断心脏扩大程度。胸部X线片上心影正常提示可能是

HFpEF 或近期发生的收缩功能下降。明显的左心房扩大提示二尖瓣病变或心房肌弥漫性病变（如果存在双心房扩大）可能。单独右心室扩大征象提示肺动脉高压可能是右心衰竭的原因。胸部 X 线片还显示冠状动脉、心脏瓣膜、心包部位的钙化。

（五）心电图及动态心电图

所有心力衰竭及怀疑心力衰竭患者均应行心电图检查。心力衰竭患者一般有心电图异常，心电图完全正常的可能性极低。心电图部分异常可提示病因或治疗适应证（如房颤的抗凝治疗、运动不同步的再同步化治疗、心动过缓的起搏治疗等）。有心律失常或怀疑有无症状性心肌缺血时应行 24h 动态心电图检查。

心电图及动态心电图除可提供既往心肌梗死、左心室肥厚、广泛心肌损害及心律失常信息外，还可通过心率变异性、Q-T 离散度、T 波电交替、窦性心律振荡、心率减速力等测定来评估心力衰竭的猝死风险。

（六）心力衰竭生物学标志物

1. 血浆利尿钠肽或 N 末端 B 型利尿钠肽 BNP 或 N 末端 B 型利尿钠肽（NT-proBNP）检测是诊断和评估心力衰竭必不可少的部分，推荐用于心力衰竭筛查、诊断和鉴别诊断、病情严重程度和预后评估。出院前的利尿钠肽检测有助于评估心力衰竭患者出院后的心血管事件风险。

BNP 主要由心室肌合成和分泌，当心室容量和压力负荷增加时，心肌受到牵张，心肌细胞内储存的前体肽 proBNP 即被释放出来，并很快分解为无活性的 NT-proBNP 和有活性的 BNP。除心室壁张力增加外，其他因素如缺血、缺氧、神经激素（Ang II）及生理因素（如随年龄增加、男性较女性更高）也调控其合成和分泌。很多心血管和非心血管因素均会导致血浆利尿钠肽水平升高（表 1-3-1），尤其是房颤、高龄及肾功能不全。脑啡肽酶抑制剂使 BNP 降解减少，而 NT-proBNP 不受影响。BNP 或 NT-proBNP 的检测有助于诊断或排除心力衰竭。BNP < 100ng/L、NT-proBNP < 300ng/L 通常可排除急性心力衰竭。BNP < 35ng/L、NT-proBNP < 125ng/L 时通常可排除慢性心力衰竭，但其敏感性和特异性较急性心力衰竭低。诊断急性心力衰竭时，NT-proBNP 水平应根据年龄和肾功能不全进行分层：50 岁以下患者 NT-proBNP > 450ng/L，50 岁以上患者 NT-proBNP > 900ng/L，75 岁以上患者 NT-proBNP > 1800ng/L，肾功能不全（肾小球滤过率 < 60mL/min）时 NT-proBNP 应 > 1200ng/L。在监测和指导心力衰竭治疗方面，经各项治疗后利尿钠肽水平较基线值明显下降，即 NT-proBNP 较基线值降幅 ≥ 30% 或绝对值 < 4000ng/L；BNP 较基线值降幅 > 50% 或绝对值 < 350～400ng/L，提示治疗有效。建议在综合判断临床病情基础上，至少监测包括基线（发作/住院时）和病情稳定（出院前）2 个时间点的 BNP/NT-proBNP 水平；如果患者病情变化或极度危重，又缺乏血流动力学监测条件，也可检测利尿钠肽水平。需要注意的是，临床医师不应单纯依靠 BNP/NT-proBNP 水平进行心力衰竭诊疗，应结合患者整体临床情况作出判断。在预后或危险评估方面，急性心力衰竭患者入院时 BNP/NT-proBNP 水平越高，短期和长期不良临床事件（包括全因/心血管疾病死亡、全因/心力衰竭/心血管疾病再住院）发生风险越高。BNP/NT-proBNP 水平测定有助于判断慢性心力衰竭患者预后（包括全因/心血管疾病死亡、全因/心力衰竭/心血管疾病再住院）或病情严重程度，慢性心力衰竭患者应定期连续监测 BNP/NT-proBNP 水平，检测值长期稳定提示心力衰竭进展风险低，检测值升高提示心力衰竭恶化，需更密切的临床监测和随访。

表 1-3-1　血浆利尿钠肽升高的常见原因

心脏疾病	非心血管情况
心力衰竭	年龄
急性冠脉综合征	贫血
心肌病变，包括左心室肥厚	肾衰竭
心脏瓣膜病	阻塞性睡眠呼吸暂停、重症肺炎、肺高血压
心包疾病	肺栓塞
心房颤动	严重全身疾病
心肌炎	败血症
心脏手术	严重烧伤
电复律	中毒、化疗药物

2. 心脏肌钙蛋白（cardiac troponin，cTn）　推荐心力衰竭患者入院时行 cTn 检测，用于分析急性心力衰竭患者的病因［如急性心肌梗死（acute myocardial infarction，AMI）］和评估预后。严重心力衰竭患者 cTn 水平可能会升高，这是由于心肌供氧和需氧之间不平衡，心肌局部发生缺血损伤，cTn 水平升高的心力衰竭患者死亡风险增加。BNP/NT-proBNP 和 cTn 联合检测还有助于评估急性失代偿性心力衰竭患者的预后。

3. 生长刺激表达基因 2 蛋白（growth stimulation expressed gene 2，ST2）　是白细胞介素 -1（interleukin，IL-1）家族中的一员，有膜结合型 ST2（ST2 ligand，ST2L）和可溶性 ST2（solublesuppressor of tumorgenicity 2，sST2）两种类型。在正常心脏，白细胞介素 -33（IL-33）与 ST2L 结合，介导抗心肌肥厚和心肌纤维化作用。心力衰竭发生时室壁张力增加，大量分泌 sST2，sST2 作为诱骗受体，可诱导 IL-33 与其结合，抑制 IL-33/ST2L 介导的抗心肌肥厚和心肌纤维化作用。除心力衰竭外，其他多种因素亦可影响 sST2 水平，包括肺部疾病（如肺炎、哮喘、急性呼吸窘迫综合征）、肝脏疾病（如肝硬化、肝癌）、急性冠脉综合征、脓毒症、创伤、脑卒中、肿瘤、自身免疫性疾病等，但 sST2 不受年龄、性别、体重指数、肾功能、心房颤动等的影响。

sST2 在心力衰竭中的临床应用如下。①心力衰竭高危人群的筛查：sST2 是心力衰竭高危人群发生新发心力衰竭事件的预测因子，但 sST2 不是新发心力衰竭事件的预测因子。②心力衰竭的诊断和鉴别诊断：荟萃分析结果显示，sST2 对心力衰竭的诊断具有一定辅助诊断价值，对于同时伴有心力衰竭症状和 BNP/NT-proBNP 升高的患者，sST2 可进一步辅助急性心力衰竭的诊断，sST2 < 35ng/mL 时，提示急性心力衰竭可能性较小，应考虑是否存在其他混杂因素；sST2 介于 35～70ng/mL 时，常见于急性心力衰竭，但病情严重程度较轻，为轻中度心力衰竭；sST2 > 70ng/mL 时，提示急性心力衰竭可能性较大，且患者炎症反应和心肌纤维化机制已被过度激活，需加强抗心肌重构治疗。③心力衰竭的危险分层及预后评估：对于住院心力衰竭患者，基线 sST2 是心力衰竭患者发生全因死亡或心脏移植的独立预测因子，且在 NT-proBNP 基础上可提供额外的预测价值。基线及出院前 sST2 是急性心力衰竭患者发生全因死亡、心血管相关死亡及心力衰竭再住院的预测因子，亦是全因死亡或心力衰竭再住院复合终点事件的预测因子。与单一检测 sST2 水平相比，系列监测 sST2 水平更有助于识别高危人群及指导治疗。对于慢性心力衰竭，在校正其他混杂因素（包括 NT-proBNP 和 hs-cTnT），sST2 是慢性心力衰竭患者发生全因死亡、心血管相关死亡和心力衰竭再住院的独立预测因子。荟萃分析结果亦显示，sST2 是慢性心力衰竭患者发生全因死亡和心血管相关死亡的预测因子。

《心力衰竭生物标志物临床应用中国专家共识》建议,对于急性心力衰竭,应考虑检测基线、出院前及动态监测 sST2 水平,用于评估心力衰竭病情严重程度及预后(Ⅱa,B);对于慢性心力衰竭,应考虑动态监测 sST2 水平,用于心力衰竭危险分层及预后评估(Ⅱa,B)。

4. 其他生物学标志物 反映心肌纤维化、炎症、氧化应激的标志物,如半乳糖凝集素-3(galectin-3,Gal-3)及生长分化因子-15(growth differentiation factor-15,GDF-15)、肾上腺髓质素和肾上腺髓质中段肽等也有助于心力衰竭患者的危险分层和预后评估,联合检测多种生物标志物更有利于诊断与评估。

(七)实验室检查

血常规、尿液分析、血生化[包括钠、钾、钙、镁、血尿素氮、肌酐或估算的肾小球滤过率(estimated glomerular filtration rate,eGFR)、氨基转移酶、胆红素、血清铁、铁蛋白、总铁结合力]、空腹血糖、糖化血红蛋白、血脂、促甲状腺激素为心力衰竭患者初始常规检查。在病程发展中还需重复测定电解质、肾功能等。临床怀疑某些特殊病因导致的心力衰竭(如血色病、自身免疫性疾病、淀粉样变性、嗜铬细胞瘤等),应进行相应的筛查和诊断性检查。

(八)其他

1. 经食管超声心动图(Transesophageal echocardiography,TEE)和负荷超声心动图 TEE 适用于经胸超声心动图声窗不佳且 CMR 不可用或有禁忌证时;高度怀疑主动脉夹层、心内膜炎或先心病;评估心房内或左心耳内血栓。运动或药物负荷超声心动图可用于心肌缺血和(或)存活心肌、部分瓣膜性心脏病患者的评估。对于劳力性呼吸困难、HFpEF、静息舒张功能参数不能准确评估的患者,负荷超声心动图有一定辅助作用。

2. 心脏计算机断层扫描(computed tomography,CT) CT 能够有效评估冠状动脉病变,尤其是冠状动脉钙化情况,反映冠状动脉粥样硬化总负荷。对于低、中度可疑冠心病或非侵入性负荷试验未明确提示心肌缺血的心力衰竭患者,可考虑行心脏 CT 以排除冠状动脉狭窄。当需要时,CT 可用于其他肺部疾病的鉴别诊断,其中肺水肿在心力衰竭患者中的表现至关重要,通常表现为间隔增厚与磨玻璃征共存征象。

3. 冠状动脉造影 适用于:①对于经药物治疗后仍有心绞痛的患者;②合并症状性室性心律失常或有心脏停搏史患者;③存在冠心病危险因素、无创检查提示存在缺血性心力衰竭患者。

4. 心肺运动试验 能量化运动能力,可用于心脏移植和(或)机械循环支持的临床评估,指导运动训练处方的优化,原因不明呼吸困难的鉴别诊断。适用于慢性心力衰竭临床症状稳定 2 周以上患者。

5. 基因检测 大多数临床确诊的心力衰竭,常规基因检测对明确诊断缺乏肯定价值。对于肥厚型心肌病、特发性扩张型心肌病及致心律失常性右心室心肌病患者,推荐基因检测和遗传咨询。限制型心肌病和孤立的致密化不全心肌病亦可能具有遗传起源,也可考虑基因检测。

6. 心肌活检 推荐用于经规范治疗后病情仍快速进展,临床怀疑心力衰竭是由可治疗的特殊病因所致且只能通过心肌活检明确诊断的患者。有助于区分心肌炎症性或浸润性病变,如心肌淀粉样变性、结节病、巨细胞性心肌炎。

7. 生活质量(quality of life,QOL)评估 QOL 评估采用心理学量表,对心理健康、躯体健康及社会功能等进行多维度量化评估。QOL 量表可分为普适性量表和疾病特异性量表,前者最常使用的是 36 条简明健康状况问卷(SF-36)、12 条简明健康状况问卷(SF-12)、

6条简明健康状况问卷（SF-6）、世界卫生组织幸福指数-5（WHO-5）、欧洲5维健康指数（EQ-5D）。心力衰竭特异性QOL评估工具较常使用的有明尼苏达心力衰竭生活质量量表（MLHFQ）和堪萨斯城心肌病患者生活质量量表（KCCQ）。

8. 有创性血流动力学检查 在慢性心力衰竭患者中，右心导管和肺动脉导管检查适用于：①考虑心脏移植或机械循环支持的重症心力衰竭患者的术前评估；②超声心动图提示肺动脉高压的患者，在瓣膜/结构性心脏病干预治疗前评估肺动脉高压及其可逆性；③对于规范治疗后仍存在严重症状，或血流动力学状态不清楚的患者，为调整治疗方案可考虑行此检查。

三、心力衰竭的分期和心功能分级

（一）纽约心脏协会心功能分级

美国纽约心脏病学会（NYHA）心功能分级是基于患者的临床症状与全身功能状态来对心脏病患者进行心功能分级，其适用的对象是已经有心脏疾病的患者，若其日常活动从未出现过心力衰竭的临床症状，则其目前的心功能为NYHA Ⅰ级；若已出现心力衰竭的相关症状，则根据其活动受限的程度，分别判断为Ⅱ级、Ⅲ级或Ⅳ级（表1-3-2）。

表1-3-2 NYHA心功能分级标准

分级	标准
Ⅰ级心功能	1. 仅有心脏病体征，日常活动不受限制 2. 一般体力活动不会产生疲乏、气促、心绞痛症状
Ⅱ级心功能	1. 体力活动稍受限制，休息时无症状 2. 一般体力活动，如常速度步行1.5～2km，上三楼或上坡等引起 3. 检查时除心脏病本身体征外，尚有心率加快，肝轻度增大
Ⅲ级心功能	1. 体力活动明显受限，休息时无症状 2. 轻微体力活动，如常速度步行0.5～1km，上二楼或上小坡即出现心悸、气促、心绞痛等心力衰竭症状 3. 肝中度大，伴有一定程度水肿
Ⅳ级心功能	1. 不能胜任任何体力活动 2. 休息时仍有心力衰竭症状和体征，或有心绞痛 3. 内脏淤血和水肿显著，久病可有心源性肝硬化改变等

用NYHA心功能分级判断心力衰竭程度，主要以主观感觉进行心功能分级，使用方便，但欠精确。1994年美国心脏学会（AHA）标准委员会对NYHA标准作了第9次修订，增加了客观评定的实验室检查标准，分为A、B、C、D级。A级，无心血管病客观证据；B级，有轻度心血管病变的客观证据；C级，有中度心血管病变的客观证据；D级，有重度心血管病变的客观证据。但是，轻、中、重病变如何判断，方案未做具体规定，完全由医师作出判断。例如：患者有二尖瓣狭窄，劳动能力明显减退，检查见二尖瓣口呈中等度狭窄，则判为Ⅲ级C。有时NYHA标准与AHA的A、B、C、D分级无相应关系，比如重度主动脉瓣狭窄患者无明显心力衰竭症状，心功能分级为Ⅰ级，但客观证据为D级，即Ⅰ级D。

（二）心力衰竭分期

21世纪初，ACC/AHA提出心力衰竭的一种新的分类方法，即阶段划分法。这种方法将患者从仅有心力衰竭的危险因素直至发生终末期心力衰竭的长期过程划分为A、B、C、D四个阶段（或称为A、B、C、D期）。A阶段患者仅有各种危险因素，如高血压、高脂血症、糖尿病、吸烟等，并无心血管器质性或结构性病变。B 阶段患者不仅存在危险因素，而且已出现结构性心脏病并有心肌重构的征象，如左心室肥厚、心肌梗死，但无心力衰竭的临床表现。C 阶段患者除了已有结构性心脏病外，还有心力衰竭的症状（如气急、乏力）和体征（如水肿）。D 阶段患者是有严重的心力衰竭症状和体征，强化的综合治疗仍不能控制，往往需要其他辅助性的非药物支持治疗。这 4 个阶段展现了心力衰竭从发生至发展的全程，显示了这一过程具有的持续进展和不可逆性，从而强调了预防重于治疗和早期干预的重要意义。

心力衰竭的阶段划分和心功能的等级划分两者是完全不同的，但又并不互相抵触，而是相辅相成的，可以同时应用不同患者。两者的相互比对关系参见表 1-3-3。

表 1-3-3 心力衰竭阶段划分与 NYHA 心功能分级的比较

NYHA 心功能分级	心力衰竭分期划分
Ⅰ级：有心脏病，但体力活动不受限	A 阶段：有各种危险因素，但无结构心脏病
Ⅱ级：日常活动出现心力衰竭的症状，如气急	B 阶段：有结构心脏病但无心力衰竭症状体征
Ⅲ级：轻微体力活动即出现心力衰竭症状	C 阶段：有结构心脏病，并有心力衰竭症状体征
ⅣA 级：优化内科治疗后可以平卧或床边活动	
ⅣB 级：优化内科治疗后仍不能平卧，也不能下床活动	D 阶段：顽固性心力衰竭需特殊治疗举措

2022 年 AHA/ACC/HFSA《心力衰竭管理指南》对心力衰竭的分期划分作了修改（表 1-3-4）。

表 1-3-4 修订的心力衰竭分期划分、定义和标准

心力衰竭按阶段划分	定义和标准
分期 A：有心力衰竭风险	有心力衰竭风险但无症状。无心脏结构性或功能性改变及生物学标志物异常 有高血压、心血管病、糖尿病、肥胖、暴露于心脏毒性药物、有心肌病基因变异或心肌病家族史
分期 B：心力衰竭前期	无心力衰竭症状体征，但伴以下证据之一：结构性心脏病、充盈压明显增高、有危险因素且 BNP 升高或肌钙蛋白持续增高，而无其他原因可解释
分期 C：症状性心力衰竭	现在或既往有过心力衰竭的症状和体征
分期 D：晚期心力衰竭	优化的 GDNT 治疗后，仍有影响日常生活的显著心力衰竭症状，并反复因心力衰竭住院

心力衰竭分期过去按英文字母 ABCD 排序，现在分别称为"有心力衰竭风险""心力衰竭前期""症状性心力衰竭"和"晚期心力衰竭"。这样的命名清晰、合理，告诉我们首先是重在一级预防，即要防止非心力衰竭患者（阶段 A 和阶段 B）转变为心力衰竭（阶段 C 和 D）。修改后阶段 A 和 B 的人群范围明显扩大，正是为此目的。阶段 A 患者要采取健康的生活方式，有效控制危险因素，高血压患者的血压在能够耐受下，可降得更低一些（120/80mmHg）；糖尿病和心血管疾病，或心血管疾病风险高的患者推荐应用钠-葡萄糖协同转运蛋白 2（SGLT2）抑制剂等。阶段 B 应考虑应用抗心力衰竭的药物，如 ACEI/ARB 等。也要预防心力衰竭的进展，即预防症状性心力衰竭（分期 C）转变至晚期心力衰竭（分期 D）。应在多学科团队管理下，实施遵循指南的治疗（GDMT），如积极控制心力衰竭的诱因，如接种包括新型冠状病毒感染在内的呼吸道疾病疫苗（如流行性感冒疫苗），有效治疗心力衰竭的病因、合并症。

分期 A（有心力衰竭风险），除传统的危险因素，如高血压、糖尿病、肥胖、代谢综合征外，还增加了导致的心肌损害的各种因素，如应用了损害心肌的药物包括抗肿瘤药物和放射治疗，以及存在心力衰竭遗传风险等。

分期 B（心力衰竭前期），可理解为心力衰竭发生的高危人群，其认定的范围也扩大了。

除有结构性心脏病外,还包括两类患者,一是侵入性或非侵入性(如心脏超声)检查,证实存在充盈压明显增高,二是有危险因素并伴心力衰竭的生物学标志物 BNP 或心肌损伤的标志物 cTn 显著和持续升高,而无其他原因可解释的。

分社分期 C(症状性心力衰竭)和阶段 D(晚期心力衰竭)人群的变化。在这两个阶段的都是心力衰竭患者。修改后的阶段 C 心力衰竭人群相对 "减少",而阶段 D 的心力衰竭人群则有所扩大。原本阶段 D 定义为 "终末期心力衰竭(end-stage heart failure)",现在则改为晚期心力衰竭。后者并无公认的标准,应该不同于终末期心力衰竭,从著名的美国心脏病学和心力衰竭专家 BraunwaldE 团队主持的 LIFE 研究(2021 年)中可一窥端倪,纳入的晚期心力衰竭患者(patients with advanced heart failure),均为 NYHA 心功能Ⅳ级❶。此类患者的临床特点是在 GDMT 后之"稳定状态",静息时仍有明显气促,或呈端坐位。NYHA 心功能Ⅳ级的患者可再分为两类亚型,尚能在床边和室内缓缓活动者为 NYHA 心功能ⅣA 级,不能自主下床和床边活动者为 NYHA 心功能ⅣB 级。终末期心力衰竭主要指 NYHA 心功能ⅣB 级患者,平均寿命仅约半年。因此,新的阶段划分将原来阶段 C 和 NYHA 心功能ⅣA 级患者,划进了阶段 D。这样做或可有利于根据现代技术和理念的进步,酌情在晚期患者中选择采用心脏移植、置入永久性心脏辅助装置,以及舒缓治疗等。

(三)Killip 分级

Killip 分级用于急性心肌梗死时心功能损害的严重程度评价。见表 2-1-2。

(四)Forrester 分级

Forrester 分级主要用于急性心肌梗死时心功能损害程度的评价,也可用于其他原因急性心力衰竭的评价,根据临床特点和血流动力学特征分级。Ⅰ级:肺毛细血管楔压(PCWP)≤ 18mmHg,心脏指数(CI)> 2.2L/(min·m^2),无肺淤血和组织灌注不良表现。Ⅱ级:PCWP > 18mmHg,CI > 2.2L/(min·m^2),有肺淤血而无组织灌注不良表现。Ⅲ级:PCWP ≤ 18mmHg,CI ≤ 2.2L/(min·m^2),无肺淤血而有组织灌注不良表现,提示血容量不足。Ⅳ级:PCWP > 18mmHg,CI ≤ 2.2L/(min·m^2),有肺淤血,同时有组织灌注不良表现,为心源性休克。

(五)临床严重性分级

临床严重性分级实际上既是 Forrester 分级的补充,也是在没有血流动力学监测条件下,根据患者的临床表现来评估病情严重性的方法。主要用于急性心肌梗死时心功能损害程度和急性心力衰竭的评价。也有用于慢性心力衰竭严重程度的分类。Ⅰ级:肢体温暖、皮肤干燥、肺部无啰音。Ⅱ级:肢体温暖、皮肤潮湿、肺部啰音。Ⅲ级:肢体干冷、肺部无啰音。Ⅳ级:肢体湿冷、肺部啰音。

四、心力衰竭的诊断与鉴别诊断

(一)心力衰竭的诊断

心力衰竭诊断是综合病因、病史、症状、体征和实验室检查而作出的。症状和体征是诊

---

❶ Mann D L, Greene S J, Givertz M M, et al. Sacubitril/Valsartan in Advanced Heart Failure with Reduced Ejection Fraction: Rationale/Design of the LIFE Trial[J]. JACC: Heart Failure, 2020, 8(10): 789-799.

断心力衰竭重要的依据，肺淤血引起的不同程度的呼吸困难是诊断左心衰竭的重要依据；体循环静脉系统淤血所致的静脉怒张、肝大、肝颈静脉回流征阳性及下垂性水肿是诊断右心衰竭的重要依据。X线对明确心脏大小和肺淤血有重要价值。超声心动图能更准确地提供各心腔大小，心脏结构，以及收缩和舒张功能状态，是目前临床诊断心力衰竭的重要无创方法。BNP/NT-proBNP诊断心力衰竭的切点水平和上下限值虽有待进一步的临床实验数据来完善，但其在心力衰竭诊断中的价值已毋庸置疑，是心力衰竭诊断中的常规检查项目。心力衰竭确定后应进一步明确心力衰竭的程度、类型、基础疾病和诱因，并评价心功能。

一般认为诊断心力衰竭应具备下列三个条件：①心力衰竭的典型症状，主要表现为休息或活动时的呼吸困难、乏力、疲劳及踝部水肿；②心力衰竭的典型体征，主要表现为心动过速、呼吸急促、胸腔积液、肺部啰音、颈静脉压升高、外周水肿和肝大；③静息状态下心脏结构与功能异常，如心脏扩大、第三心音、心脏病理性杂音、心电图异常，外周血中BNP/NT-proBNP升高。但心力衰竭患者不一定同时具有运动受限的呼吸困难和外周体液潴留的表现，部分患者主要表现运动受限而无明显体液潴留，部分患者则主要表现为水肿而呼吸困难却不明显。

我国指南推荐检测BNP和NT-proBNP用于心力衰竭筛查、诊断和鉴别诊断、病情严重程度及预后评估，但《心力衰竭通用定义和分类》并未将利尿钠肽作为诊断心力衰竭的先决条件，而是作为3个要素之一。因此，对利尿钠肽应进行个体化分析。BNP排除或诊断截点：慢性心力衰竭，＜35ng/L通常可排除，＞150ng/L可诊断；急性心力衰竭，＜100ng/L通常可排除，＞400ng/L可诊断。NT-proBNP排除或诊断截点：与BNP不同，NT-proBNP明显受增龄和肾功能的影响，需要进行分层，慢性心力衰竭，＜125ng/L通常可排除，＞600ng/L可诊断；急性心力衰竭，＜300ng/L通常可排除，50岁以下＞450ng/L，50～75岁＞900ng/L和75岁以上＞1800ng/L可诊断；肾功能不全[肾小球滤过率＜60mL/（min·1.73m^2）]时应＞1200ng/L；心房颤动患者，宜将NT-proBNP截点提高20%～30%。

在临床实践中，对于心力衰竭的诊断，要注意将超声心动图、BNP/NT-proBNP等现代检查技术与病史、体格检查、心电图、胸部X线片、血常规及生化等基本检查结合起来应用。如，诊断单纯HFpEF，条件是LVEF正常（≥50%）且超声心动图（或心导管）有左心室舒张功能异常的证据。其中左心室收缩功能正常与否的证据由超声心动图测量LVEF后较易获得，而当血流多普勒为假性正常化时舒张功能不全的证据常常不易明确，此时可结合组织多普勒技术作出诊断。若超声心动图仪器不具备组织多普勒功能，则可结合患者症状、LVEF及血浆BNP/NT-proBNP水平来作出诊断。在应用BNP/NT-proBNP指标诊断心力衰竭时，又需同时注意影响BNP/NT-proBNP的其他临床因素，如年龄、心房颤动、肾功能、肺部疾病等。若患者存在心房颤动、肾功能不全或肺部疾病，即可引起血浆BNP/NT-proBNP水平增高，这时可根据BNP/NT-proBNP增高的程度及病史、体征进行综合分析判断。就超声心动图及BNP/NT-proBNP检测而言，二者结合用于诊断心力衰竭要优于单独应用。当患者有二尖瓣反流时，超声所测LVEF可以在正常范围，但实际的每搏量可能是重度降低；当患者为非窦性心律和（或）有二尖瓣反流时，由于二尖瓣舒张期E峰受到较大影响，采用E/A值估测左心室充盈压及判断左心室舒张功能便不准确，此时应结合BNP/NT-proBNP来评价患者的收缩及舒张功能。同样，当BNP/NT-proBNP检测受年龄、性别、肾功能等因素的影响使诊断的特异性降低时，应结合超声心动图来判断患者的心脏功能。

在诊断中，对各项客观检测所提示的心功能受损程度与NYHA心功能分级间的关系要有正确的理解。患者心脏结构的异常及左心室收缩功能受损的程度与心功能分级并不总是一致的。患者可以表现为心脏显著扩大、LVEF 很低但症状很轻,也可以表现为左心室收缩功能良好但症状很重(如存在舒张性心力衰竭、瓣膜反流等)。LVEF 降低程度与症状的严重程度有时不平行,但血浆 BNP/NT-proBNP 水平与患者心力衰竭症状的严重程度(NYHA 心功能分级)有相应的平行关系。无症状性心力衰竭与症状性心力衰竭患者的血浆 BNP/NT-proBNP 水平存在差别,症状越重,BNP/NT-proBNP 越高。因此,可通过 BNP/NT-proBNP 水平来判定心力衰竭的严重程度。

总之,心力衰竭作为一种复杂的临床综合征,其诊断需要病史、体征与各项客观检查相结合,在诊断中应注意综合分析判断。在心力衰竭的诊断中,现代诊断技术对获得客观证据固然重要,但病史、体格检查及传统的心电图、胸部 X 线片等基本检查依然十分重要。这些基本检查的提供线索是诊断的基础,而且是心力衰竭分期和心功能分级的依据,在临床工作中不容忽视。

(二)心力衰竭的鉴别诊断

心力衰竭的症状无特异性,主要表现在心力衰竭的症状可由其他非心脏疾病引起。例如"气促",肺毛细血管楔压增高、肺弥散功能下降、呼吸肌和(或)周围肌肉状态不佳均可引起。又如"水肿",右心室压力增高及各种原因导致的毛细血管渗透压增高都可引起。而"疲劳"还是很多人常有的表现。同时,心力衰竭体征的特异性也较差,如肺部啰音、颈静脉压增高、第三心音(S_3)等,每个检查者之间都很难保持一致,而且心脏增大并不意味着心功能就一定有异常。因此,心力衰竭的临床诊断标准目前也不一致,心力衰竭的误诊及漏诊率均相当高,须认真加以鉴别。

1. 与急性左心衰竭鉴别的疾病

(1)支气管哮喘 其发作类似于心源性哮喘,但多有自青少年起的长期反复发作史;应用解痉药如氨茶碱有效,抗心力衰竭药则无效;肺部以哮鸣音为主,可有细、中湿啰音。BNP/NT-proBNP 正常。心源性哮喘者有心脏基础疾病史和征象,年龄较大,多伴有劳力性气促,肺部细湿啰音为主,多局限于肺底部;BNP/NT-proBNP 异常升高。

(2)支气管炎 老年患者尤其表现为喘息性支气管炎者也和急性左心衰竭相似。本病常有明显的上呼吸道感染病史、肺部啰音散在,且以干啰音为主,无器质性心脏病病史和征象,按支气管炎治疗可奏效。BNP/NT-proBNP 正常。

(3)间质性肺炎 亦多见于老年人。起病急骤、呼吸急促、口唇发绀、肺底湿啰音等。本征在胸部 X 线片上有斑点状肺纹理增多,提示存在肺间质炎症;抗心力衰竭药无效而应用激素可奏效。BNP/NT-proBNP 正常。

(4)急性呼吸窘迫综合征 本病患者可平卧,但有明显的低氧血症,吸氧不能纠正;有过度换气征象,血气分析 PaO_2 和 $PaCO_2$ 均降低。起病早期往往有显著增快的呼吸(> 28 次 /min)和心率(> 120 次 /min),有特殊的发病原因,但无发绀,肺部听诊清晰无啰音,胸部 X 线亦无阳性发现。BNP/NT-proBNP 正常。

(5)暴发性呼吸道过敏综合征 本征表现为咳嗽、胸闷、呼吸困难、咳白色泡沫样痰或黏液痰,双肺可闻及弥散性哮喘音,与心源性哮喘相似。但本病呈暴发性流行,往往伴有其他变态反应的表现,如过敏性皮疹、血中嗜酸性粒细胞增多等。可伴有畏寒 / 发热。X 线检查肺部有短暂的片状阴影或粟粒样小结节。病程短,预后佳,可自愈,无后遗症、无心脏病史,心脏检查无异常,BNP/NT-proBNP 正常。

2. 与慢性心力衰竭鉴别的疾病

（1）心包积液或缩窄性心包炎 有颈静脉充盈或怒张、肝大、水肿和腹水等表现，与右心衰竭相似。但心脏搏动弱、心音遥远，扩大的心脏浊音界可随体位改变而有明显改变，有奇脉和库斯莫尔征（Kussmaul sign）（表现为吸气时颈静脉膨隆更为明显或压力增加）。超声心动图可见积液声像和（或）心包膜增厚等改变。

（2）阻塞性肺气肿 本病虽可有气促、肺部啰音、肝肋下可触及、发绀等症状而类似于右心衰竭，但体循环淤血征缺如，静脉压 < 1.67kPa（170mmH_2O），BNP/NT-proBNP 正常。

（3）腔静脉阻塞综合征 当上、下腔静脉阻塞时可表现为头面部、颈部和上肢肿胀、胸壁静脉充盈或下肢水肿、肝大等症状，与心力衰竭相似。但患者心界不大、心脏无病理性杂音，亦无肺淤血的症状及体征，BNP/NT-proBNP 正常。

五、预后评估

弗雷明汉心脏研究发现，心力衰竭平均存活时间男性为 3.2 年、女性为 5.4 年。心力衰竭的年死亡率：NYHA 心功能 Ⅱ～Ⅲ 级为 10%～25%，NYHA 心功能 Ⅳ 级为 40%～50%。弗雷明汉心脏研究中，心力衰竭患者的死亡率：2 年为 37%（男性）、33%（女性），6 年为 82%（男性）、67%（女性）。

心力衰竭患者预后与许多因素相关，这些因素大致可分为四大类。

1. 临床指征 心肌缺血性心力衰竭、可闻及 S_3、脉压和收缩压低、NYHA 心功能分级级别高、运动能力降低、年龄大、男性、症状较重、伴有糖尿病、伴有肾功能不全及低钠血症等是导致心力衰竭死亡率增高的临床指征。6MWT 既能预测病残率又能预测死亡率。

2. 心功能指标 心脏指数、心肌做功指数（MPI，又称 Tei 指数）、左心室腔大小、心室射血分数等指标与心力衰竭患者的存活率呈正相关，而体循环血管阻力和心率与存活率呈负相关。心功能指标中异常项目越多，则预后越差。

3. 内分泌指标 心力衰竭患者有神经内分泌系统激活现象，血浆去甲肾上腺素、肾素、加压素和心房钠尿肽水平与心力衰竭患者存活率之间呈明显的负相关。这些物质的浓度可反映循环功能的损害程度，同时这些物质进一步加重血流动力学的异常。BNP/NT-proBNP 不仅用于心力衰竭的诊断，同时也对心力衰竭的预后有预测价值。BNP/NT-proBNP 与心功能分级和 LVEF 之间的相关性良好，BNP/NT-proBNP 水平越高，心脏事件发生率和死亡率就越高，预后就越差。

4. 电生理指标 严重心力衰竭的死因主要有两种：一种是进行性泵衰竭；另一种是心律失常引起的猝死。有认为各种心律失常，尤其是频发室性期前收缩、室性心动过速、左束支传导阻滞及心房扑动或心房颤动是死亡率的预测指标。

总之，下列参数与心力衰竭患者的不良预后相关：LVEF 下降、利尿钠肽持续升高、NYHA 心功能分级恶化、低钠血症、运动峰值耗氧量减少、血细胞比容降低、QRS 波群增宽、慢性低血压、静息心动过速、肾功能不全、不能耐受常规治疗、难治性容量超负荷等。

临床试验结果表明，血管紧张素转化酶抑制剂（angiotensin converting enzyme inhibitor，ACEI）、血管紧张素 Ⅱ 受体阻滞剂（angiotensin Ⅱ receptor blockers，ARB）、血管紧张素受体-脑啡肽酶抑制剂（angiotensin receptor neprilysin inhibitor，ARNI）、盐皮质激素受体拮抗剂（mineralocorticoid receptor antagonist，MRA）和 β 受体阻滞剂、钠-葡萄糖协同转运蛋白 2

（SGLT2）抑制剂可明显改善心力衰竭的预后。埋藏式复律除颤器（implantable cardioverter defibrillator，ICD）可预防心力衰竭的猝死，能改善心力衰竭的预后。

第四节 心力衰竭的治疗策略

一、心力衰竭的治疗原则

急性心力衰竭的治疗即刻目标是稳定血流动力学状况，改善临床症状和体征，降低住院期间死亡率。出院前应该开始应用改善心脏重构、抑制神经内分泌激活的药物，降低远期死亡率。

慢性心力衰竭治疗目标是缓解症状，预防发生慢性心力衰竭急性失代偿，减少再住院率，提高患者的生活质量，提高生存率。用足量的抑制神经内分泌药物，阻断神经内分泌系统，阻止心肌重塑，改善预后。

二、心力衰竭的治疗措施

（一）一般治疗

1. 去除或缓解基本病因 心脏疾病是发生心力衰竭的最基本原因。因此，首先应对导致心力衰竭的基本病因进行评价和干预，去除或缓解这些基本病因是治疗心力衰竭的根本手段。如瓣膜病患者的手术瓣膜置换；冠心病相关心力衰竭的冠状动脉血管血运重建术；甲状腺功能亢进性心脏病的抗甲状腺治疗等。

2. 去除诱发因素 心力衰竭的发生还有许多诱发因素，积极防治这些诱发因素也是心力衰竭治疗的关键。包括控制感染，治疗快速性心律失常，纠正水、电解质及酸碱平衡紊乱等。

3. 改善生活方式 可降低新的心脏损害的危险性。生活中应注意戒烟、戒酒、劳逸结合、适量运动、减轻体重、低脂饮食、适当限制钠和水的摄入。积极控制危险因素，如高血压、高脂血症、糖尿病等。

4. 吸氧 主要适用于急性心力衰竭和慢性心力衰竭急性加重期。高流量鼻导管、面罩给氧，尽快使缺氧患者氧饱和度≥95%，慢性阻塞性肺疾病患者氧饱和度＞90%。防治肺水肿可在湿化瓶内加入20%～40%乙醇，有消除泡沫的作用。如经鼻导管、面罩吸氧仍不能维持氧饱和度，可用无创通气（NIV），经呼吸器用面罩给氧。NIV目前常用持续正压通气（CPAP）或双向正压通气（BIPAP）。NIV带呼气末正压（PEEP）功能可以减轻肺水肿，PEEP也可减少左心室后负荷，改善左心室功能。但心源性休克和右心衰竭患者为相对禁忌。吸氧浓度应≥40%，PEEP开始为5～7.5cmH$_2$O，逐渐加到10cmH$_2$O。

（二）药物治疗

心力衰竭的药物治疗主要包括两大类，一类是缓解症状药物，包括利尿药、血管扩张药、正性肌力药等；另一类是提高生存率和生活质量，改善预后的药物，包括ARNI，代表药物是沙库巴曲缬沙坦钠、ACEI、ARB、β受体阻滞剂、醛固酮受体拮抗剂、SGLT2抑制剂等。

1. 利尿药 在心力衰竭治疗中起关键作用。多项指南指出，所有伴有体液潴留或原先有过体液潴留、有症状的心力衰竭患者，均应给予利尿药，直至肺部啰音消失、水肿消退、体重稳定，然后用最小剂量维持，一般需要长期使用，根据体液潴留情况随时调整剂量，防止再次出现体液潴留。

常用的药物包括袢利尿药（呋塞米、布美他尼、托拉塞米）、噻嗪类利尿药（氢氯噻嗪、美托拉宗）和血管升压素 V_2 受体拮抗剂，血管升压素 V_2 受体拮抗剂又称精氨酸加压素 V_2 受体拮抗药（托伐普坦、考尼伐坦）。有明显体液潴留的患者，首选袢利尿药，最常用呋塞米，呋塞米的剂量与效应呈线性关系。托拉塞米、布美他尼口服生物利用度更高。噻嗪类利尿药仅适用于有轻度体液潴留、伴有高血压且肾功能正常的心力衰竭患者。托伐普坦或考尼伐坦对顽固性水肿或低钠血症患者的疗效更显著，推荐用于常规利尿药治疗效果不佳、有低钠血症或有肾功能损害倾向患者。

2. 血管扩张药 主要用于急性心力衰竭和慢性心力衰竭急性加重期，常用药物有硝酸酯类药物、重组人脑钠肽、硝普钠、某些 α 受体拮抗药（如乌拉地尔）。而哌唑嗪、肼屈嗪、酚妥拉明因降压作用明显和反射性心动过速不适合用于心力衰竭患者。

对于慢性心力衰竭，血管扩张药未发现明确的作用。硝酸酯类药物直接作用于血管平滑肌，扩张小静脉和小动脉，并有较强的扩张冠状动脉的作用，可降低心脏的前后负荷，降低左心室充盈压，增加心排血量，解除肺淤血，可用于缓解心绞痛和呼吸困难症状，适用于缺血性心脏病的心力衰竭，但也不宜用于慢性心力衰竭的长期治疗。

重组人脑钠肽是一种新型血管扩张药，静脉输注对静脉、动脉和冠状动脉均有扩张作用，降低前、后负荷，增加心排血量，但无直接正性肌力作用。本品还有中度的利钠、利尿作用，促进钠外排，抑制肾素 - 血管紧张素 - 醛固酮系统和交感神经系统。改善血流动力学效果优于硝酸甘油，且不良反应更小，但可致低血压，不能改善预后。应避免与其他静脉用血管扩张药联合应用。

非洲 - 美洲心力衰竭试验显示，非洲裔美国心力衰竭患者在标准药物治疗的基础上，加用异山梨酯（ISDN）与肼屈嗪的固定复方制剂可以显著提高疗效、降低死亡率和其他重要临床事件的发生。但随后进行的血管扩张药治疗心力衰竭研究的 post-hoc 分析中，使用血管扩张药者并未获得更多的临床益处。因此，肼屈嗪与异山梨酯联合应用仅适用于有心力衰竭症状和 LVEF < 40% 而且 ACEI 和 ARB 不能耐受的患者，或用 ACEI、β 受体阻滞剂、ARB 或醛固酮受体拮抗剂后仍有症状的心力衰竭患者。

3. 强心苷与非强心苷正性肌力药 强心苷作为传统的正性肌力药，已应用于心力衰竭的治疗 200 余年。地高辛是唯一经过安慰剂对照临床试验评估的洋地黄制剂，也是唯一被美国食品药品监督管理局确认能有效治疗慢性心力衰竭的洋地黄制剂。1977～1997 年，16 个双盲、随机、安慰剂对照试验证实地高辛在治疗浓度时，具有良好正性肌力、血管扩张、降低神经内分泌活性的作用。

对于有症状的心力衰竭合并心房颤动的患者，地高辛可以减慢心室率。对于窦性心律、LVEF < 40% 的有症状心力衰竭患者，地高辛可以提高左心室功能和患者的生活质量，减少因心力衰竭恶化住院的概率，但对生存率无影响（近有荟萃分析，认为可降低生存率，有待进一步研究）。在急性心力衰竭时，可选用地高辛或毛花苷 C 静脉注射。

非强心苷正性肌力药主要包括 β 受体激动药（如多巴胺、多巴酚丁胺）、磷酸二酯酶抑制药（如米力农）、细胞内钙离子增敏剂（如左西孟旦）等。

虽然非强心苷正性肌力药可以快速地改善急性心力衰竭患者的血流动力学和临床状况，但是它们可以促进和加速一些不良病理生理因素发展，造成进一步的心肌损伤，并导致近期和远期的死亡率上升。在某些心源性休克情况下，正性肌力药物可避免血流动力学逐步衰退或恶化，维持生命，有助于进行目标更明确的治疗，如机械循环支持，心室辅助装置或心脏移植。

非强心苷正性肌力药只用于收缩压低或心脏指数低伴有血流灌注不足或有充血体征的患者，这类患者多伴有酸中毒、肾功能受损、肝功能异常或心理状态不佳。正性肌力药应尽早使用，当器官灌注量恢复正常和（或）充血减轻时应尽快停药。大多数正性肌力药输注时伴有房性和室性心律失常的发病率增加，心房颤动患者使用多巴酚丁胺/多巴胺可能导致室性心动过速，故应用正性肌力药时，应加强临床和心电图监测。

左西孟旦是新一代的钙增敏剂，可通过在心肌细胞与肌钙蛋白C结合而改善心肌收缩力。它通过介导三磷酸腺苷（ATP）敏感性钾通道发挥血管舒张作用，并有轻度磷酸二酯酶抑制作用。左西孟旦注射治疗急性左心衰竭，可以增加心排血量和每搏量，并降低肺动脉楔压、全身血管阻力和肺血管阻力。从左西孟旦的临床应用看来，它能改善失代偿性急性心力衰竭症状及血流动力学，不增加死亡率，可用于低心排血量、左心室充盈压升高、对其他治疗反应差的患者，但需注意低血压及心率增快。

心肌肌球蛋白激活剂是一种新型、选择性、特异性激活剂。心肌肌球蛋白是心肌细胞中的细胞骨架驱动蛋白，直接将化学能转化为能够使心肌收缩的机械力，使心脏具备正常收缩功能。通过与心肌肌球蛋白ATP酶催化区结合，选择性激活心肌肌球蛋白S_1亚基，能够加快肌动蛋白的酶循环，提高ATP转换，加速肌动蛋白-肌球蛋白循环，产生更强的心肌收缩力，提高心脏功能。这与传统的使细胞内钙离子量增加，从而发挥正性肌力作用的药物不同，临床前研究表明，心肌肌球蛋白激活剂可在不影响心肌细胞内钙浓度或心肌耗氧量的情况下增加心肌收缩力。

4. 血管紧张素转化酶抑制剂 ACEI治疗心力衰竭的机制包括两方面：①抑制ARRS系统，改善和延缓心室重塑；②作用于激肽酶，抑制缓激肽的降解，使扩张血管的前列腺素生成增加并具有抗增生作用。ACEI治疗数周（月）后才有症状改善，虽然有时治疗症状无明显改善，但可以降低心力衰竭进展的危险。ACEI应用的基本原则：从小剂量开始，如能耐受则逐渐增加剂量。一般每隔3～7d剂量倍增1次。剂量调整的快慢取决于患者的临床情况，有低血压史、低钠血症、糖尿病、氮质血症及服用留钾利尿药者，递增速度宜慢。增加剂量不取决于患者的症状是否改变，只要患者能耐受，可一直增加到最大耐受量。剂量达到目标剂量或最大耐受量后，应长期维持应用。各种ACEI对心力衰竭患者症状、临床状况、死亡率或疾病进展未发现明显差别。

5. 血管紧张素Ⅱ受体阻滞剂 ARB与ACEI作用机制相似，也是通过抑制ARRS系统发挥作用。因缺少抑制缓激肽降解作用，因而极少引起干咳。ARB可用于阶段A患者以预防心力衰竭发生；亦可用于不能耐受ACEI的阶段B、阶段C、阶段D的患者，替代ACEI作为一线治疗，以降低死亡率和并发症发生率。ARB的应用原则与ACEI相似，应小剂量起用，在患者耐受的基础上逐渐将剂量增至推荐剂量或可耐受的最大剂量。在开始应用ARB及改变剂量的1～2周内，应监测血压（包括直立性血压）、肾功能和血钾，如出现肾功能恶化或血钾升高就不能调整剂量。

ARB治疗心力衰竭有效，但其效应是否相当于或胜于ACEI尚无定论，当前仍不宜以ARB取代ACEI广泛用于心力衰竭患者的治疗，未应用过ACEI和能够耐受ACEI的心力衰竭患者，仍以ACEI为首选。

ARB 和 ACEI 合用治疗慢性心力衰竭是否优于单用 ACEI 是一个有争议的问题。由于 ARB 在受体水平上阻断血管紧张素 Ⅱ 的不利作用，而 ACEI 可通过增高缓激肽水平获取部分效应，因此，两类药物在作用机制上存在互补性，联合应用有其理论基础。但临床试验的结果明显不同，有在 ACEI 基础上加用 ARB 有增量效益，能显著降低病残率；也有 ACEI 与 ARB 合用后不能进一步获益，反而增加不良反应。荟萃分析 9 项随机临床试验显示 ACEI 与 ARB 合用需停药的不良反应事件增加 2.3%（危险比 1.27，$P < 0.0001$）。我们认为，根据现有证据，ACEI 与 ARB 合用不宜普遍提倡。

6. 血管紧张素受体-脑啡肽酶抑制剂 ARNI 有 ARB 和脑啡肽酶抑制剂的作用，后者可升高利尿钠肽、缓激肽和肾上腺髓质素及其他内源性血管活性肽的水平。ARNI 的代表药物是沙库巴曲缬沙坦钠。

PARADIGM-HF 试验显示[1]，与依那普利相比，沙库巴曲缬沙坦钠使主要复合终点（心血管死亡和心力衰竭住院）风险降低 20%，包括心脏性猝死减少 20%。对于 NYHA 心功能 Ⅱ～Ⅲ级、有症状的 HFrEF 患者，若能够耐受 ACEI/ARB，推荐以 ARNI 替代 ACEI/ARB，以进一步减少心力衰竭的发病率及死亡率。

患者由服用 ACEI/ARB 转为 ARNI 前血压需稳定，并停用 ACEI 36h，因为 ARNI 和 ACEI 联合应用会增加血管神经性水肿的风险。ARNI 应从小剂量开始，每 2～4 周剂量加倍，逐渐滴定至目标剂量。中度肝损伤（Child—Pugh 肝功能分级 B 级）、≥ 75 岁患者起始剂量要小。起始治疗和剂量调整后应监测血压、肾功能和血钾。如果患者出现不耐受本品的情况（收缩压 ≤ 95 mmHg、症状性低血压、高钾血症、肾功能损害），建议调整合并用药，暂时减量或停用。使用 ARNI 治疗心力衰竭时，由于 BNP 是脑啡肽酶的作用底物，脑啡肽酶抑制剂使 BNP 降解减少，BNP 水平也会升高，检测的 BNP 水平反映的是药物的代谢活动和心功能的双重结果，而 NT-proBNP 并不受影响，可以真实反映患者的心力衰竭严重程度和辅助预后评估。在未使用 ACEI 或 ARB 的有症状 HFrEF 患者中，如血压能够耐受，首选 ARNI 也有效。由于 ARNI 与 ACEI 合用时存在血管性水肿的潜在风险，因此禁止两药合用；因 ARNI 具有拮抗 Ang Ⅱ 受体的活性，故不应与 ARB 合用。

7. β 受体阻滞剂 可以有效拮抗交感神经系统、RAAS 及过度激活的神经体液因子，在心血管疾病恶性循环链中起到重要的阻断作用，不仅通过降低血压、减慢心率、降低心肌耗氧量来保护心肌，而且通过对儿茶酚胺的抑制，使儿茶酚胺引起的心脏和外周恶性循环导致的不良后果降至最低。另外，β 受体阻滞剂独特的抗心律失常作用，在预防心脏性猝死方面发挥重要作用。因此，除非有禁忌证或不能耐受，有症状和 LVEF ≤ 40% 的所有患者均应使用 β 受体阻滞剂。β 受体阻滞剂可以改善左心室功能，减少因心力衰竭恶化住院的概率，提高生存率。

β 受体阻滞剂是一种很强的负性肌力药，治疗初期对心功能有抑制作用，但长期治疗（≥ 3 个月）则改善心功能，使 LVEF 增加。因此只适用于慢性心力衰竭的长期治疗。对急性失代偿性心力衰竭患者、难治性心力衰竭需静脉应用正性肌力药的患者和因大量体液潴留而需强力利尿者不宜应用 β 受体阻滞剂。

---

[1] Mcmurray J J, Packer M, Desai A S, et al. Dual angio tensin receptor and neprilysin inhibition as an alternative to angiotensin-converting enzyme inhibition in patients with chronic systolic heart failure: rationale for and design of the Prospective comparison of ARNI with ACEI to Determine Impact on Global Mortality and morbidity in Heart Failure trial (PARADIGM-HF)[J]. Eur J Heart Fail, 2013, 15(9): 1062-1073.

目前有证据支持用于心力衰竭的β受体阻滞剂有：选择性β_1受体阻滞剂（如美托洛尔、比索洛尔）；兼有β_1、β_2和α_1受体阻滞剂（如卡维地洛、布新洛尔）。必须从极低剂量开始，如美托洛尔缓释片12.5mg，每日1次；比索洛尔1.25mg，每日1次；卡维地洛3.125mg，每日2次。如患者能耐受前一剂量，可每隔2～4周将剂量加倍，如前一剂量出现不良反应，可延迟加量计划直至不良反应消失。剂量的调整不以治疗反应确定，应达到设定的目标剂量或最大耐受量并长期维持。

8. 醛固酮受体拮抗剂 心力衰竭患者应用ACEI，短期可降低醛固酮水平，但长期应用血中醛固酮水平并不能维持稳定持续地降低，出现醛固酮的逃逸现象。因此，心力衰竭患者在使用ACEI或ARB基础上联合应用醛固酮受体拮抗剂是合理的。除非有禁忌或不能耐受，所有LVEF≤35%和有严重心力衰竭症状（如NYHA心功能Ⅲ级、Ⅳ级）的患者，如无高钾血症、明显的肾功能不全，均可考虑用小剂量的醛固酮受体拮抗剂。在ACEI或ARB治疗基础上加用醛固酮受体拮抗剂可减少因心力衰竭恶化住院的概率和提高生存率。心力衰竭患者应用此类药物的目的是"生物学治疗"而不是作为利尿药应用，剂量不宜过大，一般认为每日10～20mg。指南强调：必须与袢利尿药合用、停用钾盐及降低ACEI剂量。

9. 钠-葡萄糖协同转运蛋白2抑制剂 钠-葡萄糖协同转运蛋白（SGLT）主要分布在小肠、心肌细胞和肾小管上皮细胞等处；其中SGLT2分布于肾脏近曲小管S_1段，是一种亲和力低而转运能力高的转运体，具有重吸收肾小球滤过液中80%～90%的葡萄糖功能。SGLT2抑制剂是一类新型口服降糖药，主要作用机制是通过抑制肾脏近曲小管对葡萄糖的重吸收增加尿糖排泄，降低血糖。在目前指南推荐的心力衰竭治疗基础上，达格列净降低HFrEF患者心血管死亡或心力衰竭住院风险26%，降低心血管死亡风险18%，降低全因死亡风险17%。恩格列净降低HFrEF患者心血管死亡或心力衰竭住院风险25%，降低心力衰竭住院风险30%。ESC指南推荐达格列净或恩格列净用于HFrEF患者，以降低心力衰竭住院和死亡风险；同时推荐SGLT2抑制剂用于罹患心血管疾病或高风险的糖尿病患者，以预防心力衰竭患者住院。

10. 窦房结抑制药伊伐布雷定 伊伐布雷定是一种选择性窦房结If通道阻滞药，它可特异性阻断If通道，以剂量依赖性方式抑制If电流，从而控制连续动作电位的间隔，降低窦房结节律，最终减慢心率。与传统减慢心率药物β受体阻滞剂、非二氢吡啶类钙通道阻滞剂相比，伊伐布雷定的作用有以下特点：①无负性传导和负性肌力作用；②对血压无影响；③对糖脂代谢无影响；④进一步延长心室舒张期充盈时间；⑤对冠状动脉及外周动脉无收缩作用。

2010年颁布的SHIFT试验❶不仅使伊伐布雷定这种新药一鸣惊人，广受关注，而且也是心力衰竭药物研究领域的一个重大突破。SHIFT亚组分析显示，伊伐布雷定可降低因心力衰竭的住院率（减少25%，P=0.0002）和再住院率。随心率持续下降，伊伐布雷定可降低因心力衰竭恶化的总住院率、再发心力衰竭住院率，减少首次和再住院的时间。这一研究表明，窦性心律、心率≥70次/min的慢性心力衰竭患者，应用伊伐布雷定可持续降低临床恶化的风险，改善患者的生活质量。其适应证为：①窦性心律，左室射血分数（LVEF）≤35%，NYHA心功能Ⅱ～Ⅳ级，已应用β受体阻滞剂、ACEI或ARB、醛固酮受体拮抗剂后，仍有

---

❶ Swedberg K, Komajda M, Bohm M, et al. Ivabradineand outcomes in chronic heart failure (SHIFT): a randomised placebo-controlled study[J]. Lancet, 2010, 376(9744): 875-885.

心力衰竭症状、心率≥70次/min者，应考虑加用伊伐布雷定，以降低因心力衰竭的住院风险；②对症状性心力衰竭（NYHA心功能Ⅱ~Ⅳ级）、左心室收缩功能不全患者，稳定型心绞痛不能耐受β受体阻滞剂的窦性心律患者，应考虑用伊伐布雷定缓解心绞痛；③对窦性心律、LVEF≤35%、心率≥70次/min且不能耐受β受体阻滞剂的患者，可使用伊伐布雷定降低心力衰竭住院风险。

11. 可溶性鸟苷酸环化酶（soluble guanylate cyclase，sGC）激动剂 维利西呱（Vericiguat）是一种sGC激动剂，以独立于一氧化氮（NO）并与NO协同的方式促进环磷酸鸟苷（cGMP）生成，改善心肌和血管功能。2021年1月被美国FDA批准用于治疗伴有症状的左室射血分数<45%的成人慢性心力衰竭患者。在目前指南推荐的心力衰竭治疗基础上，加用sGC激动剂维利西呱可降低HFrEF患者心血管死亡或心力衰竭住院风险10%。维利西呱可考虑用于NYHA心功能Ⅱ~Ⅳ级、接受标准治疗基础上仍有心力衰竭恶化的HFrEF患者。

12. 中成药 中医药治疗心力衰竭已有2000多年历史，历代医家在临床实践中积累了大量经验，中医药在改善临床症状、提高生活质量、增加活动耐量等方面具有一定优势。现阶段心力衰竭诊治仍以西医治疗为主导，国外指南尚无中医药治疗心力衰竭的论述，2014年《中国心力衰竭指南》提及中医药，但将其归为不确定类，同年《慢性心力衰竭中医诊疗专家共识》发布，心力衰竭的中医诊疗得到规范，一批中成药治疗心力衰竭的高质量研究成果在知名期刊发表，中医药临床有效性和安全性证据不断增加。《中国心力衰竭诊断和治疗指南2018》推荐使用中医中药治疗慢性射血分数降低的心力衰竭。

慢性心力衰竭是中成药治疗的优势病种之一。在西药常规治疗基础上，合理加用中成药治疗不仅有助于改善慢性心力衰竭患者的临床症状，增强活动耐量，提高生活质量，甚至可改善部分患者的长期预后，为慢性心力衰竭患者的治疗提供新的途径与选择。常用中成药及使用方法见表1-4-1。

表1-4-1 常用中成药及使用方法

中成药	用法
芪参益气滴丸	口服：0.5g/次，3次/d，口服，4周为1个疗程或遵医嘱
麝香保心丸	口服：1~2丸/次，3次/d，口服，或症状发作时服用或遵医嘱
芪苈强心胶囊	口服：4粒/次，3次/d，4周为1个疗程或遵医嘱
心脉隆注射液	静脉滴注：每次5mg/kg，加5%葡萄糖注射液或0.9%氯化钠注射液200mL，滴速为20~40滴/min（1~2mL/min）；若静脉泵入时，5%葡萄糖注射液或0.9%氯化钠注射液稀释至50mL，泵入速度为15~30mL/h。2次/d，2次间隔6h以上，5d为1个疗程，根据病情可以应用1~3个疗程（使用前需试，连续使用2个疗程后是否继续使用应做详细的临床评估）
参附注射液	静脉滴注，每次20~100mL（用5%~10%葡萄糖注射液250 mL稀释后使用），或遵医嘱
注射用益气复脉	静脉滴注，每次8瓶（每瓶0.65g，用5mL注射用水溶解），每日1次，用5%葡萄糖注射液250mL稀释后使用，每分钟约40滴，或遵医嘱

13. 其他

（1）内皮素受体拮抗剂 内皮素（ET）不仅是一种血管收缩因子，还是一种具有细胞因子样活性的多功能肽，具有广泛的病理生理作用。心力衰竭患者，血浆ET-1水平明显升高。而且，血浆ET-1水平升高程度与患者心力衰竭症状、血流动力学恶化程度及NYHA心功能分级呈正相关。因此，ET-1受体成为心力衰竭治疗的靶点之一。动物实验显示，内皮素受体拮抗剂可以改善心力衰竭动物模型的血流动力学，防止左心室肥厚和扩张，增加心排血量，甚至可延长生存期。在人类中进行的短期临床试验也显示，对于有症状的心力衰竭患者，在标准三联药物治疗基础上，短期（2周）加用波生坦（1.0g，每日2次）可以降低肺动脉压、肺毛细血管楔压和右心房压，降低肺循环和体循环阻力，提高心排血量，而不改变心率，也不激活其他神经激素系统。但也有波生坦和达芦生坦并不能有效降低慢性心力衰竭的住院率、死亡率和病残率，相反治疗早期有加重心力衰竭导致住院的倾向。

（2）他汀类药物　是一种多效性药物，它可以通过抗炎、抗氧化、抗自由基损伤、升高血管和心肌组织中NO的合成、抑制心肌局部ACE的活性、降低局部血管紧张素Ⅱ受体水平、抑制基质金属蛋白酶的产生等作用达到抑制心肌纤维化，改善心肌重构，对心肌细胞具有保护作用，可能有益于慢性心力衰竭的治疗。

早期的研究显示，辛伐他汀治疗组因心力衰竭而死亡的发生率明显低于未服辛伐他汀组。随后在冠心病二级预防的临床研究也证实，他汀类药物治疗可以降低心力衰竭的发生率和住院率。但也有研究发现他汀类药物对心力衰竭治疗在左室射血分数、左心室容积、炎症标志物等方面并无显著差异。因此，临床上将他汀类药物应用于慢性心力衰竭患者仍需谨慎。

他汀类药物可抑制甲羟戊酸-异戊二烯合成途径，并使辅酶Q_{10}合成减少。因此，他汀类药物有可能影响线粒体功能，损伤患者心肌和骨骼肌功能。并且，目前已有研究证实辅酶Q_{10}缺乏与心力衰竭严重程度相关，而补充辅酶Q_{10}则可明显改善患者的症状和体征。因此，有学者推荐，接受他汀类药物治疗的慢性心力衰竭患者，可考虑同时服用泛癸利酮，以防止他汀类药物所产生的不良反应。

（3）心肌能量药物　2004年Bilsea等首次提出了心肌"代谢重构"（metabolic remodeling）的概念，即心力衰竭时，心肌糖类和脂肪的物质代谢紊乱引起心脏能量代谢途径改变，导致细胞结构和功能异常的现象。衰竭的心肌对葡萄糖的利用增加，而对脂肪酸的利用减少。在心力衰竭早期，脂肪酸的氧化代谢率保持正常或轻微增加，而在晚期或终末期心力衰竭时，脂肪酸的氧化代谢显著下调。心力衰竭时线粒体功能障碍除了ATP产生减少外，还导致活性氧类（ROS）的大量产生，这不但加重线粒体DNA结构和功能损害，还将触发线粒体所诱发的心肌细胞凋亡，如此形成恶性循环。衰竭心肌中ATP产生和利用均降低。有研究显示使用改善心肌能量代谢的药物，如曲美他嗪、辅酶Q_{10}、辅酶Ⅰ、左卡尼汀、磷酸肌酸、雷诺嗪等可以改善患者症状和心脏功能，提高生活质量，但对远期预后的影响尚需进一步研究。

（4）非类固醇类盐皮质激素受体拮抗药　现有醛固酮受体拮抗药治疗慢性收缩性心力衰竭效果良好，包括降低全因死亡率，但其作用有局限性，如可引起高钾血症、肾功能障碍和男性乳腺发育（螺内酯的孕激素作用），这与其类固醇基本特性有关。寻找既有醛固酮拮抗作用，又非类固醇的盐皮质激素受体拮抗药是抗心力衰竭药开发与研究的重要方向。

非奈利酮（BAY94-8862）已证实其盐皮质激素受体选择性优于螺内酯，又较依普利酮有更强的盐皮质激素受体亲和性。动物实验表明，该药在大鼠冠状动脉结扎模型中改善等容收缩期左心室内压力上升的最大速率（dp/dt_{max}）和最小速率（dp/dt_{min}），降低LVEDP、NT-proBNP水平，降低心、肺的骨桥蛋白；对有卒中倾向的自发性高血压大鼠模型，可改善生存率，减少蛋白尿/肌酐比例，减少肾损害和骨桥蛋白尿。

（三）非药物治疗

1. 心脏再同步化治疗（cardiac resynchronization therapy，CRT）　心力衰竭患者往往合并传导异常，引起房室、室间和（或）室内运动不同步。CRT就是通过植入右心室及左心室电极，同时起搏左、右心室，通过这种多部位起搏来恢复心室同步收缩。对于心力衰竭伴心室失同步的患者，这种治疗可以改善左心室整体功能，增加左心室充盈时间，改善患者的心脏功能，提高运动耐量及生活质量；同时还可逆转左心室重构。CRT 治疗心力衰竭的机制为：调整房 - 室间期，纠正舒张功能障碍；调整室 - 室间期，获得最佳的心室收缩功能；纠正后乳头肌功能不全，减少二尖瓣反流；减少室内分流，逆转左心室重构；纠正电和机械功能延迟偶联现象。

心力衰竭患者在药物优化治疗至少 3 个月后仍存在以下情况应该进行 CRT 治疗，以改善症状及降低死亡率：①窦性心律，QRS 时限≥ 150ms，左束支传导阻滞（LBBB），LVEF ≤ 35% 的症状性心力衰竭患者（Ⅰ，A）；②窦性心律，QRS 时限≥ 150ms，非 LBBB，LVEF ≤ 35% 的症状性心力衰竭患者（Ⅱa，B）；③窦性心律，QRS 时限 130 ~ 149ms，LBBB，LVEF ≤ 35% 的症状性心力衰竭患者（Ⅰ，B）；④窦性心律，130ms ≤ QRS 时限＜ 150ms，非 LBBB，LVEF ≤ 35% 的症状性心力衰竭患者（Ⅱb，B）；⑤需要高比例（＞ 40%）心室起搏的 HFrEF 患者（Ⅰ，A）；⑥对于 QRS 时限≥ 130ms，LVEF ≤ 35% 的房颤患者，如果心室率难控制，为确保双心室起搏可行房室结消融（Ⅱa，B）；⑦已植入起搏器或 ICD 的 HFrEF 患者，心功能恶化伴高比例右心室起搏，可考虑升级到 CRT（Ⅱb，B）。

近几年来，临床更加重视心力衰竭患者猝死的预防，主张对符合 CRT 适应证且为猝死高危人群，尤其是心肌梗死后或缺血性心肌病心功能不全患者，有条件者应尽量置入双心室起搏器和除颤器（CRT-D）。

CRT 置入成功的关键是左心室起搏导线的置入；CRT 起搏器置入后需选择最佳参数，保证 100% 的心室起搏、优化房室间期等。

希氏束起搏（his bundle pacing，HBP）：如果通过 HBP 能成功纠正希氏浦肯野系统传导病变（尤其是 LBBB），理论上比双心室起搏更符合生理性。随着置入工具的改进，大大提高了 HBP 的成功率，拓展了 HBP 的应用。HBP 主要适合以下患者：①左心室导线置入失败患者；② CRT 术后无应答患者；③药物控制心室率不理想的房颤伴心力衰竭，且经导管消融失败或不适合房颤消融，需要房室结消融控制心室率的患者；④慢性房颤伴心力衰竭，需要高比例心室起搏（＞ 40%）的患者。HBP 尚处于起步阶段，需开展大规模临床试验证实其近期及远期疗效，尤其是对生存率的影响。

2. 心脏复律除颤器 心力衰竭患者约半数死于心脏猝死，其原因为室性心动过速或心室颤动，ICD 则可预防心血管事件的发生。

心力衰竭患者置入 ICD 适应证为以下几点。①二级预防：慢性心力衰竭伴低 LVEF，曾有心脏停搏、心室颤动（室颤）或伴血流动力学不稳定的室性心动过速（室速）（Ⅰ，A）。②一级预防：a. 缺血性心脏病患者，优化药物治疗至少 3 个月，心肌梗死后至少 40d 及血运重建至少 90d，预期生存期＞ 1 年：LVEF ≤ 35%，NYHA 心功能Ⅱ或Ⅲ级，推荐 ICD 置入，减少心脏性猝死和总死亡率（Ⅰ，A）；LVEF ≤ 30%，NYHA 心功能Ⅰ级，推荐置入 ICD，减少心脏性猝死和总死亡率（Ⅰ，A）。b. 非缺血性心力衰竭患者，优化药物治疗至少 3 个月，预期生存期＞ 1 年：LVEF ≤ 35%，NYHA 心功能Ⅱ或Ⅲ级，推荐置入 ICD，减少心脏性猝死和总死亡率（Ⅰ，A）；LVEF ≤ 35%，NYHA 心功能Ⅰ级，可考虑置入 ICD（Ⅱb，B）。

总之，ICD 可以有效改善心力衰竭患者的生存率，已被列入 ICD 应用的Ⅰ类适应证。

3. 机械辅助循环（mechanically assisted circulation，MCS） MCS 装置是连接于心脏或置入心脏内，承担部分或全部心功能的多种装置的总称，广义上包括主动脉内球囊反搏

(intra-aortic balloon pump，IABP)、心室辅助装置（ventricular assist device，VAD)、全人工心脏（Total artificial heart，TAH）及体外膜肺氧合（extracorporeal membrane oxygenation，ECMO）等。

MCS 装置的核心结构是驱动血液流动的血泵。按照血泵驱动方式，MCS 装置可分为气动型、电动型及磁驱动型；按照血泵的放置部位可分为置入式和非置入式；按照血泵提供血流情况，可分为搏动泵和非搏动泵。另一种是方法将血泵分为移位泵和旋转泵。一般而言，当患者的心脏无法为全身提供足够的氧供以维持终末器官的正常功能，且内科药物治疗无效时，就应考虑进行 MCS。置入 MCS 装置的血流动力学指标包括收缩压＜ 80mmHg，平均动脉压＜ 65mmHg，心脏指数＜ 2.0L/（min·m²)，左心房或肺毛细血管楔压＞ 20mmHg 和体循环阻力＞ 2100dyne·s/cm⁵(s·cm)。

按照 MCS 的用途，其适应证包括以下几点。①心脏恢复过渡，为短期辅助，时间短于 1 个月。用于治疗各种急性心源性休克，心室功能有可能恢复的患者，包括心脏术后低心排血量综合征、心肌梗死后心源性休克、急性心肌炎、顽固性室性心律失常及其他情况。可用装置有 IABP、ECMO、离心泵、左心室辅助装置（LVAD）等。②心脏移植过渡，为中长期辅助，辅助时间 30d 至 1 年以上。用于适合心脏移植的各种终末期心力衰竭患者。③永久性置入，为长期置入 MCS 装置从而替代心脏移植。适用于不可逆性心力衰竭患者，但不适合心脏移植的患者。

目前临床应用的常见装置如下。

（1）主动脉内球囊反搏　IABP 是当前最易置入、应用最广泛的 MCS 装置。包括球囊导管和反搏机器两部分。通过动脉系统在降主动脉内左锁骨下动脉开口远端置入一根带球囊的导管，用心电触发及控制形成同步反搏。心脏舒张期球囊充气，挤出与球囊容积相等的血液，使球囊近心端的主动脉舒张压升高，提高冠状动脉灌注压，增加心肌供血；心脏收缩期主动脉瓣开放的瞬间球囊排空，主动脉压力下降，降低心脏后负荷和心脏射血阻力，降低心肌耗氧量。适应证包括心脏手术高危患者的预防性应用（如严重瓣膜病术前 NYHA 心功能Ⅳ级、冠心病术前 LVEF ＜ 30%）；心脏手术后脱离体外循环（CPB）困难或低心排血量综合征；心脏移植后辅助治疗；急性心肌梗死合并心源性休克、顽固室性心律失常、顽固性心绞痛等。主动脉瓣和主动脉病变为禁忌证。

IABP 的置入指征：①心脏指数＜ 2.0L/（min·m²）；②平均动脉压＜ 50mmHg，左心房平均压＞ 20mmHg，中心静脉压＞ 15mmHg；③尿量＜ 0.5mL/（kg·h）；④末梢循环差，手足凉；⑤多巴胺用量＞ 20μg/（kg·min）或者联用两种以上升压药物血压仍有下降趋势者。

IABP 的撤离指征：①心脏指数＞ 2.5L/（min·m²）；②动脉收缩压＞ 90mmHg，左心房平均压及中心静脉压恢复正常；③尿量＞ 1mL/（kg·h）；④末梢循环好，手足暖；⑤多巴胺用量＜ 5μg/（kg·min），血管活性药物可逐渐减少；⑥血气分析正常；⑦降低反搏频率时血流动力学状态稳定。

（2）体外膜肺氧合　ECMO 是将血流引流至体外，经膜肺氧合后，由血泵输入体内，通过长时间的转流，对呼吸和（或）循环衰竭患者进行支持，维持机体氧供，去除体内 CO_2 以保证机体代谢。心脏直视手术后低心排血量综合征是 ECMO 的主要指征之一。其他适应证包括心源性休克、原发性呼吸衰竭、败血症、肺炎、心肺移植围术期支持等。

（3）人工心脏　广义的人工心脏包括任何能够辅助或代替心脏提供机械循环支持的设

备，包括为高危经皮冠状动脉腔内成形术、急性心肌梗死、心源性休克等患者提供短期循环支持的经皮心室辅助装置（如 Impella）或体旁式心室辅助装置（如 CentriMag）等。通常情况下，人工心脏是可置入体内为终末期心力衰竭患者提供长期循环支持的设备，包括植入式心室辅助装置和全人工心脏等，前者又包括左心室辅助装置、右心室辅助装置和双心室辅助装置。心室辅助装置主要适用于经过充分优化的药物治疗后仍持续存在严重症状的终末期心力衰竭患者［机构间机械辅助循环支持（interagency registry for mechanically assisted circulatory support，INTERMACS）分级为 1～4 级］。其应用的目的主要包括移植前过渡治疗、恢复前过渡治疗和永久支持治疗，并为一部分急性血流动力学障碍患者提供短期的决定前过渡治疗。

目前，以心室辅助装置为代表的人工心脏已经成为终末期心力衰竭外科治疗的重要手段。2018 年起最主流的全磁悬浮心室辅助装置 HeartMate 3 全球应用近 2 万例，北美地区在 INTERMACS 注册的使用量近 3000 例/年，2 年生存率与心脏移植相当。2017 年 6 月，中国医学科学院阜外医院开始应用国产全植入式心室辅助装置 CH-VAD 临床救治晚期心力衰竭患者，到 2022 年 9 月已完成 3 种心室辅助装置植入术 70 例，患者 2 年生存率为 90%，健康调查简表评分提示术后患者生活质量明显提高，未发生泵血栓、卒中及消化道出血等血液相容性严重不良事件，首例患者已带装置生存 5 年。随着国产心室辅助装置在设计理念、制作工艺和临床效果上不断接近甚至超越国际同类产品，以及我国心力衰竭救治从业人员能力的持续提升，人工心脏更大规模应用于临床的条件已经具备。我国开展心室辅助装置植入术的医院从 2017 年的 1 家增长至 2022 年的 34 家，累计完成心室辅助装置植入术超过 200 例。

国际上远期随访结果提示，出血、血栓形成、线缆周围感染、卒中等并发症是心室辅助装置长期管理面临的最主要挑战。国内患者的消化道出血和卒中发生率明显低于国外患者，但线缆感染和心律失常发生率较高。

4. 血液超滤（blood ultrafiltration therapy，BUT）治疗 是利用机械方式去除多余液体的一种治疗方式。与利尿药不同，该项技术不产生电解质变化，而且可以精细调节。是运用对流的原理，利用血泵式人体动静脉压力阶差，通过微孔过滤器清除血液中的水分、血浆和小分子溶质的治疗手段。悬浮的固体和大分子溶质不能被清除，电解质以相同的浓度被清除。因此，血液超滤不会导致电解质变化。

血液超滤与血液透析不同，血液透析通过配制的透析液产生浓度梯度，可透析的物质从血液弥散至透析液，直到两种液体建立平衡为止，从而达到清除血液中不需要的物质的目的。血液超滤不能清除有毒的物质，因而，血液超滤并不是血液透析的一种替代方式。血液超滤通过对流方式清除血浆多余水分，在治疗水肿中起了主要的作用。新一代的血液超滤仪，其设计只能执行超滤，而不能进行血液透析，但其体积小而且简单，适用于更多的临床情况。

血液超滤可以是单纯性、持续性或间断性的。随着适当的超滤速率，细胞外液逐渐充填至血管腔，从而保持一定的血容量。准确的体液清除量、恰当的体液清除速率及循环血容量的维持至关重要。

血液超滤是清除心力衰竭患者多余体液安全有效的方法，能够改善充血症状，降低心室充盈压，提高心排血量，降低神经激素水平，纠正低钠血症，减少利尿药需求。美国心脏病学院/美国心脏学会指南将血液超滤用于对药物治疗无效的顽固性心力衰竭患者（Ⅱa，B 级）。然而，血液超滤长期应用的安全性及能否降低死亡率没有结论，故心力衰竭患者的超滤治疗应慎重。

5. 迷走神经刺激器 自主神经功能紊乱是心力衰竭的特征之一,主要表现为迷走神经活性减弱及交感神经活性增强,自主神经改变促使左心室功能紊乱及心肌重构。一种新型的迷走神经刺激器已应用于临床,其由三部分组成。①刺激迷走神经的电极:该电极在外科手术暴露颈迷走神经干后,袖式包绕其外部,刺激迷走神经干。②起搏器:置于右胸前区,可发放右心室起搏脉冲和迷走神经干刺激脉冲。③右心室电极:置于右心室心尖部。治疗时,脉冲刺激在QRS波群感知70ms后发放,脉宽1ms,刺激频率与自身心率相同或55ppm,呈间歇性发放,其发放的电脉冲可兴奋迷走神经,减慢心率,减弱心肌收缩力,降低交感神经活性。治疗适应证为:窄QRS波群的中、重度心力衰竭,LVEF<35%的Ⅱ~Ⅳ级心功能者,舒张性心力衰竭、伴心房颤动的心力衰竭,CRT治疗无反应者。

此外,过去用于治疗慢性疼痛的胸段脊索刺激装置,现在也试用于治疗慢性心力衰竭。该装置可发射低强度电脉冲至硬膜下间隙的神经,其原理为刺激自主神经,恢复迷走神经兴奋性,可改善心力衰竭症状。

6. 心脏不应期电刺激治疗器械(CCM) CCM系统主要由脉冲发生器、一根植入心房的导线和两根植入心室的导线组成。在CCM植入手术中,通常有两根标准双极起搏电极放置于右心室间隔部位,但具体位置一般是一根位于高位间隔部,另一根位于低位间隔部,两根电极间距大于2cm。对于带有ICD的患者,需确保心脏收缩力调节导线与ICD导线之间留有足够的间距。CCM的工作机制是于心室绝对不应期发出电子脉冲,通过局部电刺激增强心肌细胞钙离子内流从而提高心肌收缩力。

7. 外科治疗与介入治疗

(1)同种异体心脏移植 心脏移植疗效最为明确且最优,是终末期心脏病患者的首选方案。但受限于供体的严重缺乏,仅有低于5%的终末期心力衰竭患者有机会接受心脏移植治疗。

(2)其他外科治疗 如左心室减容术、动力性心肌成形术、激光心肌血运重建术,以及危重病例的瓣膜成形术等技术,均表现出一定程度的心功能改善作用,但长期疗效难以确定。

(3)经导管主动脉瓣置入术(transcatheter aortic valve implantation,TAVI) 心脏瓣膜病既可以是心力衰竭的病因,也可以是心力衰竭患者病情恶化的重要诱因。该类疾病特别是退行性心脏瓣膜病发病率随年龄增长明显升高。中国老年心脏瓣膜病队列研究(China-DVD)表明,≥60岁中重度退行性心脏瓣膜病住院患者中,67.49%有心功能不全的临床表现。近年来心脏瓣膜病介入技术飞速发展,许多高龄、心力衰竭和手术风险高的患者从中受益。

主动脉瓣狭窄是一种常见的心脏瓣膜病,患者一旦出现心力衰竭症状,预后很差。心力衰竭合并主动脉瓣狭窄的患者如接受外科换瓣手术,发生并发症的风险和死亡率高于普通患者。研究显示,TAVI可显著改善严重主动脉瓣狭窄患者的生存率和生活质量,对于手术风险中高危的患者效果不劣于外科手术,其适应证近年来不断扩大。在中度及重度左心室功能不全的患者中,TAVI治疗可带来获益。ESC指南推荐心力衰竭伴严重主动脉瓣狭窄的患者接受TAVI或外科换瓣手术,以降低死亡率、改善症状(Ⅰ,B),具体手术方式需经验丰富的心脏团队充分评估、权衡利弊。

(4)经皮缘对缘二尖瓣修复术 继发性二尖瓣反流的病因不是瓣膜本身,而是左心室疾病或左心房扩大,与心力衰竭预后不良相关。两项大型临床试验——MITRA-FR研究和

COAPT 研究均评估经皮缘对缘二尖瓣修复术用于症状性心力衰竭合并继发性中重度二尖瓣反流的患者，其中 MITRA-FR 研究中患者 LVEF 为 15%～40%，COAPT 研究中患者 LVEF 为 20%～50%。两项研究的结果不一致：无论随访 12 个月或 24 个月，MITRA-FR 研究均未能证实经皮缘对缘二尖瓣修复术降低全因死亡或心力衰竭住院风险；而 COAPT 研究发现，该治疗降低 24 个月心力衰竭的住院和死亡风险。因此，经充分药物治疗仍有症状的继发性中重度二尖瓣反流患者，如符合 COAPT 标准（LVEF 20%～50%，左心室收缩末期内径＜70mm，肺动脉收缩压＜70mmHg，无中重度右心室功能异常或严重三尖瓣反流，血流动力学稳定），且不适宜手术治疗、无须冠状动脉再血管化，经谨慎选择后可考虑经皮缘对缘二尖瓣修复术，以降低心力衰竭住院（Ⅱa，B）；而合并冠心病需血运重建治疗的则应考虑外科手术治疗（Ⅱa，C）。需要指出的是，COAPT 研究中经皮缘对缘二尖瓣修复治疗前患者接受最佳指南引导药物治疗（GDMT）比例更高，这也可能是造成 MITRA-FR 研究和 COAPT 研究结局不同的原因之一，因此优化的 GDMT 仍是基础和关键，强调在经皮缘对缘二尖瓣修复治疗前患者应接受最佳 GDMT。

8. 干细胞移植 干细胞是存在于机体内的一类具有自我复制能力的多潜能细胞，保持了未定向分化状态，具有一定的增殖能力。在一定的条件下，干细胞可分化成机体的多种功能细胞。

目前，国际上用于心血管病细胞移植治疗研究的干细胞类型主要有骨髓单个核细胞、骨髓间充质干细胞和人多能干细胞。一些临床试验证明，干细胞移植可以明显改善急性心肌梗死及心力衰竭患者的心功能。《自体干细胞移植治疗心力衰竭中国专家共识（2023）》指出，现阶段建议首选自体骨髓间充质干细胞用于临床治疗心力衰竭，其他种子细胞应用之前应对细胞移植的安全性和有效性进行充分的临床前评估。

9. 康复治疗 慢性心力衰竭的治疗不仅包括充分的药物治疗，积极的康复锻炼对减轻症状，改善预后同样有重要作用。运动是心力衰竭康复的核心部分，美国心脏病学院已将运动疗法作为慢性稳定性心力衰竭患者的常规疗法。有规律的运动训练能减小左心室收缩末期参数，改善心肌侧支循环，降低舒张期充盈压和拮抗心肌重塑。运动包括耐力锻炼、阻力锻炼和间歇性锻炼。运动的主要方式为床上活动、呼吸肌锻炼、医疗步行、跑步、游泳、蹬车和爬楼梯、气功、太极拳、医疗体操等。运动锻炼适用于所有的稳定性心力衰竭患者，心功能Ⅱ～Ⅲ级心力衰竭患者进行运动治疗是安全可行的。而未得到很好控制的心力衰竭和心功能Ⅳ级的心力衰竭患者运动是禁忌的。

参考文献

[1] 王福军，罗亚雄. 心力衰竭用药策略 [M]. 北京：人民军医出版社，2013：1-121.

[2] 杨杰孚，张健. 心力衰竭合理用药指南 [M]. 2 版. 北京：人民卫生出版社，2019：2-23.

[3] 中华医学会心血管病学分会心力衰竭学组，中国医师协会心力衰竭专业委员会，中华心血管病杂志编辑委员会. 中国心力衰竭诊断和治疗指南 2018[J]. 中华心血管病杂志，2018，46（10）：760-789.

[4] 国家心血管病医疗质量控制中心专家委员会心力衰竭专家工作组. 2020 中国心力衰竭医疗质量控制报告 [J]. 中华心力衰竭和心肌病杂志，2020，4（4）：237-255.

[5] 王福军，张舟. 心力衰竭防治：基层工作中的问题和难点 [N]. 中国医学论坛报，2020，46（29）：C1-C2.

[6] McDonagh T A, Metra M, Adamo M, et al. 2021 ESC guidelines for the diagnosis and treatment of acute and chronic heart failure[J]. Eur Heart J, 2021, 42(36): 3599-3726.

[7] Heidenreich P A, Bozkurt B, Aguilar D, et al. 2022 AHA/ACC/HF SA Guideline for the management of heart failure: A report

of the American College of Cardiology / American Heart Association Joint Committee on clinical practice guidelines[J]. J Am Coll Cardiol, 2022, 79(17): e263-e421.

[8] Bozkurt B, Coats A J S, Tsutsui H, et al. Universal Definition and Classification of Heart Failure[J]. J Card Fail, 2021, 27(4): 387-413.

[9] McMurray J J, Adamopoulos S, Anker S D, et al. ESC Guidelines for the diagnosis and treatment of acute and chronic heart failure 2012: The Task Force for the Diagnosis and Treatment of Acute and Chronic Heart Failure 2012 of the European Society of Cardiology. Developed in collaboration with the Heart Failure Association (HFA) ofthe ESC[J]. Eur Heart J, 2012, 33(14): 1787-1847.

[10] Mosterd A. Hoes A W. Clinical epidemiology of heart failure[J]. Heart. 2007, 93(9): 1137-1146.

[11] Yancy C W, Jessup M, Bozkurt B, et a1. 2013 ACCF/AHA guideline for the management of heart failure: a report of the American College of Cardiology Foundation/American Heart ASSOCiation Task Force Oll practice guidelines[J]. Circulation, 2013, 128(16): e240-e327.

[12] 顾东风，黄广勇，何江，等．中国心力衰竭流行病学调查及其患病率 [J]. 中华心血管病杂志，2003, 31（1）：3-6.

[13] 上海市心力衰竭调查协作组．上海市 1980、1990、2000 年心力衰竭住院患者流行病学及治疗状况调查 [J]. 中华心血管病杂志，2002, 30（1）：24-27.

[14] 中华医学会心血管病学分会．中国部分地区 1980、1990、2000 年慢性心力衰竭住院病例回顾性调查 [J]. 中华心血管病杂志，2002，30（8）：450-454.

[15] 裴志勇，赵玉生，李佳月，等．慢性心力衰竭住院患者病因学及近期预后的 15 年变迁 [J]. 中华心血管病杂志，2011，39（5）：434-439.

[16] Zhou J M, Jin X J, Zhou J, et a1. Clinical characteristics of patients hospitalized for heart failure in China: observations from the first 3740 cases in China national heart failure registry (cN-HF)[J]. Eur Heart J, 2014, 35(Suppl 1): 847.

[17] 张健，张宇辉．多中心、前瞻性中国心力衰竭注册登记研究——病因、临床热点和治疗情况初步分析 [J]. 中国循环杂志，2015，30（5）：413-416.

[18] Mann D L, Greene S J, Givertz M M, et al. Sacubitril/Valsartan in Advanced Heart Failure with Reduced Ejection Fraction: Rationale/Design of the LIFE Trial. JACC: Heart Failure, 2020, 8(10): 789-799.

[19] 黄峻．中国心力衰竭流行病学特点和防治策略 [J/CD]. 中华心脏与心律电子杂志，2015，3（2）：81-82.

[20] Hao G, Wang X, Chen Z, et al. Prevalence of heart failure and left ventricular dysfunction in China: the China Hypertension Survey, 2012-2015[J]. Eur J Heart Fail, 2019, 21(11): 1329-13137.

[21] 中国心力衰竭中心联盟专家委员会．心力衰竭 SGLT2 抑制剂临床应用的中国专家共识 [J]. 临床心血管病志，2022，38（8）：599-605.

[22] 中国医师协会心血管内科医师分会心力衰竭学组，苏州工业园区心血管健康研究院．钙增敏剂在心力衰竭中的临床应用专家建议 [J]. 中华心血管病杂志（网络版），2021，4：el000077（2021-05-27）．

[23] 胡盛寿．中国心力衰竭外科治疗进入人工心脏时代 [J]. 中华外科杂志，2023，61（3）：177-180.

[24] 中国医师协会心力衰竭专业委员会，国家心血管病专家委员会心力衰竭专业委员会，中华心力衰竭和心肌病杂志编辑委员会．心力衰竭生物标志物临床应用中国专家共识 [J]. 中华心力衰竭和心肌病杂志，2022，6（3）：175-192.

[25] 中华医学会组织修复与再生分会心脏再生学组．自体干细胞移植治疗心力衰竭中国专家共识（2022）[J]. 中华医学杂志，2023，103（18）：1376-1385.

[26] 国家老年医学中心国家老年疾病临床医学研究中心，中国老年医学学会心血管病分会，北京医学会心血管病学会影像学组．中国成人心力衰竭超声心动图规范化检查专家共识 [J]. 中国循环杂志，2019，34（5）：422-436.

[27] 王乐民，沈玉芹．慢性稳定性心力衰竭运动康复中国专家共识 [J]. 中国循环杂志，2014，29（z2）：113-119.

[28] 中华医学会心血管病学分会，中国医师协会心血管内科医师分会，中国医师协会心力衰竭专业委员会，中华心血管病杂志编辑委员会．中国心力衰竭诊断和治疗指南 2024[J]. 中华心血管病杂志，2024，52（3）：235-275.

[29] 国家心血管病中心，国家心血管病专家委员会心力衰竭专业委员会，中国医师协会心力衰竭专业委员会，等．国家心力衰竭指南 2023[J]. 中华心力衰竭和心肌病杂志，2023，7（4）：215-311.

第二章

急性心力衰竭诊治策略

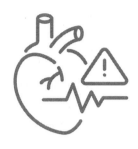

急性心力衰竭是由多种病因引起的急性临床综合征，心力衰竭症状和体征迅速发生或急性加重，伴有血浆利尿钠肽水平升高，常危及生命，需立即进行医疗干预，通常需要紧急入院。急性心力衰竭可以是初次发作的心力衰竭，也可以是原有慢性心力衰竭的急性恶化或逐渐加重。急性心力衰竭是年龄＞65岁患者住院的主要原因，其中15%～20%为新发心力衰竭，大部分则为原有慢性心力衰竭的急性加重，即急性失代偿性心力衰竭。

急性心力衰竭分为急性左心衰竭和急性右心衰竭，前者最常见。

一、发病机制

（一）病因和诱因

1. 急性左心衰竭的常见病因

（1）慢性心力衰竭急性加重　是急性心力衰竭的主要原因，当引起慢性心力衰竭的基础心脏疾病加重或缺血、感染等诱发因素促发下，发生急性失代偿性心力衰竭。

（2）急性心肌梗死、损伤　①最多见的为缺血性心脏病、急性冠脉综合征，可见于范围较大的急性心肌梗死，急性心肌梗死伴机械并发症（如乳头肌断裂、室间隔穿孔等）；不稳定型心绞痛，缺血面积大或缺血严重也可发生急性心力衰竭，尤其见于老年人；原有慢性缺血性心脏病心功能不全者，可在缺血发作或其他诱因下出现急性心力衰竭。②急性重症心肌炎，可造成心肌坏死，心肌收缩单位减少，而出现急性心力衰竭。③心肌病，扩张型心肌病、围生期心肌病。④严重心律失常，如室上性、室性快速性心律失常，心室颤动，快速型心房颤动、心房扑动，严重的心动过缓等。⑤药物所致心肌损伤与坏死，如抗肿瘤药、蒽环类抗生素、吩噻嗪类、毒物（如可卡因等）。

（3）急性血流动力学障碍　①心脏瓣膜病，可见于多种病因所致严重主动脉瓣和（或）二尖瓣狭窄、关闭不全，如风湿性或老年退行性心脏瓣膜病；感染性心内膜炎所致二尖瓣腱索、乳头肌断裂，外伤性瓣膜撕裂；换瓣术后人工瓣膜损害，瓣周瘘。②高血压急症，血压急剧升高，心脏负荷增加，急性血流动力学障碍，促发急性心力衰竭。这可能与交感神经张力增加有关。③主动脉夹层。④快速心包积液致急性心脏压塞。⑤急性舒张性心力衰竭，多见于老年控制不良的高血压患者。

2. 急性右心衰竭的常见病因

（1）右心室梗死　可出现右心室功能及血流动力学障碍，右心室充盈压、右心房压增高，右心室排血量减少，并可使左心室舒张末容量下降，降低肺毛细血管楔压。

（2）急性肺动脉栓塞　尤其见于大块肺栓塞，使肺血流受阻。严重肺动脉高压，右心室后负荷增加和右心室扩张，可出现急性右心衰竭，右心排血量下降，血压下降。肺小动脉收缩、缺氧更促进肺动脉高压。

（3）右侧心脏瓣膜病　常见于慢性右心衰竭急性加重。

（4）特发性肺动脉高压　使右心室后负荷增加，右心室肥厚和扩张，当心室代偿功能低下时，右心室舒张末压和右心房压明显升高，心排血量下降，可出现急性右心衰竭。

（5）慢性肺源性心脏病急性加重。

3. 诱发因素　急性心力衰竭除了上述各种基础心血管疾病的病因外，常有多种诱发因素促发，常见的诱因如下：①慢性心力衰竭药物治疗依从性差；②容量超负荷；③严重感染，尤其是呼吸道感染、败血症；④严重颅脑损害或剧烈的精神心理紧张与波动；⑤大手术；⑥急性严重心律失常；⑦肾功能减退；⑧支气管哮喘发作；⑨肺栓塞；⑩高心排综合征；⑪负性肌力药物应用不当；⑫应用非甾体药物；⑬心肌缺血；⑭老年急性舒张功能减退；⑮吸毒；⑯酗酒；⑰嗜铬细胞瘤等。

（二）病理生理

急性心力衰竭时心肌收缩或舒张功能下降，导致心腔内压力升高。该压力升高可导致以下后果。①肺静脉回心血量减少，产生肺淤血。随心脏压力升高程度的不同，肺淤血的程度也不同，从而产生患者咳嗽、咳白色泡沫样痰、粉红色泡沫样痰和（或）伴二氧化碳潴留的表现。②腔静脉回流减少，腔静脉压力升高，引起患者颈静脉怒张、肝大、下肢水肿等。③血压升高或降低。交感神经系统、RAAS的激活可使血管收缩、外周阻力增加、心脏后负荷增大、心肌收缩力增加，导致血压升高。在一部分心力衰竭患者中，心脏功能的进一步降低会因后负荷的增加导致心排血量减少，血压降低。④交感神经系统、RAAS及利尿钠肽系统的激活，可引起患者神志改变、心动过速、心肌缺血、心律失常、尿少和四肢湿冷等表现。

急性心力衰竭时左心室收缩末压升高可致心内膜下供血减少，心肌细胞缺血而发生心肌细胞坏死；神经-内分泌系统的过度激活，过高的儿茶酚胺水平也对心肌细胞产生毒害作用。急性心力衰竭时的心排血量减少和（或）静脉压力的升高，以及神经-内分泌系统的激活可导致肾功能损害，引起心肾综合征。

二、临床诊断

（一）临床表现

1. 早期表现　急性心力衰竭的临床表现是以肺淤血、体循环淤血以及组织器官低灌注为特征的各种症状及体征。大多数患者既往有心血管疾病及危险因素。既往心功能正常的患者出现不明原因的疲乏或运动耐力明显减低及心率增加15~20次/min，可能是左心功能降低的最早期征兆。呼吸困难是急性心力衰竭最主要的表现，根据病情的严重程度表现为劳力性呼吸困难、夜间阵发性呼吸困难、端坐呼吸等。查体可发现心脏增大、舒张早期或中期奔马律、P_2亢进、肺部干湿啰音、体循环淤血体征（颈静脉充盈、肝颈静脉回流征阳性、下肢和骶部水肿、肝大、腹水）。

2. 急性肺水肿　突发严重呼吸困难、端坐呼吸、烦躁不安，并有恐惧感，呼吸频率可达30~50次/min，咳嗽并咳出粉红色泡沫样痰，心率快，心尖部常可闻及奔马律，两肺满布湿啰音和哮鸣音。

3. 心源性休克 其特征是在血容量充足的情况下存在低血压（收缩压＜90mmHg 或平均血压下降＞30mmHg），伴有组织低灌注的表现，如少尿［尿量＜17mL/h 或 0.5mL/(kg·h)］、发绀、皮肤湿冷、大汗淋漓、意识状态改变、血乳酸＞2mmol/L、代谢性酸中毒、精神萎靡或焦虑等。

4. 心力衰竭急性失代偿 原来稳定的心力衰竭突然加重，表现为急性心力衰竭的临床过程。

5. 高心排血量急性心力衰竭 特点是心率快，四肢温暖，肺充血，基础疾病多为贫血、甲状腺功能亢进、心律失常，也可见于过多过快输液。

6. 急性右心衰竭 主要表现为低心排血量综合征，右心循环负荷增加，颈静脉怒张、肝大、低血压。

（二）辅助检查

1. 心电图 对急性心力衰竭患者应在入院后 10min 内完成心电图检查，心电图可提供心肌缺血、心肌梗死、心律失常等诸多信息。

2. 胸部 X 线检查 可了解肺淤血程度和肺水肿，评估基础或伴发的心肺疾病和（或）肺部疾病及气胸等。

3. 超声心动图和肺部超声 对于血流动力学不稳定的急性心力衰竭患者，推荐立即进行超声心动图检查；对心脏结构和功能不明或临床怀疑自既往检查以来可能有变化的患者，推荐在 48h 内进行超声心动图检查。床旁胸部超声检查可发现肺间质水肿的征象。

4. 动脉血气分析 用以评估氧合状况和肺通气功能，同时可监测酸碱平衡状况。无创测定血氧饱和度不能代替血气分析，但可作为常规监测。

5. 常规实验室检查 如血常规、电解质、肝肾功能、甲状腺功能、D-二聚体等。高敏 C 反应蛋白（hs-CRP）对评价急性心力衰竭的严重程度和预后有一定价值。怀疑并存感染的患者，可检测降钙素原水平，指导抗生素治疗。

6. 心力衰竭标志物 BNP 及其 NT-proBNP 的浓度测定是诊断心力衰竭的标志物之一。由于多种临床情况（肾衰竭、慢性阻塞性肺疾病、肺栓塞等）可影响 BNP 浓度，所以也不能仅凭 BNP 水平进行诊断，需综合临床分析，结合相关资料综合考虑。在某些特殊状况下急性左心衰竭患者的 BNP 和 NT-proBNP 可不增高或增高不明显，如急性二尖瓣反流、闪电式急性肺水肿及 LVEF 正常的急性左心衰竭等。

sST2 在急性心力衰竭的诊断中具有较高特异度。对于同时伴有心力衰竭症状和 BNP/NT-proBNP 升高的患者，sST2 可进一步辅助急性心力衰竭的诊断。当 sST2 明显升高（＞70ng/mL），不仅提示急性心力衰竭可能性较大，而且反映患者的炎症反应和心肌纤维化机制已被过度激活，需要加强抗心肌重构治疗。

7. 心肌坏死标志物 可评价是否存在心肌损伤或坏死及其程度。常用标志物有心肌肌钙蛋白 T 或 I（cTnT 或 cTnI）和肌酸激酶同工酶（CK-MB）及肌红蛋白。

（三）临床分型及严重程度分级

1. 临床分型 不同心力衰竭患者发病原因和诱因不同，因此临床表现各异。《2008 年欧洲心力衰竭指南》将急性心力衰竭分为 6 个类型，有实用价值。急性心力衰竭总是呈现其中一种表现。①慢性心力衰竭急性失代偿；②肺水肿；③高血压性心力衰竭；④心源性休克；⑤单纯右心衰竭；⑥急性冠脉综合征伴心力衰竭。

2021年8月ESC颁布了新版的《急慢性心力衰诊断与治疗指南》，新指南根据临床表现将急性心力衰竭修订为分为急性失代偿性心力衰竭、急性肺水肿、孤立右心室衰竭和心源性休克四大类型，并对不同类型的发病机制、病因、临床表现和血流动力学特点进行了总结，不同类型心力衰竭治疗的侧重点不同。

2009年ACC/AHA根据临床类型将患者分为：①容量超负荷，表现为肺和（或）全身充血；②严重的心排血量降低，常伴低血压；③容量超负荷和心源性休克并存。这一分型显然侧重于血流动力学状态和病理生理机制，虽不实用，但可用来分析患者的临床表现及其类型。

将ACC/AHA心力衰竭分期也结合在内的分型方法（表2-1-1），很简明，得到临床好评。

表2-1-1 急性心力衰竭分类方法

分类	阶段划分	说明和解释
慢性心力衰竭恶化（约占70%）	阶段C	有结构性心脏病伴原有或现有心力衰竭症状
晚期心力衰竭	阶段D	顽固性心力衰竭需特殊干预
新发或再发的心力衰竭	阶段A最常见，阶段B亦可见，非阶段A或B	

我国《急性心力衰竭诊断和治疗指南2014》将急性心力衰竭分为三大类：急性左心衰竭，又按基础病因（如心肌梗死或心肌缺血、高血压、心肌炎和心肌病、心瓣膜病、严重心律失常）进一步分类；急性右心衰竭，再按常见病因如右心室心肌梗死、大块肺栓塞和右心瓣膜病来区分；非心脏原因所致的急性心力衰竭。这一分类简明扼要，但很难做到全面和十分准确，也存在个别的重叠，如肺梗死可列为急性右心衰竭，也可列为非心源性心力衰竭。

《中国心力衰竭诊断和治疗指南2024》根据是否存在淤血（分为"湿"和"干"）和外周组织低灌注情况（分为"暖"和"冷"）的临床表现，可将急性心力衰竭患者分为4型："干暖""干冷""湿暖"和"湿冷"，其中"湿暖"型最常见。大多数急性心力衰竭患者表现为收缩压正常或升高（>140mmHg，高血压性急性心力衰竭），只有少数（5%~8%）表现为收缩压低（<90mmHg，低血压性急性心力衰竭）。低血压性急性心力衰竭患者预后差，尤其是同时存在低灌注时。

2. 急性心力衰竭分级 与预后密切相关，分级越高，急性心力衰竭的死亡率越高。有3种主要分级方法：Killip分级、Forrester分级及临床严重程度分级。前两种分级适用于新发急性心力衰竭，特别是急性心肌梗死患者，而临床严重程度分级在心肌病研究中得到证实，它更适用于心力衰竭失代偿者。

（1）Killip分级 主要用于急性心肌梗死患者，根据临床和血流动力学状态分级（表2-1-2）。

表2-1-2 急性心力衰竭分级Killip分级

分级	说明和解释
Ⅰ级	无心力衰竭
Ⅱ级	有心力衰竭，两肺中下部有湿啰音，占肺野下1/2，可闻及奔马律，X线片有肺淤血
Ⅲ级	严重心力衰竭，有肺水肿、细湿啰音遍布两肺（超过肺野下1/2）
Ⅳ级	心源性休克、低血压（收缩压<90mmHg）、发绀、出汗、少尿

（2）Forrester分级 可用于急性心肌梗死或其他原因所致的急性心力衰竭，其分级依据为外周组织低灌注状态和血流动力学指标，如肺毛细血管楔压（PCWP）和心脏指数

(CI)，较适用于 CCU、ICU 和有血流动力学监测条件的病房、手术室内（表 2-1-3）。

表 2-1-3　急性心力衰竭 Forrester 分级

分级	PCWP/mmHg	CI/[L/(min·m²)]	外周灌注状态
Ⅰ级	≤18	≥2.2	无肺淤血及外周灌注不良
Ⅱ级	>18	>2.2	有肺淤血
Ⅲ级	<18	<2.2	有周围组织灌注不良
Ⅳ级	>18	≤2.2	有肺淤血和组织灌注不良

（3）临床程度分级　根据末梢循环的望诊观察和肺部听诊，无须特殊的监测条件，适用于一般的门诊和住院患者（表 2-1-4）。

表 2-1-4　急性心力衰竭的临床程度分级

分级	皮肤	肺部啰音
Ⅰ级	干、暖	无
Ⅱ级	湿、暖	有
Ⅲ级	干、冷	无/有
Ⅳ级	湿、冷	有

（四）诊断与鉴别诊断

1. 诊断与临床评估　根据心力衰竭的症状、体征作出急性心力衰竭的诊断并不困难。但是，确定诊断还需有心血管疾病或心力衰竭病史、心电图、超声心动图和实验室检查如 BNP、NT-proBNP 的支持。

急性心力衰竭患者临床评估包括以下几点。①基础心血管疾病：应尽快明确循环呼吸是否稳定，必要时进行循环和（或）呼吸支持。迅速识别出需要紧急处理的临床情况，如急性冠脉综合征、高血压急症、严重心律失常、心脏急性机械并发症、急性肺栓塞等，尽早给予相应处理。②急性心力衰竭发作的诱因。③患者入院时容量负荷状态和低心排灌注的症状和体征。④治疗后的反应。多次动态评估并及时调整治疗方案。

2. 监测

（1）无创监测　急性心力衰竭患者需严密监测血压、心率、心律、呼吸频率、SpO_2，监测出入水量及每日体重，每日评估心力衰竭症状和体征变化。根据病情的严重程度及用药情况决定肝肾功能和电解质监测频率。出院前可检测利尿钠肽水平以评估预后。

（2）血流动力学监测　分为无创性和有创性两类。有创性血流动力学监测包括动脉内血压监测、肺动脉导管压力监测、脉搏波指示连续心排血量等，主要适用于血流动力学状态不稳定，病情严重且治疗效果不理想的患者：①患者存在呼吸窘迫或低灌注，但临床上不能判断心内充盈压力情况；②急性心力衰竭患者经治疗后仍持续有症状，并伴有以下情况之一者：容量状态、灌注或肺血管阻力情况不明，持续低血压，肾功能进行性恶化，需血管活性药物维持血压，考虑机械辅助循环或心脏移植。在二尖瓣狭窄、主动脉瓣反流、肺动脉闭塞病变以及左心室顺应性不良等情况下，肺毛细血管楔压往往不能准确反映左心室舒张末压。对于伴严重三尖瓣反流的患者，热稀释法测定心排血量不可靠。注意避免导管相关并发症，如感染等。

3. 鉴别诊断 本病应与支气管哮喘发作和持续状态、急性大块肺栓塞、肺炎、严重慢性阻塞性肺疾病伴感染、其他原因所致的非心源性肺水肿及非心源性休克等相鉴别。

心源性哮喘与支气管哮喘均有突然发病、咳嗽、呼吸困难、哮喘等症状，但两者处理原则有很大的区别。支气管哮喘为气道阻力反应性增高的可逆性阻塞性肺部疾病，患者常有长期反复哮喘史或过敏史，以青年人多见。支气管哮喘患者咳嗽常无痰或为黏稠白痰，合并感染时咳黄痰，常有肺气肿体征，除非合并肺炎或肺不张，一般无湿啰音，心脏检查正常。肺功能检查有气道阻力增大，血常规可见嗜酸性粒细胞增多［嗜酸性粒细胞计数常＞$(250\sim400)\times10^6/L$］。

急性呼吸窘迫综合征（ARDS），发病时有呼吸困难、发绀、肺部湿啰音、哮鸣音等，易与急性左心衰竭混淆。ARDS 一般无肺病史，能直接或间接引起急性肺损伤的疾病均可引起该综合征，如肺部外伤、溺水、休克、心肺体外循环、细菌或病毒性肺炎、中毒性胰腺炎等。常在原发病基础上发病，或损伤后 24～48h 发病，呼吸困难严重，但较少迫使端坐位呼吸，低氧血症呈进行性加重，普通吸氧治疗无效或效果差。有哮喘伴肺部湿啰音，心脏检查无奔马律及心脏扩大和心脏器质性杂音等。心源性哮喘的治疗措施对其常无明显效果，漂浮导管示肺毛细血管楔压＜15mmHg（1.99kPa）。呼气末正压通气辅助治疗有效。ARDS 常合并多器官功能衰竭。

三、治疗策略

（一）治疗原则

1. 治疗目标 稳定血流动力学状态，纠正低氧，维护脏器灌注和功能；纠正急性心力衰竭的病因和诱因，预防血栓栓塞；缓解急性心力衰竭症状；避免急性心力衰竭复发；提高生活质量，改善远期预后。

2. 治疗目的 减轻心脏前后负荷、改善心脏收缩和舒张功能、积极治疗诱因和病因。

3. 治疗流程 急性心力衰竭危及生命，对疑诊急性心力衰竭的患者，应尽量缩短确立诊断及开始治疗的时间，在完善检查的同时即应开始药物和非药物治疗。在急性心力衰竭的早期阶段，如果患者存在心源性休克或呼吸衰竭，需尽早提供循环支持和（或）通气支持。应迅速识别威胁生命的临床情况（急性冠脉综合征、高血压急症、心律失常、急性机械并发症、急性肺栓塞），并给予相关指南推荐的针对性治疗。在急性心力衰竭的早期阶段，应根据临床评估（如是否存在淤血和低灌注），选择最优化的治疗策略。急性左心衰竭治疗流程见图 2-1-1。

（二）治疗措施

1. 一般治疗

（1）监护 持续测量心率、呼吸、血压、血氧饱和度，监测体温、出入水量，每日监测电解质和肾功能。

（2）出入量管理 肺淤血、体循环淤血及水肿明显者应严格限制饮水量和静脉输液速度。无明显低血容量因素者（大出血、严重脱水、大汗淋漓等），每天摄入液体量一般控制在 1500mL 以内，不要超过 2000mL。保持每天出入量负平衡约 500mL，严重肺水肿者水负平衡

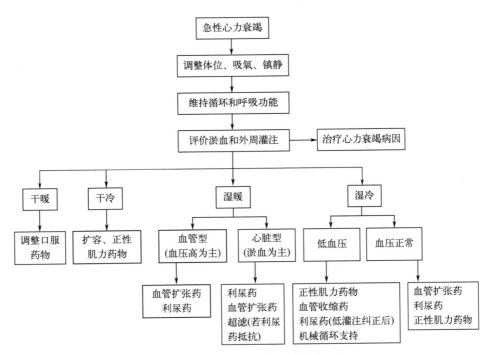

图 2-1-1 急性左心衰竭治疗流程

为 1000～2000mL/d，甚至可达 3000～5000mL/d，以减少水钠潴留，缓解症状。3～5 天后，如肺淤血、水肿消退，应减少水负平衡量。在负平衡下应注意防止低血容量、低钾血症和低钠血症。

（3）体位　静息时明显呼吸困难者应半卧位或端坐位，双腿下垂，以减少回心血量、降低心脏前负荷。

（4）吸氧　适用于低氧血症和呼吸困难明显，尤其是指端血氧饱和度 < 90% 的患者，应尽早使用，使患者 $SaO_2 \geq 95\%$（伴 COPD 者 $SaO_2 > 90\%$）。无低氧血症的患者不应常规应用，可能导致血管收缩和心排血量下降。吸氧方式：①鼻导管吸氧，低氧流量（1～2L/min）开始，若无 CO_2 潴留，可根据 SaO_2 调整氧流量达 6～8L/min；②面罩吸氧，适用于呼吸性碱中毒患者。必要时还可采用无创性或气管插管呼吸机辅助通气治疗。

（5）镇静镇痛　吗啡由于其独特的药理学作用长期以来一直是治疗急性左心衰竭的经典药物。但急性失代偿心力衰竭国家注册研究（ADHERE）结果和近期几项系统综述与 Meta 分析均提示，急性心力衰竭应用吗啡者机械通气比例增多、在 ICU 时间和住院时间延长及死亡率可能更高，吗啡治疗急性心力衰竭的安全性受到质疑，因此不推荐常规使用，指南推荐等级降为Ⅱb，B。但对烦躁不安且排除持续低血压、意识障碍、严重 COPD 的患者，可小剂量（3～5mg）吗啡缓慢静脉注射，同时注意个体化。此外，急性心肌梗死合并的不伴有低血压的急性心力衰竭应用吗啡兼具镇痛、镇静和减轻心脏负荷的多重效应，获益明确。苯二氮䓬类药物是较为安全的抗焦虑和镇静剂。

（6）根据急性心力衰竭临床分型确定治疗方案

① 根据《中国心力衰竭诊断治疗指南 2024》急性心力衰竭临床分型确定治疗方案，同时治疗心力衰竭病因。a."干暖"：最轻的状态，机体容量状态和外周组织灌注尚可，只要调整口服药物即可。b."干冷"：机体处于低血容量状态、出现外周组织低灌注，首先适当

扩容，如低灌注仍无法纠正可给予正性肌力药物。c. "湿暖"：分为血管和心脏型两种，前者由液体血管内再分布引起，高血压为主要表现，首选血管扩张药，其次为利尿药；后者由体液潴留引起，淤血为主要表现，首选利尿药，其次为血管扩张药，如利尿药抵抗可行超滤治疗。d. "湿冷"：最危重的状态，提示机体容量负荷重且外周组织灌注差，如收缩压＞90mmHg，则给予血管扩张药、利尿药，若治疗效果欠佳可考虑使用正性肌力药物；如收缩压＜90mmHg，则首选正性肌力药物，若无效可考虑使用血管收缩药，当低灌注纠正后再使用利尿药。对药物治疗无反应的患者，可行机械循环支持治疗。

② 根据2021年版《ESC急慢性心力衰竭诊断与治疗指南》急性心力衰竭临床分型确定治疗方案。a. 急性失代偿性心力衰竭通常起病较为缓慢，治疗上主要推荐袢利尿药（Ⅰ），外周灌注不足时根据需要依次使用正性肌力药物（Ⅱb）、血管收缩药（Ⅱb），药物治疗不能改善低灌注时考虑机械循环支持（MCS）或肾脏替代治疗（RRT），均为Ⅱa类推荐。b. 急性肺水肿通常起病较急，强调当经皮血氧饱和度（SpO_2）＜90%或氧分压（PaO_2）＜60mmHg时进行氧疗（Ⅰ），吸氧和非侵入性给氧无效时进行气管内插管（Ⅰ）以及袢利尿药（Ⅰ）和血管扩张药（血压＞110 mmHg时应用）（Ⅱb）。c. 对于孤立右心衰竭，强调通过利尿减轻外周水肿，在外周灌注不足时使用正性肌力药物和血管收缩药，必要时考虑MCS或RRT。d. 对于心源性休克则强调稳定血流动力学、使用正性肌力药物和血管收缩药，短期使用MCS或RRT。

2. 药物治疗

（1）应用利尿药　急性心力衰竭伴肺循环和（或）体循环明显淤血以及容量负荷过重的患者，应及早静脉使用袢利尿药，如呋塞米、托拉塞米、布美他尼等。新发心力衰竭或就诊前未使用过利尿药者，呋塞米20～40mg静脉注射；慢性心力衰竭长期口服利尿药治疗者，首次呋塞米静脉应用剂量至少应等同于口服剂量。如果患者容量负荷过重，使用起始剂量后可考虑持续输注。呋塞米总剂量应维持在第1个6h＜100mg，第1个24h＜240mg。

噻嗪类利尿药联合袢利尿药可用于减轻利尿药抵抗。容量负荷过重的心力衰竭患者可以采用噻嗪类利尿药（氢氯噻嗪口服25mg）、醛固酮受体拮抗药（螺内酯口服20mg）与袢利尿药联合治疗。利尿药低剂量联用往往比单利尿药高剂量使用更能有效地减少不良反应。利尿药潜在的不良反应包括：①低钾血症、低钠血症、高尿酸血症、低血容量和脱水；②激活神经系统激素；③可能增加因ACEI/ARB治疗引起低血压的机会。

精氨酸加压素（AVP）V_2受体拮抗药，如托伐普坦（tolvaptan）和考尼伐坦（conivaptan）。在急性心力衰竭常规治疗基础上加用托伐普坦住院期间可显著降低体重、减轻患者气促和水肿，心力衰竭症状明显好转，对血压、电解质和肾功能无不良影响。

选择性腺苷A_1受体拮抗药Rolofylline，通过扩张肾入球小动脉及增加球囊内压，以及减少近侧肾小管钠离子和水重吸收而产生利尿作用。初步临床试验证明对急性失代偿性心力衰竭伴水肿和肾功能损害患者有利尿和降低血肌酐水平作用。静脉注射300mg/d能减轻急性心力衰竭伴肾功能不全患者的心力衰竭症状，且使血清肌酐水平下降。

使用利尿药后应监测不良反应，包括电解质紊乱、低血压、肾功能恶化、代谢性碱中毒、尿酸升高等。

常用利尿药应用剂量和方法见表2-1-5。

利尿药抵抗的机制及处理策略：心力衰竭进展和恶化对常规剂量利尿药反应不佳，剂量

表 2-1-5　急性心力衰竭常用利尿药应用剂量和用法

药物名称	剂量及用法
呋塞米	先静脉注射 20～40mg，继后静脉滴注 5～40mg/h，总剂量在起初 6h 不超过 100mg，起初 24h 不超过 240mg
托拉塞米	10～20mg 静脉注射
依那尼酸	25～50mg 静脉注射
氢氯噻嗪	25～50mg　每日 2 次，口服
螺内酯	20～40mg　每日 1～2 次，口服
托伐普坦	7.5～15mg　每日 1 次，口服

增加到一定程度时利尿效果仍不明显；或更大剂量的利尿药无法进一步改善利尿效果时，认为出现利尿药抵抗。利尿药抵抗的发生率为 20%～35%，增加了近期和远期死亡率。出现利尿药抵抗的原因和机制可能有：高盐饮食抵消利尿作用；低钠血症；低蛋白血症及胶体渗透压降低；药物相互作用如非甾体抗炎药降低利尿效果；低心排血量及低血压；利尿药的药物效应动力学和药物代谢动力学发生改变，如肠道淤血致吸收障碍；肾功能不全；神经体液因素的影响；交感激活促肾小管对水钠重吸收、RAAS 激活使肾血流减少、醛固酮增加致水钠潴留等。此时，可尝试以下方法。①增加袢利尿药剂量，在严密监测肾功能和电解质的情况下，根据临床情况增加剂量，不推荐呋塞米日剂量大于 200mg，应用过程中应监测尿量，并根据尿量和症状的改善状况调整袢利尿药剂量。②静脉推注联合持续静脉滴注，静脉持续和多次应用可避免因袢利尿药浓度下降引起的水钠重吸收。常用呋塞米 40mg 静脉推注后给予 5～40mg/h 维持，托拉塞米 20mg 静脉推注后给予 5～20mg/h 维持。③两种及以上利尿药联合使用，如在袢利尿药基础上联合噻嗪类利尿药或醛固酮受体拮抗剂，联合应用利尿药仅适合短期应用，以避免低钾血症、肾功能不全及低血容量。也可加用血管升压素 V_2 受体拮抗剂。④应用增加肾血流的药物，如小剂量多巴胺或重组人脑利尿钠肽，增强利尿效果和肾功能，提高肾灌注率。⑤纠正低血压、低氧、酸中毒、低钠、低蛋白、感染等，尤其注意纠正低血容量。⑥超滤治疗，符合急性血液透析指征者应行血液透析治疗。⑦避免应用非甾体抗炎药、肾上腺皮质激素、雌激素等。

（2）血管扩张药　可降低左心室充盈压和全身血管阻力，应作为缓解症状的初始治疗，收缩压水平是评估此类药物是否适宜的重要指标。收缩压＞110mmHg 的急性心力衰竭患者通常可以安全使用；收缩压为 90～110mmHg 患者应慎重使用；收缩压＜90mmHg、严重瓣膜狭窄、肥厚型梗阻性心肌病则禁忌使用，因可能增加死亡率。血管扩张药应用过程中要密切监测血压，根据血压调整合适的维持剂量。常用血管扩张药剂量及用法见表 2-1-6。

表 2-1-6　急性心力衰竭常用的血管扩张药剂量和用法

药物名称	剂量及用法
硝酸甘油注射液	静脉滴注起始剂量 5～10μg/min，每 5～10min 递增 5～10μg/min，最大剂量为 100～200μg/min
硝酸异山梨酯注射液	1～10μg/h 静脉滴注
硝普钠	从 15～25μg/min 开始，酌增至 50～100μg/min，静脉滴注。疗程最好不要超过 72h
乌拉地尔	缓慢静脉注射 12.5～25mg
奈西立肽（新活素）	先给予负荷剂量 1.5μg/kg，静脉缓慢注射，继以 0.0075～0.0150μg/(kg·min)，静脉滴注。疗程 3d，不超过 7d

> 如何合理应用血管扩张药？临床研究和临床实践经验均表明，在急性心力衰竭的早期，即血流动力学状态出现改变但尚未恶化，是应用此类药物的最佳时机，也就是强调早期应用。但又如何选择这样的时机呢？有明显的肺部啰音，但收缩压仍稳定在110mmHg以上的患者，一般均可立即开始应用血管扩张药。硝酸酯类药物适用于急性冠脉综合征伴心力衰竭的患者，既能舌下含服给药，也可以静脉给药；硝普钠适用于高血压患者、急性主动脉瓣反流、急性二尖瓣反流、急性室间隔穿孔患者。重组人脑钠肽有扩张血管、利钠、利尿、拮抗RAAS和交感神经作用，也可选用。

（3）正性肌力药　适用于持续低血压（收缩压＜85mmHg）、心源性休克、心排出量显著降低并伴循环淤血、外周和重要脏器低灌注的患者，改善急性心力衰竭患者的血流动力学，缓解临床症状，保证重要脏器的血液供应。对血压较低和对血管扩张药物及利尿药不耐受或反应不佳的患者尤其有效。常用药物包括：多巴胺、多巴酚丁胺、磷酸二酯酶抑制剂（主要是米力农）、左西孟旦。正在用β受体阻滞剂的患者，不推荐应用多巴胺和多巴酚丁胺这两种儿茶酚胺类药物，此时更适合用米力农。洋地黄类可用于伴肺水肿且心室率很快的患者，尤其适用于快速性心室率的心房颤动患者，可迅速控制心室率，缓解症状，一般应用毛花苷C。这些药物的剂量和用法参见表2-1-7。

表2-1-7　急性心力衰竭常用正性肌力药的剂量和用法

药物名称	剂量和用法
毛花苷C（西地兰）	0.2～0.4mg缓慢静脉注射，2～4h后可以再用0.2mg，伴快速性心室率的房颤患者可酌情适当增加剂量
多巴胺	250～500μg/min静脉滴注，小剂量起始
多巴酚丁胺	100～250μg/min静脉滴注
米力农	首剂25～50μg/kg静脉注射（＞10min），继以0.25～0.5μg/(kg·min)静脉滴注
左西孟旦	首剂12～24μg/kg静脉注射（＞10min），继以0.1μg/(kg·min)静脉滴注

急性心力衰竭患者应用正性肌力药时需要全面权衡：①是否用药不能仅依赖1～2次血压测量的数值，必须综合评估临床状况，如是否伴组织低灌注的表现；②血压降低伴低心排血量或低灌注时应尽早使用，而当器官灌注恢复和（或）循环淤血减轻时则应尽快停用；③药物的剂量和静脉滴注速度应根据患者的临床反应做调整，强调个体化的治疗；④此类药物可即刻改善急性心力衰竭患者血流动力学和临床状态，但也有可能促进和诱发一些不良的病理生理反应，甚至导致心肌损伤和靶器官损伤，必须警惕；⑤用药期间应持续做心电血压监测，因正性肌力药物可能导致心律失常、心肌缺血等；⑥血压正常且无器官和组织灌注不足的急性心力衰竭患者不宜使用。

（4）血管收缩药　应用了正性肌力药物仍出现心源性休克或合并显著低血压状态的患者，血管收缩药治疗可作为暂时维持体循环血压和终末器官灌注的措施。对外周动脉有显著缩血管作用的药物有去甲肾上腺素、肾上腺素、大剂量多巴胺［＞5μg/(kg·min)］和升压素等。去甲肾上腺素的用法：5%葡萄糖或葡萄糖氯化钠注射液稀释后，初始以2～4μg/min静脉滴注，并迅速调整剂量使血压上升至理想水平，维持剂量为2～4μg/min，如剂量＞25μg/min无效时应及时采用其他抗休克措施。

（5）抗凝治疗　急性心力衰竭患者由于活动受限、卧床以及体循环淤血等原因，是静脉血栓栓塞的高危人群。因此，因急性心力衰竭入院但没有进行抗凝治疗且无抗凝禁忌证的患者需用低剂量普通肝素或低分子肝素或磺达肝钠来预防静脉血栓栓塞。

3. 非药物治疗

（1）血液超滤　可消除潴留的钠和水，从而减少利尿药的剂量，并可逐渐和有控制地增加移出的液体量。适用于顽固性难治性水肿、药物治疗无反应（包括利尿药抵抗）以及伴有严重低钠血症等患者。

（2）主动脉内球囊反搏　可有效改善心肌灌注，降低心肌耗氧量和增加心排血量。适用于：①急性心肌梗死或严重心肌缺血并发心源性休克，且不能由药物纠正；②伴血流动力学障碍的严重冠心病（如急性心肌梗死伴机械并发症）；③急性重症心肌炎伴顽固性肺水肿；④可用作左心室辅助装置或心脏移植前的过渡治疗。

（3）机械通气　急性心力衰竭合并Ⅰ型或Ⅱ型呼吸衰竭，一般导管给氧和药物治疗仍无法纠正缺氧和二氧化碳潴留，则可采用机械通气。机械通气分为无创机械通气和有创机械通气。机械通气治疗肺水肿机制：①减少呼吸肌做功，降低耗氧量；②适量正压通气造成胸内正压，使静脉系统回心血流减少，减轻心脏前负荷，有利于心功能改善，从而缓解肺淤血；③正压通气特别是呼气末正压通气增加肺泡内压力，减少肺泡内液体渗出，减轻肺泡间质水肿，改善肺顺应性，增加肺泡功能残气量，防止肺泡和小气道萎陷，增加氧合功能，改善通气/血流比例失调。

近年来，无创正压机械通气在治疗急性左心衰竭方面发挥着越来越重要的作用。无创双水平气道正压通气（BiPAPD 呼吸机）可以适用于重度急性心力衰竭、经常规治疗及鼻导管或面罩吸氧后症状仍不能缓解，有自主呼吸且稳定，动脉血气达到呼吸衰竭标准的患者。

（4）心室机械辅助装置　急性心力衰竭经常规药物治疗无明显改善时，有条件的可应用此种技术。此类装置有：① ECMO；②心室辅助泵，如可置入式电动左心辅助泵、全人工心脏。多用于准备心脏移植患者的暂时性过渡治疗。

（三）急性右心衰竭的处理

急性右心衰竭的处理因病因和潜在的基础疾病不同而不同，原则上维持血流动力学状态的稳定，优化右心室的前后负荷（图 2-1-2）。

1. 容量负荷干预　容量负荷治疗的目的是维持最佳的右心室前负荷，以确保左心排血量。容量负荷一度被认为是对右心室梗死治疗学研究的突破性进展，右心室梗死的快速容量负荷治疗方法，就是在短时间内从静脉快速补充液体量，以期尽快纠正低血压状态或心源性休克。但补液后如右心房压力升高、心排血量不增加时，应停止补液。因右心室容量负荷增加使右心室进一步扩张，三尖瓣反流增多，肝肾血液回流障碍，反而加重右心衰竭。

2. 优化右心室后负荷　因肺动脉压力突然升高诱发的急性右心衰竭，可以雾化吸入选择性的肺血管扩张药。①吸入一氧化氮，能选择性作用于肺循环、降低肺血管阻力及肺动脉压力而不发生体循环低血压。其特点为起效快、作用强，并且只扩张有通气的肺血管，从而使肺通气/血流比例更趋合理。一般认为 24h 内间断吸入百万分之五（5ppm）一氧化氮的时间总和不超过 8h 是安全的。②吸入前列环素类似物，即伊洛前列环素，能选择性扩张肺血管，降低肺阻力。用法：0.9%氯化钠注射液 2mL+ 伊洛前列环素 20μg 雾化吸入，每隔 1h 可重复给药 1 次，24h 内给药 6～9 次。

3. 其他治疗药物　可应用正性肌力药物如左西孟旦、多巴酚丁胺或多巴胺、米力农等，

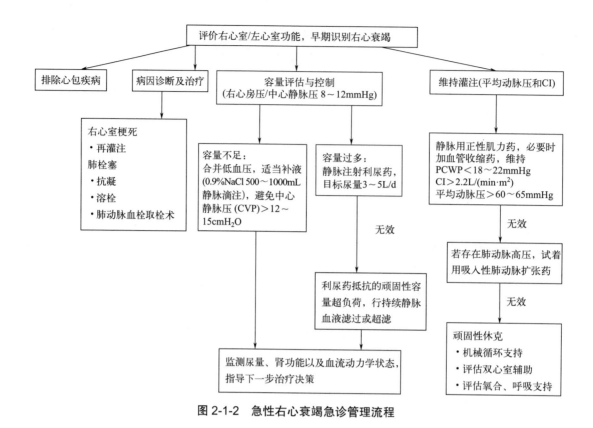

图 2-1-2 急性右心衰竭急诊管理流程

对于已应用正性肌力药物和补液积极治疗而收缩压仍不能维持在 90mmHg 以上的心源性休克者，可考虑应用去甲肾上腺素静脉滴注 0.2～1.0μg/（kg·min）。由右心室梗死或大面积肺栓塞所致的右心衰竭，应尽早开始溶栓治疗。

（四）心源性休克的处理

心源性休克的短期预后与血流动力学障碍的严重程度直接相关，患者最常见的死亡原因是器官持续灌注不足导致的多器官功能障碍。对心源性休克的患者应迅速进行评估和治疗，治疗目标是增加心排血量和血压，改善重要脏器的灌注。具体如下：对所有疑似心源性休克的患者立即行心电图、超声心动图检查；应迅速将患者转移至有条件的医疗机构（有心脏监护室/重症监护室、可进行心导管治疗、机械循环辅助装置治疗）；积极寻找病因，如由 ACS 引起，推荐行急诊冠状动脉造影，争取行冠状动脉血运重建术；给予持续心电和血压监测，推荐进行动脉内血压监测。心源性休克患者需重视乳酸检测，血乳酸水平与不良预后密切相关。治疗主要包括容量复苏与管理、正性肌力药物和血管收缩药物，应用时应持续监测脏器灌注和血流动力学，及时调整治疗。应严格掌握补液量及补液速度，在血流动力学监测下指导补液更佳。如果患者无明确的急性肺水肿或明显容量负荷过重的表现，快速补液（0.9% 氯化钠注射液或乳酸林格液，>200mL/15～30min）。进行容量负荷试验时，心排血量增加至少 10%～15% 提示患者对扩容有反应。

心源性休克的非药物治疗包括主动脉球囊反搏、体外膜肺氧合、经皮心室辅助装置及针对 AMI 患者的血运重建治疗等。对于难治性心源性休克，应根据患者年龄、合并症及神经系统功能综合考虑是否进行短期机械循环辅助治疗。心源性休克相关并发症主要包括以下几类。①血栓栓塞性疾病：心源性休克患者存在血液高凝状态，易于血栓形成，住院的心力衰竭患者发生症状性肺动脉血栓栓塞的风险为非心力衰竭患者的 2.15 倍，发生症状性深静脉血栓栓塞的风险为非心力衰竭患者的 1.21 倍，需考虑预防性抗凝治疗。②酸中毒：检查动脉血气变化，必要时以碳酸氢钠纠正酸中毒。③呼吸衰竭：心源性休克患者出现心搏、呼吸骤停进行心肺复苏时、严重呼吸衰竭经常规治疗不能改善者，特别是出现明显的呼吸性和代谢性酸中毒并影响意识状态时，宜积极行气管内插管、机械通气支持。④急性肾功能不全：纠正水、电解质紊乱及酸碱失衡，及时补充血容量，酌情使用利尿药，必要时可行肾脏替代治疗。

（五）急性心力衰竭病情稳定后的监测和处理

1. 急性心力衰竭病情稳定后监测 入院后至少第 1 个 24h 要连续监测心率、心律、血压和 SaO_2，之后也要经常监测。至少每天评估心力衰竭相关症状（如呼吸困难）、治疗的不良反应，以及评估容量超负荷相关症状。

2. 急性心力衰竭病情稳定后的处理

（1）确定病因、诱因、心血管病的严重程度及合并症，并给予相应处理。

（2）逐步调整治疗方案，控制症状和充血状态，优化血压。

（3）开始根据临床诊断逐步调整口服药物治疗。慢性心力衰竭患者出现失代偿和心力衰竭恶化，如血流动力学稳定或无禁忌证，可继续原有的优化药物治疗方案，包括 β 受体阻滞剂、ARNI/ACEI/ARB、醛固酮受体拮抗剂，可根据病情适当调整用量。但血流动力学不稳定（收缩压 < 85mmHg，心率 < 50 次 /min），血钾 > 5.5mmol/L 或严重肾功能不全时应停用。β 受体阻滞剂在急性心力衰竭患者中可继续使用，但并发心源性休克时应停用。对于新发心力衰竭患者，在血流动力学稳定后，应给予改善心力衰竭预后的药物。

急性心力衰竭患者的急性呼吸困难及体循环淤血等情况平稳后，指南建议加用有证据支持的 GDMT。目前 ESC、AHA、CCS 等最新版指南已将"新四联"（即 ACEI/ARNI/ARB、β 受体阻滞剂、醛固酮受体拮抗剂、SGLT2 抑制剂）取代金三角方案，能够明确改善心力衰竭患者预后。

（4）有相关症状的患者选用合适的非药物治疗。

（5）对于没有基础疾病的患者，在消除诱因后（如感染、输液过快），并不需要继续进行心力衰竭的相关治疗，应注意避免急性心力衰竭的诱因，对各种诱因要及早、积极控制。对原有慢性心力衰竭急性失代偿的患者，应分析此次失代偿的原因，是否有心脏基础疾病的进展，应恢复原心力衰竭治疗方案。治疗合并症，如感染、慢性阻塞性肺疾病、贫血、肾功能不全、电解质紊乱、心律失常等。

四、预后

急性心力衰竭的预后很差，Fonarow 等报道约有 45% 的急性心力衰竭患者 1 年内至少再住院 1 次，15% 至少 2 次，住院患者 60 天死亡与再住院的概率为 30%～60%。Cleland 等完成的一项随机对照研究显示，在失代偿期心力衰竭住院患者中，60 天的死亡率为 9.6%，死亡与再住院联合事件的发生率可高达 35.2%，急性心肌梗死伴严重心力衰竭的患者死亡率更高，12 个月死亡率达 30%。Roguin 等报道，急性心力衰竭患者中 12% 发生急性肺水肿，1 年死亡率为 40%；该类患者死亡预测因子包括 PCWP ≥ 16mmHg、低钠血症、左心室扩大和耗氧量峰值下降。患者如有心源性休克，其住院死亡率特别高（40%～60%）。高血压性急性心力衰竭患者住院死亡率低，出院后常无明显症状。

参考文献

[1] 王福军，罗亚雄. 心力衰竭用药策略 [M]. 北京：人民军医出版社，2013：120-140.

[2] 杨杰孚，张健. 心力衰竭合理用药指南 [M]. 2版. 北京：人民卫生出版社，2019：66-83.

[3] 中华医学会心血管病学分会心力衰竭学组，中国医师协会心力衰竭专业委员会，中华心血管病杂志编辑委员会. 中国心力衰竭诊断和治疗指南 2018[J]. 中华心血管病杂志，2018，46（10）：760-789.

[4] 中国医疗保健国际交流促进会急诊医学分会，中华医学会急诊医学分会，中国医师协会急诊医师分会，等. 急性心力衰竭中国急诊管理指南（2022）[J]. 中国急救医学，2022，42（8）：648-670.

[5] 中华医学会，中华医学会临床药学分会，中华医学会杂志社，等. 急性心力衰竭基层合理用药指南 [J]. 中华全科医师杂志，2021，20（1）：34-41.

[6] McDonagh T A, Metra M, Adamo M, et al. 2021 ESC guidelines for the diagnosis and treatment of acute and chronic heart failure[J]. Eur Heart J, 2021, 42(36): 3599-3726.

[7] Heidenreich P A, Bozkurt B, Aguilar D, et al. 2022 AHA/ACC/HF SA Guideline for the management of heart failure: A report of the American College of Cardiology / American Heart Association Joint Committee on clinical practice guidelines[J]. J Am Coll Cardiol, 2022, 79(17): e263-e421.

[8] Bozkurt B, Coats A J S, Tsutsui H, et al. Universal definition and classification of heart failure: a report of the Heart Failure Society of America, Heart Failure Association of the European Society of Cardiology, Japanese Heart Failure Society and Writing Committee of the Universal Definition of Heart Failure: Endorsed by the Canadian Heart Failure Society, Heart Failure Association of India, Cardiac Society of Australia and New Zealand, and Chinese Heart Failure Association[J].Eur J Heart Fail, 2021, 23(3): 352-380.

[9] Javaloyes P, Miro O, Gil V, et al. Clinical phenotypes of acute heart failure based on signs and symptoms of perfusion and congestion at emergency department presentation and their relationship with patient management and outcomes[J]. Eur J Heart Fail, 2019, 21(11): 1353-1365.

[10] 中华医学会心血管病学分会心血管急重症学组，中华心血管病杂志编辑委员会. 心源性休克诊断和治疗中国专家共识（2018）[J]. 中华心血管病杂志，2019，47（4）：265-277.

[11] 王福军，尹春娥，罗丹，等. 心血管内科查房思维 [M]. 长沙：中南大学出版社，2021：44-55.

[12] McDonagh T A, Metra M, Adamo M, et al. 2023 Focused Update of the 2021 ESC Guidelines for the diagnosis and treatment of acute and chronic heart failure[J]. European Heart Journal, 2023, 44(37): 3627-3639.

[13] Fonarow G C. Epidemiology and risk stratification in acute heart failure[J]. American heart journal, 2008, 155(2): 200-207.

[14] Roguin A, Behar D M, Ami H B, et al. Long-term prognosis of acute pulmonary oedema—an ominous outcome[J]. European journal of heart failure, 2000, 2(2): 137-144.

[15] 中华医学会心血管病学分会，中国医师协会心血管内科医师分会，中国医师协会心力衰竭专业委员会，中华心血管病杂志编辑委员会. 中国心力衰竭诊断和治疗指南 2024[J]. 中华心血管病杂志，2024，52（3）：235-275.

[16] 国家心血管病中心，国家心血管病专家委员会心力衰竭专业委员会，中国医师协会心力衰竭专业委员会，等. 国家心力衰竭指南 2023[J]. 中华心力衰竭和心肌病杂志，2023，7（4）：215-311.

第三章
慢性心力衰竭诊治策略

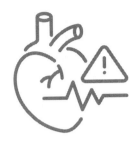

慢性心力衰竭是指多种原因导致心脏结构和（或）功能的异常改变，使心室收缩和（或）舒张功能发生障碍引起的一组复杂临床综合征，主要表现为呼吸困难、疲乏和体液潴留（肺淤血、体循环淤血及外周水肿）等。据《中国心血管健康与疾病报告2022》显示，目前我国心力衰竭患者达890万，中国心力衰竭患者注册登记研究（China-HF）显示心力衰竭住院患者死亡率为4.1%，心力衰竭患者5年生存率与恶性肿瘤相当。随着对心力衰竭认识的加深、治疗观念的转变、治疗手段的创新及治疗指南的更新，心力衰竭患者住院死亡率呈明显下降趋势，但再住院率仍在增加，如何进一步提高患者的生活质量，降低心力衰竭的死亡率及再住院率，改善远期预后，仍是临床研究的热点和难点。

按照2021年3月由HFSA、HFA和JHFS共同撰写的《心力衰竭通用定义和分类》共识声明，根据超声心动图测定LVEF，将心力衰竭分为：HFrEF，LVEF ≤ 40%；HFmrEF，LVEF 41%～49%；HFpEF，LVEF ≥ 50%；HFimpEF，基线LVEF ≤ 40%，经过抗心力衰竭治疗后，第二次测量时LVEF比基线增加 ≥ 10% 且LVEF > 40%。

第一节 射血分数降低心力衰竭

HFrEF是由于心脏结构改变或功能障碍导致静脉系统血液淤积和（或）动脉系统灌注不足所引起的LVEF ≤ 40%的心脏循环障碍。

一、发病机制

慢性HFrEF是由于任何原因的初始心肌损伤（如心肌梗死、心肌病、血流动力学负荷过重、炎症等）引起心肌结构和功能的变化，最后导致心室泵血和（或）充盈功能低下。导致慢性HFrEF发生发展的基本机制是心肌重构。心肌重构是由于一系列复杂的分子和细胞机制造成心肌结构、功能和表型的变化。其特征为：①伴有胚胎基因再表达的病理性心肌细胞肥大，导致心肌细胞收缩力降低，寿命缩短；②心肌细胞凋亡是心力衰竭从代偿走向失代偿的转折点；③心肌细胞外基质过度纤维化或降解增加。

在初始的心肌损伤后，交感神经系统和RAAS兴奋性增高，多种内源性的神经内分泌和细胞因子激活。其长期、慢性激活促进心肌重构，加重心肌损伤和心功能恶化，又进一步激活神经内分泌和细胞因子等，形成恶性循环。

二、临床诊断

（一）临床表现

根据临床表现可分为左心衰竭、右心衰竭和全心衰竭。

1. 左心衰竭

（1）症状　①肺循环淤血为主的症状主要为不同程度的呼吸困难。最初可表现为劳力性呼吸困难，如爬坡、上楼时感气促，休息后即感缓解。随着病情恶化，症状逐渐加重，患者走平路也开始感到气促，可出现夜间阵发性呼吸困难、静息状态下的呼吸困难，甚至端坐呼吸。近年来提出一种心力衰竭患者的新症状，即俯身呼吸困难。患者描述在穿鞋时易出现呼吸困难，这与俯身时回心血量增加有关，与夜间阵发性呼吸困难端坐位缓解的发病机制相似，提示患者可能存在体液潴留。咳嗽是较早发生的症状，开始常于夜间发生，坐位或立位时咳嗽减轻或停止。痰通常为浆液性，呈白色泡沫状。有时痰内带血丝。②心排血量降低为主的症状如疲乏无力、头晕失眠、尿少等。

（2）体征　①肺部啰音，湿啰音的分布部位随体位而变化，左心衰竭患者喜取半坐位，故湿啰音分布在两肺底部。病情加重时湿啰音可波及全肺，并伴有干啰音或哮鸣音。②左心室扩大，心率增快，第一心音减弱，肺动脉瓣听诊区第二心音亢进，舒张期奔马律；心尖部可闻及收缩期杂音。③交替脉，脉搏规整，强弱交替出现，是左心衰竭的早期表现。④发绀。

2. 右心衰竭

（1）症状　①消化道症状，上腹部胀满是右心衰竭较早的症状，常伴有食欲缺乏、恶心、呕吐及上腹部胀痛。②劳力性呼吸困难。

（2）体征　①颈静脉充盈，为右心衰竭的早期表现。②肝大和压痛，是右心力衰竭最重要和较早出现的体征之一。③体重增加，要早于皮下水肿的出现，如 3d 内体重增加 2kg 以上，提示已有水钠潴留。④皮下水肿，多在颈静脉充盈和肝大之后出现，是右心衰竭的典型体征。水肿最早出现在身体的下垂部位，以脚踝内侧和胫前较明显，卧床患者则腰、背及骶部明显。早期白天出现水肿，活动后加重，休息一夜后可减轻或消失，常伴有夜尿量的增加。⑤浆膜腔积液，以双侧胸腔积液较多见，如为单侧，多为右侧。腹水多发生于病程晚期。⑥发绀。

3. 全心衰竭

可同时存在于左、右心衰竭的临床表现，也可以左心衰竭或右心衰竭的临床表现为主。

（二）辅助检查

1. 超声心动图　可发现心脏扩大、瓣膜的功能结构异常、室壁厚度和运动异常等，测量 LVEF（≤40%）及 E/A 比值。

2. 胸部 X 线检查　可发现肺部疾病，显示心脏扩大、肺淤血、肺水肿等。但正常时不能排除心脏疾病和心力衰竭。

3. 心电图及动态心电图　提供既往心肌梗死、左心室肥厚、广泛心肌损害和心律失常等信息。

4. 血浆 BNP 或 NT-proBNP 水平测定　慢性心力衰竭包括症状性和无症状性左心室功能障碍患者血浆 BNP 或 NT-proBNP 水平均升高，其诊断心力衰竭的敏感性、特异性、阴性预测值和阳性预测值分别为 97%、84%、97% 和 70%。

5. 肌钙蛋白测定 心肌损伤标志物肌钙蛋白T（cTnT）和肌钙蛋白I（cTnI）与心力衰竭的病程进展有很大相关性，两者均为特异性的cTn。尽管很多心力衰竭患者同时患有冠心病，但是，cTnI/TnT的动态变化仍然是心力衰竭患者预后不良的重要体现。在无冠心病的患者中，这些提示作用更为显著。然而，仅有6%～10%的心力衰竭患者会出现cTn阳性，其敏感度较低。高敏肌钙蛋白（hs-cTn）问世后，90%以上的患者都可以检测到hs-cTn的表达，有效提高了cTn在心力衰竭诊疗过程中的敏感度，使得hs-cTn能在更多的心力衰竭患者中发挥评估作用。

6. 可溶性生长刺激表达基因2蛋白 sST2对心力衰竭的预后价值独立于NT-proBNP、hs-cTnT和其他具有预后意义的变量，且sST2的浓度与年龄、性别、体重指数和肾功能无关。研究发现，sST2是心力衰竭结果有力的预测指标；研究还发现在慢性心力衰竭患者中，sST2的生物学变异范围很窄，它的参考变化值均低于BNP或NT-proBNP，因此，连续测量sST2的变化比利尿钠肽的变化更能反映心力衰竭患者临床状态的变化。

7. 心脏磁共振（CMR） 当超声心动图检查不能做出诊断时，CMR是最好的替代影像学检查。疑诊心肌病、心脏肿瘤（或肿瘤累及心脏）或心包疾病时，CMR有助于明确诊断；对复杂性先天性心脏病患者则是首选检查。CMR还可用于评估心肌病变或瘢痕负荷。在检测心腔容量、心肌质量和室壁运动的准确性和可重复性方面被认为是"金标准"。

8. 同位素心室造影和同位素心肌灌注显像 同位素心室造影可准确测定左心室容量、左心室射血分数及室壁运动。同位素心肌灌注显像可诊断心肌缺血和心肌梗死，对鉴别扩张型心肌病和缺血性心肌病有一定帮助。

9. 冠状动脉造影 适用于经药物治疗后仍有心绞痛的患者，合并有症状的室性心律失常或有心脏停搏史患者，有冠心病危险因素、无创检查提示存在心肌缺血的心力衰竭患者。

10. 经食管超声心动图检查 适用于经胸超声显示不清而CMR又不可用或有禁忌证时，还可用于检查左心耳血栓，但有症状心力衰竭患者慎用。

11. 心肌活检 临床应用较少，主要用于诊断心肌炎性或浸润性病变，如心肌淀粉样变性、结节病、巨细胞性心肌炎。

12. 左心和右心导管 可测定左心室舒张末压、肺毛细血管楔压、心排血量、肺动脉压力、肺血流阻力、外周血管阻力、心内分流水平、分流量。

13. 心肺运动试验 心肺运动试验能量化运动能力，确定运动受限的原因是否为心源性，鉴别劳力性呼吸困难是呼吸系统疾病还是心力衰竭所致。心肺运动试验的结果是心力衰竭患者的预后指标，可用于指导心力衰竭康复，也可用于考虑心脏移植患者的危险分层。

14. 实验室检查 常规检查血常规、血钠、血钾、血糖、尿素氮、肌酐或估算的肾小球滤过率（estimated glomerular filtration rate，eGFR）、氨基转移酶和胆红素、血清铁、铁蛋白、总铁结合力、血脂、糖化血红蛋白、促甲状腺激素。eGFR可用简化MDRD公式计算：eGFR/$[mL/(min \cdot 1.73m^2)]$ =175×$(SCr)^{-1.234}$×$(年龄)^{-0.179}$×（0.79女性）。在寻找心力衰竭的可能病因时，对某些患者应进行血色病、HIV筛查；当怀疑有风湿性疾病、淀粉样变性、嗜铬细胞瘤可能时，应进行相应诊断性检查。建议家族性心肌病（即有2位及2位以上家属符合特发性扩张型心肌病的诊断标准）患者进行基因检测。

（三）诊断与鉴别诊断

1. 慢性HFrEF的诊断 主要依据病史、临床症状和体征结合相应的辅助检查综合判定。一般需具有下列特点。①心力衰竭症状：患者出现呼吸困难、疲倦、腹胀、踝关节肿胀等。②心力衰竭体征：呼吸急促、肺部啰音、胸腔积液、心动过速、第二心音、心脏杂音、颈静脉压力增高、肝颈反流征阳性、重力性水肿、肝大、腹水等。③客观的证据：如胸部 X 线片检查见心影增大，肺部淤血改变；超声心动图检查可见心脏结构或功能的异常，LVEF ≤ 40%；BNP 或 NT-proBNP 的水平升高。

2. 慢性 HFrEF 的分级和分期

（1）心力衰竭分级　通常采用 NYHA 心功能分级法，适用于已有心脏疾病的患者，其优点是临床实用性强。Ⅰ级：正常体力活动下无心力衰竭症状。Ⅱ级：症状在正常体力活动时出现但随休息而消失。Ⅲ级：症状在低于正常体力活动下出现，随休息可缓解。Ⅳ级：症状在休息状态下出现。

（2）心力衰竭分期　根据心力衰竭发生发展的过程将其分为 A、B、C、D 四个阶段。A 期：有高危因素，但尚无心脏结构和功能异常。B 期：有结构和（或）功能异常，但无心力衰竭症状。C 期：有结构和（或）功能异常，目前或以前有心力衰竭症状。D 期：严重、难治性心力衰竭，需要特殊干预。

2021 年 3 月发布的《心力衰竭通用定义和分类》共识声明修订了心力衰竭分期。①心力衰竭风险期（A 期）：患者存在罹患心力衰竭的风险，但目前或既往没有心力衰竭症状或体征，也没有心脏结构改变或心脏病生物标志物升高；高血压、动脉粥样硬化性心血管疾病、糖尿病、肥胖症、已知的心脏毒素暴露、心肌病的阳性家族史或遗传性心肌病都属于这一类。②心力衰竭前期（B 期）：患者目前或既往没有心力衰竭症状或体征，但存在心脏结构性改变或心功能异常或 BNP/NT-proBNP 水平升高的证据之一：a. 心脏结构改变，即左心室肥大、心腔扩大、心室壁运动异常、心肌组织异常（T2 加权心脏磁共振成像或晚期钆增强成像显示的心肌水肿、瘢痕/纤维化异常的证据），心脏瓣膜病；b. 心脏功能异常，即存在左心室或右心室收缩功能降低、充盈压升高的证据（侵入或非侵入性检查）、舒张功能异常；c. BNP/NT-proBNP 水平升高或心肌肌钙蛋白水平升高（正常参考人群中 > 99%），尤其是在暴露于心脏毒素的情况下。③心力衰竭期（C 期）：患者目前或既往出现由心脏结构和（或）功能异常引起的心力衰竭症状和（或）体征。④心力衰竭晚期（D）：静息时出现严重的心力衰竭的症状和（或）体征，尽管接受了 GDMT 仍反复住院。对 GDMT 难治或不耐受，需要考虑移植、机械循环支持或姑息治疗等高级治疗。

3. 慢性 HFrEF 的鉴别诊断　左心衰竭应与支气管哮喘、慢性支气管炎合并肺气肿、肺血栓栓塞症、心包积液、睡眠呼吸暂停等相鉴别；右心衰竭应与肾性水肿、肝炎后肝硬化、缩窄性心包炎、腔静脉阻塞综合征等相鉴别。

三、治疗策略

（一）治疗原则

1. 慢性 HFrEF 治疗目标　①通过治疗原发病，消除诱因，避免心肌损害发生和发展，减少甚至逆转心肌重构，避免出现心力衰竭临床表现；②缓解症状，提高生活质量，增加运动耐力，降低住院率；③改善预后，降低死亡率。

2. 治疗慢性 HFrEF 的安全原则　慢性 HFrEF 的治疗是长期的，患者的状况复杂多变，药物应用种类多，故治疗时医师应时刻将安全放在首位，并遵循下列安全原则：①不增加死亡的危险度；②不增加心肌耗氧量；③无促心律失常作用；④不引起血压过低；⑤不造成血电解质失衡。

3. 慢性 HFrEF 的基本治疗原则 包括以下内容：①减轻心脏负担，适当休息，使精神和体力均得到休息，并适当应用镇静剂；②排除体内多余的液体，应用利尿药和限制钠盐摄入量；③阻断神经内分泌系统的过度激活和心室重构，如β受体阻滞剂、ACEI/ARB/ARNI、螺内酯；④增强心肌收缩力，适当应用正性肌力药物；⑤消除心力衰竭病因和诱因。

4. 慢性 HFrEF 的治疗流程图 见图 3-1-1。

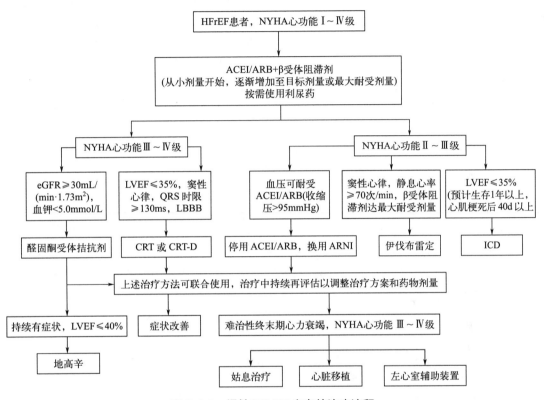

图 3-1-1 慢性 HFrEF 患者的治疗流程

HFrEF：射血分数降低的心力衰竭，NYHA：纽约心脏协会，ACEI：血管紧张素转换酶抑制剂，ARB：血管紧张素Ⅱ受体阻滞剂，eGFR：估算的肾小球滤过率，LVEF：左室射血分数，LBBB：左束支传导阻滞，CRT：心脏再同步治疗，CRT-D：具有心脏转复除颤功能的 CRT，ARNI：血管紧张素受体脑啡肽酶抑制剂，ICD：植入式心律转复除颤器

（二）一般治疗

1. 去除诱因 医务人员需预防、识别与治疗能引起或加重心力衰竭的特殊事件，特别是感染。在呼吸道疾病流行或冬春季节，可给予流行性感冒和肺炎链球菌疫苗以预防呼吸道感染。肺梗死、心律失常特别是心房颤动合并快速性心室率、电解质紊乱和酸碱失衡、贫血、肾功能损害等均可引起心力衰竭恶化，应及时处理或纠正。

2. 监测体重 每日测定体重以早期发现体液潴留。如在3天内体重突然增加2kg以上，应考虑已有水钠潴留，需适时调整利尿药剂量。

3. 控制水盐摄入 严重低钠血症（血钠＜130mmol/L）者，液体摄入量应＜2L/d；轻度心力衰竭患者应控制摄盐量在 2～3g/d，中至重度心力衰竭患者应小于 2g/d。

4. 休息和适度运动 失代偿期需卧床休息，多做被动运动以预防深静脉血栓形成。临床情况改善后，应鼓励患者在不引起症状的情况下进行体力活动，并进一步改善患者症状，提高生活质量。

（三）药物治疗

2022 年 AHA/ACC/HFSA《心力衰竭管理指南》针对 HFrEF 的药物治疗，除利尿药外，主要应用 4 类药物：肾素-血管紧张素系统（RAS）阻滞剂（ARNI/ACEI/ARB）、β 受体阻滞剂、醛固酮受体拮抗剂和 SGLT2 抑制剂。利尿药用于伴体液潴留患者。其中 RAS 阻滞剂 ARNI、ACEI 和 ARB 均为Ⅰa 推荐，NYHA 心功能Ⅱ～Ⅲ级首选 ARNI；不能耐受者改用 ACEI，不耐受 ACEI 的患者改为 ARB；已用 ACEI 或 ARB 的患者亦建议改用 ARNI（Ⅰb）。β 受体阻滞剂适用所有可耐受患者，不论心功能级别。醛固酮受体拮抗剂适用于无禁忌的心功能Ⅱ～Ⅳ级患者。SGLT2 抑制剂适用于所有慢性心力衰竭患者，不论有/无 2 型糖尿病。

2022 年 AHA/ACC/HFSA 心力衰竭管理指南还要求动态评估，遵循治疗步骤。评估内容包括实验室检查、患者状态（包括症状/体征、心功能分级、心脏大小）和 LVEF 等。阶段 C 和 D 的 HFrEF 患者，依心力衰竭病情进展过程，动态评估和治疗的具体方法如下。

第一步：评估和确定 HFrEF 的诊断，消除充血症状（利尿剂）、启动 GDMT（上述 4 类药物）。

第二步：药物剂量滴定至目标剂量或耐受剂量，然后再评估。

第三步：LVEF 仍≤40% 患者，评估后依据临床特点作区分，考虑采用进一步治疗。

第四步：加用其他药物或器械治疗。患者特征为：①NYHA 心功能Ⅱ、Ⅲ级，LVEF≤35%，估计生存时间可大于 1 年，建议植入心律转复除颤器（ICD）；②NYHA 心功能Ⅱ、Ⅲ级，LVEF≤35%，窦性心律，QRS 波群宽度＞150ms 伴 LBBB 的患者，建议植入有自动除颤复律功能的心脏再同步化装置（CRT-D）。

第五步：再评估患者情况，如仍无改善，则考虑为顽固性心力衰竭，如 NYHA 心功能Ⅳ级，患者便已步入阶段 D。

第六步：阶段 D 患者，酌情考虑采用特殊的治疗方法，如心脏机械辅助装置、心脏移植和舒缓治疗等。

1. 利尿药 是心力衰竭治疗中最常用、最基本的药物。

（1）适应证 所有心力衰竭患者有体液潴留的证据或原先有过体液潴留者，均应给予利尿药，均应在出现水钠潴留的早期应用。

（2）常用利尿药的用法及用量 见表 3-1-1、表 3-1-2。

表 3-1-1 常用口服利尿药的用量及用法

药物	首次日剂量/mg	每日最大剂量/(mg/d)	作用时间/h
袢利尿药			
呋塞米	20～40，qd/bid	600	6～8
布美他尼	0.5～1.0，qd/bid	10	4～6
托拉塞米	5～10，qd	200	12～16
噻嗪类利尿药			
氢氯噻嗪	12.5～25，qd/bid	100	6～12
美托拉宗	2.5，qd/bid	10	12～24
保钾利尿药			
螺内酯	12.5～25，qd/bid	50	48～72

续表

药物	首次日剂量/mg	每日最大量/(mg/d)	作用时间/h
阿米洛剂	2.5～5，qd	20	24
氨苯蝶啶	25～50，qd	200	7～9
血管升压素V2受体拮抗剂			
托伐普坦	7.5～15，qd	60	12

注：qd为每日一次；bid为每日两次。

表3-1-2　用于严重心力衰竭治疗的静脉利尿药的用量及用法

药物	起始剂量/mg	最大单次剂量/(mg/d)
袢利尿药		
呋塞米	40	160～200
布美他尼	1	4～8
托拉塞米	10	100～200
噻嗪类利尿药		
氯噻嗪	500	1000
静脉输注		
布美他尼	1mg静脉注射负荷，随后0.5～2.0mg/h输注	
呋塞米	40mg静脉注射负荷，随后10～40mg/h输注	
托拉塞米	20mg静脉注射负荷，随后5～20mg/h输注	

（3）注意事项

① 对于慢性HFrEF患者原则上利尿药应长期维持使用，待心力衰竭症状缓解时，应以最小剂量无限期使用。

② 单独使用利尿药不能维持心力衰竭患者长期临床症状的稳定性，应联用其他抗心力衰竭的药物，如ARNI/ACEI等。

③ 利尿药的品种选择、剂量选择应个体化，一般从小剂量开始，逐渐加量，体液潴留、水肿症状消失后应长期维持使用，监测体重平均每天减轻0.5～1.0kg为宜。

④ ACEI/ARNI/ARB有较强的保钾作用，与不同类型利尿药合用时应特别注意。

⑤ 托伐普坦的应用方法及注意事项：口服，1次/d，起始剂量为7.5～15mg/d，疗效欠佳者逐渐加量至30mg/d；短期可使用7～14d，剂量调整之间至少有24h的间隔时间；用药期间应监测血钠和容量状态，通常与袢利尿药合用有协同利尿效果，部分患者用药后1～2d即可见明显的利尿效果。使用托伐普坦的注意事项有以下几点。a.不得紧接在其他治疗低钠血症的方法后应用，尤其是在应用3%NaCl之后。b.治疗最初24～48h不限制液体摄入量，如果限制液体量，会使血钠纠正过快，且开始治疗的最初24～48h应每6～8h监测血钠浓度。c.有症状的严重低钠血症应接受3%NaCl治疗，这比普坦类药物纠正血钠更加快速、有效。没有足够证据支持普坦类药物在重度（血Na^+<120mmol/L）低钠血症中的应用，这类患者应慎用并加强监测。d.服用托伐普坦时，应注意血钠升高过快导致继发渗透性脱髓鞘综合征。e.使用超过1周需要监测肝功能。如果怀疑肝损伤是由托伐普坦引起，应迅速停药，给予适当的治疗，并进行检查以确定可能的因素。f.初次用药建议在医院内进行，有利于检测血钠水平和容量状态。用药后，一般不需要限制水的摄入；停用托伐普坦后，患者应继续限制摄入量，并监测血钠和容量状况。g.注意托伐普坦与其他药物的相互作用，如

与酮康唑合用可显著增加托伐普坦的血药浓度、与地高辛合用时可增加地高辛的血药浓度。h. 肾功能不全无须调整用药，但其疗效降低。i. 对虚弱的老年患者，可以 7.5mg/d 为起始剂量，48h 后血钠浓度仍低于 135mmol/L 可加量至 15mg，维持量为 15mg/d；大多数情况下，第 4 天左右血钠恢复正常，可减半至 7.5mg 维持应用。

（4）利尿药抵抗的对策　①静脉用药；②联合用药；③短期联用多巴胺、多巴酚丁胺；④托伐普坦。

（5）不良反应　①电解质紊乱最常见，尤其是高血钾或低钾血症、低镁血症以及低氯性碱中毒均可导致严重的心律失常；②神经内分泌系统的激活，尤其是肾素-血管紧张素-醛固酮系统和交感神经系统的激活；③过度利尿导致每搏量和心排血量降低，造成低血压，损伤肾功能，加重心力衰竭。

2. 血管紧张素转化酶抑制剂　ACEI 能缓解慢性心力衰竭的症状，降低患者死亡率和改善预后，可预防或延缓临床心力衰竭的发生。

（1）适应证　ACEI 应该在所有左心室收缩不良伴 LVEF 下降的心力衰竭患者中应用，除非他们存在禁忌证或不能耐受。

（2）药物的种类及使用方法　ACEI 的目标剂量或最大耐受量不根据患者治疗反应来决定，只要患者能耐受，可一直增加到最大耐受量。一旦达到最大耐受量后，应长期维持应用。常用 ACEI 的用量及用法见表 3-1-3。

表 3-1-3　常用 ACEI 的用量及用法

药物	起始每日剂量 /mg	最大剂量 /mg
卡托普利	6.25，tid	50，tid
依那普利	2.5，bid	10～20，bid
培哚普利	2，qd	8～16，qd
雷米普利	1.2～2.5，qd	10，qd
贝那普利	2.5，qd	5～10，bid
福辛普利	5～10，qd	40，qd
西拉普利	0.5，qd	1～2.5，qd
赖诺普利	2.5～5，qd	5～20，qd

注：qd 为每日 1 次，bid 为每日 2 次；tid 为每日 3 次。

（3）注意事项

① 从小剂量开始，渐增剂量，直至达到目标剂量。如患者能耐受且无不良反应，可隔周加倍剂量；在加至目标剂量过程中，如患者无不良反应，则可用滴定法逐渐加量至靶剂量。

② 维持应用：一旦剂量调整到目标剂量或最大耐受剂量，应长期使用，如不能耐受可略减量维持，不宜轻易停药，避免病情恶化。

③ 长期服用时剂量需个体化。

（4）不良反应　ACEI 的不良反应有低血压、咳嗽、蛋白尿、高血钾症、肾功能损害、贫血、血管神经性水肿、急性痛风、粒细胞减少等，其中以咳嗽和低血压最常见。

（5）禁忌证　①有血管神经性水肿病史；②无尿性肾衰竭；③妊娠妇女。

以下情况慎用：①双侧肾动脉狭窄；②血肌酐水平显著升高＞ 265.2μmol/L（3mg/dL）；③高钾血症（＞ 5.5mmol/L）；④低收缩压（＜ 90mmHg）。

3. 血管紧张素受体脑啡肽酶抑制剂　ARNI 具有 ARB 和脑啡肽酶抑制剂的作用。脑啡肽酶是一种中性内肽酶，降解几种内源性血管活性肽，包括利尿钠肽、缓激肽及肾上腺髓质素。脑啡肽酶抑制剂可升高这些内源性血管活性肽的水平，对抗神经内分泌过度激活导致的血管收缩、钠潴留及心脏重构。ARNI 的代表药物是沙库巴曲缬沙坦钠片。沙库巴曲缬沙坦钠的化学结构包含缬沙坦部分及脑啡肽酶前体抑制剂 AHU377 部分，二者以 1∶1 的比例通过化学反应连接在一起共同发挥药理作用。沙库巴曲缬沙坦中的缬沙坦较单用缬沙坦有更好的生物利用度。在 50mg 和 100 mg 的沙库巴曲缬沙坦中有 26mg 和 51mg 的缬沙坦，相当于单用 40mg、80mg 缬沙坦。沙库巴曲及其代谢物和缬沙坦的稳态浓度在 3d 内达到。

（1）适应证　对于 NYHA 心功能 Ⅱ～Ⅲ级、有症状的 HFrEF 患者，若能够耐受 ACEI/ARB，推荐以 ARNI 替代 ACEI/ARB，以进一步降低心力衰竭的发病率及死亡率。近年，将该药推到一个优选的新高度，在慢性稳定性心力衰竭患者中，ARNI 优于 ACEI；主张出院前后尚不稳定的心力衰竭患者，也可以应用 ARNI。

（2）用法用量　不同剂量的沙库巴曲缬沙坦所含药物成分不同，分为 50mg（24mg 沙库巴曲/26mg 缬沙坦）、100mg（49mg 沙库巴曲/51mg 缬沙坦）、200mg（97mg 沙库巴曲/103mg 缬沙坦），临床医师可根据患者情况个体化选择起始剂量并逐步地滴定至足量。

（3）禁忌证　①有血管神经性水肿病史；②双侧肾动脉严重狭窄；③妊娠期和哺乳期女性；④重度肝损害（肝功能 Child-Pugh 分级 C 级）、胆汁性肝硬化及胆汁淤积；⑤已知对 ARB 或 ARNI 过敏。

下列情况者须慎用：①血肌酐水平 > 221μmol/L（2.5mg/dL）或 eGFR < 30mL/(min·1.73m^2)；②血钾浓度 > 5.4mmol/L；③症状性低血压（收缩压 < 95mmHg）。

（4）应用方法　患者由服用 ACEI/ARB 转为 ARNI 前血压需稳定，并于停用 ACEI 36h 后才可开始应用 ARNI，因 ARNI 和 ACEI 联用会增加血管性水肿的风险。由小剂量（25～100mg，2 次/d）开始，每 2～4 周剂量加倍，逐渐滴定至目标剂量（200mg，2 次/d）。中度肝损伤（肝功能 Child-Pugh 分级 B 级）、≥75 岁患者起始剂量要小。起始治疗和剂量调整后应监测血压、肾功能、血钾。如果患者出现不耐受本品的情况（收缩压 ≤ 95mmHg、症状性低血压、高钾血症、肾功能损害），建议调整合并用药，暂时减量或停用。使用 ARNI 治疗心力衰竭时，由于 BNP 是脑啡肽酶的作用底物，脑啡肽酶抑制剂使 BNP 降解减少，BNP 水平也会升高，检测的 BNP 水平反映的是药物的代谢活动和心功能的双重结果，而 NT-proBNP 并不受影响，可以真实反映患者的心力衰竭严重程度和辅助预后评估。在未使用 ACEI 或 ARB 的有症状 HFrEF 患者中，如血压能够耐受，可首选 ARNI。由于 ARNI 与 ACEI 合用时存在血管性水肿的潜在风险，因此禁止两药合用；因本品具有拮抗 Ang Ⅱ 受体的活性，故不应与 ARB 合用。

（5）不良反应　主要是低血压、肾功能恶化、高钾血症、血管神经性水肿等。相关处理措施同 ACEI。

4. β 受体阻滞剂　长期应用可以改善心力衰竭的症状，提高患者的临床情况和生活质量，同 ACEI 一样，β 受体阻滞剂可以降低死亡的危险和住院的危险。

（1）适应证　①各期收缩性心力衰竭；②NYHA 心功能 Ⅱ～Ⅲ级；③左室射血分数（LVEF）< 35%～40%，病情相对稳定者。

（2）药物的种类及使用方法　β 受体阻滞剂必须从很小剂量开始，每 2～4 周剂量加倍，达最大耐受量或目标剂量后长期维持。常用 β 受体阻滞剂的用量及用法见表 3-1-4。

（3）注意事项

① β 受体阻滞剂的起始剂量应采用非常低剂量，逐渐增量时应该严密监测患者的生命体

表 3-1-4　常用 β 受体阻滞剂的用量及用法

药物	起始每日剂量 /mg	最大剂量 /mg
琥珀酸美托洛尔	12.5～25，qd	200，qd
比索洛尔	1.25，qd	10，qd
卡维地洛	3.125，qd	25，bid

注：qd 为每日一次；bid 为每日两次。

征和症状。

②因起始治疗时可引起体液潴留，患者应每天测体重，体重增加时应立即增加利尿药的剂量，直到体重恢复到治疗前的水平。

③β受体阻滞剂的临床反应通常延迟，症状改善常在治疗 2～3 个月后出现；即使症状不改善，亦能防止疾病的进展，要坚持用药。

④β受体阻滞剂的个体差异性很大，治疗宜个体化，以达到最大耐受量，要求清醒静息心率不宜 < 55 次 /min。

⑤β受体阻滞剂一般不用于抢救急性心力衰竭患者，包括难治性心力衰竭需静脉给药者。

（4）不良反应　①低血压；②体液潴留和心力衰竭恶化；③心动过缓和房室传导阻滞；④疲劳。

（5）禁忌证　①支气管痉挛性疾病；②窦性心动过缓；③二度及二度以上房室传导阻滞（已安装起搏器者除外）；④有明显体液潴留，需大量利尿者。

5. 血管紧张素Ⅱ受体阻滞剂　在慢性心力衰竭治疗中，ACEI 仍是抑制 RAAS 的首选，但 ARB 是一个合理的替代药物。当患者不能耐受 ACEI 或因不良反应（如咳嗽）停用时，可考虑用 ARB 替代，首选缬沙坦，其次为坎地沙坦、氯沙坦。ARB 的使用方法与 ACEI 相同，先从小剂量开始，根据病情以后逐渐增加剂量至可以耐受的较大剂量。常用 ARB 的用量及用法见表 3-1-5。主要的不良反应是低血压、高钾血症和肾功能恶化，但咳嗽等不良反应相对少见。

表 3-1-5　常用 ARB 的用量及用法

药物	起始每日剂量 /mg	最大剂量 /mg
缬沙坦	25～40，qd	160，bid
坎地沙坦	4～8，qd	32，qd
氯沙坦	25～50，qd	50～100，qd

注：qd 为每日一次；bid 为每日两次。

6. 醛固酮受体拮抗剂　螺内酯是应用最广泛的醛固酮受体拮抗剂。螺内酯既有利尿的作用，又有抗醛固酮受体的作用。在心力衰竭的治疗上，后者的作用更重要。

（1）适应证　NYHA 心功能Ⅱ～Ⅳ级的中、重度心力衰竭患者；急性心肌梗死合并心力衰竭 LVEF < 40% 的患者亦可应用。

（2）用药方法　见表 3-1-6。

表 3-1-6　常用醛固酮受体拮抗剂的用量及用法

药物	起始每日剂量 /mg	最大剂量 /mg
螺内酯	12.5～25，qd	25，qd 或 bid
依普利酮	25，qd	50，qd

注：qd 为每日一次；bid 为每日两次。

（3）注意事项

① 在使用 ACEI/ARNI 和排钾利尿药基础上使用。

② 开始应用醛固酮受体拮抗剂后 3 天内和 1 周时应重复检测血钾水平（＜ 5.0mmol/L）和肌酐（＜ 250μmol/L），如果血清钾＞ 5.0mmol/L 则应停药。

③ 因存在高钾血症的潜在危险，应避免 ACEI、ARB 和醛固酮受体拮抗剂的三联应用。

④ 避免应用非甾体抗炎药和环氧合酶 -2（COX-2）抑制剂，导致肾功能恶化和高钾血症。

（4）不良反应　有高钾血症、男子乳腺发育等。

（5）禁忌证　有高钾血症和肾功能不全。

7. 钠 - 葡萄糖协同转运蛋白 2 抑制剂　可显著降低心力衰竭患者的住院率，改善预后，提高生活质量。2021 年 ACC 和加拿大心血管协会（CCS）心力衰竭用药推荐亦将 SGLT2 抑制剂作为 HFrEF 治疗基石的一部分写入共识。目前恩格列净、达格列净、卡格列净已被批准在中国使用。SGLT2 抑制剂对心血管系统的作用是多效性的，且机制复杂。合理的保护机制包括利尿、排钠、改善容量过载、减轻心脏负荷、抗炎、抗氧化、改善胰岛素抵抗、抗动脉粥样硬化、抑制心肌纤维化等。

（1）适应证　① SGLT2 抑制剂，如达格列净或恩格列净，用于伴有或不伴 2 型糖尿病的 HFrEF 患者以改善症状和生活质量，降低心力衰竭和（或）心血管死亡风险（强烈推荐，高质量证据）。② SGLT2 抑制剂，如恩格列净、卡格列净或达格列净等，用于治疗 2 型糖尿病和动脉粥样硬化性心血管疾病的患者，以降低心力衰竭和死亡风险（强烈建议，高质量证据）。③ SGLT2 抑制剂，如达格列净，用于＞ 50 岁且伴有动脉粥样硬化性心血管疾病危险因素的 2 型糖尿病患者，以降低心力衰竭风险（强烈推荐，高质量证据）。④ SGLT2 抑制剂，如卡格列净或达格列净，用于有或没有 2 型糖尿病的蛋白尿肾病患者，以降低心力衰竭和肾脏疾病进展风险（强烈建议，高质量证据）。

（2）用法用量　达格列净、卡格列净和恩格列净分别为 10mg、100mg 和 10mg，每日一次口服。

（3）不良反应　SGLT2 抑制剂会使生殖道真菌感染、尿路感染、正常血糖性酮症酸中毒、下肢截肢、骨折、急性肾损伤和福尼尔坏疽等风险增加，因此使用时应遵循个体化原则，谨慎用药。

8. 洋地黄类　由于洋地黄类药物没有明显降低心力衰竭患者死亡率的作用，新指南对地高辛的推荐级别从过去的Ⅰ类降为Ⅱa 类推荐，仅适用于已在应用 ACEI 或 ARB、β 受体阻滞剂和利尿药治疗，但仍持续有症状的心力衰竭患者。

（1）适应证　慢性心力衰竭，尤其是合并心房颤动的患者。单纯合并快速性心室率的心房颤动患者也可以使用。

（2）用法　慢性心力衰竭患者最常用的是地高辛。地高辛常用口服剂量 0.125～0.25mg，1 次 /d。70 岁以上或肾功能减退者宜用 0.125mg 每日或隔日一次口服。

（3）注意事项

① 洋地黄（地高辛）的有效剂量与中毒剂量很接近，切勿剂量过大。

② 合并肾功能不全、低钾血症时更易出现中毒。

③ 不主张早期和常规应用，亦不推荐用于 NYHA 心功能Ⅰ级患者。

④ 应与利尿药、ACEI/ARNI 和 β 受体阻滞剂联合应用。

（4）不良反应

① 各种心律失常，常见的有房室传导阻滞（尤其是房颤患者出现心率慢而整齐）、室性期前收缩等，严重者可出现室性心动过速和心室颤动而导致死亡。

② 胃肠道症状，表现为恶心、呕吐、厌食等。

③ 神经障碍，如视觉障碍（黄视、绿视或视物模糊）、定向力或意识障碍。

（5）禁忌证 洋地黄中毒。

9. 伊伐布雷定 是一种单纯减慢心率的药物，通过抑制窦房结起搏电流而发挥作用。具有以下特点：①单纯减慢心率，且减慢心率作用具有基础心率依赖性；②无负性传导和负性肌力作用；③不影响心脏电传导；④对血压无影响；⑤对糖脂代谢无影响；⑥通过延长心室舒张期充盈时间，显著增加冠状动脉灌注，同时对冠状动脉及外周动脉无收缩作用。

（1）适应证 主要用于以下两种情况：①窦性心律，LVEF≤35%，已应用循证剂量的β受体阻滞剂、ACEI（或）ARB/ARNI，以及醛固酮受体拮抗剂，静息心率持续≥70次/min的患者；②窦性心律，LVEF≤35%，静息心率≥70次/min且不耐受β受体阻滞剂的患者。

（2）用法用量 起始剂量为2.5mg，每日2次，进餐时服用；最大剂量7.5mg，每日2次。

（3）不良反应 该药使用时间尚短，缺少长期观察资料。常见的不良反应如下。①心动过缓，发生率约3.3%。伊伐布雷定降低心率，依赖于患者基础心率及活动强度，降低日间心率大于夜间心率，从而避免了心率的"过度降低"及由此所致的不良影响，且由于心排血量不降低，从而减少症状性心动过缓的发生。②眼内闪光，发生率约为3%，与视网膜Ih通道存在基因变异有关，表现为光线变化时视野局部的亮度增加，通常出现在治疗2个月内，大多为轻到中度，逾3/4的患者在治疗过程中可逐渐缓解，具有一过性和可逆性的特点。

（4）注意事项

① 在治疗期间，应根据心率调整剂量，使患者静息时心率保持在50～60次/min。

② 长期服用伊伐布雷定的慢性心力衰竭患者发生急性心力衰竭时，应根据血压和心率情况暂时减少剂量或停用，若血压正常，心率＞60次/min可持续应用；若收缩压低于85mmHg或心率低于50次/min应停用。

10. 维利西呱（Vericiguat） 是一种可溶性sGC激动剂，以独立于一氧化氮（NO）并与NO协同的方式促进环磷酸鸟苷（cGMP）生成，改善心肌和血管功能，2021年1月被美国食品药品监督管理局批准用于治疗伴有症状的射血分数小于45%的成人慢性心力衰竭患者。

（1）适应证 在目前指南推荐的心力衰竭治疗基础上，加用维利西呱可降低HFrEF患者心血管死亡或心力衰竭住院风险的10%。维利西呱可考虑用于NYHA心功能Ⅱ～Ⅳ级、接受标准治疗基础上仍有心力衰竭恶化的HFrEF患者。

（2）用药方法 目前上市剂型为片剂，有三种规格，分别为2.5mg、5mg、10mg。建议起始剂量是2.5mg/d，约隔2周后将剂量加倍，直至目标剂量10mg/d，药物应与食物一起口服。

（3）不良反应及禁忌证 维利西呱的安全性较好，临床试验发现其耐受性良好，常见药物不良反应为低血压及贫血。对本品及其中任何成分过敏的患者禁用。

11. 中成药 中医根据HFrEF的临床特点将其归属于"喘证""心悸""怔忡""心痹""心水""水肿""痰饮""虚劳"等范畴。HFrEF是虚实夹杂、本虚标实之证，本为心脏阳气虚衰，标为血脉瘀滞、水饮内停、痰浊不化。当前中医治疗HFrEF主要以益气温阳、健脾利水、活血化瘀为主。目前应用于治疗HFrEF的具有代表性的复方中药制剂包括麝香保心丸、芪苈强心胶囊、芪参益气滴丸等口服剂型和可供住院患者使用的黄芪注射液、注射用益气复脉（冻干）、心脉隆注射液、参附注射液等。

HFrEF 患者如何起始、滴定和转换 GDMT？如何实现最佳治疗？2021 年 1 月，ACC 在其杂志发布了《2021 ACC 专家共识决策路径：优化心力衰竭的治疗》[简称 2021 年版专家共识决策路径（expert consensus decision pathway, ECDP）] 作了回答。HFrEF 患者起始 GDMT 建议，对于新诊断为 C 期 HFrEF 患者应启动 β 受体阻滞剂和 ACEI/ARB/ARNI，任何顺序均可，在某些情况下可以同时启动。不论顺序如何，均应及时将每种药物滴定至最大耐受剂量或目标剂量。当患者不存在淤血（干暖型或干冷型），且静息心率较快时，启用 β 受体阻滞剂的耐受性更好；当患者存在淤血时（湿暖型或湿冷型），启用 ACEI/ARB/ARNI 的耐受性更好。出现失代偿心力衰竭症状或体征时不应使用 β 受体阻滞剂。

在患者无低血压、电解质紊乱、肾功能异常、ACEI/ARB 相关的血管神经性水肿的情况下，肾素-血管紧张素受体抑制剂中首选 ARNI。但对于无法接受 ARNI 治疗的患者，应在无禁忌证的情况下使用 ACEI/ARB。ARNI 使用禁忌证包括：36h 内使用 ACEI、血管神经性水肿、妊娠期、哺乳期、重度肝损伤（Child-Pugh C 级）、2 型糖尿病患者中与阿利吉仑合用、已知对 ARB/ARNI 过敏。

HFrEF 患者应使用 ECDP 推荐的并有循证医学证据支持的 β 受体阻滞剂，包括卡维地洛、琥珀酸美托洛尔或比索洛尔。还要在 GDMT 方案中添加 SGLT2 抑制剂以改善患者临床结局。对于 NYHA 心功能 Ⅱ～Ⅳ 级的 HFrEF 患者，应考虑加用 SGLT2 抑制剂。使用达格列净的患者应确保 eGFR ≥ 30mL/（min·1.73m^2）；使用恩格列净的患者应确保 eGFR ≥ 20mL/（min·1.73m^2）。SGLT2 抑制剂使用禁忌证包括：1 型糖尿病（增加糖尿病酮症酸中毒风险）、已知对该药过敏、哺乳期、透析患者。

接受 β 受体阻滞剂和 ARNI/ACEI/ARB 的慢性 HFrEF 患者，应考虑使用醛固酮受体拮抗剂。使用时无须等到其他药物达到目标剂量，用药期间注意监测肾功能和血钾。醛固酮受体拮抗剂禁止用于严重肾功能损伤 [eGFR < 30mL/（min·1.73m^2）]，男性血肌酐 > 221μmol/L，女性血肌酐 > 120μmol/L 或血钾 > 5.0mmol/L 的患者。

对于持续性容量超负荷的 NYHA 心功能 Ⅱ～Ⅳ 级患者加用利尿药。对于已使用目标剂量或最大耐受剂量 β 受体阻滞剂的患者，心率仍 > 70 次/min 且为窦性心律时，可使用伊伐布雷定。用药禁忌证包括：HFpEF、射血分数正常的心绞痛、过敏、重度肝损伤（Child-Pugh C 级）、急性失代偿性心力衰竭、血压 < 90/50 mmHg、无起搏器的病态窦房结综合征、窦房传导阻滞、无起搏器的 Ⅱ/Ⅲ 度房室传导阻滞、静息心率 < 60 次/min、持续性心房颤动或心房扑动、心房起搏依赖的患者。

为了在慢性 HFrEF 患者中实现 GDMT 的最大获益，必须将药物剂量滴定到最大耐受剂量。但如果药物使用剂量高于随机临床试验的剂量，即使可以耐受，也可能不增加获益，一般不推荐使用。达到 GDMT 的目标剂量或最大耐受剂量是滴定的目标。

对于无失代偿性心力衰竭、无更高剂量禁忌的患者，应每 2 周调整一次 β 受体阻滞剂的剂量；对于体弱患者或血流动力学异常的患者，需要延长间隔时间。而对于临床病情稳定的非低血压患者，快速滴定可能更为合理。剂量调整后应告知患者，心力衰竭症状可能会出现一过性恶化，具体临床表现可能有呼吸困难、疲劳、勃起功能障碍、头晕等。

使用 ARNI 治疗可能会升高 BNP 水平，但不影响 NT-proBNP 水平，可每 2 周调整一次用药剂量。在开始使用 ARNI/ACEI/ARB 的 1～2 周内或者目标剂量滴定时，应监测肾功能、血钾和血压。为了达到 ARNI/ACEI/ARB 最佳滴定治疗方案，可适当调整利尿药用法或用量。对于合并肾脏疾病的患者，在开始 GDMT 时需要谨慎。轻中度肾功能损伤 [eGFR 30～59mL/（min·1.73m²）]，不需要调整沙库巴曲缬沙坦起始剂量；重度肾功能损伤 [eGFR < 30mL/（min·1.73m²）]，沙库巴曲缬沙坦的起始剂量应减少至 24/26mg，2 次/d。对于肾功能正常或轻中度肾功能损伤的患者 [eGFR ≥ 30mL/（min·1.73m²）]，在开始使用醛固酮受体拮抗剂后 2～3d 内评估肾功能和血钾，并在 7d 内再次评估。后续的监测计划应根据肾功能和容量状态来决定，但应在前 3 个月至少每月进行一次，之后每 3 个月进行一次。

接受 ARNI/ACEI/ARB、β 受体阻滞剂和醛固酮受体拮抗剂治疗的慢性 HFrEF 患者在无禁忌证的情况下，加用 SGLT2 抑制剂获益更大。在添加 SGLT2 抑制剂时不必将其他药物滴定到最大剂量。在起始和滴定过程中 eGFR 降低 > 30% 或出现高钾血症，提示应减少药物剂量。注意开始使用 SGLT2 抑制剂后，在实现长期肾功能保护作用之前可能会出现早期轻度肾功能异常。

肾功能异常和（或）高钾血症是 GDMT 起始和滴定过程中的常见顾虑。对于高钾血症患者，应嘱其低钾饮食。此外，可考虑应用 FDA 批准的新型钾结合剂 patiromer、环硅酸锆钠等。治疗过程中应监测患者容量状态，有低血容量迹象的患者，应减少利尿药用量。如果需要呋塞米 80mg，2 次/d，则应考虑换用其他袢利尿药或者加用噻嗪类利尿药。

住院期间是 HFrEF 优化治疗的理想时间。门诊患者应每 2 周考虑调整治疗方案，在初诊后 3～6 个月内实现 GDNT 治疗。当慢性 HFrEF 患者开始接受 GDMT 后，建议每隔 3～6 个月进行定期评估。根据病情需要，部分患者需要更短的再评估时间间隔。

（四）非药物治疗

1. 心脏再同步化治疗　心力衰竭患者往往合并传导阻滞，引起房室、室间和（或）室内运动不同步。CRT 对于心力衰竭伴心室失同步的患者，可以改善左心室整体功能，增加左心室充盈时间，减少间隔矛盾运动及二尖瓣反流。因此，CRT 可以改善患者心功能、提高运动耐量及生活质量，同时显示出逆转左心室重构的作用。

心力衰竭患者在药物优化治疗至少 3 个月后仍存在以下情况应该进行 CRT 治疗，以改善症状及降低死亡率：①窦性心律，QRS 时限 ≥ 150ms，左束支传导阻滞（LBBB），LVEF ≤ 35% 的症状性心力衰竭患者（Ⅰ，A）；②窦性心律，QRS 时限 ≥ 150ms，非 LBBB，LVEF ≤ 35% 的症状性心力衰竭患者（Ⅱa，B）；③窦性心律，QRS 时限 130～149ms，LBBB，LVEF ≤ 35% 的症状性心力衰竭患者（Ⅰ，B）；④窦性心律，130ms ≤ QRS 时限 < 150ms，非 LBBB，LVEF ≤ 35% 的症状性心力衰竭患者（Ⅱb，B）；⑤需要高比例（> 40%）心室起搏的 HFrEF 患者（Ⅰ，A）；⑥对于 QRS 时限 ≥ 130 ms，LVEF ≤ 35% 的房颤患者，如果心室率难控制，为确保双心室起搏可行房室结消融（Ⅱa，B）；⑦已置入起搏器或 ICD 的 HFrEF 患者，心功能恶化伴高比例右心室起搏，可考虑升级到 CRT（Ⅱb，B）。

2. 心脏复律除颤器　心力衰竭患者约半数死于心脏性猝死，ICD 则可预防心血管事件的发生。

心力衰竭患者植入 ICD 的适应证如下。①二级预防：慢性心力衰竭伴低 LVEF，曾有心脏停搏、心室颤动或伴血流动力学不稳定的室性心动过速（Ⅰ，A）。②一级预防有以下 2 种情况。缺血性心脏病患者，心肌梗死后至少 40d 及血运重建至少 90d，优化药物治疗至少 3 个月后 LVEF 仍小于等于 35%，NYHA 心功能 Ⅱ 或 Ⅲ 级，如果预期生存期 > 1 年，推荐 ICD 置入，减少心脏性猝死和总死亡率（Ⅰ，A）；LVEF ≤ 30%，NYHA 心功能 Ⅰ 级，推荐置入 ICD，减少心脏性猝死和总死亡率（Ⅰ，A）。非缺血性心力衰竭患者，优化药物治疗至少 3 个月，预期生存期＞1 年，LVEF ≤ 35%，NYHA 心功能Ⅱ或Ⅲ级，推荐置入 ICD，减少心脏性猝死和总死亡率（Ⅰ，A）；LVEF ≤ 35%，NYHA 心功能Ⅰ级，可考虑置入 ICD（Ⅱb，B）。

3. **左心室辅助装置置入** 这是一项挽救终末期心力衰竭患者生命的治疗手段。最近公布的 ROADMAP 试验结果显示，与药物治疗相比，左心室辅助装置置入可有效提高心力衰竭患者生存率和生活质量。

4. **部分左心室切除术** 又称心室减容术，最初由 Batisa 等推广应用于治疗终末心脏病。随后的多项研究均发现该项手术效果并不理想，因此 2009 年 ACC/AHA《成人心力衰竭诊疗指南》认为此方法不应用于治疗非缺血性心肌病患者，仅可用于治疗冠心病所致的缺血性心力衰竭。

5. **心脏康复** 研究证实了慢性心力衰竭运动康复的安全性和有效性，其可降低慢性心力衰竭（包括 HFrEF 和 HFpEF）患者的死亡率和再住院率，改善患者运动耐力和生活质量。推荐心力衰竭患者进行有规律的有氧运动，以改善症状、提高活动耐量（Ⅰ，A）。稳定的 HFrEF 患者进行有规律的有氧运动可降低心力衰竭住院风险（Ⅰ，A）。运动康复的适应证为 NYHA 心功能Ⅰ～Ⅲ级的稳定性心力衰竭。禁忌证包括急性冠脉综合征早期、恶性心律失常、高度房室传导阻滞、急性心肌炎、感染性心内膜炎、急性心力衰竭、未控制的高血压、严重主动脉瓣狭窄、肥厚型梗阻性心肌病、心内血栓等。

6. **干细胞移植术** 自 Soonpaa 等首先进行心肌细胞移植以来，已进行了大量研究探讨适宜移植细胞类型、移植途径、移植安全性和有效性等问题。近期的 BOOST Ⅱ、TOPCARE-CHF 和 SEISMIC 研究均初步表明干细胞应用于心力衰竭治疗的良好效果，但关于干细胞移植的数量、时间、途径、部位等细节仍存在诸多争论，其适应证、安全性和远期疗效等问题仍无定论。

7. **心脏移植术** 作为终末期心力衰竭的一种治疗方式，主要用于无其他可选治疗方法时，通过术后合理的综合治疗措施，术后 5 年存活率可达 70%～80%。但因供体缺乏，而无法大范围推广。

四、预后

慢性 HFrEF 心力衰竭患者生活质量低，预后差，病程越长，年龄越高，死亡风险越高。近 10 年来，随着心力衰竭治疗水平的提高，心力衰竭的死亡率呈现下降趋势。

ARIC 研究显示[1]，心力衰竭住院患者的 30 天、1 年和 5 年死亡率分别是 10.4%、22% 和 42.3%。住院心力衰竭患者和稳定期心力衰竭患者 1 年住院率为 44% 和 32%，1 年全因死亡率分别是 17% 和 7%。反复住院的心力衰竭患者预后更差。

HQMS 数据显示[2]，2022 年收治心力衰竭住院患者（出院主要诊断或其他诊断包含心衰且年龄 ≥ 18 岁）中，2.5% 的患者在住院期间接受了机械通气治疗，0.3% 接受了血液滤过治疗，0.2% 接受了主动脉内球囊反搏（IABP）治疗。心力衰竭患者的住院死亡率为 2.6%，非康复离院（离院方式为住院死亡或非医嘱离院）率为 10.2%，30d 再入院率为 10.0%。

---

[1] Loehr L R, Rosamond W D, Chang P P, et al. Heart failure incidence and survival (from the Atherosclerosis Risk in Communites study)[J]. The American Journal of Cardiolody, 2008, 101(7): 1016-1022.

[2] 国家心血管系统疾病医疗质量控制中心. 2023 年国家医疗服务与质量安全报告[M].北京：中国协和医科大学出版社，2024.

心力衰竭患者死亡的首要原因是心血管死亡，包括猝死和泵衰竭。影响心力衰竭预后的因素包括年龄、LVEF 和纽约心功能分级等。

第二节 射血分数轻度降低心力衰竭

2016 年 ESC《急慢性心力衰竭诊断和治疗指南》确立 LVEF 中间值的心力衰竭（HFmrEF，LVEF 41%～49%）为一独立识别的心力衰竭类型，其后针对 HFmrEF 相关研究明显增多，促进了这组 LVEF 处于"灰区"的心力衰竭患者潜在的临床特征、病理生理、治疗及预后的研究。越来越多的随机对照试验（RCT）的事后分析发现，HFmrEF 患者在治疗获益方面与 HFrEF 相似，提示 HFmrEF 的病理生理特点与 HFrEF 更为相似。因此，2021 年 ESC 心力衰竭指南将 2016 年指南中提出的 HFmrEF 重新定义为"heart failure with mildly reduced ejection fraction"，即射血分数轻度降低的心力衰竭。其英文缩写仍为 HFmrEF，但 HFmrEF 中的 mr 的含义不再是"中间值（mid-range）"，而是"轻度降低（mildly reduced）"。

HFmrEF 在心力衰竭中的占比在 13%～24%。超过 4 万名住院医保患者参与的 GWTG-HF 注册研究显示，14% 的患者被纳入 HFmrEF 类别[1]。从 2005 年到 2010 年，HFpEF 患者的占比增加（从 33% 到 39%），HFrEF 患者占比下降（从 52% 到 47%），而 HFmrEF 患者的占比相对稳定（从 13% 到 15%）。迄今为止最大规模的 HFmrEF 患者描述性分析 PINNACLE 注册研究表明，36.1% 的患者有 HFrEF，7.5% 有 HFmrEF，56.5% 有 HFpEF[2]。

一、发病机制

（一）病因

缺血性心脏病是 HFmrEF 的主要病因，与 HFpEF 和 HFrEF 组相比，HFmrEF 更趋向于年长、女性、心房颤动和贫血患者。高血压和瓣膜病也是主要病因之一。

（二）病理生理学

目前关于 HFmrEF 的病理生理学证据有限，似乎可能与轻度的收缩功能和舒张功能不全有关。根据对代表不同病理生理过程（如心肌牵拉、心肌损伤、炎症刺激、血管生成、心肌缺血/损伤、氧化应激、造血作用）的生物标志物（如 NT-proBNP、cTnI、胱抑素 C、半乳糖凝集素 -3、CRP、可溶性人基质裂解素、可溶性血管内皮细胞生长因子受体 1、HGB 等）的分析显示，急性 HFrEF 患者主要以 NT-proBNP、cTnI 等反映心脏牵拉、心肌损伤的指标为主，提示其病理生理过程主要与心脏舒张有关；而 HFpEF 患者主要以半乳糖凝集素 -3、CRP 等反映炎症水平的指标为主，提示其病理生理机制主要与炎症刺激有关。HFmrEF 患者的生物标志物介于二者之间，提示其可能在心肌牵拉重构、心肌坏死、炎症刺激等的综合作用下，出现了心脏收缩、舒张功能异常，但其具体的病理生理学机制还需要进一步研究。

---

[1] Tsuji K, Sakata Y, Nochioka K, et al. Characterization of heart failure patients with mid-range left ventricular ejection fraction-a report from the CHART-2 Study[J]. European Journal of Heart Failure, 2017, 19(10): 1258-69.

[2] Steinberg B A, Zhao X, Heidenreich P A, et al. Trends in patients hospitalized with heart failure and preserved left ventricular ejection fraction: prevalence, therapies, and outcomes[J]. Circulation, 2012, 126(1): 65-75.

最近，一项基于生物分子网络分析的研究，对 1544 例心力衰竭患者进行了 92 个不同病理生理领域的生物标志物分析，以识别与 HFrEF、HFmrEF 和 HFpEF 独特相关的生物学通路。研究结果显示，HFrEF 患者特异性上调的通路与心肌细胞生长和代谢有关，HFpEF 特异性生物标志物谱与炎症和细胞外基质重组有关，而在 HFmrEF 患者中上调的生物学通路位于 HFrEF 和 HFpEF 患者之间。

二、临床诊断

(一) 临床特点

1. **年龄和性别** 荟萃分析显示 HFmrEF 患者完全具有中间特征，HFmrEF 和 HFrEF 患者之间以及 HFmrEF 和 HFpEF 患者之间存在着显著差异。HFmrEF 患者平均年龄小于 HFpEF 患者，但多大于 HFrEF 患者，且以男性为主。HFrEF、HFmrEF 和 HFpEF 患者的平均年龄分别为 (75.5 ± 7.5) 岁、(79.0 ± 6.8) 岁、(80.2 ± 7.1) 岁。

2. **病因和合并症** HFmrEF 的病因中缺血性心脏病占 52.9%，扩张型心肌病占 20.3%，高血压心脏病占 14.3%，瓣膜性心脏病占 5.9%，肥厚型心肌病占 1.3%。HFrEF 占缺血性心脏病的 60%，HFmrEF 占 61%，HFpEF 占 52%。综上可见，就缺血性病因而言，HFmrEF 患者似乎与 HFrEF 类似，二者表现出更高的缺血性心脏病。

HFmrEF 的合并症主要包括高血压、高脂血症、糖尿病、冠状动脉疾病、心房颤动、阻塞性睡眠呼吸暂停、COPD、肾功能不全等。荟萃分析显示 HFmrEF 患者高血压、房颤及 COPD 的发生率高于 HFrEF 患者，但不及 HFpEF 患者；其糖尿病的发生率显著低于 HFpEF 和 HFrEF 患者；肾功能明显好于 HFpEF 患者，但比 HFrEF 患者差。

3. **临床表现** 在临床表现方面，HFmrEF 患者的症状和体征与其他两个心力衰竭亚型之间没有明确界限。HFmrEF 患者临床症状表现相对较轻，患者 NYHA 心功能Ⅲ～Ⅳ级比例与 HFpEF 和 HFrEF 患者相比，相对较低。

(二) 辅助检查

1. **超声心动图** 超声心动图结果显示，HFmrEF 的 LVEF 介于 40%～49%；HFmrEF 出现的左心室偏心性重构与 HFpEF 相似，比 HFrEF 轻；HFmrEF 左心室大小及功能介于 HFpEF 和 HFrEF。与 HFpEF 相比较，HFmrEF 的左心室收缩功能降低更明显，舒张功能相对较好；HFmrEF 患者的左心房功能较 HFpEF 患者更差。

2. **实验室特点** HFmrEF 患者的 BNP、NTproBNP 水平介于 HFrEF 与 HFpEF，且 HFmrEF 升高的水平更接近于 HFpEF，但显著低于 HFrEF。与 HFpEF 患者相比，HFmrEF 的血肌酐和 cTnI/T 水平与 HFrEF 更为接近且更高，相反，就高半胱氨酸蛋白酶抑制剂 C 和较低 HGB 水平而言，HFmrEF 患者更类似于 HFpEF 患者。用于 HFrEF 检测的一些指标如超敏肌钙蛋白、C 反应蛋白、尿白蛋白/肌酐比值、D-二聚体、纤维蛋白原、sST2 蛋白、胱抑素-C、半乳糖凝集素-3、白介素-6 等在 HFmrEF 中同样得到不同程度的变化。

(三) 诊断与鉴别诊断

目前 ESC 指南将 HFmrEF 的诊断标准定义为需同时满足以下标准：①心力衰竭的症状和体征；② LVEF 值为 40%～49%；③利尿钠肽水平升高 [BNP > 35ng/L 和（或）NT-proBNP > 125ng/L]，并至少符合以下附加标准中的一条：①左心室肥厚和（或）左心房扩大；②心室舒张功能异常。

鉴别诊断主要是与 HFrEF、HFpEF、HFimpEF 之间的相互识别、转换及鉴别。

三、治疗策略

根据 ESC 心力衰竭协会专家共识，为了降低全因死亡和心血管死亡风险，可以考虑给予非卧床且有症状的 HFmrEF 患者 β 受体阻滞剂、坎地沙坦和螺内酯。Meta 分析显示，β 受体阻滞剂可降低 HEmrEF 窦性心律患者的心血管相关死亡率。CHARM 研究显示，坎地沙坦可降低 HFmrEF 患者心血管死亡风险和心力衰竭住院风险❶。一项 MRA 对成人保留收缩功能心力衰竭的疗效和影响（TOPCAT）研究发现，螺内酯可降低 HFmrEF 患者的心血管事件相关风险❷。此外，SGLT2 抑制剂是一种新的药物类型，被证明对心血管结局改善有显著意义。

2022 年 AHA/ACC/HFSA 心力衰竭管理指南针对 HFmrEF 患者推荐首先使用 SGLT2 抑制剂（Ⅱa）和利尿药，也可考虑应用 RAS 阻滞剂（ARNI/ACEI/ARB）、MRA 和 β 受体阻滞剂（均为Ⅱb）。2023 年 ESC 心力衰竭指南更新 HEmrEF 药物的推荐等级如图 3-2-1 所示。

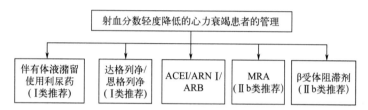

图 3-2-1　2023 年 ESC 心力衰竭指南更新 HFmrEF 患者管理的推荐意见

四、预后

关于 HFmrEF 预后的研究仍存在争议。Swede-HF 等研究表明 HFmrEF 全因死亡率与 HFpEF 相似❸。慢性稳定性 HFmrEF 的终点事件与 HFpEF 类似。ESC-HF-LT 心力衰竭研究发现❹HFmrEF 的全因死亡率与 HFrEF 或 HFpEF 没有显著差异，HFmrEF 的 1 年死亡率在 HFrEF 和 HFpEF 之间，HFmrEF 的 1 年不良终点事件与 HFpEF 相似，而 HFmrEF 患者非心血管病死亡率显著增高。

CAD 的处理可能影响 HFmrEF 的预后，CHART-2 研究称❺在 HFmrEF 中，缺血性病因与第一年 LVEF 的减少有关，而 LVEF 与死亡呈负相关，因此 CAD 的处理可能是改善 HFmrEF

---

❶ Granger C R, Mcmurray J J, Yusuf S, et al. Effects of candesartan in patients with chronic heart failure and reduced leftventricular systolic function intolerant to angiotensin-convertingenzyme inhibitors: the CHARM-alternative trial[J]. Lancet, 2003, 362(9386): 772-776.

❷ Solomon S D, Claggett B, Lewis E F, et al. Influence of ejection fraction on outcomes and efficacy of spironolactone in patients with heart failure with preserved ejection fraction[J]. Eur Heart J, 2016, 37(5): 455-462.

❸ Vedin O, CSP L, Koh AS, et al. Significance of Ischemic Heart Disease in Patients With Hcart Failure and Preserved. Midrange, and Reduced Ejection Fraction: A Nationwide Cohort Study[J]. Circ Heart Fail, 2017, 10(6): e003875.

❹ Chioncel O, Lainscak M, Seferovic P M, et al. Epidemiology and oneyear outcomes in patients with chronic heart failure and preserved, mid-range and reduced ejection fraction：an analysis of the ESC Heart Failure Long-Term Registry[J]. Eur J Heart Fail, 2017, 19(12): 1574-1585.

❺ Tsujj K, Sakata Y, Nochioka K, et al. Characterization of heart failure patients with mid-range left ventricular ejection fractioll-a reft from the CHART-2 Study[J]. Eur J Heart Fall, 2017, 19(10): 1258-1269.

预后的关键。与其他 HFmrEF 患者相比，射血分数较之前改善的患者（同时也是 CAD 患病率较高的人群）具有更低的死亡率。可能既往的心肌梗死病史已区分出了有改善的射血分数心力衰竭患者，他们在 HFmrEF 患者中有更好的预后。

目前最大规模的描述性分析 PINNACLE 注册研究发现❶，与 HFrEF 或 HFpEF 患者相比，HFmrEF 患者冠状动脉和外周动脉疾病更普遍，心肌梗死、经皮冠状动脉介入或冠状动脉搭桥术史更多（均 $P < 0.001$）。HFmrEF 患者也更有可能发生心房颤动/扑动、糖尿病和慢性肾脏疾病，并有吸烟史（均 $P < 0.001$）。在分析前进行 LVEF 评估的患者中，有 4.8% 的 HFrEF 转换为 HFmrEF，32.9% 先前有 HFpEF 的患者后来发展为 HFmrEF。与继续保持 HFmrEF 的患者相比，从 HFpEF 过渡到 HFmrEF 的患者的情况要复杂得多，治疗的积极程度也要低得多。研究显示，HFmrEF 患者的动脉粥样硬化血栓表型与其他形式的射血分数不同，因此治疗冠状动脉缺血和处理流行危险因素等干预措施可能在 HFmrEF 患者的管理中发挥特别重要的作用。

第三节 ▶ 射血分数保留心力衰竭

HFpEF 定义为 LVEF ≥ 50%，伴利尿钠肽水平升高，并至少出现左心室肥厚或左心房扩大或舒张功能障碍中的一项。HFpEF 是一组高度异质性的以左心室舒张功能受损为主的疾病，有不同于 HFrEF 的发病机制和治疗方案。

流行病学调查数据显示，目前欧洲 ≥ 60 岁的人群中有 4.9% 的人患有 HFpEF，且在心力衰竭的住院人群中超过一半；美国大约有 650 万成年人患有心力衰竭，预计到 2030 年，这一数字将增加 46%，这些患者中约有一半为 HFpEF❷；中国的 HFpEF 患者人数也在随着老龄化的加重而逐年增长，逐渐成为最常见的心力衰竭类型之一。

一、发病机制

HFpEF 是一种在机制和临床表现上均存在异质性疾病，HFpEF 患者具有各种潜在的病因和复杂的病理生理学特点。研究发现，与 HFrEF 相比，HFpEF 患者常多发于老年群体，以女性多见，且伴随多种合并症，如高血压、心房颤动、肥胖、代谢综合征、肥厚型心肌病，而心肌梗死病史不常见。高血压是 HFpEF 最常见的病因，高血压患者的 HFpEF 患病率为 60%～89%。HFpEF 常见于有高血压史的老年女性，其病理生理机制尚不明确，可能的机制为左心室舒张期主动松弛能力受损，心肌的顺应性降低（心肌细胞肥大伴间质纤维化）导致左心室舒张期充盈受损，心排血量降低，左心室舒张末压升高。而左心室舒张末压升高可引起左心房压升高、左心房衰竭，进而引起肺静脉压升高、肺淤血，临床上出现呼吸困难；分子学机制包括全身微血管炎症、心脏代谢功能异常、细胞肌联蛋白/细胞外纤维化结构异常。氧化应激、炎性反应、冠状动脉微血管障碍等可能参与了 HFpEF 的发生。与 HFrEF 相比，

---

❶ Ibrahim N E, Song Y, Cannon C P, et al. Heart failure with mid-range ejection fraction: characterization of patients from the Pinnacle Registry®[J]. ESC Heart Fail, 2019, 6(4): 784-792.

❷ Heidenreich P A, Albert N M, Allen L A, et al. Forecasting the impact of heart failure in the United States: a policy statement from the American Heart Association[J]. Circ Heart Fail, 2013, 6(3): 606-619.

重组人白介素-1受体样1（IL1RL1）、C反应蛋白、生长分化因子-15（GDF-15）等炎性递质在HFpEF患者血清中含量更高。

心外膜脂肪组织（EAT）具有不同于其他内脏脂肪储存库的特性。心外膜没有明显的边界，与其壁下的心肌共享一个畅通无阻的微循环，在健康的状况下，产生滋养心脏的细胞因子。在慢性炎症性疾病（尤其是导致HFpEF的疾病）的状况下，心外膜成为脂肪生成紊乱的场所，分泌促炎脂肪因子，导致心房和心室纤维化。因此，具有HFpEF风险的患者，促进心外膜脂肪细胞聚积或炎症的药物可以导致心力衰竭，而改善EAT促炎特性的治疗可以降低心力衰竭风险。EAT是系统性炎症和代谢性疾病不良反应在心脏的换能器，是干预治疗的重要靶点。

RAAS和利尿钠肽系统（NPs）与脂肪组织炎症有关，采用内脏脂肪组织生长的细胞培养模型显示，在生理学浓度下，血管紧张素Ⅱ刺激人体内脏脂肪细胞的生长，心房利尿钠肽（ANP）则抑制人体内脏脂肪细胞的生长。因此抑制RAAS和增强NPs可以减少EAT堆积和炎症。

冠状动脉微血管功能障碍（CMD）在多达75%的HFpEF患者中可见。CMD患者长期随访期间发生HFpEF的风险增加，因此，进一步认为微血管功能障碍是HFpEF重要的发病机制。有学者提出假设，HFpEF常见的共存疾病（如高血压、超重/肥胖、糖尿病、COPD）造成的全身性炎症状态导致了冠状动脉微血管内皮功能不全，继而导致了HFpEF。一氧化氮-环鸟苷酸（NO-cGMP-PKG）通路在心血管中的生理作用众所周知，包括促进心肌平滑肌舒张，作用于心肌细胞，抑制心脏重构。促炎状态可引起冠状动脉微血管内皮细胞产生活性氧，活性氧可降低内皮NO生物利用度和相邻心肌细胞产生的环磷酸鸟苷（cGMP），进而降低心肌细胞内蛋白激酶G（PKG）的活性。PKG活性下降会导致心肌细胞肥厚，引起细胞骨架蛋白肌联蛋白的低磷酸化，继而引起心肌细胞僵硬，心室重构增加。

也有研究表明HFpEF患者心肌中的cGMP、PKG水平低于HFrEF患者。在NO-cGMP-PKG通路中，NPs通过利尿钠肽受体（NPR）增加cGMP发挥生理作用，因此ARNI可能通过作用于心外膜脂肪和NO-cGMP-PKG双途径作为治疗HFpEF的策略。

二、临床诊断

（一）临床表现

患者常有影响左心室松弛性和僵硬度的常见疾病，前者如高血压、肥厚型心肌病、主动脉瓣狭窄、冠心病和糖尿病等，后者如原发性限制型心肌病、心肌间质纤维化和心内膜纤维化。

早期HFpEF可能仅表现为肺淤血症状或劳力性呼吸困难。合并收缩性心力衰竭（SHF）或持久性HFpEF患者均可出现心力衰竭的症状，表现为既有呼吸困难、气急等左心衰竭症状，又有腹胀、尿少、双下肢水肿等右心衰竭的症状。

早期舒张功能障碍者在安静时或轻微活动时无明显不适，外表如健康人，运动量增加时即感明显胸闷、气急、唇紫，而常见的右心衰竭表现如颈静脉怒张等不明显。有些舒张功能障碍的患者，白天活动尚可，无明显心力衰竭征象，但夜间则出现咳嗽、气急，甚至彻夜难眠。

单纯或早期HFpEF的特征性体征并不多，面色常呈暗红色，口唇呈暗紫色；双肺呼吸音可减弱，闻及湿啰音；心浊音界常无扩大，可闻及舒张期奔马律；可有原发疾病的体征。

(二) 辅助检查

1. 胸部 X 线检查 可发现肺淤血甚至肺水肿的征象，但无助于鉴别 SHF 与 HFpEF。HFpEF 心影一般正常。

2. 心电图 单纯 HFpEF 可有 P 波增宽、增高及左心室肥厚等改变，但无特异性。

3. 超声心动图 在 HFpEF 的诊断中起着主要的作用。一方面在心脏形态结构上，可发现左心室形态结构异常，如向心性肥厚、肥厚型心肌病、心室流出道狭窄、心肌淀粉样变、左心房扩大及右心室形态改变。还可发现心脏瓣膜病变及室壁运动情况等。另一方面在心脏功能上，可观察到心脏收缩和舒张功能。HFpEF 的心脏收缩功能一般良好，LVEF 大多正常。用 M 型超声心动图检测二尖瓣前叶曲线的 E 峰、A 峰峰值可用于判断左心室舒张功能，E/A 值 < 1 提示左心室舒张功能减退。多普勒测定二尖瓣血流频谱是评价舒张功能的常用方法，舒张早期流速峰值（EPFV）、舒张晚期血流值（APFV）、舒张早晚期流速峰值比（EPFV/APFV）及舒张早期峰速减速度（DC）都是常用的指标。HFpEF 患者的 EPFV、DC 减低，APFV 增高，EPFV/APFV < 1。此外，左心室松弛性减退时，等容舒张时间（IVRT）延长，左心室僵硬度增加时，IVRT 缩短；左心室松弛性和僵硬度均有异常时，二尖瓣频谱可"伪正常化"。高龄、心率增快、左心室前负荷减少或后负荷增加时可出现假阳性。

组织多普勒显像（TDI）测定二尖瓣环收缩期高峰缩短速率（S）和舒张早期延长速率（E′）是反映左心室收缩与舒张功能的敏感指标。二尖瓣早期血流峰值（E）与 E′ 比值（E/E′）与左心室充盈压力密切相关。E/E′ > 15 可确定左心室舒张功能减退，E/E′ 为 8～15 为可疑，< 8 即属正常。此外，从 E 峰起点到 E′ 起点的时距（$T_{E-E'}$）也可反映左心室舒张功能。

左心房容积指数 > 26mL/m² 被认为是独立的舒张功能不全的预测指标，在 E/E′ 值不能得出结论（如 E/E′ 值处于 8～15 时），或血浆 BNP 升高时，左心房容积指数 > 40mL/m² 是诊断 HFpEF 的充分依据，同样，左心房容积指数 < 29mL/m² 即可考虑排除 HFpEF。由于左心室松弛依赖于收缩末的负荷与容积，确定舒张功能异常时左心室舒张末期容积指数（LVEDVI）应 < 97mL/m²，收缩末期容积指数（LVESVI）应 < 49mL/m²，以排除左心室增大。

4. 放射性同位素检查 主要观察高峰充盈率（PFR）和高峰充盈时间（TPFR）。从左心室时间-放射活性曲线可以测得 HFpEF 患者的左心室舒张期 PFR 降低、TPFR 延长，则提示舒张功能障碍。此外，舒张功能异常患者的舒张前 1/3、1/2、2/3 充盈分数下降。

5. 心脏磁共振 CMR 测量左心室、左心房容积和左心室重量准确可靠，当超声心动图像质量难以保证，或需要观察左心室或左心房容积或左心室重量的一些细微变化时，CMR 具有独到的作用。

6. 脑钠肽测定 BNP 和 NT-proBNP 随着心室舒张功能减退程度而改变，进展性 BNP 升高见于各种 HFpEF。NT-proBNP 和左心室舒张末压的相关性很高，其价值在于除了对仅有症状的 HFpEF 患者进行诊断外，还是临床前期左心室 HFpEF 的理想筛查方法。在诊断 HFpEF 时，如果选用较高的 NT-proBNP（200ng/L）和 BNP（200ng/L）值为标准，即有很高的阳性预测值。同样，当用 NT-proBNP 值 120ng/L 和 BNP 值 100ng/L 为标准时即有很高的阴性预测值。研究显示，NT-proBNP 在 120ng/L 和 220ng/L 时，其阴性和阳性预测值分别为 93% 和 80%。BNP 在 100ng/L 和 200ng/L 时，其有 96% 的阴性预测值和 83% 阳性预测值。

7. 其他生物标志物和心肌纤维化、炎症和氧化应激相关的标志物

如可溶性 ST2、半乳糖凝集素-3、高敏心源性肌钙蛋白、IL1RL1、C反应蛋白、GDF-15 等在 HFpEF 筛查和诊断中的应用价值还需要更多的研究证据，联合使用多种生物标志物是未来诊断 HFpEF 的发展方向。

（三）分类

HFpEF 是一种异质性疾病或综合征，有学者提出应对 HFpEF 患者根据病因学进行表型分类，以便更好地对 HFpEF 亚组进行靶向治疗。Shah 等曾提出了一种以病因和危险因素为导向的 HFpEF 临床表型分类，但其固有的复杂性阻碍了其在临床上的广泛应用。

葛均波提出了一种新的 HFpEF 表型分类，该分类简单、实用、全面。根据病因学，将 HFpEF 分为 5 型。

（1）HFpEF-1（血管相关 HFpEF） 包括与高血压、冠心病、冠状动脉微血管功能障碍相关 HFpEF。

（2）HFpEF-2（心肌病相关 HFpEF） 这些患者可能有肥厚型心肌病、浸润性心肌病（如心脏淀粉样变性）和 Fabry 心肌病等。

（3）HFpEF-3（右心和肺动脉疾病相关 HFpEF） 常指肺动脉高压伴或不伴右心功能障碍。

（4）HFpEF-4（瓣膜和心律失常相关 HFpEF） 瓣膜疾病和以心房颤动为主的心律失常疾病导致的 HFpEF。

（5）HFpEF-5（心脏外疾病相关 HFpEF） 包括：①代谢性疾病如糖尿病、肥胖、代谢综合征；②高输出量相关疾病如贫血、肝病、甲状腺功能亢进症和动静脉瘘；③其他疾病如慢性肾脏病、肿瘤放射治疗等。

（四）诊断与鉴别诊断

各国指南对 HFpEF 诊断标准描述不一。《中国心力衰竭诊断和治疗指南 2018》指出，HFpEF 的诊断标准为患者需具有相应的症状和（或）体征，利尿钠肽水平升高，LVEF 正常或略低于正常，超声心动图提示 LVEF ≥ 50%，同时具有下列之一：①左心室肥厚和（或）左心房扩大；②心脏舒张功能异常。

2019 年 HFA/ESC 共识建议，对 HFpEF 的诊断可分为 4 个步骤。①初始评估：了解心力衰竭的症状和体征，有无危险因素和合并症。②超声心动图和 BNP 水平：由心脏专科医师通过超声心动图参数评估心脏的结构和功能，并测定 BNP 水平。③功能性测试：运动超声心动图和血流动力学监测。④病因学检查：通过特殊的影像学检查和实验室检查进行病因诊断。虽然该诊断流程细化了 HFpEF 的诊断标准，使 HFpEF 的诊断更为科学，但需要更专业的技术和更先进的设备，在基层普及和应用中存在一定的局限性。

对于诊断 HFpEF 的患者，应当同时努力排除能引起类似心力衰竭表现的其他可能解释或疾病。射血分数正常心力衰竭患者的鉴别诊断见表 3-3-1。

表 3-3-1 射血分数正常心力衰竭患者的鉴别诊断

心力衰竭诊断错误
左室射血分数测量不准确
原发瓣膜疾病
限制（浸润性）心肌病：淀粉样变性、结节病、血色素沉着病
心包缩窄

续表

发作性或可逆性左心室收缩功能不全
严重高血压、心肌缺血
伴高代谢需求的心力衰竭（高输出量状态）：贫血、甲状腺毒症、动静脉瘘
慢性肺疾病伴右心衰竭
肺血管疾病相关的肺动脉高压
心房黏液瘤
原因不明的舒张功能不全
肥胖

三、治疗策略

（一）药物治疗

HFpEF 的药物治疗，包括药物选择、最佳剂量和用药时间等的循证医学证据尚不多，治疗仍以经验性为主。

HFpEF 患者的治疗主要针对症状、心血管基础疾病和合并症、心血管疾病危险因素，采取综合性治疗手段。临床研究未能证实 ACEI/ARB、β受体阻滞剂能改善 HFpEF 患者的预后和降低死亡率。因基础心血管疾病（如房颤、高血压、冠心病、肺动脉高压）以及合并症（如糖尿病、慢性肾脏病等）的不同，HFpEF 患者的病理生理机制差异很大。非心血管疾病也是 HFpEF 患者死亡和住院的原因。故建议对 HFpEF 患者进行心血管疾病和非心血管疾病合并症的筛查及评估，并给予相应的治疗，以改善症状及预后。

2022 年 AHA/ACC/HFSA 心力衰竭管理指南针对 HFpEF，SGLT2 抑制剂作Ⅱa 类推荐，MRA 和 ARNI 均作Ⅱb 类推荐。此前指南的几项建议均已更新，包括高血压治疗（推荐等级Ⅰ）、心房颤动治疗（推荐等级Ⅱa）、ARBs 使用（推荐等级Ⅱb），以及避免常规使用硝酸盐或磷酸二酯酶 5 抑制剂（推荐等级Ⅲ：无获益）。2023 年 ESC 心力衰竭指南更新了 HFpEF 药物的推荐等级（图 3-3-1）。

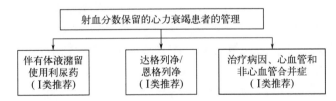

图 3-3-1 2023 年 ESC 心力衰竭指南更新 HFpEF 患者管理的推荐意见

（二）非药物治疗

1. 生活方式的调节 包括戒烟、控酒、限盐；规律的体力活动，减轻体重等。HFpEF 导致运动能力的下降，部分是因为肌肉组织的丧失及骨骼肌血流和代谢的变化。运动锻炼能部分逆转外表的改变，提高机体的耐受能力，改善与 HFpEF 相关的症状。AHA/ACC 心力衰竭指南及美国心力衰竭协会推荐心功能Ⅰ～Ⅲ级的稳定患者应加强体育锻炼。

2. 介入治疗

（1）心房分流器 一项包括 11 例患者（LVEF ≥ 45%）的试验，置入心房分流器 30d 后左心室充盈压力显著降低，术后未出现肺动脉高压。最新 REDUCE LAP-HF Ⅰ试验表明，手术患者在心、脑血管或肾脏的不良事件方面与非手术者无显著差异，表明该方法是安全的。

（2）左心房起搏　HFpEF 患者与正常患者相比，心房内不同步性增加，左心房舒张和收缩功能降低。Laurent 等的一项研究中，对 6 例 HFpEF 合并心房不同步患者行主动左心房起搏；3 个月后，6min 步行距离和超声心动图参数均明显改善。

（3）左心室扩张器　通过直接内部扩张来改善左心室舒张功能、左心室充盈和左心房压力。一项正在进行的试验（左心室扩张器治疗射血分数保留与舒张功能不全的心力衰竭）招募了 10 例患者，期望通过 12 个月的随访证明该设备的安全性和可行性。

（4）心脏再同步治疗　在 HFpEF 患者中，左心室机械不同步被认为是导致纵向收缩和舒张功能受损的原因之一，且与左心室充盈压的增高和较明显的心力衰竭症状相关。TOPCAT 试验的后期分析显示左心室机械不同步与 HFpEF 患者的预后无关。目前相关研究正在进行，将有助于更好地了解其与 HFpEF 患者治疗的相关性。

（5）去肾神经术（RDN）　其为一种肾交感神经射频消融术。研究表明，RDN 可减少左心室重量，改善舒张功能。然而，包括 25 例 HFpEF 患者的 RDT-PEF 试验并未证实 RDN 对舒张参数和生活质量的有益影响。RDN 在 HFpEF 中的治疗价值尚需研究。

3. 手术治疗

（1）病因治疗　如肥厚型梗阻性心肌病患者可以通过切除肥厚心肌来改善舒张功能，或者使用心室双腔起搏器，通过改变心室电激动顺序来减轻左心室流出道梗阻，从而改善左心室舒张功能。有心肌缺血客观证据的患者应考虑冠状动脉血管重建，减轻心肌缺血，改善患者的舒张功能。

（2）心包切除术　HFpEF 充盈压增加的部分原因可能与心室舒张特性的改变无关，而是由外部心包抑制效应介导的。具有 HFpEF 血流动力学特征的动物模型的证据表明，心包切除术或仅微创切除前心包可显著缓解容量负荷下的左心室充盈压力升高。目前，心包切除术对 HFpEF 患者的益处和安全性需进一步研究。

四、预后

HFpEF 患者的预后受年龄、射血分数界定值、心脏基础疾病及并发疾病等诸多因素影响而颇有不同，死亡率和致残率的报道差异较大。弗雷明汉研究报道，年龄和性别匹配的 HFpEF 患者年死亡率为 8.7%，对照组为 3%；HFrEF 患者的年死亡率为 18.9%，对照组为 4.1%。心力衰竭患者的长期随访发现，HFpEF（LVEF ≥ 50%）患者 1 年死亡率为 29%，低于 HFrEF 患者的为 32%，5 年死亡率比较接近（65% 和 68%）。在一项社区研究中，HFpEF 的 1 年、2 年和 3 年死亡率分别为 29%、39% 和 60%。

下列因素预示 HFpEF 的预后差：①老年患者，特别是年龄 > 70 岁的患者，其死亡率与 HFrEF 接近；② NYHA 心功能Ⅲ级伴射血分数降低者；③冠心病，尤其是重度心肌缺血患者；④糖尿病伴周围血管病变或肾功能损害者。

第四节　射血分数改善心力衰竭

2022 AHA/ACC/HFSA 指南强调了 LVEF 的动态演变过程，LVEF 的变化可能不是单向的；根据潜在原因、疾病持续时间、坚持 GDMT 或再次暴露于心脏毒性，患者可能会在 LVEF 降低后有改善，反之亦然。提出多次监测后再分类，增加了 HFimpEF 这一概念。

一、发病机制

LVEF 改善的原因可分为两类：①由于神经内分泌过度异常激活、血流动力负荷异常、心肌能量代谢等病因所致的心力衰竭，经积极的药物、器械或手术治疗，LVEF 水平提高；②特定病因的心力衰竭，如围生期心肌病、心动过速性心肌病、甲状腺功能亢进性心肌病、酒精性心肌病、化疗药物所致心肌病等，随着其他状况或暴露因素的消除，LVEF 可自发改善。

在心力衰竭的发生、发展中，心肌重构是主要病理生理过程。多种诱因可以导致心肌重构的发生，包括缺血、感染、妊娠、心动过速、神经内分泌过度激活、血流动力学障碍等；这些诱因引起心肌细胞肥大、激动兴奋收缩偶联、心肌纤维减少、β 受体脱敏、线粒体功能障碍、细胞骨架紊乱，以及引起细胞外间质胶原沉积和交联。一些特定病因的去除或者优化的治疗可以消除或部分消除心肌重构诱因，逆转心脏重构，促使 HFimpEF 的发生。虽然心脏逆重构发生，LVEF 改善，但从微观层面，HFimpEF 仍存在多方面的异常。有研究通过对手术治疗后心力衰竭改善与未手术的持续心力衰竭患者相比，发现有多种 mRNA 和 miRNA 的表达异常仍未得到逆转；蛋白组学研究仍有明显差异；仍然存在多种代谢方面障碍，包括线粒体密度较低、三羧酸循环存在异常、氧化磷酸化能力较低等。而对于细胞外基质（ECM）合成是否有改善的问题则存在争议。有研究表明，LVAD 后，胶原纤维的沉积和交联未发生改善；但是 LVAD 后同时服用 ACEI，胶原纤维的沉积和交联发生改善。总之，目前 HFimpEF 机制尚未完全阐明，另外从 HFimpEF 微观层面的异常提示，尽管 HFimpEF 症状和预后改善，但仍未完全治愈，长期规范积极地管理或许是确保 HFimpEF 预后改善的关键。

二、临床诊断

（一）临床特点

HFimpEF 患者的临床进程稳定，并具有如下特点：更年轻，冠心病、高血压、慢性肾病发病率更低，死亡率和心力衰竭住院率低于 HFrEF 和 HFpEF 的患者；但生化指标、心肌超微结构和功能仍有持续异常。

HFimpEF 患者随访过程中约半数的患者 LVEF 改善 > 50%，临床结局更好。大量临床数据支持心力衰竭患者中有部分患者在接受药物、辅助器械和手术干预治疗后心脏出现逆向重构，特别是对于非缺血性或近期发作的心肌病患者的心脏射血分数（EF）容易恢复。但是，逆向重构期间心功能恢复本身并不一定意味着心脏的细胞/分子生物学和生理学是完全正常的。这里的定义为"射血分数改善"，并非"射血分数恢复"。

HFimpEF 多出现在一些可逆转病因的心力衰竭患者中，其发生率在不同病因中的比例不同，HFimpEF 在围生期心肌病中为 23.1%～42.0%，在酒精性心肌病中为 42.0%，在蒽环类药物所致心肌病中为 67.3%，在儿童扩张型心肌病中为 22.0%，在其他非缺血性心肌病中为 36.0%。而在一般 HFrEF 中，HFimpEF 发生率为 16.2%～52.0%。

HFimpEF 与 HFrEF 和 HFpEF 相比，人口学特征方面具有显著差异。Punnoos 等首次提出 HFimpEF 的概念（使用了 HFrecEF 的名称）[1]，其研究发现，与 HFpEF 相比，HFimpEF 患者更年轻，合并心房颤动、高血压和糖尿病更少；此外，HFimpEF 患者收缩压较低，肾功

---

[1] Punnoose L R, Givertz M M, Lewis E F, et al. Heart failure with recovered ejection fraction: a distinct clinical entity[J]. J Card Fail, 2011, 17(7): 527-532.

能良好，左心室舒张末期内径较大；HFimpEF 患者与 HFrEF 患者起病特征相似，但更年轻，冠状动脉疾病发生率更低。之后更大规模的研究发现，年轻、女性、非缺血病因、非糖尿病等因素与 HFimpEF 相关。但是对于 HFimpEF 患者中高血压和心房颤动特征仍存在争议。

（二）辅助检查

多种检查手段包括 BNP 等生化指标、心电图、心脏超声、核磁共振、基因检测等在 HFimpEF 的综合管理中发挥重要作用。规范的随访可发现 HFrEF 是否转变为 HFimpEF，也可监测 HFimpEF 病情的变化，并及时调整治疗方案，进一步改善预后。

1. 循环标志物　更低的 BNP、更低或稳定的 cTn 水平可以预测 HFrEF 患者 LVEF 恢复情况，可能与较低水平的心脏重构和心肌损伤程度有关。Howlett 等报道，随访 1 年，HFimpEF 患者超敏肌钙蛋白 T（hs-cTnT）水平从（12±17）pmol/L 下降到（9±14）pmol/L，而 HFrEF 患者从（17±3）pmol/L 上升到（25±5）pmol/L，两组相比差异明显。Basuray 等报道，HFrEF 患者基线中位 BNP 水平为 214ng/L，HFimpEF 患者基线中位 BNP 水平为 66 ng/L，两组相比差异明显❶。较低的促炎因子如 TNF-α、IL-6 等也可预测 LVEF 的改善情况。另有研究也发现，HFimpEF 患者有可溶性 FMS 样酪氨酸激酶 -1（sFlt-1）持续升高。sFlt-1 可降低促血管生成因子如血管内皮生长因子和胎盘生长因子水平，故 HFimpEF 患者仍可能存在内皮修复障碍而导致病情进展。

2. 心电图　QRS 波群时限可以预测 LVEF 的改善情况，QRS 波群时限较短提示预后更好。或许不同病因导致的 QRS 波群的变化与 HFrEF 的改善有关。另一项研究发现，与持续性 HFrEF 相比，HFimpEF 患者基线 QRST 角降低，QT 离散度降低，阴性 JT 面积减少。上述指标既反映了心脏复极，也发现与心脏功能相关，如基线 QRST 角与纵周应变和心肌收缩性能（MSP）相关。JT 面积与基线 LVEF 增加、基线左心室尺寸变小、纵向和周向应变增加以及 MSP 相关。

3. 心脏超声　整体纵向应变（GLS）作为一种直接的超声心动图指标，通过检测心肌纤维变形，以评估心脏收缩功能。一项研究发现，尽管 HFimpEF 患者 LVEF 接近正常，但是 GLS 的指标与 LVEF 的变化有显著关联性：基线 GLS 绝对值越高，LVEF 下降的风险越大；在 LVEF 恢复的患者中，随访期间如果出现 GLS 异常则预示着 LVEF 有降低的风险，而 GLS 正常则预示着 LVEF 稳定。另一项研究发现，左心室舒张末期容积（LVEDV）、左心房容积指数（LAVI）、右房室瓣环收缩期位移（TAPSE）是 HFrEF 与 HFimpEF 患者基线差异最大的心脏超声指标。这些研究或许可解释为什么那些临床表现稳定的心力衰竭患者仍有再发心力衰竭的可能。

4. 心脏核磁共振　CMR 在 HFimpEF 的诊疗中具有重要作用。一项针对围生期心肌病的研究发现，与 HFrEF 患者相比，HFimpEF 患者延迟钆强化值（LGE）、T1 加权值、细胞外容积百分比（ECV%）、T2 加权值等多项指标存在差异。而另一项针对扩张型心肌病患者的研究，通过多巴酚丁胺负荷 CMR 测量的低左心室收缩期储备，可用来预判 LVEF 恢复不佳的患者。

5. 基因检查　对于有家族遗传倾向的疾病，如扩张型心肌病、肥厚型心肌病等，需要在心力衰竭确诊时明确是否有基因突变，以排除基因突变所致的并发症风险。如 *DSP*、*SCN5A*、*LMNA* 和 *FLNC* 等基因突变与致死性心律失常直接相关。在 TRED-HF 研究中，停止治疗的

---

❶ Basuray A, French B, KY B, et al. Heart failure with recovered ejection fraction: clinical description, biomarkers, and outcomes[J]. Circulation, 2014, 129(23): 2380-2387.

TTN 突变的 HFimpEF 扩张型心肌病患者与未突变停止治疗患者相比，心脏间质增多更加明显。

（三）诊断与鉴别诊断

2021 年多国心力衰竭学会联合报告，对这一疾病特征进行统一定义和命名，HFimpEF 明确的定义为：①基线 LVEF ≤ 40%；② LVEF 增加超基线 ≥ 10%；③第二次检查 LVEF > 40%。另外，第二次检查与基线检查间隔时间应至少 3～6 个月，以排除短期心率或心脏血流动力负荷改变所致的 LVEF 的变化。

鉴别诊断主要是与 HFrEF、HFpEF 之间的相互识别、转换及鉴别。

三、治疗策略

GDMT 显著改善 HFrEF 患者临床症状和降低死亡率；但对于 LVEF 改善和心功能恢复的患者是否可以停止药物治疗，目前还没有达成共识。

TRED-HF 是一项开放、前瞻性、随机试验，旨在评估患者分阶段停用心力衰竭药物治疗的安全性研究❶。纳入既往诊断为扩张型心肌病且 LVEF ≤ 40%，现在无心力衰竭症状，LVEF 从 < 40% 提高至 40%～50% 或更高，LVEDV 正常，NT-proBNP < 250ng/L 的患者。共入组 51 例患者，1∶1 随机分配至停止治疗组（*n*=25）或继续治疗组（*n*=26）。6 个月后，继续治疗组患者用相同的方法停止治疗。主要终点为扩张型心肌病在 6 个月内复发，定义为 LVEF 降低 > 10% 且 < 50%，LVEDV 增加 > 10% 且高于正常范围，NT-proBNP 水平升高两倍至 400ng/L 以上，或有心力衰竭的临床证据。在最初的 6 个月内，停止治疗组 11 例（44%）患者达到了复发的主要终点，而继续治疗组没有患者出现复发。6 个月后，继续治疗组的 26 例患者中有 25 例（96%）停药，在接下来的 6 个月内，9 例患者达到了复发的主要终点。两组患者均无死亡报告。总之，在这项先导试验中，40% 的扩张型心肌病患者停用心力衰竭药物治疗会导致复发。这一研究表明，对于许多患者来说，治疗后心功能的改善并不反映完全和持续的恢复，而是反映了病情的缓解，后续还需要维持一些药物治疗。

美国《射血分数恢复的心力衰竭》共识中建议：①应当无限期地继续对 LVEF 恢复的心力衰竭患者给予指南指导的药物和器械治疗，直到更好地了解 LVEF 恢复的心力衰竭的生物学和临床流行病学为止；②鼓励 LVEF 恢复的患者停用利尿药，能耐受不使用利尿药提示心力衰竭复发的风险较低，若患者仍需要使用利尿药，则应考虑进一步滴定 GDMT 至目标剂量；③应考虑用 ARNI 代替 ACEI；④如果在特定患者中是否继续使用 GDMT 存在不确定性，则应继续服用药物，因为临床观察表明，在经历心力衰竭复发和 LVEF 再次下降的患者中，复发性心肌细胞损伤的可能性更高，并且再次恢复 LVEF 的能力下降。

2022 AHA/ACC/HFSA 指南强调了继续应用原 HFrEF 时有效的 GDMT 药物以及利尿药。

四、预后

多项研究表明，HFimpEF 的预后均优于 HFrEF 和 HFpEF。在一项纳入 1057 例包含不同病因的心力衰竭患者的研究中，以心血管死亡和心力衰竭住院为复合结局，随访 10 年内，HFimpEF 患者主要结局发生率明显低于 HFrEF 和 HFpEF 患者，以 HFimpEF 为参照，

---

❶ Halliday B P, Wassall R, Lota A S, et al. Withdrawal of pharmacological treatment for heart failure in patients with recovered dilated cardiomyopathy (TRED-HF): An open-label, pilot, randomised trial[J]. Lancet, 2019, 393(10166): 61-73.

HFpEF 和 HFrEF 患者对上述结局事件风险校正后的 HR 值分别为 2.33 和 1.99❶。另一项在排除特定病因如心肌病、先天性心脏病、瓣膜病、右心疾病及其他原因后纳入的 2166 例心力衰竭患者的研究中，校正年龄和性别因素后，与 HFrEF 和 HFpEF 相比，HFimpEF 患者 3 年内全因住院、心血管住院和心力衰竭相关住院风险均显著下降，HFimpEF 患者的死亡率也显著降低❷。另外，射血分数提高还可改善患者临床症状，提高生活质量。有研究证实，射血分数每提高 10%，堪萨斯城心肌病调查问卷评分平均提高（4.8±1.6）分。

参考文献

[1] 王福军，罗亚雄. 心力衰竭用药策略 [M]. 北京：人民军医出版社，2013：141-171.

[2] 杨杰孚，张健. 心力衰竭合理用药指南 [M]. 2 版. 北京：人民卫生出版社，2019：24-65.

[3] 中华医学会心血管病学分会心力衰竭学组，中国医师协会心力衰竭专业委员会，中华心血管病杂志编辑委员会. 中国心力衰竭诊断和治疗指南 2018[J]. 中华心血管病杂志，2018，46（10）：760-789.

[4] Bozkurt B, Coats A J S, Tsutsui H, et al. Universal Definition and Classification of Heart Failure[J]. J Card Fail, 2021, 27(4): 387-413.

[5] McDonagh T A, Metra M, Adamo M, et al. 2021 ESC Guidelines for the diagnosis and treatment of acute and chronic heart failure[J]. Eur Heart J, 2021, 42(36): 3599-3726.

[6] McDonagh T A, Metra M, Adamo M, et al. 2023 Focused Update of the 2021 ESC Guidelines for the diagnosis and treatment of acute and chronic heart failure[J].European Heart Journal, 2023, 44(37): 3627-3639.

[7] 射血分数保留的心力衰竭诊断与治疗中国专家共识制订工作组. 射血分数保留的心力衰竭诊断与治疗中国专家共识 2023[J]. 中国循环杂志，2023，38（4）：375-393.

[8] 中国老年医学学会心电及心功能分会，中国医师协会心血管内科分会，中国心衰中心联盟专家委员会. 慢性心力衰竭加重患者的综合管理中国专家共识 2022[J]. 中国循环杂志，2022，37（3）：215-225.

[9] 射血分数保留的心力衰竭伴高血压患者管理中国专家共识编写委员会. 射血分数保留的心力衰竭伴高血压患者管理中国专家共识 [J]. 中华高血压杂志，2021，29（7）：612-617.

[10] Lauritsen J, Gustafsson F, Abdulla J. Characteristics and long-term prognosis of patients with heart failure and mid-range ejection fraction compared with reduced and preserved ejection fraction: a systematic review and meta-analysis[J]. ESC Heart Fail, 2018, 5(4): 685-694.

[11] Rickenbacher P, Kaufmann B A, Maeder M T, et al. Heart failure with mid-range ejection fraction : a distinct clinical entity？ In Sights from the Trial of Intensified versus standard Medical therapy in Elderly patients with Congestive Heartailure (TIME-CHF)[J]. Eur J Heart Fail, 2017, 19(12): 1586-1596.

[12] 廖玉华，杨杰孚，张健. 舒张性心力衰竭诊断和治疗专家共识 [J]. 临床心血管病杂志，2020，36（1）：1-10.

[13] 中国心衰中心联盟. 舒张性心力衰竭早期防治专家建议 [J]. 临床心血管病杂志，2021，37（1）：1-6.

[14] 中华医学会，中华医学会临床药学分会，中华医学会杂志社，等. 慢性心力衰竭基层合理用药指南 [J]. 中华全科医师杂志，2021，20（1）：42-49.

[15] 王福军，张舟. 心力衰竭防治：基层工作中的问题和难点 [N]. 中国医学论坛报，2020，46（29）：C1-C2.

[16] 王福军，尹春娥，罗丹，等. 心血管内科查房思维 [M]. 长沙：中南大学出版社，2021：56-79.

[17] 袁祖贻，陈绍良. 心脏病学实践 2021：第 4 分册·心肌病与心力衰竭 [M]. 北京：人民卫生出版社，2021：11-60.

[18] 中华医学会心血管病学分会，中国医师协会心血管内科医师分会，中国医师协会心力衰竭专业委员会，中华心血管病杂志编辑委员会. 中国心力衰竭诊断和治疗指南 2024[J]. 中华心血管病杂志，2024，52（3）：235-275.

[19] 国家心血管病中心，国家心血管病专家委员会心力衰竭专业委员会，中国医师协会心力衰竭专业委员会，等. 国家心力衰竭指南 2023[J]. 中华心力衰竭和心肌病杂志，2023，7（4）：215-311.

---

❶ Lupón J, Díez-López C, DE Antonio M, et al. Recovered heart failure with reduced ejection fraction and outcomes: a prospective study[J]. Eur J Heart Fail, 2017, 19(12): 1615-1623.

❷ Kalogeropoulos A P, Fonarow G C, Georgiopoulou V, et al. Characteristics and outcomes of adult outpatients with heart failure and improved or recovered ejection fraction[J]. JAMA Cardiol, 2016, 1(5): 510-518.

第四章
右心衰竭诊治策略

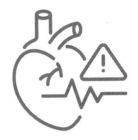

右心衰竭是指任何原因引起的右心室收缩和（或）舒张功能障碍，不能提供机体所需的心排血量时所出现的临床综合征。右心衰竭既可单独存在，也可与左心衰竭并存。

我国右心衰竭的患病率尚无流行病学数据。来自美国的资料显示右心衰竭的患病率约为5%，与左心衰竭相当，这远远超出我们以往的认识，高于我国收缩性心力衰竭患病率的0.9%～1.2%。不过，从我国先天性心脏病及肺动脉高压的患病率逐年增加的资料可以推论出我国的右心衰竭患病率同样为逐年递增的，另外左心疾病所致慢性心力衰竭可进一步发展为肺动脉高压和右心衰竭。可见，引起右心衰竭基础疾病的发病率和患病率均较高，估计我国右心衰竭也具有较高的发病率和患病率。

一、发生机制

（一）病因

任何导致心血管结构和（或）功能异常，损害右心室射血功能和充盈能力的因素都可引起右心衰竭。右心衰竭的基本病因包括右心室压力负荷过重、右心室容量负荷过重、右心室收缩力受损。

（1）压力超负荷　左心衰竭（最常见）、肺动脉栓塞（常见），其他原因所致肺动脉高压、右心室流出道梗阻、肺动脉狭窄、双腔右心室、解剖异常的右心室等。

（2）容量超负荷　三尖瓣反流、肺动脉瓣反流、房间隔缺损、肺动脉畸形反流、主动脉窦破入右心房、冠状动脉瘘、窦房结综合征、风湿性心瓣膜炎等。

（3）心肌缺血及梗死　右心室心肌梗死、因冠心病或右心室负荷过重所致缺血等。

（4）心肌本身病变　心肌病及心力衰竭、致心律失常性右心室发育不良、脓血症等。

（5）流入受限　三尖瓣狭窄、上腔静脉狭窄等。

（6）复杂性先天缺陷　埃布斯坦（Ebstein）畸形、法洛四联症、大动脉转位、右心室双出口合并二尖瓣闭锁等。

（7）心包疾病　缩窄性心包炎等。

（二）发病机制

右心衰竭的发病机制尚未完全了解，右心室的解剖结构与功能有其特殊性。正常右心室结构复杂，其心腔是一个不规则的几何体，侧位呈三角形，横切位呈新月形，而左心室相对形态规则，呈椭圆形。右心室游离壁薄（2～3mm），顺应性好。右心室功能取决于全身静脉回流、右心室后负荷、心包约束、右心室游离壁和室间隔收缩力等。由于肺循环顺应性高、阻力小，右心室无明显等容收缩期和等容舒张期，所需能耗仅为左心室的1/6，且对容量变化耐受较强，但对压力变化耐受较弱。因此，后负荷是右心室功能的主要决定因素，后负荷的轻微变化即可引起右心室搏出量的较大增加。因此容量和压力超负荷对左右心室会引起不同的心脏病理改变。慢性压力超负荷导致右心室进行性肥厚，右心室缺血和扩大，心肌收缩力下降；慢性容量超负荷导致右心室扩大，三尖瓣环扩张，三尖瓣关闭不全，同时右心室压力增高使室间隔向左偏移，右心室肥大挤压左心室，左心室舒张受限，导致左心室舒张末压和肺小动脉嵌顿压升高，加重右心室的后负荷，进一步使右心室功能恶化。右心室自身病变可导致心肌收缩和（或）舒张功能障碍，右心室压力上升速度降低和右心室舒张末压力增加，导致右心衰竭。其机制可能与以下几点有关。①心室重构，是心力衰竭发生发展中最主要的发病机制之一，包括结构、功能及基因表型等一系列改变，引起右心室肥厚、右心室心肌纤维化、右心室扩张等右心室重构表现，右心功能下降，最终导致右心衰竭。②神经内分泌系统过度激活，各种活化的神经内分泌因子致水钠潴留、右心室心肌重构等导致右心衰竭。神经激素系统的过度激活也将影响多种细胞因子，两者相互作用，促进及加重了右心衰竭的进展，使之形成恶性循环。③心肌细胞凋亡，是右心衰竭的主要发病机制，右心室心肌细胞凋亡使心肌细胞大量丧失，当心肌细胞数量减少到一定程度，必然会导致右心衰竭。④基因表达异常，基因的选择性表达及表达异常可波及心肌细胞结构和功能。通过调控心肌重构、心肌细胞增殖与凋亡及心肌细胞功能等，影响右心衰竭的发生发展过程。⑤炎症反应与氧化应激相关，炎症反应既是右心衰竭发病机制之一，又贯穿右心衰竭的发生发展全过程。氧化应激可导致心肌细胞凋亡或坏死，使右心室的功能减弱，从而发生右心衰竭。

肺栓塞、低氧血症、酸中毒等使右心室后负荷突然升高或右心室缺血、心肌炎、心脏术后等使右心室收缩力降低均会导致急性右心衰竭。由于右心室对压力耐受较弱，大面积肺栓塞造成右心室后负荷急剧升高可使右心室射血量突然降低，但右心室收缩压升高不明显。右心室射血量降低可引起右心室扩张，从而导致右房室瓣反流，后者又会加剧右心室扩张，并使室间隔左移，挤压左心室，使左心室充盈受限，导致机体灌注不足，血压下降。

慢性右心衰竭通常因右心室后负荷缓慢增高如左心衰竭、慢性肺栓塞或慢性阻塞性肺疾病所致，长期容量超负荷如右房室瓣反流也可导致慢性右心衰竭。持续压力或容量超负荷可促使心肌细胞代偿性肥大和纤维化，类似于左心衰竭的心室重构，此时右心室收缩压和舒张末期容积均增高。以后逐步发展为失代偿并出现心力衰竭症状，肺血管阻力和右心房压也升高，当肺血管阻力持续增高时，心搏出量随之下降，继而肺动脉压力降低，提示预后不良。

二、临床诊断

（一）临床表现

1. 症状

（1）体循环静脉压升高及体液潴留所致症状　长期体循环静脉压升高导致胃肠道淤血，可引起食欲缺乏、腹胀、恶心、呕吐、便秘及上腹疼痛等症状；肾淤血引起肾功能减退；肝淤血肿大，肝被膜被扩张，右上腹饱胀不适，肝区压痛，长期肝淤血，引起肝源性肝硬化。体液潴留表现为外周水肿、腹水、全身性水肿。

（2）劳力性呼吸困难　继发于左心衰竭的右侧心力衰竭患者，左心衰竭本身可导致劳力性呼吸困难。在左心衰竭或二尖瓣狭窄基础上发生右心衰竭时，因肺淤血减轻，故呼吸困难较左心衰竭时减轻。分流性先天性心脏病或肺部疾病所致的单纯性右心衰竭患者也可出现明显的呼吸困难。一般情况下，单纯右心衰竭时不存在肺淤血，呼吸困难没有左心衰竭明显。

2. 体征 右心衰竭时除原有心脏病体征外，还有以下体征。

（1）心脏体征 由左心衰竭引起右心衰竭时，心脏增大较单纯左心衰竭时明显，呈全心扩大。单纯右心衰竭患者，可有右心室及（或）右心房肥大。当右心室显著肥厚时，在胸骨下部左缘可见收缩期搏动；右心室增大时，剑突下可见心脏搏动；右心室显著扩张时，在三尖瓣区可闻及收缩期吹风样杂音；三尖瓣相对狭窄时，在三尖瓣区可闻及舒张早期杂音，有时可闻及右心第三心音，吸气时增强。

肺动脉高压时，有肺动脉瓣第二心音（P_2）亢进，可闻及高音调的格斯（Grahan-Steell）杂音，如出现肺动脉反流，胸骨左缘可闻及低音调持续时间长短不一的递减型舒张期杂音。

（2）肝颈静脉回流征 颈外静脉充盈出现早，故为右心衰竭的早期征象。

（3）淤血性肝大和压痛 肝大和压痛是右心衰竭最重要和最早出现的体征。长期慢性右心衰竭患者可发生心源性肝硬化。

（4）水肿 发生于颈静脉充盈及肝大之后，是右心衰竭的典型体征。

（5）胸腔积液和腹水 一般以双侧胸腔积液多见，常以右侧胸腔积液量较多。如为单侧，多见于右侧。腹水多发生于病程晚期，多与心源性肝硬化有关。

（6）其他 中心性与周围性发绀并存；心包积液，脉压降低或奇脉等。

急性右心衰竭一般以急性右心室扩张、左心室充盈障碍、右心室前向血流减少和全身静脉压升高为特征，此类患者通常有低灌注的表现如出汗、精神不振、发绀、四肢厥冷、低血压和心动过速。此外还会有气促、房性或室性心律失常等症状。单纯右心衰竭并不会导致肺水肿，如果存在肺水肿，常提示合并或继发于左心衰竭。查体时有颈静脉压升高、心前区抬举性搏动、第三心音和右房室瓣听诊区全收缩期杂音等。当慢性右心衰竭急性加重时，还可出现肝大、腹腔积液和外周水肿。由于肝包膜受到肝脏淤血的牵拉可引起右上腹不适。如果存在卵圆孔未闭（约15%的成年人），右向左分流可能导致低氧血症和发绀。

慢性右心衰竭最突出的临床表现是外周水肿，早期可能症状轻微，当右心室功能逐渐恶化时，心搏出量降低，可出现进行性活动耐量下降。房性和室性快速性心律失常、传导阻滞也是常见并发症，是慢性右心衰竭患者心源性猝死的原因。长期体循环淤血还可导致肝肾功能和胃肠功能损害。

右心衰竭患者出现肾功能恶化的原因是中心静脉压（CVP）和肾静脉压升高，CVP升高已被确定为肾功能受损的一项独立危险因素。肝功能受损的原因一般是肝淤血合并肝灌注减少，实验室检查可发现胆汁淤积的标志物（胆红素、γ-谷氨酰转肽酶和碱性磷酸酶）水平升高和合成功能改变（凝血酶原时间延长），这些比氨基转移酶升高更常见。如果氨基转移酶孤立升高，则更多是心搏出量严重降低或心源性休克所致，此时用正性肌力药物治疗效果比利尿药更好。同理，CVP增高和心搏出量降低可损害胃肠道功能，导致吸收障碍和营养不良。内脏静脉充血伴腹部淋巴回流不足还可引起间质水肿，升高腹内压，可能会加速肾衰竭进程。肠壁水肿损害肠道的屏障功能，使肠腔中微生物加速肾衰竭进程，肠腔中微生物产生的毒素进入血流，可能加速系统性炎症的进展。

（二）辅助检查

1. 胸部X线 右心室扩大，胸骨后间隙变小，右心房增大，下腔静脉扩张；胸腔或心包积液；近段肺动脉扩张及远端分支纤细，肺动脉段凸出等。

2. 心电图　右心衰竭病因不同，心电图表现不完全相同。主要为窦性心动过速，Ⅲ、aVF、$V_1 \sim V_4$ 导联 T 波倒置，不完全或完全右束支传导阻滞，电轴右偏，右心肥厚，V_1 导联及右侧胸导联 R 波消失及 ST 段抬高提示右心室心肌梗死。

3. 超声心动图　可帮助诊断肺动脉高压、瓣膜病、先天性心脏病、左心疾病及心包疾病。与右心衰竭相关的超声心动图形态学表现包括右心室扩张及运动减弱、右心室肥厚、右心房扩大、室间隔矛盾运动、肺动脉扩张、深吸气时下腔静脉塌陷消失及心包积液。多普勒组织显像（TDI）测定的三尖瓣瓣环收缩期位移（TAPSE）、右心室收缩和舒张末期面积变化分数（FAC）及心肌做功指数等指标是目前评价右心室整体功能的重要指标，不受心率、右心室形状、前后负荷等因素影响。实时三维超声（RT-3DE）可以实时、全面地观察心脏解剖结构，测得的右室射血分数准确性高。

4. 放射性同位素显像　是右心功能检测的重要无创性方法之一，目前常规应用的方法包括首次通过法和平衡法心室显像。首次通过法显像能够从时相上将右心房和右心室区分开，因此被认为是右室射血分数检测最为准确的方法。右室射血分数参考值为 $52\%\pm6\%$，正常低限为 40%。平衡法显像也用于右心室射血分数，其最大的问题是难以将右心房和右心室准确地划分开，影响结果的准确性。

5. 心脏磁共振　可直接评估右心室的大小、质量、形态及功能，较超声心动图准确性好，重复性好。利用多层面短轴电影序列能够精准测量右心室腔容积，计算右室射血分数。CMR 是诊断右心室心肌病的最佳方法。心脏核磁共振有助于诊断心包及纵隔疾病。对比剂增强 CMR 可识别缺血心肌。延迟增强扫描有利于鉴别缺血与梗死。

CMR 的不足包括空间分辨率不高，植入心内器械的患者禁忌于此检查。重症患者需待病情稳定后再考虑心脏磁共振检查。

6. 螺旋 CT　右室射血分数及右心室容量也可通过 64 排螺旋 CT 获得。但螺旋 CT 不能在检测左心室及冠状动脉造影时获得右心室的相关数据。由于 64 排螺旋 CT 增加肿瘤发生概率，尤其对于胸腹联合扫描的妇女及年轻患者更是如此。因此螺旋 CT 并不常规作为右心室功能的无创评估方法。

7. 右心导管术　右心室舒张末压及右心房压是反映右心室舒张功能的指标，可通过右心导管直接测量。

漂浮导管连续血流动力学监测技术是一种在传统热稀释法基础上改进的连续心排血量检测方法。漂浮导管可检测包括右室射血分数、右心室舒张末期容积、右心室收缩末期容积、每搏量、心排血量、心脏指数等在内的血流动力学数据，全面、准确地评估右心功能。

8. 生物学标志物

（1）肌钙蛋白　部分右心衰竭患者血清 cTn 水平升高，可能与右心室压力增加、右心室梗死有关。

（2）BNP　与肺动脉平均压、肺血管阻力、右心房平均压、右心室舒张末压及右心室质量呈正相关，与右室射血分数、心排血量呈负相关。右心衰竭患者心肌合成及分泌 BNP 增多是右心室切应力增加的结果。其他右心室容量及压力超负荷情况下，BNP 水平也可升高。如在房间隔缺损导致右心室容量超负荷及动脉型肺动脉高压、慢性血栓栓塞性肺动脉高压患者，BNP 水平升高，压力超负荷患者 BNP 水平更高。

BNP 浓度个体差异很大，可受年龄、体重、性别影响，而且在左心疾病、感染、甲状腺功能亢进等情况下这些生物学标志物也可升高，故其特异性不高。

（三）诊断与鉴别诊断

1. 诊断与分期　目前尚无国际公认的右心衰竭诊断标准，一般建议参考下列几点。①存在可能导致右心衰竭的病因：其中最重要的是存在左心衰竭，肺动脉高压（包括慢性阻塞性肺疾病）、右心室心肌病变如右心室梗死和致心律失常性右心室心肌病、右侧心瓣膜病变和某些先心病。②存在右心衰竭的症状和体征：症状主要是活动耐量下降，乏力及呼吸困难。体征主要包括颈静脉压增高的征象、肝大、外周水肿，以及这些体征的组合。③存在右心结构和（或）功能异常，以及心腔内压力增高的客观证据：如超声心动图、BNP或NT-proBNP、同位素和磁共振等，右心导管则可提供心腔内压力增高和功能异常的证据。

急性右心衰竭可根据引起右心衰竭的疾病（如急性肺血栓栓塞症或急性右心室梗死）导致急性发作的低血压和休克而诊断。

右心衰竭可依据类似左心衰竭的分期划分为4个阶段。①A期：有右心衰竭高危因素，无心脏结构性变化及右心衰竭症状和体征。②B期：出现可导致右心衰竭的心脏结构性变化，但无右心衰竭症状。③C期：出现可导致右心衰竭的心脏结构性变化，伴有体液潴留、运动耐量下降、疲劳、心悸等右心衰竭症状和（或）体征。④D期：难治性右心衰竭，虽积极治疗，休息时也出现严重症状。

2. 鉴别诊断　与右心衰竭的临床表现相似的疾病需要进行鉴别。如肾病综合征、肝衰竭伴腹水、严重的黏液性水肿、慢性静脉功能不全和淋巴性水肿等。进一步检查发现，这些患者右心充盈压不高，或无右心室扩张和功能不全，超声心动图有助于鉴别。

当遇到临床上难以解释的右心衰竭时，需怀疑缩窄性心包炎可能。行经胸心脏超声、经食管心脏超声、CT及磁共振检查了解心包厚度及心包钙化情况明确诊断。

三、治疗策略

（一）药物治疗

1. 利尿药　右心衰竭可导致体循环体液潴留，对大多数患者来说，利尿药可能是他们主要的治疗药物之一，因为利尿药改善症状快且明显。但对于慢性阻塞性肺疾病所致右心衰竭患者，应注意避免使用强效利尿药，以免出现代谢性碱中毒。使用利尿药治疗期间必须密切监测血气、血电解质，防止患者体内电解质紊乱及酸碱失衡失调。

2. 洋地黄制剂　强心苷可以增强心肌收缩力，减慢心室率。心排血量低于4L/min或心脏指数低于$2.5L/(min \cdot m^2)$是应用地高辛的首选指征。右心衰竭并窦性心律大于100次/min，或心房颤动伴快速性心室率也是应用地高辛的指征。缺氧和低钾血症时容易发生洋地黄中毒，对于COPD患者使用强心苷要慎重。

3. 血管活性药物

（1）硝酸酯类药物和硝普钠　通过扩张静脉和动脉而减轻心脏前后负荷，适用于左心收缩和（或）舒张功能不全导致的右心衰竭患者。但是对于肺动脉高压导致右心衰竭的患者，这两类药物不能选择性地扩张肺动脉，反而因为降低主动脉及外周动脉血压而加重右心缺血缺氧，增加肺动脉阻力，加快患者的死亡，应避免应用。

（2）多巴胺和多巴酚丁胺　治疗重度右心衰竭的首选药物。多巴酚丁胺主要是增强心肌收缩能力,增加心排血量,不影响心脏前后负荷,大剂量还有血管扩张的作用,对心率影响小。小剂量多巴胺可以扩张肾动脉,改善肾血流量,增加尿量;中等剂量多巴胺可以起到正性肌力作用,增强心肌收缩力;剂量增加还可以收缩动脉,提高血压。因此对于血压偏低患者首选多巴胺。两种药物的推荐起始剂量为 2μg/(kg·min),可逐渐加量至 8μg/(kg·min)左右。

(3)氨力农或米力农　对于急性发作或加重的右心衰竭可以考虑短时应用,以改善临床症状,但对有明显心律失常的患者应慎用。

4. 血管紧张素转换酶抑制剂　对于全心衰竭的患者,ACEI 能增加其右室射血分数,减少右心室舒张末容量,减轻右心室充盈压。但对于动脉型肺动脉高压导致的右心衰竭患者,ACEI 不能增加其运动耐量,不能改善其血流动力学指标,反而可能因动脉血压下降而使病情恶化。

5. β 受体阻滞剂　在单纯右心衰竭的循证医学证据较少。有部分研究证明,卡维地洛或比索洛尔能改善右心室功能。但 β 受体阻滞剂亦会使动脉型肺动脉高压患者的运动耐量和血流动力学恶化。

对于有充血症状的慢性右心衰竭患者,利尿与适度限钠是合理的。不推荐使用 ACEI、ARB 和 β 受体阻滞剂治疗肺动脉高压患者,无论是否合并右心衰竭,除非伴有高血压、冠心病或左心衰竭。MRA 治疗肺动脉高压引起的右心衰竭患者尚无证据。而使用肺血管扩张药,例如静脉使用依前列醇则有长期的临床获益,其他可选择的前列腺素类似物还包括曲前列环素和伊洛前列素。需要强调,声明并不推荐将依前列醇用于合并左心衰竭患者,因其增加死亡率。磷酸二酯酶 5 抑制剂如西地那非、他达那非等对治疗肺动脉高压有效,但其对治疗右心衰竭的作用尚未明确。

6. 重组人脑钠肽　重组人脑钠肽不但对急性左心衰竭疗效迅速,对右心衰竭的急性发作或加重也有较明显的作用。有指征者应尽早应用,对于收缩压≤100mmHg 的患者可以不用负荷剂量,仅用静脉维持。

7. 左西孟旦　左西孟旦被推荐为右心功能不全患者的治疗(Ⅱa)。有研究显示左西孟旦通过开通细胞膜和线粒体钾 ATP 通道,在不增加氧耗的情况下可以降低右心室后负荷,改善心室之间的交互作用,增加右心室的收缩力和右心室舒张功能。左西孟旦可能通过增加右心室收缩力及舒张肺血管来改善右心室 - 动脉偶联。

这些正性肌力药物的应用可能加重低血压,建议联合应用缩血管药物如去甲肾上腺素。由于左心疾病导致的肺动脉高压患者中,左西孟旦或磷酸二酯酶Ⅲ抑制剂可能是优于多巴酚丁胺的选择。虽然短期使用正性肌力药物可以改善血流动力学,但长期使用会增加心肌耗氧量、恶性心律失常的发生率和死亡率。

8. 托伐普坦　为加压素受体拮抗药,在利尿的同时不增加尿钠的排出。因此,对水肿明显伴低钠血症的右心衰竭患者较为适合。

9. 抗凝血治疗　右心衰竭患者因体循环淤血,血流缓慢,加上卧床不起,活动减少,很容易合并静脉血栓形成,甚至发生肺血栓栓塞症,因此需要抗凝血治疗。常用低分子肝素或口服华法林。使用华法林时要定期查国际标准化比值(INR),建议 INR 维持在 1.5~2.5。

(二)非药物治疗

1. 调整生活方式　适当限制盐的摄取,戒烟戒酒。病情稳定时可以从事轻体力活动。育龄期女性应积极采取避孕措施，因含雌激素的避孕药可能会增加发生静脉血栓的风险，建议采取避孕用具。积极对患者进行心理疏导，必要时给予心理治疗。

2. 氧疗 氧疗可以改善全身重要脏器的缺氧，降低肺动脉阻力，减轻心脏负荷。对于血氧饱和度低于 90% 的患者建议常规氧疗。肺心病患者动脉血氧分压 < 60mmHg 时，每天要持续 15h 以上的低流量氧疗，维持动脉血氧分压在 60mmHg 以上。

3. 康复治疗 建议患者参加专业的康复治疗，包括呼吸锻炼和运动治疗，可以增加患者的运动耐量和生活信心，提高患者的生活质量。

4. 心脏再同步化治疗 左右心室不同步可使右心衰竭患者病情恶化，CRT 可以改善右心衰竭。维持正常的房室顺序和间期在以右心室舒张功能障碍为主的右心衰竭中具有重要意义，但对由左心衰竭引起的右心衰竭如何使用 CRT/ 带有除颤功能的再同步化起搏器（CRT-D）或 ICD 治疗至今无明确证据。

5. 机械支持 右心衰竭患者可能需要机械支持治疗以维持冠状动脉灌注及体循环血压。主动脉内球囊反搏可增加右心衰竭患者右冠状动脉血流灌注，减轻心肌缺血。对药物治疗无效的急性右心衰竭患者，右心室辅助装置可提供短期支持以缓解病情或作为移植手术治疗的桥梁。与左心室辅助装置比较，双室辅助装置可显著降低右心房压力，改善右心室舒张末期压力 - 容积关系。

6. 外科治疗

（1）房间隔造口术　通过建立房间交通，产生右向左分流，达到减轻重度肺动脉高压患者症状、改善肺动脉高压右心衰竭患者预后的目的。房间隔造口术可造成血流由右向左分流，一方面给右心室减压，另一方面可增加左心室前负荷，增加心排血量。选择房间隔造口术患者的血氧饱和度宜大于 90%，血细胞比容 > 0.35，左室射血分数 > 45%。该治疗方法是姑息性治疗，在肺动脉高压中治疗效果尚不确切，甚至可能导致患者病情恶化。目前认为只适用于那些在接受最佳血管扩张药物治疗方案前提下仍出现发作性晕厥和（或）严重心力衰竭的患者。

（2）右心室整体切除术　用于右心房量负荷过重所致终末期右心衰竭患者的治疗。该手术可改善致心律失常型右心室心肌病患者和埃布斯坦畸形患者的心功能。类似方法可用于心肌梗死、冠状动脉旁路移植术后顽固性右心衰竭患者。

（3）器官移植　适用于部分顽固性右心衰竭患者。肺动脉高压患者应行肺移植术。对于存在复杂先天性心脏病的肺动脉高压患者可考虑进行心肺联合移植。左心衰竭伴发右心衰竭和致心律失常型右心室心肌病患者，若无严重的肺动脉高压，可行心脏移植。

（三）病因和诱因治疗

右心衰竭常见的诱因有感染、发热、劳累、情绪激动、妊娠、分娩、长时间乘飞机或高原旅行等，应积极治疗或避免诱因。针对右心衰竭的病因治疗是决定患者预后的重要治疗措施。动脉型肺动脉高压和慢性血栓栓塞性肺动脉高压患者，使用前列环素类药物、磷酸二酯酶 5 抑制药及内皮素受体拮抗药等肺动脉高压靶向治疗药物可改善患者运动耐量；重度肺动脉高压可吸入一氧化氮、静脉用依前列醇、吸入伊洛前列素；急性肺栓塞患者，根据危险分层可考虑溶栓、外科血栓切除、经皮导管消栓及碎栓术、抗凝血等治疗；慢性血栓栓塞性肺动脉高压可行肺动脉血栓内膜剥脱术；全心衰竭合并肺静脉高压应优化心力衰竭治疗，控制体液潴留；瓣膜性心脏病或先天性心脏病采取手术或介入治疗；肺实质病变或低氧血症所致的肺动脉高压，应针对原发病因进行治疗，给予氧气支持、改善通气。

四、预后

由于病因不同，个体遗传背景不同，右心衰竭预后差异很大。右心衰竭是左心衰竭预后的独立预测因素。

参考文献

[1] 王福军，罗亚雄．心力衰竭用药策略 [M]．北京：人民军医出版社，2013：172-184．

[2] 杨杰孚，张健．心力衰竭合理用药指南 [M]．2 版．北京：人民卫生出版社，2019：87-90．

[3] 中华医学会心血管病学分会心力衰竭学组，中国医师协会心力衰竭专业委员会，中华心血管病杂志编辑委员会．中国心力衰竭诊断和治疗指南 2018[J]．中华心血管病杂志，2018，46（10）：760-789．

[4] 中华医学会心血管病学分会，中华心血管病杂志编辑委员会．右心衰竭诊断和治疗中国专家共识 [J]．中华心血管病杂志，2012，40（6）：449-461．

[5] 沈节艳，孙灵跃．右心衰竭诊断和治疗中国专家共识的补充说明 [J]．中华临床医师杂志：电子版，2013，7（11）：4667-4671．

[6] 王小亭，刘大为，张宏民，等．重症右心功能管理专家共识 [J]．中华内科杂志，2017，56（12）：962-973．

[7] Guder G, Brenner S, Stork S, et al. Chronic obstructive pulmonary disease in heart failure: accurate diagnosisand treatment[J]. Eur J Heart Fail, 2014, 16(12): 1273-1282.

[8] Mcevoy R D, Antic N A, Heeley E, et al. CPAP for Prevention of Cardiovascular Events in Obstructive Sleep Apnea[J]. N Engl J Med, 2016, 375(10): 919-931.

[9] Holmqvist F, Guan N, Zhu Z, et al. Impact of obstructive sleep apnea and continuous positive airway pressure therapy on outcomes in patients with atrial fibrillation-Results from the Outcomes Registry for Better Informed Treatment of Atrial Fibrillation (ORBIT-AF)[J].AmHeart J, 2015, 169(5): 647-654.

[10] 中华医学会心血管病学分会，中国医师协会心血管内科医师分会，中国医师协会心力衰竭专业委员会，中华心血管病杂志编辑委员会．中国心力衰竭诊断和治疗指南 2024[J]．中华心血管病杂志，2024，52（3）：235-275．

[11] 国家心血管病中心，国家心血管病专家委员会心力衰竭专业委员会，中国医师协会心力衰竭专业委员会，等．国家心力衰竭指南 2023[J]．中华心力衰竭和心肌病杂志，2023，7（4）：215-311．

第五章
老年人心力衰竭诊治策略

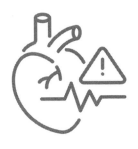

老年是生物学以年龄分界的概念,世界卫生组织(WHO)将老年人的年龄标准划定为欧美发达国家≥65岁,亚太地区≥60岁。最近WHO提出了新的年龄划分标准,规定44岁以下人群为青年人,45～59岁为中年人,60～70岁人群称为年轻老年人或比较老年人(老年前期或准老年期),75岁以上的人群称为老年人,90岁以上的人群称为长寿老人。现阶段我国仍采用1982年WHO的老年人划分标准≥60岁即为老年人。

在发达国家,心力衰竭的发病率达到1.5%～2.0%,70岁以上老年人的发病率已超过10%,心力衰竭已成为65岁以上老年人口最常见的住院原因,随着我国老年人口的快速增加,人口老龄化成为了我国重要国情之一。在中国,35～74岁人群中有450万心力衰竭患者,心力衰竭的发病率为1.3%,而在80岁以上的老年人群中,其发病率已超过10%。在具有高发病率的同时,心力衰竭预后差,具有极高的死亡率。由于老年人生理、临床特点具有特殊性,关注老年人心力衰竭已成为临床医学中的一个重要课题。

与非老年人中的心力衰竭相比,老年人心力衰竭有其自身特点。第一,老年人心力衰竭发生于心脏老化性改变的基础上,心脏功能的代偿能力下降,可影响心力衰竭的进展过程;第二,随着年龄增加,合并的心脏疾病和非心脏性疾病逐渐增多。因此,老年人心力衰竭的病因更加复杂,更常由多种病因引起。有研究表明老年人心力衰竭患者中,94.7%为多病因,80岁以上心力衰竭患者均为多病因。2003年王士雯院士首次提出老年人多病因心力衰竭(multifactor heart failure of the elder,MHFE)的概念,是指老年人患有两种或两种以上疾病引起心脏损害导致的心力衰竭。MHFE的临床特点主要有:①多种疾病共存,多病因、不同病因组合相互协同导致心力衰竭;②心脏及机体多器官老化与诸多疾病共存;③病情复杂多变、反复发作;④对治疗的依从性差;⑤顽固难治、用药治疗存在诸多矛盾。

一、病因

(一)心脏退行性变

老年性退行性变本身是心力衰竭发生的一个重要危险因素,心脏结构及功能随老龄化发生如下改变。①心脏形态结构的退行性改变:心肌细胞数目减少、心脏重量增加、心肌纤维化、心肌淀粉样变、瓣膜改变、传导系统改变、心脏纤维支架退变,易导致心律失常的发生,从而引起心力衰竭。②心脏功能代谢的退行性改变:心脏收缩、舒张功能下降,心排血量的下降,传导功能下降,心脏电功能的下降及紊乱,均可导致心力衰竭的发生。

(二)心脏病理因素

各种心血管疾病(如冠心病、心肌病、肺心病、高血压病等),是老年人发生心力衰竭的基本原因。其中以冠心病、高血压、肺心病为主要病因。老年人易患电解质紊乱,如低钾血症、低镁血症可诱发心律失常,从而引发心力衰竭。

(三) 非心脏疾病因素

老年人常合并多种非心脏疾病,许多非心脏病亦可在心力衰竭的发生和发展中起重要作用。如糖尿病患者发生心力衰竭的风险增加3~5倍。其机制除与糖尿病加重动脉粥样硬化有关外,糖尿病本身可引起内皮功能障碍、微血管病变及自主神经功能障碍,从而直接损害心脏功能。肥胖除与心血管病相关联外,其本身也是心力衰竭发生的独立风险因素,可能与其引起的神经内分泌改变、心脏负荷增加等有关。肺炎、慢性肾功能不全、睡眠呼吸障碍、COPD、抑郁等,均可增加心力衰竭发生的风险。

二、临床诊断

(一) 临床表现特点

1. 发病率高 老年人心力衰竭发病率高,年龄超过75岁的心力衰竭患病率急剧上升,70~80岁人群中心力衰竭患病率达10%~20%。

2. 多病因 老年人心力衰竭常为多病因性,引起心力衰竭的原因复杂多样,冠心病、心肌梗死、高血压、心肌病变(尤其是糖尿病心肌病)、退行性心肌病和心脏瓣膜病等疾病,可通过多种途径损害心肌,增加心脏负荷,协同导致心功能恶化。

3. 射血分数保留心力衰竭比例增大 HFpEF在心力衰竭患者中约占50%,随着年龄的增长,其发病率明显增高,特别是老年女性成为高发人群。

4. 临床症状不典型 典型的心力衰竭症状有劳力性呼吸困难、夜间阵发性呼吸困难、端坐呼吸及双下肢水肿。老年人常常缺乏这些典型症状,而表现不典型,如因老年体弱,平时活动量小,未表现出活动或静息时的呼吸困难,表现为夜间平卧位咳嗽、咳痰、高枕或坐位可减轻;有些老年人因胃肠道淤血、脑灌注不足等,可表现出腹胀不适、恶心、呕吐;夜间烦躁不安、失眠;极度疲倦、不愿行走;头晕、嗜睡、反应迟钝,或活动后出汗、心率加快等。

5. 临床体征特异性差 老年人患者心力衰竭体征的特异性差,需综合判断。老年人颈静脉怒张不仅见于心力衰竭,也见于主动脉扩张和肺气肿。老年人由于脊柱后凸、胸廓畸形等原因,常使心尖冲动移位,此时不能作为心脏大小的指标。非老年人心力衰竭时心率明显增快,而老年人可能因伴有窦房结功能低下或病态窦房结综合征,心率不快,甚至心动过缓。老年患者发绀明显,但重度呼吸困难较少见。体弱的老年人因长期卧床,水肿首发于骶部而非下肢。老年人踝部水肿既见于心力衰竭,也常见于活动少、慢性下肢静脉功能不全和低蛋白血症等,所以周围性水肿不是老年人心力衰竭的可靠体征。

6. 常合并多种疾病 老年人心力衰竭患者常合并多种疾病,包括慢性阻塞性肺疾病、肾衰竭、贫血、脑血管疾病、恶病质等,病情往往更重,预后不良。

7. 药物治疗难度大 老年心力衰竭患者由于并发症多,肾功能减退等,使许多治疗心力衰竭的有效药物(如β受体阻滞剂、ACEI、强心苷等)的应用受到限制,治疗时多易出现不良反应。

(二) 辅助检查

1. 胸部X线检查 是诊断心力衰竭的重要检查之一,可以发现肺淤血,也能检出心脏扩大、胸腔积液，重要的是可以排除肺部疾病引起的呼吸困难。

2. 心电图 心力衰竭患者常有心电图的变化，正常心电图对排除左心室收缩功能异常的阴性预测值超过 90%。缺血性心脏病患者出现前壁 Q 波和左束支传导阻滞是射血分数降低较好的预测指标。左心房负荷过重和左心室肥厚的心电图表现可能与心功能异常有关，但预测值较低。QRS 波群宽度 > 120ms 提示存在心肌收缩失同步，是治疗的一个靶目标。心电图对于心力衰竭时心律失常的诊断具有不可替代的价值。

3. 超声心动图 超声心动图诊断心力衰竭具有一定的权威性，包括频谱多普勒、彩色多普勒和组织多普勒。其作用包括：①诊断心包、心肌或心脏瓣膜病等，如果是心肌疾病，可以判断是收缩性还是舒张功能不全；②定量或定性房室内径，心脏几何形状，室壁厚度，室壁运动，心包、瓣膜及血管结构，定量瓣膜狭窄、关闭不全程度；测量 LVEF、LVEDV 和 LVESV；③区别舒张功能不全和收缩功能不全；④评价治疗效果。

4. 血浆脑利尿钠肽 BNP 及 NT-proBNP 对于老年人心力衰竭诊断和治疗具有重要的指导意义。对于有症状并疑诊心力衰竭患者，当 BNP > 400ng/L 和 NT-proBNP > 2000ng/L，支持心力衰竭诊断。BNP 为 100～400ng/L 和 NT-proBNP 为 400～2000ng/L，诊断不能确定；BNP < 100ng/L 和 NT-proBNP < 400ng/L，不支持慢性心力衰竭。

（三）诊断与鉴别诊断

因老年人心力衰竭的临床表现及体征往往不典型，且并发症多，易造成误诊，需重视心力衰竭不典型表现，若有提示心力衰竭的征象，如：①稍活动或劳动即感心悸、胸闷、气促；②尿量减少，短时间内体重明显增加；③卧位性干咳，患者站立或坐位时不出现咳嗽，躺平后即出现干咳，说明肺部已有明显充血或淤血；④夜间突然憋醒或伴有喘息，睡眠后 1～2h，突然憋醒或伴有呼吸急促或喘息，坐起或起床后症状很快消失；⑤不能完全平卧或平睡，平卧后即感到胸闷气短，且需垫高枕头或取半卧位才舒适；⑥咳痰，开始吐白色痰，量比较少，然后吐大量白色泡沫痰或洗肉水样痰，并伴有口唇或面色青紫、大汗淋漓、喘息；⑦不明原因的精神症状，如心情烦躁、焦虑或有恐惧感，有的甚至出现精神失常、嗜睡、昏迷；⑧全身静脉回流不畅或出现静脉淤血情况，如颈部静脉明显充盈或怒张，肝大，下肢或全身出现逐渐水肿，常伴有食欲缺乏、腹胀、消化不良、腹泻等。应及时做心电图、胸部 X 线片、超声、同位素心室造影、脑钠肽等检查，以便早诊断早治疗。如心力衰竭存在，需进一步明确心力衰竭类型。因收缩性心力衰竭和舒张性心力衰竭的药物治疗原则上有所不同。需注意与慢性阻塞性肺疾病、心包疾病、肝硬化、肾病等相鉴别。

解放军总医院李小鹰教授特别强调，老年人心力衰竭的诊断应按步骤顺序进行，对于初诊患者必须进行临床评价。①完整的病史和进行全面体检，评价心力衰竭的心源性和非心源性病因与诱因。②仔细询问用药情况，饮食与近期出入量。③评估运动耐力，如 6min 步行距离试验（正常≥450m）。④所有患者检测血常规、尿常规、肝肾功能、血清电解质、空腹血糖、血脂，检查甲状腺功能、12 导联心电图及胸部 X 线。测定血浆 BNP 或 NT-proBNP。⑤所有患者行二维和多普勒超声心动图检查，评价心脏大小、室壁厚度、LVEF 和瓣膜功能。⑥有心绞痛和心肌缺血的患者行冠状动脉造影检查。高龄心力衰竭患者如心绞痛合并糖尿病肾病等，需要特别注意。在进行冠状动脉造影之前，应认真权衡其获益大小与对比剂肾病的风险。

三、治疗策略

（一）药物治疗

心力衰竭治疗指南对于无其他伴随疾病的 80 岁老人仍是适用，但是老年患者在应用时仍应十分谨慎。老年人胃肠蠕动和胃肠血流减低，胃内 pH 升高，这种年龄相关性的变化可能会减少口服药物的吸收，然而，胃肠蠕动的减低会延长药物的吸收，老年人对药物吸收的总量并没有明显影响。心力衰竭患者胃肠道黏膜淤血、水肿，会进一步影响口服药物的吸收，因此，老年人心力衰竭患者要想迅速获得治疗效果，可能需要选择其他给药方式如静脉注射。随年龄的增长，体内脂肪组织量逐渐增加，非脂肪组织量则有所减少；同时细胞内液有所减少，总体水分也减少，由此导致药物分布容积发生改变。由于肝和肾清除率随年龄增加而降低，药物的清除会受到不同程度的影响。老年人心力衰竭患者往往存在多种基础疾病而需要同时服用多种药物，不同种类的药物之间存在相互影响，易导致药物不良反应发生。鉴于老年患者生理功能及药动学特点，在应用药物治疗时小剂量开始应用，缓慢调整剂量直到最大耐受剂量，治疗方案尽可能简化，如选用每日一次的给药方案，并注意药物之间的相互作用。

老年人心力衰竭患者药物治疗临床具体关注点如下。①血压：心力衰竭常规治疗药物具有血管扩张作用，应防止体位性低血压的发生，避免摔伤。②心率：密切监测 β 受体阻滞剂的剂量，避免心动过缓，对潜在病态窦房结综合征的患者提高警惕。③容量：保持等容状态，既避免过度利尿，又要防止利尿药漏服和其他影响容量的情况，比如，泌尿系结石、前列腺增生等。④血糖：对糖尿病合并心力衰竭患者最佳糖化血红蛋白在 7%～8%，老年合并多种慢性疾病或轻中度认知功能受损者糖化血红蛋白＜8%，老年虚弱患者进一步上移；疾病复杂或营养不良或疾病终末阶段，或中重度认知功能受损者糖化血红蛋白＜8.5%；防止低血糖的发生，降糖药物禁用噻唑烷二酮，急性心力衰竭不用双胍类，避免乳酸性酸中毒。⑤营养：体重、血红蛋白、血清铁、总蛋白、总胆固醇、肌酐等指标的监测，合并慢性肾病，慢性消化道疾病病史的了解。⑥肝肾功能。⑦中枢神经系统功能及病变：包括自主神经病变、脑萎缩、卒中后遗症等。⑧高危药物：常用的例如地高辛、华法林、左甲状腺素等，注意剂量、相互不良反应的叠加及食物影响等。

1. 利尿药 是治疗老年患者心力衰竭的一线药物。但是老年人体液较少，远侧肾单位吸收钠的能力下降，过度利尿时，钠的丢失增多，容易引起脱水，导致血压下降，血液浓缩，血栓形成。因此，对于多数心力衰竭的患者，若非在心力衰竭急性加重时，在应用利尿药的同时，液体入量不必严格限制。利尿药的剂量宜小，通常采用留钾和排钾利尿药联合用药，缓慢利尿，依患者反应情况调整剂量。老年人心力衰竭患者利尿量以每日 1500mL 左右、体重减轻 0.5～1kg/d 为宜，一般先选用中等强度利尿药。

老年人心力衰竭患者在应用利尿药治疗时应密切监测血电解质变化。低钾血症和低镁血症有促发室性心律失常和地高辛毒性作用。低钠血症和高钾血症亦较常见。应密切监测血钾变化，避免发生低钾或高钾血症，这都可以降低心脏的兴奋性和传导能力，导致猝死。交感神经系统和 ARRS 的激活可以导致低钾血症，血钾降低可增加强心苷和抗心律失常药的危险。因此许多专家建议，在心力衰竭治疗中血钾浓度应调整在 4.0～5.0mmol/L。有些低钾患者在补钾的同时应该补充镁。而另外一些患者（特别是 ACEI 单独使用或与醛固酮受体拮抗药联合使用的患者），不必要常规补充钾盐，应警惕高钾血症的发生危险。

老年人心力衰竭患者对血容量不足非常敏感。过量应用利尿药，可能会诱发脱水或肾前性氮质血症，因此采用最低有效剂量的利尿药治疗，以避免过度利尿导致容量不足和利尿不足致使体液潴留不能得到有效控制的发生。另外，在应用利尿药治疗心力衰竭过程中，当出现低血压和氮质血症时，应注意区分是过度利尿致体液丢失引起的还是心力衰竭恶化引起的，其鉴别点在于有无体液潴留，若为前者则利尿药需减量，若为后者则需增加利尿药或与多巴胺等联合应用处理。另外老年患者用强效利尿药治疗时发生尿失禁和尿潴留并不少见。前列腺增生者，会发生严重尿潴留。过度利尿可引起血容量骤减及血液浓缩，加之老年人心力衰竭患者血液处于高凝状态，易导致血栓形成。在脱水的情况下可使伴有肺部疾病的心力衰竭患者痰液转为浓稠不易咳出，而使呼吸困难加重。

对于伴有收缩功能不全或舒张功能不全，以及容量超负荷的老年患者，均应采用利尿药治疗，但是收缩功能不全的心力衰竭患者较舒张性心力衰竭患者能耐受更高剂量利尿药。舒张性心力衰竭患者往往是前负荷依赖的，需要较高的左心室充盈压才能维持足够的每搏量和心排出量，并不耐受血容量不足。因此老年舒张性心力衰竭患者应予以低盐饮食，同时谨慎应用利尿药，应从小剂量起开始应用，适当调整其剂量。当患者的体液潴留消失时利尿药应逐步减量，如有可能则可以停用，长期应用大剂量的利尿药会引起神经激素活性、肾素活性增加，而肾素活性增加可能会导致舒张性心力衰竭恶化，从而增加死亡率。

2. 正性肌力药的应用

（1）强心苷　是长期以来老年慢性心力衰竭患者的主要治疗药物之一，适用于中重度心力衰竭尤其是有心房颤动伴快速性心室率的心力衰竭患者。老年人应用强心苷应遵循个体化原则，采用维持量给药法。强心苷中，以地高辛最为常用。其起始和维持量为每日 0.125～0.25mg。超过 70 岁，有肾功能损害或体重较轻的患者应以低剂量（每日 0.125mg，或 0.125mg 隔日 1 次）起始。

（2）非强心苷类正性肌力药　磷酸二酯酶抑制药常用药物包括米力农和氨力农等，适用于外周低灌注，伴或不伴对足量利尿药和血管扩张药抵抗的患者，可改善心功能、减轻心脏前后负荷、扩张冠状动脉、增加心肌灌注，同时还能改善左心室舒张功能。老年人心力衰竭伴有舒张功能障碍应用其他药物效果不佳时，本药有一定疗效。但是，在急性心力衰竭时静脉应用米力农与安慰剂相比，并不减少住院与心血管事件的发生率，同时产生较高的治疗相关并发症（如心房颤动与低血压）。由于磷酸二酯酶抑制药会增加死亡率和室性心律失常的发生率，故不宜作为一线药物。主要适用于老年急性左心衰竭，终末期和难治性左心衰竭及慢性心力衰竭急性失代偿而常规治疗无效者，应用时应短期应用。

多巴胺受体激动药包括多巴胺和多巴酚丁胺。长期应用缺乏持续血流动力效应，症状和运动耐量亦无改善。故主要适用于心力衰竭急性恶化的患者，对利尿药、地高辛和血管扩张药联合治疗无效的心力衰竭患者，老年人心脏手术后心肌抑制所致的急性收缩性心力衰竭，以及心脏移植前的终末期心力衰竭。心力衰竭伴休克时更应使用多巴胺，不仅有正性肌力作用，还有改善肾血流量和增加尿量作用。只能短期支持应用，不宜作为一线药物长期应用。应用多巴胺及多巴酚丁胺不可突然停药，病情好转应逐渐减低剂量。

钙增敏剂左西孟旦治疗老年人急性和失代偿性心力衰竭与多巴酚丁胺相比，左西孟旦无增加心肌耗氧效应，而且其增加心排血量和降低肺毛细血管楔压作用优于多巴酚丁胺，并可降低血压。适用于继发于心脏收缩功能降低的低心排血量症状，但无明显低血压的心力衰竭患者。

3. 血管扩张药　动脉扩张药通过扩张阻力血管，减轻后负荷，适用于左心室排血量低、易疲倦、脏器灌注不足为主要症状的患者。静脉扩张药通过扩张容量血管，减轻前负荷，缓解肺淤血，适用于心室充盈压过高，以呼吸困难为主者。在血压过低或血容量不足时应禁用血管扩张药，应用时要注意低血压的发生，故应用中密切监测血压是十分重要的，以用药后平均血压较用药前降低 10mmHg 为宜。

老年人心力衰竭患者由于长期胃肠淤血，吸收不良，低蛋白血症，造成血浆胶体渗透压降低，此时若用血管扩张药，可使血管内液外渗，加重水肿。适当提高胶体渗透压后再用血管扩张药，并同时加用利尿药方可获得满意效果。静脉扩张药可使回心血量减少。因此若长期使用血管扩张药应与利尿药一起应用。由于老年人对血压的自身调节能力较差，使用血管扩张药时易出现低血压，故在应用血管扩张药时应密切监测血压，以防血压明显下降造成重要脏器灌注不良。用药时应从小剂量开始，根据病情状况逐渐增加剂量。

在急性心力衰竭患者静脉给予重组人脑肽作用明显优于静脉注射硝酸甘油，且其安全性与硝酸甘油相当。荟萃分析显示，应用重组人脑肽超过 24h 会显著增加对急性失代偿性心力衰竭患者肾功能损害的程度。因此，重组人脑肽只是作为一种辅助的治疗方法，仅应用于急性失代偿性心力衰竭患者并不应连续静脉给药。老年人心力衰竭患者在应用此药时注意监测患者血压变化，防止血压过低。

4. ARRS 抑制剂　2022 年 AHA/ACC/HFSA 心力衰竭管理指南将 RAAS 阻滞剂 ARNI、ACEI 和 ARB 均为Ⅰa 推荐，心功能Ⅱ～Ⅲ级首选 ARNI；不能耐受者改用 ACEI，不耐受 ACEI 的患者改为 ARB；已用 ACEI 或 ARB 的患者亦建议改用 ARNI（Ⅰb）。ARNI 的主要不良反应是低血压和血管性水肿，为避免血管性水肿的发生，在启动 ARNI 治疗前，应停用 ACEI 至少 36h。ACEI（ARB）与 ARNI 的联合治疗是禁忌的。有血管性水肿的患者不推荐使用 ARNI 治疗（Ⅲ类推荐）。

5. 醛固酮受体拮抗药　螺内酯是应用最广泛的醛固酮受体拮抗药。接受醛固酮受体拮抗药治疗的老年患者应该密切监测肾功能变化，同时规律监测血钾水平。醛固酮受体拮抗药的主要风险为高钾血症，尤其在肾功能不全时更易发生，因此对于老年患者，如果肌酐清除率 ＜ 50mL/min 就应将螺内酯剂量减至每日 12.5mg，如果肌酐清除率 ＜ 30mL/min，则不应继续予醛固酮受体拮抗药治疗。

6. β 受体阻滞剂　随着身体的衰老，会伴随着血清去甲肾上腺素水平升高和心肌 $β_1$、$β_2$ 受体下调，老年人如果发生心力衰竭，$β_1$ 受体密度下调程度更高。$β_1$ 受体的慢性阻滞作用导致通过激活 $β_2$ 受体发挥正性肌力的作用增强。这种现象在老年人心力衰竭患者中可能更为重要。β 受体兴奋所引起的心肌收缩反应也会随着年龄增加而减弱。老年人心力衰竭患者，由于交感神经系统的激活更甚于 ARRS 的激活。因此，β 受体阻滞剂对老年人心力衰竭患者也是有益的。

β 受体阻滞剂对于老年人心力衰竭患者应从非常小的剂量开始应用，在数周或数月内缓慢加量。靶剂量美托洛尔 75mg 每日 2 次，卡维地洛 25mg 每日 2 次，比索洛尔 10mg 每日 1 次。应用过程中应注意监测患者血压、心率、体重及心功能。

β 受体阻滞剂的常见不良反应如头晕和直立性低血压在老年人群中比较常见，此种情况在接受 β 受体阻滞剂治疗的老年人心力衰竭患者更易发生。如出现 β 受体阻滞剂所致不良反应，则将药物减量至先前能耐受的剂量，在应用数周后可再次以较小的速度加量。老年人群较易发生慢性阻塞性肺疾病，因此在这一部分人群中应用 β 受体阻滞剂会有所顾忌。然而，大多数 COPD 患者应用 β 受体阻滞剂并不会发生反应性支气管痉挛，并且耐受很好。

7. 钠 - 葡萄糖协同转运蛋白 2 抑制剂　达格列净的心血管获益不依赖于年龄，各年龄组间HR均小于1，且随着年龄增长，用药不良反应风险无增加。恩格列净在老年人心力衰竭中的心血管获益也是肯定的。目前尚无SGLT2抑制剂增加老年人心力衰竭患者不良事件风险的报道。

8. 抗凝治疗 老年人心力衰竭存在下列情况需要抗凝治疗：急性心力衰竭，病情重，患者卧床时间较长，需要短期应用低分子肝素预防血栓形成，心力衰竭合并心房颤动，权衡风险后选择抗凝；心力衰竭合并心腔内附壁血栓；心力衰竭继发于急性肺栓塞；瓣膜置换术后心力衰竭；Ⅰ型和Ⅳ型肺动脉高压合并右心衰竭；慢性心力衰竭因其他因素（如骨折）长期卧床等。抗凝药物的选择：心房颤动、机械瓣膜性心脏病和静脉血栓性疾病，优选华法林。应用华法林对老年患者INR的目标值可以低一点，剂量小一点，注意其他药物对华法林的影响，比如左甲状腺素等。非瓣膜性心脏病的心房颤动可选择药物达比加群110～150mg，每日2次。75～79岁患者达比加群110mg，每日2次；＞80岁，目前仅欧洲药物管理局赞成可以使用。如果肌酐清除率（CrCl）＜30mL/min，避免应用达比加群；CrCl 30～50mL/min，或与决奈达隆或酮康唑联用时，达比加群75mg，每日2次。低分子肝素的应用：对≥75岁的老年患者，剂量为1～0.75mg/kg，每日2次；如果CrCl＜30mL/min，减量，例如：依诺肝素钠1mg/kg，每日1次。

（二）非药物治疗

1. 心脏再同步化治疗 对于存在心室不同步收缩的老年人心力衰竭患者，经应用药物治疗仍存在心力衰竭症状者，可考虑CRT治疗。然而，35%的心力衰竭患者CRT治疗可能无效，CRT治疗时左心室电极植入的失败率为8%～13%。因此在选择行CRT治疗时，应严格把握适应证，并于术前行多普勒超声评价心室收缩的同步性是十分重要的。

2. 血液净化治疗 可用于多病因顽固心力衰竭的老年患者，能够维持液体平衡，稳定氮质水平，纠正电解质及酸碱失衡，有利于心功能恢复。

（三）病因和诱因的治疗

对所有可导致心脏功能受损的常见疾病如高血压、冠心病、糖尿病等，需及时治疗，如控制高血压、糖尿病、改善冠心病心肌缺血；对有症状的心律失常需及时治疗，如心室率很快的心房颤动应尽快控制心室率；对潜在的甲状腺功能亢进、贫血也需及时纠正；对合并有呼吸道感染，应积极选用适当的抗菌药物治疗。

四、预后

心力衰竭是一种高致死性疾病，老年人心力衰竭死亡率高于非高龄患者，且死亡率与年龄相关，年龄越老，死亡率越高。尽管ARNI、ACEI、ARB及β受体阻滞剂、SGLT2抑制剂的应用使心力衰竭患者的预后得到明显改善，但5年总死亡率及心功能Ⅲ～Ⅳ级的患者2年内死亡率仍高于50%。研究发现，年龄增加、男性、既往有心肌梗死病史、慢性肝病、肺炎、肾衰竭和脑梗死是影响老年人心力衰竭患者预后的不利因素。而冠状动脉旁路移植术和植入型心律转复除颤器植入术则可以明显改善老年人心力衰竭的预后。

心力衰竭是造成老年人死亡的最常见原因，猝死发生率是正常人的5倍。心力衰竭发生与年龄有着密切的关系，80%的心力衰竭患者都是老年人。老年人心力衰竭患者5年生存率为25%～50%。研究发现，心力衰竭患者死亡率超过许多癌症相关病死率。心力衰竭确诊后 1 年和 5 年死亡率分别为 20.2% 和 52.6%。随着年龄增长，60 岁和 80 岁 1 年和 5 年死亡率显著增加，分别为 7.4% 和 24.4%，19.5% 和 54.4%。HFpEF 和 HFrEF 患者死亡率相似。这些数据与弗雷明汉心脏病研究一致。目前，心力衰竭的存活率有提高。证据越来越充分，这与 HFrEF 的循证治疗有关。

心力衰竭住院患者预后更差。1 年病死率与年龄有明显的关系，2008 年 65～74 岁、75～84 岁和≥85 岁人群 1 年死亡率分别为 22.0%、30.3% 和 42.7%，住院 5 年内死亡率＞65%。这一数据表明，心力衰竭住院后死亡率结果无显著改善。

参考文献

[1] 王福军，罗亚雄. 心力衰竭用药策略 [M]. 北京：人民军医出版社，2013：185-202.

[2] 杨杰孚，张健. 心力衰竭合理用药指南 [M]. 2 版. 北京：人民卫生出版社，2019：141-143.

[3] 中华医学会心血管病学分会心力衰竭学组，中国医师协会心力衰竭专业委员会，中华心血管病杂志编辑委员会. 中国心力衰竭诊断和治疗指南 2018[J]. 中华心血管病杂志，2018，46（10）：760-789.

[4] Ponikowski P, Voors A A, Anker S D, et al. 2016 ESC Guidelines for the diagnosis and treatment of acute and chronic heart failure：The Task Force for the diagnosis and treatment of acute and chronic heart failure of the European Society of Cardiology (ESC) Developed with the special contribution of the Heart Failure Association (HFA) of the ESC[J]. Eur Heart J, 2016, 37(27): 2129-2200.

[5] Upadhya B, Kitzman D W. Heart failure with preserved ejec- tion fraction: new approaches to diagnosis and management[J]. Clin Cardiol, 2020, 43(2): 145-155.

[6] Bhatt D L, Szarek M, Steg P G, et al. Sotagliflozin in Patients with Diabetes and Recent Worsening Heart Failure. N Engl J Med. 2021, 384(2): 117-128.

[7] Packer M, Butler J, Zannad F, et al. Effect of Empagliflozin on Worsening Heart Failure Events in Patients With Heart Failure and Preserved Ejection Fraction: EMPEROR-Preserved Trial[J]. Circulation. 2021, 144(16): 1284-1294.

[8] 中华医学会心血管病学分会，中国医师协会心血管内科医师分会，中国医师协会心力衰竭专业委员会，中华心血管病杂志编辑委员会. 中国心力衰竭诊断和治疗指南 2024[J]. 中华心血管病杂志，2024，52（3）：235-275.

[9] 国家心血管病中心，国家心血管病专家委员会心力衰竭专业委员会，中国医师协会心力衰竭专业委员会，等. 国家心力衰竭指南 2023[J]. 中华心力衰竭和心肌病杂志，2023，7（4）：215-311.

[10] 石翔，王福军. 老年心血管病用药手册 [M]. 北京：人民军医出版社，2016.

第六章
女性心力衰竭诊治策略

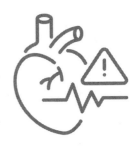

一般认为心力衰竭男性发病率要远高于女性，因为缺血性心脏病占心力衰竭的重要组成部分，而冠状动脉疾病的危险因素又在男性多见，并且由于多种原因心力衰竭临床试验入选的患者绝大多数为男性患者。然而，实际上心力衰竭患者女性占多数，尤其是老年女性。我国心力衰竭发病率为 0.9%，其中男性为 0.7%，女性为 1.0%。

20 世纪后，无论男性还是女性心力衰竭相关死亡率均有下降，但发病率逐年增长，女性尤为明显。心力衰竭发病率随年龄增长而增加，65～85 岁男性心力衰竭发病率约 10 年增加 1 倍，而女性心力衰竭发病率在同一年龄时间内会增加 3 倍。

与男性相比，HFpEF 在女性中更为常见。2017 年 AHA 数据提示女性住院 HFpEF 的比例最高（59%）。妇女健康倡议（Women's Health Initiative）中心力衰竭事件研究发现，高血压和肥胖约占女性发生 HFpEF 风险的 2/3。肥胖仅与 HFpEF 风险增加有关，并且这种风险随着体重指数的增加而增加，如在厄贝沙坦对射血分数正常的心力衰竭患者的作用研究（irbesartan in heart failure with preserved ejection fraction study，I-PRESERVE）中，就观察到女性肥胖和 HFpEF 之间有类似的关联。高血压是女性心力衰竭最常见的危险因素，而冠状动脉疾病是男性心力衰竭的最主要危险因素。Framingham 对 5143 例无心力衰竭人群进行了平均 14.1 年的随访（最长 20.1 年），发现女性高血压患者发生心力衰竭危险度增加 3.4 倍，而男性只增加了 2 倍。虽然女性心力衰竭的主要病因为非缺血性心脏病，但心肌梗死后比男性更易发生心力衰竭，Framingham 队列研究中的女性患者心肌梗死后心力衰竭的风险高于男性。

一、发病机制

（一）女性心脏解剖及病理生理学差异

从青春期开始，女性左心室室腔大小和质量比男性小 15%～40%；这些差异在调整了女性身体体积小的因素后仍然存在。左心室对慢性压力的反应也存在性别差异，高血压女性发生左心室肥厚的危险更大，高血压易导致女性发生向心性肥厚，心室室壁厚度增加，室腔变小，而男性则易发生离心性肥厚。向心性肥厚导致早期室腔充盈缺损，室腔僵硬度增加。高龄可增加左心室舒张期弹性和血管僵硬度，这一现象在女性更显著。心血管僵硬度增加被认为是射血分数正常心力衰竭的一个重要危险因素。60 岁以下男性心室流入道比流出道指数大于同年龄组女性，故 60 岁以下女性在生理情况下前负荷较男性增加。因此，女性患者较男性相对舒张末压低，舒张末容量小，平均静息心率较男性快，女性心脏为适应心脏前后负荷的变化，较男性易发生心肌肥厚。

大多数研究发现女性心脏收缩功能强于男性或两者相似。而 Foll 等在一项研究中观察到男性和女性都存在与年龄相关的心肌长轴收缩速率下降,而这种收缩功能下降程度在女性更加显著。

(二)女性内分泌激素的变化

绝经后,伴随着女性体内雌激素水平的降低,往往出现心力衰竭发生率的增高,该现象在一定程度上反映了雌激素对心脏的保护作用。雌激素对女性保护作用表现为:①作用于内皮细胞产生 NO;②与 RAAS 相互作用;③可减轻血管增殖及心肌肥厚,抑制内皮素及其受体;④影响凝血级联效应和炎性因子。研究还证明,心力衰竭与瘦素水平有关。瘦素水平随着年龄的增加而增加,女性高于男性。瘦素的增加可以增加交感神经系统活性,干扰血小板功能,促进血栓形成。瘦素还可调节巨噬细胞吞噬作用和炎症前细胞活素的表达,从而引发炎症免疫反应,促使心血管疾病和心力衰竭的发生发展。

性激素,特别是雌激素的影响,被认为有助于解释在女性心力衰竭患者中观察到改善终点事件的原因。雌激素可影响外周和中枢系统去甲肾上腺素的运输和沉积,改变压力反射敏感性的作用。研究发现,绝经后女性的心脏特异性交感神经活化和心脏去甲肾上腺素外流均比同龄男性显著。绝经后女性或阻断 β 受体的年轻女性,总外周阻力与交感神经活性成正比,提示女性性激素调节交感神经的作用可能与 β 受体有关。雌激素上调内皮型一氧化氮合酶并增加一氧化氮的生物利用度,减少钙敏感性,这种潜在的血管舒张作用和负性肌力作用可以解释为什么绝经前女性的血压低于同龄男性。

雄激素对 NO/内皮型一氧化氮合酶作用尚存争议,因为雄激素可通过芳香化酶作用转变为雌激素。研究发现,芳香化酶多态性与男性高血压和冠心病患者死亡率、心肌梗死、脑卒中事件的增加有关,女性未发现芳香化酶多态性与心血管事件的相关性。17β 雌二醇可通过抑制新生心脏成纤维细胞的 DNA 合成、减轻血管紧张素Ⅱ和内皮素 1 活化、抑制 ARRS 激活、减少纤维连接蛋白等间质蛋白以及胶原Ⅰ和Ⅲ的合成,从而限制心脏成纤维细胞增生和分化。雌激素还可以通过提高脂蛋白脂酶活性影响血清脂质,上调极低密度脂蛋白胆固醇的水解,调节过氧化物酶体增殖物激活受体 α(核受体,靶目标是脂肪酸氧化基因),起到调节血脂的作用,从而防止冠心病本身和心力衰竭的发展。

(三)女性心力衰竭发生的危险因素

在伴发高血压、肥胖、冠心病和糖尿病等心力衰竭的危险因素情况下,女性均较男性易发生心力衰竭。研究表明,女性患高血压比男性更易发生左心室肥厚及舒张性心力衰竭。弗雷明汉心脏研究显示,校正年龄及其他危险因素后认为,高血压占男性心力衰竭的 39%,占女性心力衰竭的 59%。高血压增加了男性 2 倍的心力衰竭危险,而女性增加了 3 倍。肥胖可使女性高血压患者左心室肥厚的发生增加 20%,而男性高血压左心室肥厚只增加 3.5%。因此,肥胖对女性心肌重构的影响较大。弗雷明汉心脏研究显示糖尿病可使男性心力衰竭的发病率增加 2.4 倍,女性心力衰竭的发病率增加 5 倍,在年龄< 65 岁的患者中这种性别差异更大。

二、临床诊断

(一)临床表现

心力衰竭患者中女性与男性临床特征不同。当发生心力衰竭时,女性心力衰竭患者较男性心力衰竭患者表现出更多的心力衰竭症状和体征，发生心力衰竭后运动耐量明显低于男性。女性心力衰竭临床特点往往表现为HFpEF。Best研究中，女性心力衰竭患者非缺血性心脏病比例高于男性，射血分数更高，同时心率偏快，合并左束支传导阻滞者高于男性。在缺血性心脏病中，女性心血管病变更广泛，介入治疗出血并发症多。女性心力衰竭合并高血压和糖尿病比例更高。女性血栓事件更常见。

（二）辅助检查

诊断女性心力衰竭的方法如超声心动图及多普勒超声、同位素心室造影及同位素心肌灌注显像、磁共振成像、胸部X线、心电图、动态心电图及BNP和NT-proBNP检测等检查的适应证、禁忌证、诊断价值及选择原则均与非女性患者基本相同。但女性心力衰竭高龄者多、HFpEF多，BNP和NT-proBNP的水平高于男性，在评价检查结果时应注意这些特点。

（三）诊断与鉴别诊断

女性心力衰竭患者的诊断、鉴别诊断及心功能分级、分期等与非女性者相同。

许多临床医师认为心力衰竭主要是一种男性多发疾病，而且心力衰竭研究入选的多数是男性患者。然而，事实上大多数心力衰竭患者是女性（特别老年女性），她们常常表现为HFpEF。因此，临床医师要提高对女性心力衰竭的认识水平。

三、治疗策略

（一）药物治疗

女性体重较轻、体表面积较小，且肾对药物的清除率较低，故不良反应发生率较高。因此，对于女性心力衰竭患者，特别是老年女性患者，要根据年龄、体重个体化计算药物剂量，以最大限度地降低不良反应发生率。

在一些ACEI临床试验中，与男性患者相比，女性患者的心血管死亡率、全因死亡率以及心力衰竭住院的联合终点均未显示出显著降低。原因可能是由于早期临床试验女性很少被纳入研究，而不代表ACEI对LVEF降低的女性无效。HOPE研究中，女性占21%，其中37.5%有陈旧性心肌梗死史，雷米普利对于心功能正常的高危女性患者与男性同样获益。同时一些临床试验发现，ACEI的不良反应如皮疹、干咳、血肌酐升高和胃肠反应等，女性均较男性多见。

对ARB而言，CHARM研究纳入7599例HFrEF患者（女性/男性：2400/5199），结果提示坎地沙坦在预防心血管疾病死亡率和住院率上，男性和女性作用相当。而缬沙坦心力衰竭试验纳入5010例NYHA心功能Ⅱ～Ⅳ级患者（女性/男性：1003/4007），在主要终点上也没有发现性别差异。

ARNI具有双靶点作用，可同时抑制脑啡肽酶和阻断AT1R。对于有症状的HFrEF患者，指南推荐若血压耐受，以ARNI替代ACEI/ARB，以进一步减少心力衰竭的发病率及死亡率。PARADIGM-HF研究提示，8442例NYHA心功能Ⅱ～Ⅳ级的HFrEF患者（女性/男性：1832/6567），沙库巴曲缬沙坦心血管死亡或心力衰竭住院风险较依那普利降低20%，亚组分析显示，ARNI在HFrEF患者中获益没有性别差异。

β受体阻滞剂在HFrEF患者治疗中与ACEI/ARB/ARNI联合，可以改善患者预后。女性患者可以更多地从β受体阻滞剂中获益，如心功能不全比索洛尔研究纳入2647例HFrEF

患者（女性515例），比索洛尔组女性患者的全因死亡率显著低于男性（6%比12%），但在安慰剂组没有发现性别差异（13%比18%）。MERIT-HF研究纳入了3991例（女性/男性：898/3093）HFrEF心力衰竭患者，美托洛尔组女性主要终点事件（全因死亡率、全因住院率或两者结合）减少了21%，高于男性（18%）。但在卡维地洛的一项前瞻性研究中，β受体阻滞剂对降低男性、女性死亡率的作用相当大。但这些临床试验中女性的比例均<30%，限制了性别特异性分析或按性别评估交互作用的适用性。但至少肯定了β受体阻滞剂对女性HFrEF患者的充分有效性。

目前研究未发现窦房结if通道抑制剂伊伐布雷定在治疗中存在性别差异。

醛固酮受体拮抗剂及地高辛 随机螺内酯评估研究纳入1663例HFrEF患者（女性/男性：446/1217），螺内酯使男性和女性全因死亡率降低接近30%，男女性别间无显著差异。依普利酮治疗急性心肌梗死后心力衰竭的疗效和生存研究纳入了急性心肌梗死后3~14d心力衰竭患者6632例（女性/男性：1918/4714），结果显示依普利酮与全因死亡率下降有关，女性下降20%，男性下降15%，无性别差异。地高辛可以改善心力衰竭患者症状，减少再住院。DIG研究是迄今为止规模最大的评估慢性心力衰竭患者地高辛应用安全性的临床试验。研究发现与安慰剂比较，地高辛可能会增加女性患者的死亡率[调整后的风险比（hazard ratio，HR）=1.23，95% CI：1.02~1.47]，而男性死亡率没有显著增加（调整后HR=0.93，95% CI：0.85~1.02）。DIG回顾性分析发现，女性血液地高辛浓度高于男性，这可能是造成上述结果的原因之一。因此女性患者应用地高辛时应提高警惕，建议根据体重、肾功能及地高辛的血清水平调整剂量。

由于女性糖尿病患者心力衰竭的风险更大，与男性相比，SGLT2抑制剂在预防及治疗女性心力衰竭方面的获益和潜力可能更大。不仅是糖尿病患者，非糖尿病心力衰竭患者也可获益。

（二）非药物治疗

限盐和限水可使血容量减少，左心室舒张末压降低。进行适当有氧运动，可以增加患者的运动耐力并使患者的基础心率减慢以改善心肌的舒张功能，增加骨骼肌张力以改善患者的乏力症状。

CRT对临床症状改善和逆转重构的程度存在性别差异，女性心力衰竭再住院率、死亡率以及左心室容积减少的幅度比男性更显著。冠状动脉树局部观察预测事件研究（PROSPECT）显示，6个月的CRT，女性对治疗的反应率优于男性，两者LVESD均减少≥15%，部分LVESD减少≥30%。后者在女性患者中比例更大（54%比31%）。一项荟萃分析纳入183项随机对照研究，结果也显示女性LVESD下降程度较男性更为显著（RR=1.12，95% CI：0.99~1.26）。Cipriani等对5项大型研究中4802例患者数据再分析发现，在接受CRT且合并完全性左束支传导阻滞（QRS≥130 ms）的HFrEF患者中，女性对于全因死亡是有益因素（HR=0.5，95% CI：0.42~0.60）。

女性心力衰竭患者的心室辅助装置及外科手术等非药物治疗措施的适应证、选择原则均与非女性患者相同。

四、预后

早期临床试验显示女性心力衰竭患者预后较好，一旦出现心力衰竭，平均存活时间男性为 1.7 年，女性为 3.2 年，5 年死亡率男性和女性均为 50%。近 20 年来，由于治疗手段的进一步完善，男性死亡率有了显著降低，但女性死亡率降低却不显著。在全球范围内，心力衰竭是心血管疾病住院的主要原因，其中女性占 50%。

参考文献

[1] 王福军，罗亚雄. 心力衰竭用药策略 [M]. 北京：人民军医出版社，2013：203-208.

[2] 中华医学会心血管病学分会心力衰竭学组，中国医师协会心力衰竭专业委员会，中华心血管病杂志编辑委员会. 中国心力衰竭诊断和治疗指南 2018[J]. 中华心血管病杂志，2018，46（10）：760-789.

[3] MeGowan E C, Keet C A. Prevalence of self-reported food allergy in the National Health and Nutrition Examination Survey (NHANES) 2007-2010[J]. J Allergy Clin Lmmunol, 2013, 132(5): 1216-1219.

[4] Kenchaiah S, Vasan R S. Heart Failure in Women-Insights from the Framingham Heart Study[J]. Cardiovase Drugs Ther, 2015, 29(4): 377-390.

[5] Drum C L, Tan W K Y, Chan S P, et al. Thymosin Beta-4 Is Elevated in Women With Heart Failure With Preserved Ejection Fraction[J]. J Am Heart Assoc, 2017, 6(6). e005586.

[6] Davies M J, D'Alessio D A, Fradkin J, et al. Management of hyperglycemia in type 2 diabetes, 2018[J]. Diabetes Care, 2018, 41(12): 2669-2701.

[7] McMurray J J V, Solomon S D, Inzucchi S E, et al. Da pagliflozin in patients with heart failure and reduced ejection fraction[J]. N Engl J Med, 2019, 381(21): 1995-2008.

[8] Sattar N, McLaren J, Kristensen S L, et al. SGLT2 Inhibition and cardiovascular events : why did EMPA-REG Outcomes surprise and what were the likely mechanisms? [J]. Diabetologia, 2016, 59(7): 1333-1339.

[9] Ferrannini E, Mark M, Mayoux E. CV Protection in the EMPA-REG OUTCOME trial : a "thrifty substrate" hy pothesis[J]. Diabetes Care, 2016, 39(7): 1108-1441.

[10] Verma S, McMurray J J V. SGLT2 inhibitors and mechanisms of cardiovascular benefit: a state-of-the-art review[J]. Diabetologia, 2018, 61(10): 2108-2117.

[11] Tibrewala A, Yancy C W. Heart Failure with Preserved Ejection Fraction in Women[J]. Heart Fail Clin, 2019, 15(1): 9-18.

[12] Beale A L, Cosentino C, Segan L, et al. The effect of parity on exercise physiology in women with heart failure with preserved ejection fraction[J]. ESC Heart Fail, 2020, 7(1): 213-222.

[13] 中华医学会心血管病学分会，中国医师协会心血管内科医师分会. 女性慢性心力衰竭管理的中国专家共识 [J]. 中华心血管病杂志，2022，50（7）：653-661.

[14] 中华医学会心血管病学分会，中国医师协会心血管内科医师分会，中国医师协会心力衰竭专业委员会，中华心血管病杂志编辑委员会. 中国心力衰竭诊断和治疗指南 2024[J]. 中华心血管病杂志，2024，52（3）：235-275.

[15] 国家心血管病中心，国家心血管病专家委员会心力衰竭专业委员会，中国医师协会心力衰竭专业委员会，等. 国家心力衰竭指南 2023[J]. 中华心力衰竭和心肌病杂志，2023，7（4）：215-311.

第七章
儿童心力衰竭诊治策略

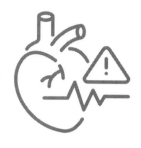

心力衰竭是儿科最常见的危重急症,如不及时治疗,可危及生命。约 30% 的先天性心脏病患儿会合并心力衰竭,在严重的先天性心脏病患儿中心力衰竭率高达 75%。相对于成人心力衰竭的研究,小儿心力衰竭的研究较少,存在较大差距。目前在儿科心力衰竭的临床处理中大多根据成人心力衰竭研究取得的经验。然而儿科病例无论在生理功能,还是在心力衰竭的病因、病理生理等方面都与成人病例有明显差异。

近 20 年来有关儿童及青少年心力衰竭的文献系统回顾,显示儿童心力衰竭的发病率为 (0.87～7.40)/10 万。引起心力衰竭的病因在低收入国家主要是寄生虫感染及下呼吸道感染、营养不良、严重贫血和风湿性心脏病等,而在高收入国家则是心肌病、先天性心脏病、心律失常和获得性心血管疾病(心肌炎、感染性心内膜炎及川崎病)等。随着基因检测的发展,较多原发性心肌病在儿童时期得以确诊;由于外科和护理的进步,越来越多的单心室复杂先天性心脏病患儿术后得以存活,但在儿童和青春期仍面临心脏功能不全的高风险。心脏移植患儿中 57% 源于单心室生理矫正姑息治疗失败;蒽环类抗肿瘤药明显提升了肿瘤患儿 5 年生存率,但其可致心肌损伤的不良反应,由此引起的心力衰竭发病率也在增加。同样,神经肌肉或骨骼肌疾病患儿因呼吸支持改善,其存活率提高,寿命延长,而心肌受累致心功能不全的风险也增加。因此儿童心力衰竭患病人数不断增加。

一、发生机制

(一)病因

1. 基本病因 根据血流动力学及病理生理改变可分为以下几类。①原发性心肌损害,又分为心肌收缩功能障碍及心肌舒张功能障碍。心肌收缩功能障碍包括左冠状动脉起源异常、扩张型心肌病、心肌炎、缺氧-缺血性心肌病(新生儿窒息)、肉毒素缺乏心肌病;心肌舒张功能障碍包括肥厚型心肌病、限制型心肌病、心脏手术后(如 Fontan 术后)。②心脏负荷过重,又分为心室容量负荷过重及压力负荷过重。心室容量负荷过重包括左向右分流型先天性心脏病,如室间隔缺损、动脉导管未闭、房间隔缺损等;瓣膜反流型心脏病,如二尖瓣关闭不全、三尖瓣关闭不全、主动脉瓣关闭不全等。心室压力负荷过重包括瓣膜及血管狭窄性先天性心脏病,如主动脉狭窄、主动脉瓣狭窄、肺动脉瓣狭窄等;左心发育不良综合征;完全性肺静脉畸形引流;三房心;重度高血压等。③异常心率(心脏激动形成与传导障碍),又分为心动过速及心动过缓。心动过速包括室上性心动过速、心房扑动、心房颤动等;心动过缓包括完全性房室传导阻滞、病态窦房结综合征等。

2. 基础疾病 ①先天性心脏病;②心肌疾病,如心肌炎、心肌病;③心律失常,如室性心动过速、室上性心动过速、三度房室传导阻滞；④其他心血管疾病，如感染性心内膜炎、风湿性心脏瓣膜病、川崎病；⑤继发性疾病，如严重脓毒症、休克、输液过多过快、电解质失衡、围生期窒息、急性严重贫血、肺炎等。

3. 不同年龄组的心力衰竭病因 心力衰竭发病年龄对小儿的病因分析有重要临床意义。①早产儿：液体负荷过重、动脉导管未闭、室间隔缺损、支气管肺发育不良所致的肺源性心脏病、高血压（主动脉-肾动脉血栓）。②出生后1周新生儿：左心梗阻型先天性心脏病，包括左心发育不良综合征、主动脉缩窄、主动脉离断、严重主动脉狭窄、二尖瓣狭窄闭锁、完全性肺静脉异位引流（伴梗阻）；左向右分流型先天性心脏病，包括动脉导管未闭、体动静脉瘘、主-肺动脉间隔缺损、完全性肺静脉异位引流（非梗阻）；其他先天性心脏病，如永存动脉干、单心室、完全性大动脉转位伴完整室间隔、完全性大动脉转位伴室间隔缺损、三尖瓣下移畸形；其他疾病，如缺氧-缺血性心肌病（窒息）、严重贫血、心律失常、脓毒症、心肌炎、低血糖、低钙血症等。③出生后2~4周新生儿及婴幼儿：左向右分流型先天性心脏病如室间隔缺损、动脉导管未闭、完全性房间隔缺损、三尖瓣闭锁；其他先天性心脏病如主动脉缩窄、主动脉瓣狭窄、左冠状动脉起源于肺动脉、三尖瓣下移畸形；获得性疾病如心律失常、严重贫血、心肌炎、心肌病、高血压、心内膜炎、气道梗阻、川崎病等。④学龄儿童及青少年：心肌炎、心肌病、风湿热、心内膜炎、高血压、甲状腺功能亢进、血红蛋白沉着症、抗癌治疗、肺源性心脏病。

（二）诱发因素

（1）感染 呼吸道感染是最常见、最重要的诱因，其他如感染性心内膜炎、全身感染等。

（2）心律失常 各种类型的快速性心律失常及严重的缓慢性心律失常。

（3）血容量增加 摄入钠盐过多、静脉输入液体过快过多。

（4）药物影响 如强心苷、利尿药、某些抗心律失常药等应用不当。

（5）过度的体力活动及情绪激动。

（三）发病机制

1. 心脏收缩功能减退的分子机制 ①心肌细胞的丧失及细胞凋亡：心肌细胞数量的减少是心力衰竭产生和（或）恶化的最主要病理基础。细胞死亡主要有细胞坏死和细胞凋亡两种形式。细胞凋亡又称为程序性细胞死亡，它是一种"主动的"死亡过程。心肌细胞凋亡是引起心室心肌细胞数目减少的主要原因。在心肌缺氧、缺血-再灌注、心肌梗死、机械牵拉、主动脉缩窄及心力衰竭等病理生理状态下，均可诱导心肌细胞凋亡。②心肌能量代谢障碍：心力衰竭时，能量代谢模式由脂肪酸氧化供能为主转化为糖代谢为主，脂肪酸氧化酶表达降低，代谢底物由脂肪酸转化为糖类，这种供能方式以降低心肌细胞做功效率即降低心肌收缩力为代价，以提高氧利用度，使细胞内糖类储备减少，脂肪沉积增多。肌酸和磷酸肌酸的含量减少，同时伴肌酸激酶的活性下降，以至于磷酸肌酸生成及储备减少。不同病因引起的心力衰竭，会出现不同特征的线粒体功能障碍。③心脏β受体（AR）及其信息传递调控障碍：心肌内源性去甲肾上腺素（NE）浓度下降，细胞膜的β受体（AR）密度下调，鸟苷酸调节蛋白（G蛋白）的变化。④兴奋-收缩偶联障碍：其发生可能涉及钙转运过程的不同环节，包括细胞膜上的L型Ca^{2+}通道、Na^+-Ca^{2+}交换体，还有肌浆网上的Ca^{2+}-ATP酶及其抑制蛋白的磷酸化受钙蛋白、兰尼碱受体、IP_3受体、贮钙素等。

2. 心室舒张顺应性异常的分子机制 ①心肌细胞舒张功能障碍：β、α受体及其传递调控

第七章 儿童心力衰竭诊治策略

障碍；收缩蛋白的钙敏感性过度增强导致收缩蛋白与钙的解离障碍。②心室重塑降低心室顺应性。

3. 氧化应激和"还原储备"的变化 在心力衰竭从代偿期转入失代偿期的过程中，氧化应激水平明显增高。在代偿性肥厚阶段，还原储备较正常增加，谷胱甘肽过氧化物酶活性和维生素水平增高，而进入失代偿期后，酶活性和维生素E水平明显下调。

4. 心力衰竭时机体代偿应激的分子机制 ①据Frank-Starling定律的前后负荷增加方式：心室肌纤维伸展越长，心肌收缩时缩短量越长，以致心搏出量增加。②儿茶酚胺释放增加：心力衰竭时，心血管的多种感受器的敏感性发生不一致的变化，如心肺反射和减压反射的感受器对相应刺激反应钝化；而升主动脉和颈动脉的化学小体反应敏感，这些感受器冲动传入的强化或弱化，都将产生相同的终末反应，即机体合成、释放儿茶酚胺增多。③ARRS的过度激活：心力衰竭时由于肾血流量和灌注压降低，交感神经兴奋和血中儿茶酚胺增多等原因，引起肾小球旁器细胞分泌和释放肾素增多，激活RAS，产生血管紧张素Ⅱ致使血管收缩、水钠潴留和血容量增加。④心肌肥厚：心肌细胞通过增加细胞体积来应对各种自分泌和旁分泌方式的刺激。肌节的增生和线粒体数目的增多是细胞体积增大的主要途径。根据Laplace定律，室壁张力与室壁厚度成反比，起初心肌肥厚可以使室壁张力保持正常而不增加，但当压力负荷长期持续升高，肥厚心肌无法维持室壁张力时，心功能不全即进入失代偿期。⑤心房肽参与：心力衰竭早期，心房压升高，心房肌受牵张，心房分泌心房肽增多，可以直接对抗和抵消心力衰竭时缩血管及保钠给机体带来的水钠潴留的前、后负荷过度。⑥心肌代谢方式改变：心力衰竭时，心肌细胞改变以脂肪酸氧化供能为主的代谢方式转化为糖代谢为主，这种供能方式有利于提高氧利用度，缓和能量的供需矛盾。

5. 心力衰竭时基因表达改变 ①胚胎化基因的重新表达或表达增强。②次要代谢途径的代偿性活跃。

6. 钙转运蛋白磷酸化水平的调节。

7. 心肌肥厚与凋亡的关系 心肌肥厚是细胞应对持续的心脏超负荷的正常反应，而心肌细胞凋亡则是直接损害心肌结构和功能的重要病理过程。但是，可诱发凋亡的因素同时也可以导致心肌肥厚。研究初步表明，特定的刺激因素诱导肥厚还是凋亡效应，取决于该因素的浓度和作用持续时间。

8. 心室重塑 心室重塑的发展过程被认为是各种原因导致晚期心力衰竭共同的发病机制。尽管心脏的重塑是一种有用的代偿适应，但大多数病例表明，心室重塑往往是适应不良，或者是不充分适应。①血管紧张素Ⅱ及醛固酮均参与心力衰竭时的心室重塑。②心肌细胞间质重塑在心室重塑中起重要作用。

二、临床诊断

（一）临床表现

年长儿童心力衰竭的临床表现与成人相似，而新生儿、婴幼儿患者则有明显差异。对于婴儿患者，显著的临床表现包括呼吸急促、喂哺困难、体重不增、多汗、易激惹、哭声微弱、呼吸困难伴三凹征、鼻翼扇动等。心力衰竭所致肺水肿通常难与支气管炎鉴别，可出现哮鸣音。心力衰竭的婴儿常表现为每次进食奶量减少、吸吮间断并出现呼吸急促及显著出汗。不同年龄组心力衰竭的症状和体征的特点不同（表7-1）。

表 7-1　不同年龄段心力衰竭的症状和体征

年龄段	症状和体征
早产儿	心动过速*，心脏扩大*，苍白*，周围性血管收缩*，呼吸急促*，脉压宽*，氧耗量增加（发绀），肝增大，休克*，肝功能不全，喘鸣，啰音，咳嗽
足月新生儿、婴儿	心动过速*，呼吸急促*，喂哺困难*，过多出汗*，心脏扩大*，奔马律*，肝增大*，生长障碍*，颈静脉怒张，疲乏、虚弱，腹腔积液
幼儿、儿童	心动过速*，呼吸急促*，心脏扩大*，肝增大*，周围性水肿，眼睑水肿，啰音，喘鸣，咳嗽
青少年	与儿童相同表现*，性成熟迟缓*，端坐呼吸，晕厥，周围性水肿，啰音，奔马律

* 常见症状和体征。

1. 心肌功能障碍的表现

（1）心脏扩大　由于心肌收缩功能减弱，导致心室腔扩张或心室肥厚。

（2）心动过速　心力衰竭时由于心排血量绝对或相对减少，通过反射引起交感神经兴奋及迷走神经抑制，引起代偿性心率增快。

（3）心音低钝　重者常出现奔马律，舒张期奔马律常为心力衰竭的重要体征。

（4）脉搏弱　由于脉压小而脉搏细弱，少部分患儿可出现交替脉，四肢末端发凉。

2. 肺淤血表现

（1）呼吸急促　呼吸频率增快，重者可有呼吸困难与发绀。新生儿与小婴儿最显著的临床表现是呼吸急促。尤其是在哺乳时更加明显，多表现为食量减少及吸奶时间延长。但应指出哺喂困难缺乏特异性。

（2）肺部啰音　肺水肿可出现湿啰音，支气管黏膜水肿或肺动脉和左心房扩大压迫支气管可出现哮鸣音。

（3）咳泡沫血痰　肺泡和支气管黏膜淤血所致，但婴幼儿少见。

3. 体循环淤血的表现

（1）肝大　肝由于淤血，短时间内肿大伴触痛。

（2）颈静脉怒张　婴儿由于颈部较短，皮下脂肪较丰满，此征常不明显。

（3）水肿　婴幼儿容量血管床相对较大，极少表现周围性水肿，婴儿眼睑轻度水肿较常见。

（二）辅助检查

1. 实验室检查　除血常规、动脉血气分析、电解质、肝肾功能、血糖、血乳酸、甲状腺激素水平、血清铁及铁蛋白作为心力衰竭初诊时的常规检查项目外，应完善 BNP 或 NT-proBNP，有助于心力衰竭的诊断与鉴别诊断以及心力衰竭严重程度、疗效和预后的评估；肌钙蛋白 I 或 T，用于急性心力衰竭的病因诊断（如判定急性心肌损伤）和预后评估；肌酸激酶同工酶 MB 为心肌酶指标，对心力衰竭病因诊断有参考意义。

2. 胸部 X 线片　有助于心脏大小形态及肺充血情况的评估，并鉴别肺部疾病或其他引起呼吸困难的疾病。儿童心胸比超过 0.50、婴儿心胸比超过 0.55 常提示心脏增大。胸部 X 线片正常并不能排除心力衰竭，急性心力衰竭或舒张性心力衰竭时心脏大小可正常。肺静脉充血，肺间质及肺泡水肿，提示严重左心室功能不全。

3. 心电图　心力衰竭患儿应行 12 导联心电图检查，有助于心力衰竭的病因诊断、预后评估及药物监测。常见表现为窦性心动过速，局灶性或广泛性 ST-T 异常，其他可见心室肥大、低电压及心律失常等。怀疑存在心律失常、心肌缺血或心肌病随诊时，应行24h动态心电图检查。

4. 超声心动图 是评估心脏结构和功能的首选方法。射血分数（EF）及短轴缩短率（FS）是反映心室收缩功能的常用指标。LVEF低于55%和（或）FS低于25%提示左心室收缩功能不全。左心室压力最大上升速率（dp/dt_{max}）能较准确敏感地反映心肌收缩功能，可通过连续波多普勒测量二尖瓣反流速度频谱获得，与心导管测量结果有较好的相关性。多普勒超声心动图测量二尖瓣血流频谱舒张早期（E）、舒张晚期（A）峰流速及E/A比值，为判断左心室舒张功能不全的常用技术，结合二尖瓣环组织多普勒成像综合反映左心室整体舒张功能。当舒张早期二尖瓣环运动速度（e'）＜7cm/s或侧壁处e'＜10cm/s、平均舒张早期二尖瓣口血流速度（E）/e'＞14时，提示舒张功能异常。左心房容积指数（LAVI）可反映左心室充盈压的变化及心房结构重塑，是反映舒张功能的稳定指标，可预测心脏舒张功能不全的严重程度。LAVI＜28mL/m²时提示左心房容积正常；LAVI为29～33mL/m²、34～39mL/m²及≥40mL/m²时，分别提示左心房为轻、中、重度扩大。心肌做功指数（MPI），是心室等容收缩时间、等容舒张时间之和与射血时间的比值，是反映心室整体功能的重要参数，且不受心室形态、前后负荷及瓣膜反流等因素的影响。MPI＞0.51是儿童严重心力衰竭的预测指标。其他超声心动图技术，如斑点追踪技术、三维或四维超声亦可用于心室功能的测定。超声心动图的动态监测是心力衰竭治疗效果及预后的主要评估方法，此外还可提供瓣膜功能、心脏内血栓和肺动脉压力等信息。

5. 心脏磁共振成像 CMR能提供准确的心脏解剖与功能信息，可用于心室的容量与质量、收缩与舒张功能、局部心肌功能、心肌缺血及组织特性的评估。CMR在评估右心室大小和功能方面优于超声心动图，是测量右心室容量及基于容量计算右心室功能的金标准。CMR能区分组织成分的微小变化，对炎症性心肌病和心肌炎的诊断价值较大，对部分心肌病如心肌致密化不全、致心律失常性右心室心肌病等病变或瘢痕部位有所提示。

6. 心导管检查 可精确测量心腔内压力和容积，定性和定量评估左、右心室的收缩和舒张功能，主要用于拟行心脏移植或机械循环支持的重症心力衰竭患儿的术前及术后评估，或对心律失常所致心力衰竭的电生理检查。

7. 代谢筛查 有助于病因诊断和制订针对性治疗方案，对疑诊遗传代谢病的心力衰竭患儿，应行代谢筛查，项目包括血氨基酸、游离肉碱和酯酰肉碱、血氨、乳酸、酮体、糖胺聚糖和低聚糖以及尿有机酸检测等。

8. 基因检测 有助于病因诊断和指导再生育的遗传咨询。建议对心力衰竭患儿应详细询问个人史及至少三代以内的家族史。对疑诊遗传性心脏病患儿或病因不明的心力衰竭患儿，应行基因检测。

9. 其他检查 如同位素心室造影及心肌灌注显像有助于评估心室功能和心肌缺血状况。某些隐匿的心功能不全需借助多巴酚丁胺负荷超声心动图诊断。心脏CT可识别冠状动脉瘤、狭窄、血栓或起源异常。心内膜心肌活检仅推荐用于需要明确心肌炎类型、可疑罕见病因以及制订重要诊疗决策（如心脏移植）的心力衰竭患儿。

（三）诊断与鉴别诊断

1. 儿童心力衰竭诊断 目前儿童心力衰竭的诊断以临床表现为主要依据，结合心电图、X线检查、超声心动图和心力衰竭标志物检测而作出诊断。年长儿心力衰竭的诊断与成人相似,而新生儿、婴幼儿则有一定差别。一般认为,当发现儿童出现无法用发热或缺氧解释的心率增快、安静时心率增快(婴儿>180次/min,幼儿>160次/min);呼吸困难,发绀加重,安静时呼吸达60次/min;不能以横膈下移等原因解释的肝大达肋下3cm以上,或在密切观察下短时间内较前增大者;心音明显低钝,或出现奔马律;突然烦躁不安,面色苍白或发灰,而不能用原有疾病解释;尿少、下肢水肿,已排除营养不良、肾炎、维生素B_1缺乏等原因所造成者可考虑心力衰竭。

2. 诊断流程

(1)非急性心力衰竭的诊断流程　2016 ESC新指南推荐门急诊初诊遇到的可疑心力衰竭患者,要了解患者病史、主要症状、体格检查和心电图,如果这些无异常则心力衰竭的可能性不大,如果以上至少一个因素异常需要进行血浆BNP的检测,如BNP>35ng/L或NT-proBNP>125ng/L,可行经胸超声心动图评估,心力衰竭诊断成立后可进一步明确病因及进行下一步治疗。

(2)急性心力衰竭的诊断流程　根据患者临床特征是否有循环淤血(干、湿)和低灌注(冷、暖),将急性心力衰竭患者分为四类:A型为暖干型(代偿期,良好的灌注无循环淤血);B型为暖湿型(良好的灌注合并循环淤血,也是最常见的类型);C型为冷湿型(低灌注合并循环淤血);D型为冷干型(低灌注无循环淤血)。其中湿暖型又可分为血管型(体液在血管内再分布引起,以高血压为主要表现)和心脏型(体液潴留引起,以淤血为主要表现),随着病情演变,各型之间可以转化。该分型方法可为儿童急性心力衰竭及时选择恰当的治疗提供依据。

3. 儿童心力衰竭分类

(1)急性和慢性心力衰竭　根据心力衰竭发生速度、发展过程及机体是否具有充分时间发挥其代偿机制,心力衰竭可分为急性心力衰竭和慢性心力衰竭。急性心力衰竭是由于突然发生心脏结构或功能异常,导致短期内心排血量明显下降,器官灌注不良和受累心室后向的静脉急性淤血。可表现为急性肺水肿、心源性休克或低心排血量综合征。慢性心力衰竭是逐渐发生的心脏结构或功能异常,或急性心力衰竭渐变所致。一般均有代偿性心脏扩大或肥厚及其他代偿机制参与,心室重塑是其特征。

(2)左心衰竭、右心衰竭和全心衰竭　左心力衰竭是左心室代偿功能不全引起的,临床上以肺循环淤血及心排血量降低为主要表现。见于心肌炎、冠状动脉畸形、左心室流出道梗阻、主动脉瓣或二尖瓣关闭不全等。右心衰竭是右心室代偿功能不全引起的,临床上以体循环淤血为主要表现。单纯右心衰竭主要见于肺源性心脏病、原发性或继发性肺动脉高压、右心梗阻病变或瓣膜关闭不全等。全心衰竭是指左、右心室同时受累,左与右心衰竭同时出现。左心衰竭导致肺动脉压力增高,使右心负荷加重,最终相继出现右心衰竭。

(3)收缩性和舒张性心力衰竭　收缩性心力衰竭是由于心室收缩功能障碍导致心脏泵血功能低下并有静脉淤血的表现。左心室收缩性心力衰竭的临床特点为左心室扩大、左心室收缩末期容积增大和射血分数降低,见于心肌炎、扩张型心肌病和冠状动脉病变导致的心肌缺血或梗死等。舒张性心力衰竭是由于心室舒张期松弛和充盈障碍导致心室接受回心血液能力受损,表现为左心室充盈压增高并有静脉淤血,心室射血分数正常而舒张功能异常为特征的临床综合征。舒张性心力衰竭在小儿中较成人少见,主要见于肥厚型心肌病、限制型心肌病、高血压心脏病和心脏手术后等。

收缩功能障碍定义为LVEF<55%和(或)FS<25%。根据是否有LVEF降低,分为

收缩性心力衰竭及舒张性心力衰竭，前者又称HFrEF，后者为HFpEF，两者可共存。

（4）低心排血量型和高心排血量型心力衰竭　低心排血量型心力衰竭指心排血量降低，心脏指数（CI）< 2.5L/（min·m²）。见于急性心肌炎、扩张型心肌病、心动过速性心肌病、冠状动脉畸形和心脏手术后低心排血量综合征等。高心排血量型心力衰竭指心排血量正常或高于正常，但心排血量相对减少，不能满足组织代谢需要的心力衰竭。高心排血量型心力衰竭主要是由于容量负荷过重导致心力衰竭。见于伴大量左向右分流的先天性心脏病、急性肾小球肾炎的循环充血、瓣膜关闭不全、甲状腺功能亢进、严重贫血、脚气病、先天性体动-静脉瘘等。

4. 儿童心力衰竭程度的临床评估　依据NYHA提出的一项儿童心脏病患者心功能分级方案可评估心力衰竭程度，主要按患儿症状和活动能力分为4级。

Ⅰ级：体力活动不受限制。学龄期儿童能够参加体育课，并且能和同龄儿童一样活动。

Ⅱ级：体力活动轻度受限。休息时无任何不适，但一般活动可引起疲乏、心悸或呼吸困难。学龄期儿童能够参加体育课，但活动量比同龄儿童小。可能存在继发性生长障碍。

Ⅲ级：体力活动明显受限。少于平时一般活动即可出现症状，例如步行15min，就可感到疲乏、心悸或呼吸困难。学龄期儿童不能参加体育活动。存在继发性生长障碍。

Ⅳ级：不能从事任何体力活动，休息时亦有心力衰竭症状，并在活动后加重。存在继发性生长障碍。

儿童亦可参考下列改良Ross心力衰竭分级计分法，见表7-2。

表7-2　改良Ross心力衰竭分级计分法

	症状和体征	计分/分		
		0	1	2
病史	出汗	仅在头部	头部及躯干部（活动时）	头部及躯干部（安静时）
	呼吸过快	偶尔	较多	常有
体格检查	呼吸次数/（次/min）			
	0～1岁	< 50	50～60	> 60
	1～6岁	< 35	35～45	> 45
	7～10岁	< 25	25～35	> 35
	11～14岁	< 18	18～28	> 28
	心率/（次/min）			
	0～1岁	< 160	160～170	> 170
	1～6岁	< 105	105～115	> 115
	7～10岁	< 90	90～100	> 100
	11～14岁	< 80	80～90	> 90
	肝大（肋缘下）	< 2cm	2～3cm	> 3cm

注：0～2分无心力衰竭，3～6分轻度心力衰竭，7～9分中度心力衰竭，10～12分重度心力衰竭。

5. 儿童心力衰竭鉴别诊断

（1）支气管哮喘　急性左心衰竭（心源性哮喘）常与支气管哮喘鉴别。支气管哮喘常有家族史或个人过敏史，病程长，反复发作，一般无心脏病史，多见于年轻患者或从青少年时期起病，任何时间都可发作，但以冬春季较多，每次持续时间长达数小时或数天，发作前有咳嗽、胸闷、喷嚏等先兆。血压正常或轻度增高，心脏大小正常，无器质性杂音，双肺布满哮鸣音，呈呼气性呼吸困难，可有肺气肿体征，心电图或右心室肥大，电轴右偏，血中嗜酸性粒细胞计数升高，支气管扩张药治疗有效，用吗啡后病情加重。

（2）神经性呼吸困难　多为神经官能症患者，以女性多见，呈叹气样呼吸，自觉吸气不够、胸闷，但做一次深呼吸后，胸部暂时感到舒适，呼吸频率不增加。无心脏病史及体征。

（3）代谢性酸中毒性呼吸　呼吸深大，但患者无呼吸困难感觉，能平卧，有引起代谢性酸中毒的原发病，呼出气体有特殊气味，无心脏病证据，血气分析有 pH 降低，PCO_2 升高等。

（4）心包积液或缩窄性心包炎　右心衰竭时常与心包积液或缩窄性心包炎鉴别。心包积液或缩窄性心包炎可有颈静脉充盈或怒张、肝大、腹水等表现，但心脏听诊无杂音，心脏搏动弱，心音遥远。心包积液者，心浊音界向两侧明显扩大，心尖冲动在心浊音界之内侧，心影随体征改变而改变，心电图示低电压及 ST-T 改变。超声心动图可显示心包积液的液性暗区。如为缩窄性心包炎，胸部 X 线片可见蛋壳样钙化影，有助于鉴别。

三、治疗策略

（一）一般治疗

1. **病因及诱因治疗**　积极处理原发病，及时纠正心力衰竭诱因，避免应用损伤心脏的药物。

2. **限制活动及调整体位**　年长儿建议半卧位或端坐位；小婴儿可抱起，使双腿下垂以减少回心血量，降低心脏前负荷。

3. **饮食及活动**　均衡饮食，保证充足的热量和蛋白质供应。卧床患儿应加强肢体的被动运动以预防深部静脉血栓形成，症状稳定后应鼓励适量运动或规律的体力活动。

4. **镇静**　烦躁不安者可适度镇静，以降低患儿的氧耗量。可给予苯巴比妥钠或地西泮等，急性肺水肿患儿烦躁严重时可给予吗啡。

5. **供氧**　患儿脉搏血氧饱和度（SpO_2）< 0.95 时均应及时氧疗，可采用鼻导管或面罩吸氧；当 SpO_2 < 0.90 时，应启动无创或有创正压通气等呼吸支持治疗。但供氧可促使动脉导管依赖型先天性心脏病新生儿的导管关闭，进而危及生命。

6. **容量管理**　急性心力衰竭患儿均应进行动态液体评估和营养评估，短期内维持每天出入量的负平衡，控制输液速度。淤血及水肿明显的患儿应严格限制水和钠的摄入（一般为生理需要量的 80%），同时应保证充足的热量供给。轻度和稳定期患儿无须限钠和限水，但心功能Ⅲ～Ⅳ级慢性心力衰竭伴水肿者每日钠摄入量应在生理需要量的基础上减少 20%，伴严重低钠血症（血钠< 130mmol/L）者液体摄入应在每日生理需要量的基础上减少 20%。

（二）急性心力衰竭的治疗

1. **治疗原则及处理流程**　治疗目标是稳定血流动力学状态，维护脏器灌注和功能。治疗原则为减轻心脏前后负荷，改善心脏收缩和舒张功能，积极治疗诱因和病因。治疗方案以限制入量、利尿、正性肌力药及扩张容量血管为主。急性心力衰竭如存在心源性休克、急性肺水肿时应积极给予药物治疗、呼吸支持，必要时行机械循环支持。同时需尽快分析患儿的基础疾病、病因，评估外周灌注和淤血情况。对于急性心力衰竭不同类型患者进行个体化治疗，应动态评估类型变化及时调整治疗措施（图 7-1）。

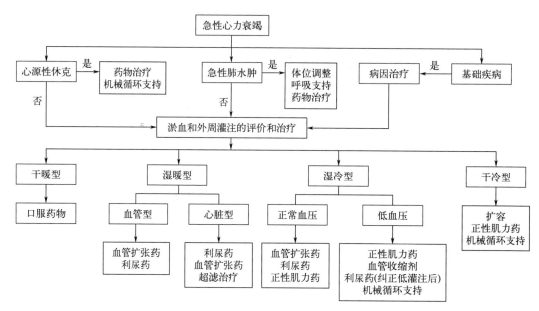

图 7-1　急性心力衰竭患儿的临床处理流程

2. 药物治疗

（1）正性肌力药　常用药物为地高辛，口服负荷量（洋地黄化量）：未成熟儿 10～20μg/kg，足月新生儿 20～30μg/kg，婴幼儿 30～40μg/kg，年长儿 25～30μg/kg。静脉注射用量为上述剂量的 3/4。有心脏病者，剂量宜适当减少。首次剂量为负荷量的 1/2，余量再分 2 次，每次间隔 6～8h，最后一次负荷量用后 12h，开始给予维持量，每次为负荷量的 1/10～1/8，每天 2 次，间隔 12h。急性心力衰竭也可静脉注射毛花苷 C（西地兰），负荷量为新生儿 20μg/kg，＜ 2 岁 30μg/kg，＞ 2 岁 40μg/kg。首次用负荷量的 1/3～1/2，余量分 2 次或 3 次，每次间隔 6～8h。

β 受体激动药主要适用于心力衰竭患儿对洋地黄制剂疗效不显著或有毒性作用，以及血压偏低的患儿。此类药物为环磷腺苷（cAMP）依赖性正性肌力药，兼有外周血管扩张作用。常用制剂有多巴胺和多巴酚丁胺。多巴胺常用剂量为 5～10μg/(kg·min)，由输液泵调控（不应与碱性液体同时输入），多巴酚丁胺剂量为 5～12μg/(kg·min)，应尽量采用最小有效量。对特发性肥厚性主动脉下狭窄、心房颤动、心房扑动患儿禁忌食用。

磷酸二酯酶抑制药属 cAMP 依赖性正性肌力药，兼有外周血管舒张作用。短期应用有良好的血流动力学效应，对心脏病手术的心力衰竭患儿效果显著，但长期应用不仅不能改善临床情况，反而增加死亡率。常用制剂有氨力农和米力农。氨力农首剂静脉注射 0.75～1mg/kg，必要时可再重复 1 次，然后按 5～10μg/(kg·min) 持续静脉滴注。米力农静脉注射首次剂量为 50μg/kg，10min 内给予，以后持续静脉滴注，剂量为 0.25～0.5μg/(kg·min)。

左西孟旦是钙增敏剂，治疗心脏手术后和扩张性心肌病的心力衰竭，短期使用有良好疗效。负荷量静脉注射 12μg/kg，以后 0.1～0.2μg/(kg·min)，一般用 24h。

（2）利尿药　常用的利尿药有呋塞米、氢氯噻嗪、螺内酯等。急性心力衰竭时常用静脉注射的为呋塞米或布美他尼。利尿药通常从小剂量开始，逐渐增加到尿量增多。呋塞米剂量与效应呈线性关系，故疗效不佳时可增加剂量。而氢氯噻嗪用到每日 3mg/kg 就已达最大效应，再增加剂量也难以提高疗效。常用利尿药的剂量与用法见表 7-3。

表 7-3　常用利尿药的剂量与用法

药物	用法	用量
呋塞米	静脉注射	每次 1～2mg/kg
	肌内注射	每日 2～3mg/kg
	口服	每次 2～4mg/kg，每日 1～3 次
依他尼酸	静脉注射	每次 0.5～1mg/kg，每日 1 次
	肌内注射	每日 2～3mg/kg
	口服	每次 1～3mg/kg，每日 1 次
布美他尼	静脉注射或肌内注射	每次 0.015～0.1mg/kg，每日 1 次
	静脉滴注	0.01～0.025mg/(kg·h)
氢氯噻嗪	口服	每次 0.5～1.5mg/kg，每日 2 次
螺内酯	口服	每次 1～2mg/kg，每日 2 次
氨苯蝶啶	口服	每次 1.0～1.5mg/kg，每日 2 次
阿米洛利	口服	每次 0.05～0.1mg/kg，每日 2 次

(3) 血管扩张药　主要用于心室充盈压增高的患者，可使心排血量增加，而对左心室充盈压降低或正常者不宜使用。选用血管扩张药，应根据血流动力学变化而定：①对肺淤血严重、肺毛细血管楔压明显增高（>32mmHg），心排血量轻至中度下降者，宜选用静脉扩张药；②对心排血量明显降低，全身血管阻力增加，而肺毛细血管楔压正常或略升高时，宜选用小动脉扩张药；③心排血量明显降低，全身血管阻力增加，肺毛细血管楔压升高时，宜选用均衡扩张小动脉和静脉药物。急性心力衰竭时常用静脉注射的硝酸甘油或硝普钠。硝普钠能均衡扩张小动脉、小静脉，静脉滴注 0.5～8μg/(kg·min)；硝酸甘油扩张小静脉、小动脉，静脉滴注 1～5μg/(kg·min)；异山梨酯扩张小静脉、小动脉，静脉滴注 0.5～2μg/(kg·min)。

应用血管扩张药时，需密切观察动脉血压、心排血量，有条件应监测肺毛细血管楔压，剂量一般从小剂量开始，效应不明显时再逐渐增加剂量。

(4) 心肌能量代谢药　心力衰竭时均伴有明显的心肌能量代谢异常，因此应用药物改善心肌能量代谢，对心力衰竭治疗有一定辅助作用。目前常用的有以下几类。①磷酸肌酸：静脉滴注，每日 1～2g。②果糖二磷酸钠：剂量为 100～200mg/(kg·d)，每日 1 次静脉滴注，速度约为 10mL/min（75mg/mL）。本品静脉滴注时对血管刺激性较大，小婴儿静脉细，常可因疼痛而引起哭闹，加重心脏负担，因此宜使用口服制剂。③泛癸利酮：口服剂量每次 10mg，每日 1 次或 2 次。

(5) 重组人脑钠肽　可改善血流动力学、扩张血管、利尿、利钠、调节血容量，作用迅速，疗效好，尤其适用于中、重度心力衰竭。负荷剂量 2mg/kg，1min 以上静脉输入（也可不用负荷剂量），维持剂量 0.005～0.030mg/(kg·min) 静脉微量泵入。该药不良反应有低血压、头痛、恶心、心律失常等。

3. 非药物治疗

(1) 超滤治疗　主要用于临床出现严重肺水肿、严重外周组织水肿、严重电解质紊乱和肾功能进行性下降的急性心力衰竭患儿。

(2) 心室辅助装置　VAD 主要适应证是严重心力衰竭药物不能控制时和心脏移植等待时期的治疗方法。VAD 有单纯左心室辅助及双室辅助装置。小儿长期应用 VAD 经验尚不多，2002 年 Joharch 报道 101 例患儿存活率为 68.8%，与成人效果相似。小儿使用 DeBakey 轴式 VAD 质量只有 94g，可植入体内。

(3) 体外膜肺氧合　是儿童短期机械循环支持的首选，主要适应证包括心脏手术相关并发症，如术后严重低心排血量和心跳呼吸停止，以及非心脏手术相关疾病如暴发性心肌炎、心肌病、难以控制的恶性心律失常、难治性脓毒症休克等导致的心源性休克，作为急性危重期向恢复期、接受外科手术或心脏移植和延缓决策时间的过渡。

（4）主动脉内球囊反搏　心脏手术后或心肌炎、心肌病等并发心力衰竭者，药物不能控制时可选用IABP。

(三) 慢性心力衰竭的治疗

1. 治疗目标及处理流程　治疗目标为改善慢性心力衰竭患儿的临床状态，提高生活质量，预防或逆转心脏重构，降低再入院率及死亡率。根据NYHA或Ross心功能分级选择治疗方案，遵循个体化、联合、长期应用的原则。仅有左心收缩功能下降、心功能Ⅰ级者给予口服ACEI，部分心肌病患儿可加用洋地黄制剂和（或）β受体阻滞剂；心功能Ⅱ级者在口服ACEI基础上加用β受体阻滞剂、醛固酮受体拮抗剂、洋地黄制剂、利尿药；心功能Ⅲ级者应静脉使用利尿药，同时口服ACEI、醛固酮受体拮抗剂及洋地黄，部分患儿可应用β受体阻滞剂；心功能Ⅳ级者应静脉给予正性肌力药、血管扩张药和洋地黄，同时可加用口服醛固酮受体拮抗剂和ACEI，部分患儿可从小剂量逐渐加用β受体阻滞剂。难治性心力衰竭为主要症状者，需住院给予静脉正性肌力药，同时应用机械循环支持。

2. 药物治疗　慢性心力衰竭治疗的常用药物主要为强心苷、血管紧张素转换酶抑制剂、利尿药及β受体阻滞剂等。

（1）血管紧张素转换酶抑制剂　ACEI能逆转心肌重构及降低心脏前后负荷，改善心功能。常用药物有以下几种。①卡托普利：为短效制剂，初始剂量0.5mg/(kg·d)，每周递增1次，每次增加0.3mg/(kg·d)，最大耐受量5mg/(kg·d)，分3次口服，持续时间6个月以上，至心脏缩小到接近正常为止。②依那普利：初始剂量0.05mg/(kg·d)，每日1次口服，每周递增1次，每次增加0.025mg/(kg·d)，最大耐受量0.1mg/(kg·d)，维持时间同上。③贝那普利：初始剂量0.1mg/(kg·d)，每日1次口服，每周递增1次，每次增加0.1mg/(kg·d)，最大耐受量0.3mg/(kg·d)，维持时间同上。

注意事项：①心肌疾病所致的Ⅱ～Ⅲ级慢性心力衰竭时ACEI为首选药物，原发病为心内膜弹力纤维增生症和扩张性心肌病等疗效较好；②必须在心力衰竭症状稳定时使用，与地高辛维持量联合应用，效果较好；③小剂量开始，逐渐递增，剂量应个体化，长疗程；④禁忌证为低血压、肾功能不全、高血钾、血管神经性水肿等。

（2）沙库巴曲/缬沙坦　在儿童中的应用是安全有效的，2019年10月FDA批准其用于≥1岁儿童伴左心室收缩功能障碍的症状性心力衰竭的治疗。对于1～18岁的左心室收缩功能障碍的心力衰竭患者，沙库巴曲/缬沙坦可降低NT-proBNP水平，说明该药能够改善儿童心力衰竭患者的心血管结局。1岁以上患儿，用法为口服，体重<40kg，初始剂量每次1.6mg/kg，2次/d，每2周递增1次至目标剂量每次3.1mg/kg，2次/d。

（3）血管紧张素Ⅱ受体阻滞剂　ARB用于患儿对ACEI不耐受或效果不佳者。常用药物有氯沙坦、缬沙坦等，效应与ACEI相似，可选择应用。氯沙坦剂量为1～2mg/(kg·d)。

（4）β受体阻滞剂　可以阻断慢性心力衰竭时交感神经的过度激活，抑制心肌肥厚、细胞凋亡及氧化应激反应，改善心肌细胞生物学特性。常用药物如下。①美托洛尔：为选择性$β_1$受体阻滞剂，初始剂量为0.2～0.5mg/(kg·d)，每周递增1次，每次增加0.5mg/(kg·d)，最大耐受量为2mg/(kg·d)，分2次口服，持续时间6个月以上，至心脏缩小到接近正常为止。②卡维地洛：为非选择性β受体阻滞剂，并有α受体阻滞作用，故兼有扩血管作用，可降低肺毛细管楔压，初始剂量0.1 mg/（kg·d），分2次口服，每周增加0.1mg/（kg·d），最大耐受量0.3～0.8mg/（kg·d），分2次口服，维持时间同上。

注意事项：①宜在心力衰竭症状稳定时使用，可与其他抗心力衰竭药联合应用；②从小剂量开始，逐步增加至最大耐受量，长疗程；③心肌传导阻滞、心动过缓、基础血压过低、心功能Ⅳ级及支气管哮喘等，禁忌使用。

（5）醛固酮受体拮抗剂　可以进一步抑制ARRS系统的作用，阻断心肌及间质重构。另外还可阻断醛固酮（ALD）的效应。适用于心功能Ⅲ～Ⅳ级患儿。常用药物为螺内酯，剂量为2～4 mg/（kg·d），分2次口服。

（6）正性肌力药和利尿药　见急性心力衰竭的药物治疗。

（7）心肌能量代谢活药　见急性心力衰竭的药物治疗。

（四）非药物治疗

1. **心脏再同步化治疗**　儿童心力衰竭CRT治疗的适应证：①体循环LVEF＜35%合并完全性左束支传导阻滞、QRSd大于同年龄正常值上限、NYHA心功能Ⅱ～Ⅳ级（Ⅱa）；②体循环右心室EF＜35%合并完全性右束支传导阻滞、QRSd大于同年龄正常值上限、NYHA心功能Ⅱ～Ⅳ级患儿（Ⅱb）；③单心室EF＜35%、完全性束支传导阻滞、QRSd大于同年龄正常值上限、NYHA心功能Ⅱ～Ⅳ级患儿（Ⅱb）。

2. **心室辅助装置**　主要用于心力衰竭末期，药物不能控制的心力衰竭，作为心脏移植等待时期的治疗方法。对难治性心力衰竭、NYHA心功能Ⅳ级时，使用VAD可延长生命，提高生活质量。应用VAD可发生继发感染，神经系统、消化系统及血液系统的并发症。亦可发生肾灌注不足，常导致肾功能不全，可用小剂量多巴胺以维持肾血流灌注。

3. **动力性心肌成形术**　是用自体骨骼肌（通常用背阔肌）包裹心室，同时植入特殊的心脏肌肉刺激系统，经一定时间（8～12周）的脉冲训练，骨骼肌转化为耐疲劳肌肉，在刺激系统的刺激下与心脏同步收缩，从而长期辅助心脏功能。我国已有几十例成功的经验。

4. **左心室部分切除术**　又称左心室减容术，手术方式是切除左心室游离壁部分肌肉，使左心室质量恢复至正常大小，降低左心室壁张力，减少心肌耗氧，增强心肌收缩力，改善心功能。同时施行的瓣膜成形或置换术既纠正了反流，也有利于心功能改善。手术病死率为16.7%～22%，1年的生存率为68%，2年的生存率为52.7%～55%。

5. **心脏移植**　已作为小儿心脏病终末期唯一有效的治疗手段。研究显示，年龄小于18岁的患儿做心脏移植，术后1年存活率75%，5年存活率72%，效果较成人满意。

6. **其他非药物治疗**　如基因治疗、干细胞移植等，均尚需进一步研究用于临床。

四、预后

儿童心力衰竭的预后略好于成人心力衰竭，但儿童心力衰竭死亡率仍然很高，初发心力衰竭年龄越小则心力衰竭越重，治疗时间越晚则心力衰竭缓解需时越长，原发病为心肌病的预后均较差。积极有效地治疗原发病，及早发现心功能不全患者，逆转心功能是降低心力衰竭病死率和提高存活率的关键。

儿童心力衰竭的预后与多种因素相关，病因是否可祛除或缓解、药物治疗及相应干预方法是否有效及患儿的日常管理等均会影响预后。临床出现BNP持续升高、难治性低钠血症、红细胞比容降低、QRS 波群增宽或低电压、心律失常（尤其室性心律失常）、肾功能不全、不能耐受常规心衰治疗、难治性容量超负荷、心室收缩功能快速下降等均预后不良。

参考文献

[1] 王福军，罗亚雄.心力衰竭用药策略[M].北京：人民军医出版社，2013：209-229.

[2] 中华医学会儿科学分会心血管学组，中国医师协会心血管内科医师分会儿童心血管专业委员会，中华儿科杂志编辑委员会.儿童心力衰竭诊断和治疗建议（2020年修订版）[J].中华儿科杂志，2021，59（2）：84-94.

[3] 潘博，田杰.关于儿童心力衰竭的几个临床关注问题[J].中华儿科杂志，2021，59（2）：81-83.

[4] Lipshultz S E, Law Y M, Asante-Korang A, et al. Cardiomyopathy in children: classification and diagnosis: a scientific statement from the American Heart Association[J]. Circulation, 2019, 140(1): e9-e68.

[5] Nagueh S F, Smiseth O A, Appleton C P, et al. Recommendations for the evaluation of left ventricular diastolic function by echocardiography: an update from the American Society of Echocardiography and the European Association of Cardiovascular Imaging[J]. J Am Soc Echocardiogr, 2016, 29(4): 277-314.

[6] 中华医学会儿科学分会心血管学组心力衰竭协作组，中华医学会儿科学分会心血管学组儿童心肌病精准诊治协作组，中国医师协会心血管医师分会儿童心血管专业委员会，等.中国儿童心力衰竭分期及管理建议[J].中国实用儿科杂志，2024，39（09）：659-664.DOI:10.19538/j.ek2024090603.

第八章
无症状性心力衰竭诊治策略

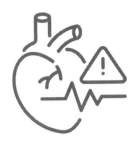

无症状性心力衰竭是心力衰竭早期阶段，属"前临床心力衰竭阶段"，相当于 2018 年中国心力衰竭诊断和治疗指南阶段 B 及 2022 年美国心力衰竭管理指南的"心力衰竭前期"。最常见于冠心病，其次是高血压，而风湿性心瓣膜病则呈下降趋势。该阶段的患者心脏已经出现结构异常或处于重塑过程中，但没有心力衰竭症状，或 NYHA 心功能Ⅰ级，LVEF 可能降低，也可能正常。由于心力衰竭是一种进行性的改变，心肌重构可自身不断地发展，因此，这一阶段患者的积极治疗极其重要，而治疗的关键是阻断或延续心肌重构。

无症状性心力衰竭的流行病学差异很大，有报道发生率为 0.9%～12.9%，校正后为 3%～6%。导致这种差异的原因主要是由于不同资料评价 LVEF 降低的标准不同及临床上判定"无症状"的标准及规定的人群范围不同所致。有学者认为无症状性心力衰竭患者在成人中与有症状心力衰竭患者的比例几乎一样高。

一、发病机制

无症状性心力衰竭是由于任何原因的初始心肌损伤（包括心肌梗死、心肌病变、血流动力学负荷过重、炎症等）引起心脏结构和功能的变化，导致心室泵血和（或）充盈功能降低。由于它是一种进行性的病变，一旦开始，即使没有新的心肌损伤，临床亦处于稳定阶段，仍可通过心肌重构不断发展。

无症状性心力衰竭的基本机制是心肌重构。心肌重构是由于一系列复杂的分子和细胞机制造成心肌结构、功能和表型的变化。其特征为：①伴有胚胎基因再表达的病理性心肌细胞肥大，导致心肌细胞收缩力降低，寿命缩短；②心肌细胞凋亡是心力衰竭从无症状走向有症状的转折点；③心肌细胞基质过度纤维化或降解增加，并且在初始的心肌损伤以后，交感神经系统和 RAAS 兴奋增高，多种内源性的神经内分泌和细胞因子激活。这些神经内分泌和细胞因子长期、慢性激活促进心肌重构，加重心肌损伤和心功能恶化，又进一步激活神经内分泌和细胞因子等，形成恶性循环，逐渐出现心力衰竭症状并进一步加重，发展到 C 期。

二、临床诊断

（一）临床表现

无心力衰竭症状体征，但伴以下证据之一：结构性心脏病、充盈压明显增高、有危险因素且 BNP 升高或肌钙蛋白持续增高，而无其他原因可解释现在或既往有过心力衰竭的症状体征。

一般无明显临床症状，或在较剧烈的体力活动后出现气短、乏力等。可有原发心脏疾病的症状，如合并冠心病，可出现胸闷、胸痛等心绞痛症状；如合并心律失常，可出现心慌、胸闷、乏力等症状；如合并高血压，可出现头痛、头晕等症状。

（二）辅助检查

1. **心电图** 如病因为冠心病、心肌梗死，可表现为相应导联的病理性Q波，如病因为高血压或老年退行性心脏瓣膜病可表现为左心室肥厚及（或）劳损改变；如病因为风湿性心脏病可表现为P波增宽，在Ⅱ、Ⅲ、aVF导联出现切迹等。无论何种疾病心力衰竭，均可出现 PTF_{V_1} 阳性或心房颤动及各种室性心律失常。

2. **心脏彩超** 可了解心脏各腔室内径的大小、心室壁阶段性运动异常的部位及程度、LVEF、左心室舒张功能（A/E值）情况、心室壁厚度及其比例、心脏各瓣膜回声是否增强、启闭是否正常、有无反流及反流速度等。无症状心力衰竭时心脏结构和功能有异常改变。

3. **胸部X线** 以了解心脏外形、大小、形态的心胸比值及肺部情况。无症状心力衰竭时心影可增大。

4. **检查心室造影及检查心肌灌注显像** 前者可准确测定左心室容量、LVEF及室壁运动，后者可诊断心肌缺血和心肌梗死，并对鉴别扩张型心肌病和缺血性心肌病有一定帮助。

5. **冠状动脉造影** 适用于有心绞痛或心肌梗死、需血管重建或临床怀疑冠心病的患者。

6. **血浆脑钠肽测定** BNP及NT-proBNP测定有助于心力衰竭的诊断和预后判断。对于无症状性左心室功能障碍患者血浆BNP及NT-proBNP也可出现升高。NT-proBNP比BNP半衰期更长、更稳定，其浓度可反映短暂时间内新合成的而不是贮存的BNP强度，因此更能反映BNP通路的激活。在左心室功能降低时，血浆NT-proBNP的水平超过BNP水平可达4倍。

（三）诊断与鉴别诊断

心力衰竭前期（B期）诊断：患者目前或既往没有心力衰竭症状或体征，但存在心脏结构性改变或心功能异常或BNP/NT-proBNP水平升高的证据之一。①心脏结构改变：左心室肥大、心腔扩大、心室壁运动异常、心肌组织异常（T2加权心脏磁共振成像或晚期钆增强成像显示的心肌水肿、瘢痕/纤维化异常的证据），心脏瓣膜病。②心脏功能异常：存在左心室或右心室收缩功能降低、充盈压升高的证据（侵入或非侵入性检查）、舒张功能异常。③BNP/NT-proBNP水平升高或心肌肌钙蛋白水平升高（正常参考人群中＞99%），尤其是在暴露于心脏毒素的情况下。

诊断与鉴别诊断的难点主要是各种心脏病的病因诊断，如冠心病、瓣膜性心脏病、高血压、心肌病和炎症性心脏病等。应询问吸烟史、酒精摄入量、血脂异常情况、睡眠呼吸障碍及接触心脏毒性药物病史。应特别关注非心脏疾病，如结缔组织病、细菌性或寄生虫感染、肥胖、甲状腺功能亢进或减退、淀粉样变，以及嗜铬细胞瘤等病史。

三、治疗策略

无症状性心力衰竭阶段的患者，一部分是无症状的左心室功能不全（LVEF低于正常），另一部分是仅存在左心室重构。这一阶段是发展为有症状、左室射血分数下降心力衰竭的潜伏期，由于症状本身具有主观性，存在心脏重构便意味着存在发生心力衰竭的病理生理基础。

目前的迹象表明，无症状心力衰竭阶段的患者比有症状的心力衰竭患者更多见，积极治疗将改变其发展进程，具有重要的意义。

（一）药物治疗

一旦明确心力衰竭前期（B 期），尽早启用 ARNI/ACEI/ARB、β 受体阻滞剂。根据肾小球滤过率（eGFR），还可选择 SGLT2 抑制剂等药物治疗。临床研究证实，慢性 LVEF 下降而无症状的患者长期应用 ACEI 可延缓心力衰竭症状的发生，降低心力衰竭死亡率和住院率的联合终点。ACEI 和 β 受体阻滞剂联用抗心室重构的作用最强。心肌梗死的患者联合应用 ACEI 和 β 受体阻滞剂可以降低再梗死和死亡的发生率，延缓心力衰竭的进展。ARB 适用于心力衰竭高发危险人群，有助于预防心力衰竭的发生，对于无症状性心力衰竭也有良好效果。

（二）非药物治疗

无症状心力衰竭的患者的非药物治疗主要是改善生活方式，如戒烟限酒、控制饮食中钠含量和有规律运动等。

（三）病因治疗

冠心病、心肌梗死和心绞痛的患者应遵循相应的指南进行冠状动脉血运重建，挽救缺血和冬眠的心肌，逆转和阻断心室重构。

瓣膜性心脏病，如严重的主动脉瓣或二尖瓣狭窄或关闭不全，即使没有心力衰竭的症状也应考虑行瓣膜修复（球囊扩张）或置换术。

心脏病病因属于能够去除或控制的范围时，均应积极治疗，如高血压心脏病、糖尿病心脏病等。

四、预后

对于无症状性心力衰竭患者首先要进行积极性的健康教育，包括改变不良的生活习惯，低脂、低盐饮食，适当控制水的摄入，避免重体力活动、预防感染等，其次是规范地治疗原发病，再次即有效控制导致心力衰竭的危险因素，并且经常到正规的医院随诊。通过这些措施可延缓患者进入有症状心力衰竭（即阶段 C）的进程。

参考文献

[1] 王福军，罗亚雄. 心力衰竭用药策略 [M]. 北京：人民军医出版社，2013：230-241.

[2] 杨杰孚，张健. 心力衰竭合理用药指南 [M]. 2 版，北京：人民卫生出版社，2019：21-23.

[3] 中华医学会心血管病学分会心力衰竭学组，中国医师协会心力衰竭专业委员会，中华心血管病杂志编辑委员会. 中国心力衰竭诊断和治疗指南 2018[J]. 中华心血管病杂志，2018，46（10）：760-789.

[4] Young K A, Scott C G, Rodeheffer R J, et al. Incidence of Preclinical Heart Failure in a Community Population[J]. J Am Heart Assoc, 2022, 11(15): e025519.

[5] Koepp K E, Reddy Y N V, Obokata M, et al. Identification of Patients with Preclinical Heart Failure with Preserved Ejection Fraction Using the H2FPEF Score[J]. Nat Cardiovasc Res, 2022, 1(1): 59-66.

[6] Vinnakota S, Adel F W, McKie P M, et al. The Cardiorenal Effects of Chronic Phosphodiesterase-V Inhibition in Preclinical Diastolic Dysfunction (Stage B Heart Failure)[J]. J Card Fail, 2023, 29(10): 1461-1465.

[7] Naser J A, Lee E, Scott C G, et al. Prevalence and Incidence of Diastolic Dysfunction in Atrial Fibrillation: Clinical Implications[J]. Eur Heart J, 2023, 44(48): 5049-5060.

第九章
难治性心力衰竭诊治策略

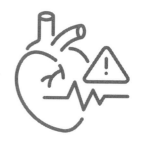

难治性心力衰竭（refractor heart failure，RHF），又称顽固性心力衰竭，也称进展性心力衰竭（advance heart failure）或终末期心力衰竭（end-stage heart failure）。此类患者有慢性心力衰竭基础疾病、病因持续存在，在各种心力衰竭诱发因素的作用下，心脏重构持续进行与恶化，尽管进行了严密的 GDMT，患者病情仍不断进展。心力衰竭严重程度得不到改善或很快复发或进行性恶化。其特点是休息或轻微活动中出现症状，不能从事大部分日常活动，经常表现出恶病质，尤其需要反复或长期住院强化治疗。是心力衰竭的终末阶段，相当于 2024 年中国心力衰竭诊断和治疗指南阶段 D 及 2022 年美国心力衰竭管理指南的"晚期心力衰竭"患者。

一、发病机制

（一）病理生理机制

1. 进行性活力工作心肌丧失　长时间心肌绝对或相对缺血、慢性生物性或非生物性心肌炎症及心肌负荷增大等因素，使得心肌细胞肿胀变性，收缩蛋白退化，最后导致心肌坏死及替代性间质增生甚至心肌纤维化。研究发现心肌细胞在缺氧、缺血、高负荷等损伤因子作用下心肌细胞凋亡活跃。凋亡是晚期心力衰竭心肌细胞丧失，心功能进行性恶化的重要原因。心肌坏死的特征是心肌 ATP 耗竭，细胞器破坏，细胞肿胀，膜破裂，细胞内成分溢出并继发炎性反应等。心肌细胞凋零遵循程序化信号传导原则，其特征是细胞标志失去与相邻细胞接触，DNA 染色质碎裂，细胞皱缩，并通过 DNA 内切核苷酸水解作用，使细胞内寡核苷体积聚，最后凋亡细胞被吞噬细胞或相邻细胞吞噬。心力衰竭时这一过程伴有多种基因异常表达。其中包括抑制凋亡的 Bcl2 蛋白和促进凋零的 BAX 蛋白，而以 BAX 蛋白增高尤为明显。凋亡活跃是晚期心力衰竭活力心肌慢性丧失的重要方式。

2. 血流动力学改变　左心室向后衰竭使肺毛细血管压力升高。左心室向前衰竭使心排血量减少，心脏指数下降。心排血量下降，导致交感神经兴奋，肾素分泌增多，血管壁内水、盐聚集等因素使血管收缩来维持正常血压。RHF 时这种阻力增高可使心排血量进一步减少，同时又增加了心肌耗氧量造成恶性循环。

3. 心力衰竭引起继发性的内分泌改变　心排血量减少及肾血流量减少，可刺激容量感受器和肾小球旁器引起醛固酮和血管升压素分泌增加，造成水钠潴留。肾上腺皮质因长期心力衰竭而缺氧，导致功能减退，出现尿 17-酮或 17-羟类固醇明显下降，血钠低而血钾偏高。

4. 心力衰竭引起电解质改变

（1）心肌细胞内钾减少原因　①重度心力衰竭时心肌细胞代谢改变；②醛固酮增多及利

尿药、激素应用致排钾增多；③心源性肝硬化时肝功能不良可致排钾增多及水钠潴留。

（2）顽固性心力衰竭低钠血症　①低血容量型。禁盐患者如出现腹泻、大汗、呕吐或应用高效能利尿药，血压下降、休克、尿比重增高、血细胞比容高及非蛋白氮增高。②高血容量型。顽固性心力衰竭可致细胞内低钾，造成钠内流，同时由于心力衰竭导致缺氧，也可使钠泵失灵致细胞内水钠潴留，这些因素造成细胞外液低钠，造成顽固性水肿对利尿药反应差，尿比重低，水肿难以消退。

5. 心脏机械性障碍　常见于严重的瓣膜病、严重的分流性先天性心脏病、瓣膜撕裂、乳头肌或腱索断裂、室间隔穿孔、心内或心肌肿瘤、心脏压塞、限制型心肌病、心房球瓣样血栓或心房黏液瘤、缩窄性心包炎、室壁瘤。

（二）影响因素

RHF虽然是严重器质性心脏病终末期的表现，但有相当一部分存在诊断错误、治疗不当或合并其他疾病等影响因素。

1. 基础疾病严重　如冠心病，多支或严重弥漫性冠状动脉病变，无法进行冠状动脉介入治疗或冠状动脉搭桥手术治疗，心肌缺血损害严重，治疗难以奏效；扩张型心肌病，心肌弥漫性纤维化，心功能严重受损，心力衰竭难以纠正；瓣膜性心脏病未行手术治疗或失去手术机会后，随病变进展，治疗效果下降，最终导致RHF。

2. 诊断不当　诊断不正确影响治疗，例如舒张性心力衰竭患者，一直按照收缩性心力衰竭治疗。治疗不当有：未进行限盐；药物（强心苷、利尿药、ACEI、ARB、β受体阻滞剂、血管扩张药等）的用量、用法、时机不当；存在药物抵抗（如利尿药抵抗）、配伍不当或禁忌。

3. 合并其他严重疾病　如合并肾功能不全，水钠潴留加重，对心力衰竭药物治疗反应差；合并甲状腺功能亢进、严重贫血、肺部感染、COPD、严重心律失常、感染性心内膜炎、肺栓塞、电解质紊乱及酸碱失衡等情况未予纠正。

4. 患者依从性差　患者思想上不重视，或存在对治疗的抵抗情绪，或因经济困难等，不能按时按量服药，未按照医嘱限盐、休息或拒绝配合治疗。

二、临床诊断

（一）临床表现

RHF往往兼有左侧和右心衰竭，其表现常更加显著：呼吸困难、端坐呼吸、难以平卧；右上腹胀痛、腹胀难忍、食欲差、尿少、水肿；体重减轻、意识模糊；恶病质，颈静脉怒张，双肺有湿啰音，心动过速，肝大，肝颈静脉回流征阳性，顽固性中高度水肿，常伴有心包、胸腔、腹腔积液征。

（二）辅助检查

（1）血液检查　血液常规检查可见贫血、白细胞增高或伴核左移；常有低钾血症、低钠血症及代谢性酸中毒；白蛋白降低和肝肾功能指标异常；血去甲肾上腺素和脑钠肽含量持续异常增高等。

（2）X线检查　胸部X线片示心影扩大明显，心胸比值常大于0.55～0.60。

（3）超声心动图　显示收缩期和舒张期心腔内径扩大，射血分数进一步下降，室壁运动进一步减弱。

(4)血流动力学检测　常见左心室充盈压显著增高、肺毛细血管楔压增高、心脏指数降低＜2.0L/(min·m^2)、体循环血管阻力增高。

(三)诊断与鉴别诊断

RHF的诊断，一是明确心力衰竭的诊断，可根据患者的临床表现、体格检查及相关的实验室指标（如BNP或NT-proBNP）和辅助检查（超声心动图、同位素扫描等）作出诊断。二是在此基础上，经过合适的抗心力衰竭治疗而出现RHF的症状，如反复发作，症状不稳定，药物反应差并出现顽固性水肿、心源性肝硬化，甚至心源性恶病质等，即可诊断为RHF。

对于RHF，反复的病情评估是必不可少的。首先再次评估心力衰竭诊断是否有误，尤其是勿将肺部疾患、神经系统疾病、代谢性酸中毒、肝肾等疾病所致呼吸困难或水肿误诊为心力衰竭，可行心脏彩超及血BNP或NT-prOBNP检查排除上述疾病，当器质性心脏病患者同时合并上述疾病时，更需要认真加以鉴别。其次注意是否存在可以完全或部分矫正的病因，如甲状腺功能亢进、贫血、脚气病等；或者针对相关基础疾病，如心瓣膜病、某些先心病、心肌梗死后室壁瘤等是否已作相应处理。再者排查心力衰竭的诱因是否合理去除，如感染（特别是呼吸道感染）、妊娠、心律失常、风湿活动、感染性心内膜炎、肺栓塞、尿路梗阻等。最后梳理心力衰竭处理措施是否适当，包括利尿药、洋地黄、血管扩张药、ACEI等使用是否合理；是否严格限制水、钠摄入，电解质紊乱、酸碱平衡失调是否纠正，是否合并使用影响心功能的药物等。

鉴别诊断主要是需要识别那些诊断错误的心力衰竭（包括舒张性心力衰竭误诊为收缩性心力衰竭、肺部疾病误诊为心力衰竭、心包积液误诊为心力衰竭等）和并发症。

三、治疗策略

(一)治疗原则

(1)明确造成RHF的病因和使病情加重的诱因，进行全面评估。

(2)对加重心力衰竭的各种因素，包括并发症，进行治疗并审查已有治疗是否合理。

(3)采用个体化治疗措施。如根据血流动力学表现为灌注正常而有肺淤血者给予静脉注射袢利尿药，同时静脉使用血管扩张药，以加快缓解症状。不主张使用米力农等正性肌力药物。对血流动力学既有低灌注，又有肺淤血者，常需停用ACEI、β受体阻滞剂，可选用血管扩张药（硝普钠、硝酸甘油和重组人脑钠肽）和正性肌力药物（多巴胺、多巴酚丁胺及米力农）持续静脉滴注。

(二)药物治疗

1.利尿药　RHF的顽固性水肿是治疗中最难的临床问题之一，大多数为顽固性右心衰竭，对大剂量或联合用利尿药反应均较差，水钠潴留加重心力衰竭症状和肾功能不全。因此，纠正顽固性水肿可改善患者生活质量。

RHF的水肿治疗比较困难，常存在利尿药抵抗。利尿药抵抗机制是长期应用呋塞米导致远曲小管细胞肥大，以适应钠盐吸收的增加；合用其他药物如非甾体抗炎药，包括阿司匹林都能降低利尿效力；血管扩张药的剂量增加也是利尿药抵抗的常见原因。一般认为，每日静脉呋塞米的用量＞200mg而对利尿效果仍不满意时，应考虑是利尿药抵抗。

对于RHF的水肿，常用方案静脉注射、静脉泵入及托伐普坦利尿三种利尿方案。以呋塞米为例如下。

（1）静脉注射　呋塞米用量在每次 20～60mg，约在给药后 1h 达到尿量最多，4～6h 后利尿作用逐渐消失。如果效果不好，可重复使用。

（2）静脉泵入　通常用于心力衰竭急性加重，且需要较大剂量的利尿药时，呋塞米用量一般在每次 100～200mg，通常将呋塞米注射液稀释到 50mL 0.9% 氯化钠注射液中，以 20mg/h 的速度匀速静脉泵入治疗，一般约在静脉给药 1～1.5h 开始出现尿量增加，作用可一直持续到静脉泵入结束后 2～3h。此法的效果要明显优于静脉注射的效果，平均尿量可增加 500～1000mL，同时减少大剂量利尿药对肾功能的损害。

（3）托伐普坦　对于 RHF 患者，大剂量应用呋塞米增加低钠血症的风险，影响肾脏功能，影响机体内环境，增加死亡风险和再住院率。托伐普坦可以减轻液体潴留，同时不减少肾脏血流，不影响机体内环境。由于很多 RHF 患者存在顽固性低钠性水肿，更适合应用托伐普坦。

利尿药抵抗时，除上述利尿方案外，还可：①袢利尿药联合应用小剂量多巴胺或多巴酚丁胺、氨茶碱，可增加肾血流量，低蛋白血症时给予输注白蛋白可提高利尿的效果；②联合应用不同的利尿药，袢利尿药加用噻嗪类利尿药可有效增加利尿效果，噻嗪类利尿药作用于远曲小管，能增加钠盐的排出，长期应用会防止远曲小管细胞肥大增生，两种利尿药合用的作用是协同的。NYHA 心功能 Ⅳ 级患者可同时使用小剂量螺内酯（每日 20mg）。托拉塞米利钠利尿活性是呋塞米的 8 倍，利钾作用弱，具有拮抗醛固酮的作用，能有效减少慢性心力衰竭患者左心室重构，对心肌有保护作用。

强力利尿的同时需要积极监测血清肌酐和尿素氮水平，特别是对于合用 ACEI 的患者，可能会使肾功能进一步恶化。一般来说，如果肾功能稳定，轻或中度的血肌酐和尿素氮水平的升高并不一定需要降低利尿治疗的强度。但是，如果出现严重的肾功能不全或对药物治疗反应不佳的顽固性水肿，则应改用血液超滤治疗。

2. 正性肌力药　强心苷治疗难治性心力衰竭不能降低死亡率，但可改善症状，减少住院率，延缓病情进展，特别是在心力衰竭加重期间 ACEI/ARB、β 受体阻滞剂无法应用或剂量递增受限时，强心苷仍然是治疗 RHF 不可缺少的药物。应停用口服地高辛治疗，改用静脉应用短效快速的制剂如毛花苷 C。肾功能正常、临床无心肌缺血及恶性心律失常、平时未口服地高辛者，毛花苷 C 每日 0.4～0.8mg，而平时口服地高辛、高龄、心肌缺血或肾功能不全者酌情减量。以右心衰竭为主的 RHF 患者，强心苷对改善临床症状帮助不大，以左心衰竭为主的难治性收缩性心力衰竭患者对强心苷反应较好，尤其是在老年合并肾功能不全的患者，对舒张性心力衰竭效果更差。对于已经长期使用地高辛的患者在接受静脉制剂时，应注意监测心电图变化，如患者心电图没有明显变化，症状改善，说明平时的洋地黄量不足，可继续使用静脉制剂；如患者心电图出现室性期前收缩增加，说明已经接近洋地黄的中毒剂量，不能再使用静脉制剂。

RHF 患者病情恶化住院时，可短期静脉使用多巴胺、多巴酚丁胺和磷酸二酯酶抑制药米力农等非强心苷类正性肌力药。这些药物对心力衰竭的治疗争议较大，焦点是增加死亡率，因此短期应用是这类药物使用的主要治疗原则。常用剂量为：多巴胺 2～10μg/(kg·min)；多巴酚丁胺 5～10μg/(kg·min)；米力农负荷量 25～75μg/kg，5～10min 缓慢静脉注射，以后每分钟 0.25～1.0μg/kg 维持。

左西孟旦与其他正性肌力药物不同的是它不增加细胞内钙浓度，而是增加心肌细胞对细胞内钙的敏感性，增加钙和收缩蛋白的相互作用，使心肌细胞更合理的应用细胞内钙。另外，它还作用于平滑肌 ATP 依赖的钾通道使其开放，从而产生扩张外周血管的作用。左西孟旦还有磷酸二酯酶抑制药的作用。所以，左西孟旦的双重作用机制使其可以改善血流动力学而不增加心肌耗氧量，同时还有抗心肌缺血、减轻心肌顿抑的作用，而无致心律失常的作用，是一种有希望的正性肌力药物。用法：静脉注射 12～24μg/kg（10min），然后以 0.05～0.1μg/（kg·min）静脉维持。

3. 血管扩张药 RHF 时，应给予合理足量的血管扩张药治疗，以静脉扩张药（硝酸酯类）和动脉扩张药（硝普钠、重组脑钠肽、ACEI 和 α 受体拮抗药如酚妥拉明、乌拉地尔）联合应用并给予足量治疗（将血压控制在 100～110/60～70mmHg），在充分降低心室前、后负荷的基础上，达到既能大大降低 PCWP 和 LVEDP，又能明显增加 SV 和 CO 的最佳血流动力学效果。硝酸甘油静脉滴注起始剂量为 5～10μg/min，每 5～10min 递增 5～10μg/min，最大剂量 100～200μg/min；硝酸异山梨酯静脉滴注剂量为 1～10μg/min。硝普钠临床应用也应从小剂量 15～25μg/min 开始，酌情增加剂量至 50～250μg/min 静脉滴注，根据血压调整合适的维持剂量，停药应逐渐减量。

重组人脑钠肽并非单纯的血管扩张药，而是兼有多重作用的治疗药物，如可抑制 RAAS、交感神经系统和血浆醛固酮，扩张肾入球小动脉、收缩出球小动脉而增加肾血流量和肾小球滤过率，增加利钠、排钠，有一定的利尿作用；能显著降低 PCWP、平均右心房压和体循环阻力，缓解患者的呼吸困难。应用方法为先给予负荷剂量 1.5μg/kg，静脉缓慢注射，继以 0.0075～0.015μg/（kg·min）静脉滴注，也可不用负荷剂量直接静脉滴注。

乌拉地尔具有外周和中枢双重扩张血管作用，可有效降低血管阻力，降低后负荷，增加心排血量，但不影响心率，从而减少心肌耗氧量。通常静脉滴注 100～400μg/min，可逐渐增加剂量，并根据血压和临床情况予以调整。

血管扩张药虽有改善心脏功能、促进利尿、稳定心力衰竭症状等作用，但无论是老药（如硝酸酯类和硝普钠），还是近年的新药（如重组人脑钠肽、乌拉地尔）在 RHF 治疗中均缺乏循证医学依据，故只宜短期内应用。

4. 血管扩张药与正性肌力药物联合应用

（1）硝普钠加多巴胺 硝普钠 10μg/min 起始，5～10min 增加 10～15μg/min，最大量可达 600μg/min。多巴胺 5～10μg/（kg·min）开始，逐渐增加剂量至 20μg/（kg·min），应用 5～10d，用药期间维持收缩压 100mmHg 左右，根据血压调整药物剂量，这两药联合治疗难治性心力衰竭能使外周阻力降低，肺毛细血管楔压降低，射血分数增加，较单用多巴胺或硝普钠为佳。

（2）硝酸甘油加多巴酚丁胺 硝酸甘油 10μg/min 起始，根据病情 5～10min 增加 5～10μg/min，一般不超过 180μg/min；多巴酚丁胺 2.5μg/（kg·min）开始，一般维持在 2.5～10μg/（kg·min），最大量应小于 30μg/（kg·min），7～10d 为 1 个疗程，多巴酚丁胺可增加心肌收缩力，硝酸甘油可扩张动静脉减轻心脏前后负荷，增加心排血量。

（3）硝普钠（或硝酸甘油或异山梨酯） 加多巴胺和多巴酚丁胺在前述硝普钠或硝酸甘油或异山梨酯加多巴胺的基础上加多巴酚丁胺 2.5～10μg/（kg·min），不宜超过 24h 内再给药。

5. 神经内分泌抑制药 如 ARNI/ACEI/ARB、β 受体阻滞剂、醛固酮受体拮抗剂在心力衰竭治疗中的地位已得到肯定，可以改善临床预后。但是，由于从轻中度心力衰竭向终末期心力衰竭进展过程中，神经内分泌的激活在维持患者循环稳定中起着至关重要的作用，所以伴随较重症状的 RHF 患者对神经内分泌抑制药的耐受性较差，在使用 ARNI/ACEI/ARB 时容易发生低血压和肾灌注不足。而使用 β 受体阻滞剂易加重心力衰竭的症状。因此，难治性心力衰竭患者只能耐受小剂量的神经内分泌抑制药，有些患者甚至连小剂量也不能耐受。因此，应用 ARNI/ACEI/ARB 和 β 受体阻滞剂治疗 RHF 患者，需要严密监测各项生命体征，当收缩压＜ 80mmHg，或有外周血液循环不足的体征时，禁止使用这类药物；另外，如果存在明显的水钠潴留或不能停用静脉正性肌力药物时，不能加用 β 受体阻滞剂；如果低剂量可以耐受，逐渐加量到患者能够耐受的剂量水平。

醛固酮受体拮抗药螺内酯可以延长终末期心力衰竭患者的生存时间及缩短住院时间，但螺内酯易引起高钾血症，需要经常检测血钾水平，尤其是那些已经存在肾功能不全的患者。常用剂量为 20mg，每日 1 次。依普利酮，是一种新型选择性醛固酮受体拮抗药。与螺内酯相比它具有较高醛固酮受体选择性，而对糖皮质激素和性激素受体作用小，故雌激素样不良反应，如男性乳房女性化，性功能不全，女性月经失调，高钾血症发生率明显降低。常用量 25～50mg，每日 1 次。本品高钾血症发生率虽低于螺内酯，但其主要不良反应仍为高钾血症，部分还可致血肌酐升高，故用药期间仍要密切监测血钾和血肌酐水平。

6. 肾上腺糖皮质激素 可改善衰竭心肌的代谢，纠正长期心力衰竭患者潜在的肾上腺皮质功能不全，抑制醛固酮和血管升压素的分泌，对改善症状、消除水肿有效。此外，大剂量肾上腺糖皮质激素有扩张外周血管、改善微循环、增强心肌收缩力和增加心排血量的作用。但多数学者不主张长期使用，因肾上腺糖皮质激素也有潴留水、钠和排钾的不良反应，一般可用地塞米松 10～30mg/d，分次静脉注射或静脉滴注 2～4d。

7. 甲状腺激素 心力衰竭时常伴有血清三碘甲腺原氨酸（T_3）降低，甲状腺素（T_4）正常或下降，反三碘甲腺原氨酸（rT_3）明显升高，T_3/rT_3 值下降，促甲状腺激素（TSH）正常或稍增高，垂体-甲状腺轴功能正常。这种变化的程度与心力衰竭的严重程度呈正相关，可作为评估心力衰竭病程长短、严重程度、疗效及预后的一项有用的观察指标，特别是 T_3/rT_3 值下降。心力衰竭时甲状腺素的这种变化属于正常甲状腺功能病态综合征，其发生机制可能与 5'-脱碘酶活性明显受抑制和细胞核 T_3 受体上调有关。难治性心力衰竭在常规纠正心力衰竭基础上，应用小剂量、短疗程甲状腺素治疗，有利于纠正难治性心力衰竭，改善心力衰竭时血流动力学变化与神经、体液、内分泌因素改变之间的恶性循环，提高疗效，缩短疗程，改善预后。小剂量、短疗程甲状腺素治疗可作为重症心力衰竭和难治性心力衰竭有用的辅助疗法之一。

（三）非药物治疗

1. 血液超滤 BUT 清除的液体量也是可预测的，且依从性好，通过仪器程序设置即可达到清除多余液体的目的。难治性水肿对药物治疗无反应者可行 BUT 往往会取得奇效。

血液超滤的缺点是治疗费用高，且该技术需要完全的肝素抗凝治疗，对伴有出血性疾病的患者应用仍然受到限制；外周静脉通路也并非适合所有患者，部分患者常需要在术中改变静脉入路，这也容易促使滤器周围形成血栓。

2. 主动脉内球囊反搏 IABP 可有效改善心肌灌注，降低心肌耗氧量，增加心排血量。适应证：①急性心肌梗死或严重心肌缺血并发心源性休克，且不能由药物纠正；②伴血流动力学障碍的严重冠心病（如急性心肌梗死伴机械并发症）；③心肌缺血或急性重症心肌炎伴顽固性肺水肿；④作为 LVAD 或心脏移植前的过渡治疗。

3. 机械通气 在 RHF 中已经得到广泛的应用，其包括无创呼吸机辅助通气和气道插管—人工机械通气。

（1）无创呼吸机辅助通气 有呼吸窘迫者（呼吸频率＞25次/nin，SpO_2＜90%）应尽快给予无创通气。可采用持续气道正压通气和双水平气道正压通气两种模式。无创通气不仅可减轻症状，而且可降低气管内插管的概率。无创正压通气可以导致血压下降，使用时应监测血压，低血压患者需谨慎使用。

（2）气道插管和人工机械通气适 用于呼吸衰竭导致低氧血症（PaO_2＜60mmHg）、$PaCO_2$＞50 mmHg 和酸中毒（pH值＜7.35），经无创通气治疗不能改善者。

4. 体外膜肺氧合 RHF 通常合并 I 型呼吸衰竭，ECMO 可对呼吸和（或）循环功能不全的危重患者进行有效的呼吸循环支持。适应证为：①各种原因引起的心搏和呼吸骤停；②心肌炎、冠状动脉痉挛、心肌缺血等所致急性心力衰竭；③严重的呼吸功能衰竭；④各种严重威胁呼吸、循环功能的疾患，如酸碱电解质重度失衡、重症哮喘、溺水、冻伤、外伤、感染等；⑤药物或机械通气治疗无效的顽固性肺动脉高压等。难治性心力衰竭时，在 ECMO 实施的同时可实施 IABP，且 IABP 可作为脱离 ECMO 系统的过渡措施。早期应用 ECMO 支持，保证肝脏、肾脏等重要脏器功能良好的前提下，如果心功能继续恶化可考虑心脏移植。

5. 心脏再同步化治疗 CRT 能够有效地改善顽固性心力衰竭患者的心室传导和（或）室内传导，从而改善患者的心脏功能和症状。CRT 通过调整适时的房室传导间期达到房室运动的协调，并最大限度地减少二尖瓣反流；通过改善左、右心室的协调运动来改善血流动力学，从而改善心功能。CRT 能改善左束支传导阻滞导致的左、右心室失同步收缩和左心室不协调运动。

6. 心脏移植和心脏机械辅助治疗

（1）心脏移植 是终末期心力衰竭的有效治疗方法，主要适用于严重心功能损害而无其他治疗方法的重度心力衰竭患者。

（2）心脏机械辅助 主要用于心脏移植前的过渡治疗和部分严重心力衰竭患者的替代治疗。适应证：优化内科治疗后仍有严重症状＞2个月，且至少包括以下1项者：① LVEF ＜25% 且峰值摄氧量＜12mL/（kg·min）；②近12个月内无明显诱因，因心力衰竭住院 ≥3次；③依赖静脉正性肌力药物治疗；④因灌注下降而非左心室充盈压不足［肺毛细血管楔压 ≥20mmHg，且收缩压 ≤80～90mmHg 或心脏指数 ≤2L/（min·m²）］导致的进行性肾功能和（或）肝功能恶化；⑤无严重的右心衰竭和重度三尖瓣反流。对合并右心室衰竭的患者，应考虑双心室辅助装置（BiVAD）。

四、预后

RHF 属终末期，预后极差，平均生存时间仅 3～4 个月，年死亡率超过 40%。在一项前瞻性队列研究的回顾性研究中，分析了心力衰竭患者生命最后 6 个月生活质量的特点，发现随着死亡的临近，疾病变得更重，患者功能丧失及出现某些症状更频繁，不情愿接受复苏的患者更为普遍。

近期终末期心力衰竭患者开始采用临终关怀，该方法最初是用于晚期肿瘤患者，临终关怀的主要目的也是缓解症状。终末期患者应考虑使用姑息治疗，包括使用鸦片缓解患者症状。猝死随时发生。

参考文献

[1] 王福军，罗亚雄主编．心力衰竭用药策略 [M]．北京：人民军医出版社，2013：242-261．

[2] 杨杰孚，张健主编．心力衰竭合理用药指南 [M]．2 版．北京：人民卫生出版社，2019：84-86．

[3] 中华医学会心血管病学分会心力衰竭学组，中国医师协会心力衰竭专业委员会，中华心血管病杂志编辑委员会．中国心力衰竭诊断和治疗指南 2018[J]．中华心血管病杂志，2018，46（10）：760-789．

[4] Yancy C W, Jessup M, Bozkurt B, et al. 2013 ACCF/AHA guideline for the management of heart failure: executive summary: a report of the American College of Cardiology Foundation/American Heart Association Task Force on practice guidelines[J]. Circulation, 2013, 128(16): 1810-1852.

[5] Holcomb J B, Tilley B C, Baraniuk S, et a1. Transfusion of plas.ma, platelets, and red blood cells jn a 1∶1∶1 vs a 1∶1∶2 m.tio and mortality in patients with severe trauma: me PROPPR ran-domized clinical Irial[J]. JAMA, 2015, 313(5): 471, 482.

[6] Tran A, Yates J, Lau A, et a1. Permissive hypotension versus conventional resuscitation stlate gies in adult trauma patients with hemorrhagic shock: a systematic review and meta-analysis of ran-domized controlled trials[J]. J Trauma Acute care surg, 2018, 84(5): 802-808.

[7] McDonagh T A, Metra M, Adamo M, et al. 2023 Focused Update of the 2021 ESC Guidelines for the diagnosis and treatment of acute and chronic heart failure[J]. European Heart Journal, 2023, 44(37): 3627-3639.

[8] Heidenreich P A, Bozkurt B, Aguilar D, et al. 2022AHA/ACC/HF SA Guideline for the management of heart failure: A report of the American College of Cardiology / American Heart Association Joint Committee on clinical practice guidelines[J]. J Am Coll Car diol, 2022, 79(17): e263-e421.

[9] 中华医学会心血管病学分会，中国医师协会心血管内科医师分会，中国医师协会心力衰竭专业委员会，中华心血管病杂志编辑委员会．中国心力衰竭诊断和治疗指南 2024[J]．中华心血管病杂志，2024，52（3）：235-275．

[10] 国家心血管病中心，国家心血管病专家委员会心力衰竭专业委员会，中国医师协会心力衰竭专业委员会，等．国家心力衰竭指南 2023[J]．中华心力衰竭和心肌病杂志，2023，7（4）：215-311．

第十章

心源性休克诊治策略

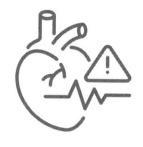

心源性休克（cardiogenic shock，CS）是由于各种原因导致心脏功能减退，引起心排血量显著减少，导致血压下降，重要脏器和组织灌注严重不足，引起全身微循环功能障碍，从而出现一系列以缺血、缺氧、代谢障碍及重要脏器损害为特征的一种临床综合征。其血流动力学主要为左心室充盈压升高（＞2.0kPa）及心脏指数（CI）低［＜2.0L/（min·m²）］和持续性低血压（收缩压＜90mmHg，至少30min）。

CS的发生率各项研究报道不一，可能与不同研究的时间以及采用的诊断标准不同有关，也与不同地区医疗条件及人群特点相关。在过去几十年中，由于急诊PCI在AMI中的应用，欧美国家CS的发病率曾有所下降。20世纪90年代前，美国AMI患者的平均CS发生率为7.5%，之后CS发生率开始明显下降，2003年降至4.1%。但有研究发现，从2003年至2010年，美国的CS发生率再次上升，住院患者的CS患病率由6%增加至10%，这可能与患者临床复杂性增加相关。在中国CAMI研究中，急性ST段抬高心肌梗死（STEMI）患者的CS发生率为4.1%。而在China-Peace研究中，2001年、2006年和2011年CS占所有STEMI患者的比率分别为4.6%、5.9%和6.2%。

一、发生机制

（一）病因

1. 心室输出障碍

（1）心肌损伤　急性心肌梗死、重症心肌炎、原发性或继发性心肌病等病因使心肌收缩力极度降低，导致CS。在AMI患者时，心肌坏死使心肌运动不协调，加剧血流动力学障碍，当合并机械性并发症时，可进一步促进休克的发生；同时，急性心肌梗死时心肌内还有顿抑心肌和冬眠心肌并存，更加重心力衰竭，是CS的重要病因。

（2）前负荷或后负荷急性增加　外伤、急性主动脉瓣关闭不全、急性二尖瓣关闭不全、急性血栓栓塞或其他原因导致急性主动脉反流、急性二尖瓣反流、严重主动脉口或肺动脉口狭窄导致心室前负荷或后负荷急剧增加，使心排血量急剧下降，引起CS。此外，主动脉瘤破入心腔也可引起CS。

（3）恶性心律失常　持续性快速心房扑动、心房颤动、持续性室性心动过速、严重的心动过缓（如病态窦房结综合征、高度或完全性房室传导阻滞），使心排血量严重下降，引起CS。

（4）心脏直视手术后低排血量综合征　为手术后心脏不能适应前负荷增加所致，如手术对心肌损伤、心功能差、术前已有心肌坏死等造成心排血量锐减而致休克。

2. 心室充盈障碍　心脏压塞、严重房室瓣狭窄、张力性气胸、限制型及肥厚型心肌病、急性肺栓塞、心内肿瘤（左心房黏液瘤、心室内占位性病变）或球形血栓嵌顿在房室口可使心室充盈急剧下降，引起心排血量急剧下降，导致 CS。

3. 复合性原因 上述两类病因同时存在。即同一个患者同时存在两种原因，如急性心肌梗死并发室间隔穿孔或乳头肌断裂，其心源性休克的原因既有心肌收缩力下降的因素，又有室间隔穿孔或乳头肌断裂所致的血流动力学紊乱。

（二）发病机制

心脏异常的各种原因造成心排血量急剧减少，尽管通过短暂的交感神经兴奋、RAAS 激活可以暂时代偿循环功能，但是过度的交感神经兴奋、RAAS 激活可使心力衰竭恶化，致有效循环血量不足和微循环衰竭，影响器官和组织的血流有效灌注，从而发生代谢障碍、酸碱平衡紊乱及组织器官缺血、坏死。

1. 左心室功能不全 左心室功能下降使每搏量和心排血量下降，引起血压下降及心动过速，从而使冠状动脉血供下降。心室舒张末压升高可以使室壁内压升高，降低冠状动脉血供和增加心肌耗氧量，所有这些因素进一步加剧缺血性心肌损伤。心排血量的降低同样会影响体循环灌注。代偿机制包括交感神经兴奋使心率增加、RAAS 兴奋增加心肌收缩力、肾灌注减少致液体潴留，增加心脏前负荷，这些机制的过度激活加剧病情恶化，心率增快和心肌收缩力增加可以升高心肌耗氧和后负荷，进一步引起缺血，加剧 CS，形成恶性循环。此外左心室功能下降使左心房压力升高，缺血使心室舒张功能减退，进一步增加了左心房压力，从而导致肺淤血和低氧血症，加剧心肌缺血及右心室功能不全。

2. 右心室功能不全 可引起或加重 CS，右心衰竭首先导致左、右心排血量下降，右心室舒张末压 > 20mmHg，有研究认为右心室舒张末压 10～15mmHg 比较理想，但可能存在个体差异，右心室压增高引起室间隔向左心室腔移动，影响左心室功能。右心功能不全引起的 CS 与左心功能不全引起的 CS 一样，死亡率高。约 50% 急性下壁心肌梗死患者的超声提示存在右心室缺血性功能不全的证据，表现为右心室游离壁活动异常、右心室扩张，表现为休克伴严重右心衰竭、肺部无啰音、左心室收缩功能正常而心排血量降低。

3. 周围血管阻力变化、神经激素调节和炎症反应 心排血量下降引起儿茶酚胺、血管紧张素水平增高，外周血管收缩，冠状动脉和周围重要脏器灌注增加，心脏后负荷也同时增加。神经激素反应激活促进水钠潴留，组织灌注增加，但可能诱发肺水肿。全身性炎症反应在心源性休克的发生和发展中起着重要作用，NO 有促进炎症反应的作用，心肌梗死后一氧化氮合成酶过量表达，产生过量的一氧化氮，引起血管扩张和心肌抑制作用。

此外，部分患者体液摄入不足或丢失增加，容量补充过多，某些治疗药物（如 β 受体阻滞剂、ACEI）等可能增加高危患者 CS 的发生率。

CS 属于低动力型休克，无论何种病因，均为心排血量下降导致组织低灌注和微循环功能障碍。左心功能障碍引起心排血量下降；左心室舒张压力和室壁张力增高，冠状动脉灌注进一步降低；同时，左心房压增高，导致肺淤血和低氧，又进一步加重冠状动脉缺血，而继发的心动过速、低血压和乳酸堆积进一步降低心肌灌注，形成恶性循环。心排血量降低也影响到其他重要器官灌注，导致广泛的组织器官血流动力学与代谢改变。与此同时，机体代偿机制被激活。交感活性增加，儿茶酚胺类水平升高，从而增快心率，增强心肌收缩性。RAAS 激活导致液体潴留，前负荷增加，收缩血管以求维持血压。此外，大面积心肌坏死和低灌注状态又会触发全身炎症反应，炎症级联反应诱发大量 ON 活化和释放，扩张血管导致血压和组织灌注进一步下降。心排血量下降，器官低灌注，神经内分泌系统激活，系统性免疫炎症反应，微循环障碍以及细胞缺氧组成恶性循环，引起难以纠正的CS，最终可导致患者死亡。

二、临床诊断

（一）临床表现

CS的临床特征为血压明显降低和全身重要脏器灌注不足，由此出现相应的临床表现：脑灌注不足可出现意识障碍，轻者淡漠或烦躁，重者意识模糊，甚至昏迷；心和肺的症状有心悸、气促等；肾灌注不足表现为少尿或无尿；消化道可有肠梗阻的表现；周围血管灌注不足可见皮肤苍白、湿冷、发绀等；脏器灌注不足还可致酸中毒。

根据休克的病理生理发展过程可分为三期。①休克早期：机体处于应激状态，交感神经张力增加，常表现为烦躁不安、精神紧张、恐惧等，但意识清楚，面色轻微苍白或口唇稍发绀，四肢末端湿冷、大汗、心率、呼吸增快，血压正常或稍低，但是脉差变小、脉搏细弱及尿少。②休克中期：表情淡漠、反应迟钝、意识模糊，心率常大于120次/min，收缩压＜80mmHg，甚至测不出，脉搏细速无力或不易扪及，尿少或无尿，面色苍白、皮肤湿冷。③休克晚期：可出现弥散性血管内凝血（DIC）和多器官功能衰竭的症状，进行性呼吸困难、明显发绀、皮肤花斑状、皮肤黏膜及内脏广泛出血。

（二）辅助检查

1. 血常规 白细胞、中性粒细胞一般升高，嗜酸性粒细胞减少，并发DIC时血小板减少，出、凝血时间延长。

2. 尿常规及肾功能 尿量减少或无尿，可发现管型尿、蛋白尿及红细胞尿、白细胞尿。当出现急性肾衰竭时尿比重由初期偏高转为偏低并固定在1.010～1.012。血尿素氮及肌酐均升高，尿/血肌酐比值常降至10以下。

3. 心肌坏死标志物 CK、CKMB、肌钙蛋白可升高。

4. 血气分析 休克早期可有代谢性酸中毒和呼吸性碱中毒，休克晚期可有代谢性酸中毒和呼吸性酸中毒，氧分压降低，二氧化碳分压升高。测定乳酸含量对判断微循环情况有帮助。

5. 心电图 可有心动过速、心肌缺血的表现，若有AMI可见T波升高、ST段抬高、异常Q波及心律失常。

6. 胸部X线片 多有肺淤血、肺水肿、肺部感染的征象，若肺毛细血管楔压（PCWP）＞18mmHg时，肺门常出现蝶形影。

7. 超声心动图 对判断心脏原发疾病有帮助。根据病情一般行床旁超声检查，可提示心功能不全，同时能发现心脏破裂、室间隔穿孔、急性二尖瓣或主动脉瓣关闭不全、心肌病变等情况。对AMI及其并发症的判断、心内肿瘤、血栓、心脏及大血管结构异常也有较大的帮助。

8. 血流动力学监测

（1）中心静脉压（CVP）监测 休克时CVP常升高，但血容量减少时也可降低（CVP多在10cmH$_2$O以下），CVP对判断容量负荷、指导补液有意义。

（2）静脉导管监测 目前多用漂浮导管检查，可不需X线透视，在床旁进行。在无肺血管病变（如肺动脉高压）和二尖瓣狭窄的情况下，PCWP≈左心房压≈左心室舒张末压，能较好地反应左心室功能。PCWP 正常值为 6～12mmHg，当 PCWP 达到 18～20mmHg 时开始出现肺淤血；21～25mmHg 时发生轻到中度肺淤血；26～30mmHg 时出现中到重度肺淤血；＞30mmHg 时发生肺水肿。测定心排血量，CI＜2.2L/(min·m^2) 时开始出现心力衰竭症状；CI＜2.0L/(min·m^2) 时可出现休克。

（三）诊断及鉴别诊断

1. 诊断要点 在有 AMI、急性心肌炎等原发疾病相关临床表现的情况下，出现下列表现者可诊断为心源性休克。

（1）持续性低血压 收缩压＜90mmHg，或需要升压药物维持在 90mmHg 左右，或较前基础血压值收缩压下降 30mmHg 以上，至少持续 30min。但要排除出血、疼痛、迷走反射、药物、血容量不足等其他原因引起的休克。

（2）有低灌注的临床表现 ①尿量减少，低于 20mL/h，甚至无尿；②心动过速，＞110次/min；③外周组织灌注不足，皮肤湿冷、苍白、发绀，出现四肢厥冷等；④神志异常，轻者烦躁或淡漠，重者意识模糊，甚至昏迷。

（3）血气分析 低氧血症和代谢性酸中毒。

2. 鉴别诊断

（1）其他类型休克 如感染性休克、低血容量性休克、过敏性休克、神经源性休克等。

（2）肾上腺危象 系慢性肾上腺皮质功能减退症急剧加重的表现，以严重乏力、低血压为临床特点，甚至可发生休克。肾上腺危象常伴有恶心、呕吐、腹痛、腹泻等消化系统症状，实验室检查可见低血糖、低血钠、高血钾。大剂量糖皮质激素治疗有效。

（3）肺栓塞 有呼吸困难但无肺水肿，严重缺氧与低血压不成比例，胸痛于吸气末加重。

（4）急性出血性坏死性胰腺炎 多于病初数小时突然出现休克，既往一般有胰腺炎病史，发作时有明显的胃肠道症状和腹膜刺激征，心电图可呈一过性 Q 波和 ST 段异常，血清淀粉酶和脂肪酶明显增加，但心肌酶、肌钙蛋白无明显变化。

3. 诊断标准 CS 的诊断标准有多种，目前普遍采用世界卫生组织 CS 诊断标准和中国 CS 诊断标准。

（1）世界卫生组织标准 在有明确心脏病病因的基础上，如急性心肌梗死、急性心脏压塞、急性瓣膜功能障碍和严重心律失常等，根据以下两条即可确诊。①收缩压＜85mmHg 或原有高血压的患者，收缩压低于原基础水平 30mmHg。②有下述一种或多种组织血流灌注不足的表现：神志改变；在无肾病病因或血容量不足的情况下，尿量＜20mL/h；外周血管收缩（或阻力增加），四肢发凉，皮肤指压苍白时间延长，伴有或不伴有冷汗；代谢性酸中毒。

（2）中国标准《中国急性心力衰竭诊疗指南 2022》中提出的 CS 的诊断标准如下。①持续低血压，患者收缩压可降至 90mmHg 以下，或者原有高血压的患者收缩压降幅≥60mmHg，且持续 30min 以上。②组织低灌注状态：皮肤湿冷、苍白和发绀，出现紫色条纹；心动过速，＞110次/min；尿量显著减少（＜20mL/h），甚至无尿；意识障碍，常有烦躁不安、激动焦虑、恐惧和濒死感；收缩压＜70mmHg，可出现抑制症状，如神志恍惚、表情淡漠、反应迟钝，逐渐发展至意识模糊，甚至昏迷。③血流动力学障碍：包括肺毛细血管楔压（PCWP）≥18mmHg，CI≤2.2L/(min·m^2)。

三、治疗策略

CS死亡率极高，治疗难度大，各项抢救措施应在严密的心脏血流动力学监测下进行。心源性休克的治疗用药类型及剂量呈高度个体差异，应结合基础心脏疾病、临床特点及血流动力学指标综合制订全面的治疗方案，并随时进行调整。

（一）基础治疗

1. 体位　一般予平卧位，心力衰竭并发CS者采用半卧位或端坐位，注意保暖，下肢可抬高30°，以尽量保证脑供血。

2. 吸氧　采用鼻导管吸氧，2～4L/min，必要时采用面罩吸氧。效果不好可采用无创性或气管内插管呼吸机辅助通气，尽量使SpO_2维持在正常水平。

3. 立即建立静脉通道　最好选深静脉。

4. 观察尿量和外周组织灌注情况　皮肤温暖、红润提示小动脉阻力低，组织灌注尚可，皮肤湿冷、苍白提示小动脉阻力高，但皮肤的变化不能完全反映心、脑、肾等重要脏器的灌流情况。

5. 血流动力学监测　监测血流动力学，根据分析PCWP和CVP可以判断CS是否合并有血容量不足，决定是否补液及补液量和补液速度。若PCWP和CVP提示血容量不足且有相应的临床表现，可以选择晶体液或胶体液适当补充血容量；若PCWP和CVP在正常范围，继续补液应谨慎，可先于10min试验性静注100mL液体，然后根据血压变化及血流动力学指标的上升程度决定是否继续补液及补液量；若PCWP≥18mmHg或CVP≥18cmH_2O，常提示有肺淤血，应停止补液，必要时加用利尿药或（和）血管活性药物等。治疗过程中要密切观察PCWP的变化，至少每15～30min测1次，并据此调节药物的使用。对暂无条件作创伤性检查的患者，可做超声检查以代之。应用多普勒超声可较准确地测定肺动脉收缩压和肺动脉楔压，当超声心动图测得左房室瓣减速时间缩短时（如≤140ms），提示肺动脉楔压增高（≥20mmHg）。

6. 重症监护　①持续心电监测；②频繁评估生命体征和精神状态；③可快速进行复律和除颤；④放置动脉导管，对血压进行检测，反复评估血清乳酸水平，以判断是否还存在休克，反复评估器官功能（肝脏、肾脏），有时可能需要中心静脉置管（采血），或者连续用（测量中心静脉氧饱和度）。

（二）药物治疗

1. 补充血容量　CS患者多半合并有血容量的减少，因此补充血容量是抢救CS的重要治疗措施。但液体过多又可加重心脏负担，故最好是在血流动力学监测指导下进行。监测中PCWP≥18mmHg或CVP≥18cmH_2O提示肺淤血，应控制补液速度和选用利尿药。一般而言24h补液量控制在1500～2000mL，晶体（葡萄糖、0.9%氯化钠注射液、林格液）和胶体液（右旋糖酐、白蛋白、血浆）的比例一般3∶1。过去胶体液多选用右旋糖酐-40，其半衰期短（约3h），有引起急性肾衰竭的危险，近年多改用右旋糖酐-70，无急性肾衰竭之虑。

2. 血管活性药物

（1）多巴胺　直接作用于α、β受体和多巴胺受体，作用于神经末梢并释放去甲肾上腺素。可扩张肾和腹腔内脏的血管，具有正性肌力作用，改善血流动力学和肾功能。临床使用一般从小剂量开始，根据血压的反应情况逐渐加量。小剂量多巴胺[2～5μg/（kg·min）]，可引起肾、肠系膜的血管扩张，肾血流量增加，排钠利尿作用增强。中等剂量多巴胺[6～10μg/(kg·min)]，可增强心肌收缩力，改善节段性室壁运动，增加心排血量，升高血压。大剂量多巴胺[>10μg/(kg·min)]，可使所有动、静脉收缩。多巴胺剂量可逐渐增加到20μg/(kg·min)。如果需要高剂量多巴胺[>20μg/(kg·min)]才能勉强维持血压，则应考虑更换为去甲肾上腺素代替。在紧急情况下也可将多巴胺5～20mg用0.9%氯化钠注射液10～20mL稀释后缓慢直接静脉注射。不良反应为窦性心动过速，外周血管过度收缩。血压下降明显时可与间羟胺合用，以加强收缩血管作用，提升血压。

（2）多巴酚丁胺　是β₁受体兴奋药，主要影响心肌收缩力，但也有部分β₂受体兴奋效应，可扩张外周血管，对α受体仅有很少的影响。与多巴胺相比，多巴酚丁胺能在不增快心率的情况下增加心排血量，较少引起心律失常，无血管收缩反应，可持续降低左心室充盈压。但对升高血压作用有限，通常与多巴胺合用。开始剂量为2.5μg/(kg·min)，酌情增加用量，最大剂量为30μg/(kg·min)。

（3）间羟胺　激动α、β肾上腺素受体，也可间接促进去甲肾上腺素的释放。小剂量以兴奋β受体为主，增强心肌收缩力和冠状动脉血流量，大剂量以兴奋α受体为主，使小血管收缩，提升血压。一般从0.5～1μg/(kg·min)开始静脉滴注，根据血压调节输注速度，与多巴胺合用效果更好。不良反应有心律失常、升压过快可致肺水肿等。

（4）去甲肾上腺素　强烈激动α肾上腺素受体，同时也激动β肾上腺素受体，使皮肤黏膜及内脏器官血管收缩，心肌收缩力增强，心率加快，心排血量增加，血压升高。因缩血管作用强大，也主要用于其他升压药物无效时。一般从小剂量开始逐渐加量，剂量为0.02～0.5μg/(kg·min)。不良反应有焦虑、呼吸困难、头痛等。因强烈的血管收缩可导致缺氧和酸中毒，过量时可出现严重头痛、高血压、心率缓慢、呕吐甚至抽搐等症状。

（5）肾上腺素　能强有力地收缩血管，同时又具有兴奋β肾上腺素受体的作用，既能明显升高血压，又能增强心肌收缩力，一般在其他药物无效时才考虑使用。从0.05μg/(kg·min)开始，逐渐增加剂量，在出现中毒症状（如异位节律）之前停药。

（6）血管扩张药　CS时外周血管阻力增加，心脏的压力负荷过重，左心室舒张末期内压增加，心肌耗氧量增加，心排血量进一步下降，加重休克。此时使用血管扩张药使外周血管扩张，降低心脏后负荷，减轻心脏做功，可改善休克症状。因此临床上只在PCWP升高（一般>15mmHg）、心排血量低、周围血管显著收缩以致四肢厥冷或外周阻力增加伴有肺淤血、肺水肿时使用。①硝普钠：常用静脉滴注，临床应用宜从小剂量10μg/min开始，可酌情逐渐增加剂量至50～250μg/min，静脉滴注，疗程一般不要超过72h。由于其强效降压作用，应用过程中要密切监测血压，根据血压调整合适的维持剂量。停药应逐渐减量，以避免反跳现象。②硝酸甘油：静脉应用硝酸甘油需经常测量血压，防止血压过度下降。硝酸甘油静脉滴注起始剂量为5～10μg/min，根据血压情况调节用量，每5～10min递增5～10μg/min，最大剂量100～200μg/min。

血管收缩药与血管扩张药联合应用具有良好的协同作用。CS时一般不单独使用血管扩张药，常和血管收缩药联合使用。既能降低左心室舒张末压、减少心脏做功，又能增加心排血量，对改善心脏泵功能十分有利，同时也可改善泵衰竭时的微循环障碍，冠状动脉循环随着周围循环灌注改善而得以改善。联合使用血管收缩药与扩张药时，血管扩张药要从小剂量开始，要比心力衰竭或降血压时使用的剂量小，在严密监测血压的情况下逐渐增加剂量。

3. 正性肌力药物　强心苷具有正性肌力作用，但是由于CS时缺血心肌与正常心肌在交感神经和儿茶酚胺的作用下呈现出极强的电不稳定性，加之损伤心肌对强心苷反应差，强心苷毒性的敏感性增加，导致强心苷在 CS 时的应用受到限制。目前强心苷仅主要用于多巴胺等治疗无效或伴有快速性室上性心律失常时使用，剂量为常用量的 1/3～1/2。AMI 在 24h 内尤其是 6h 内应避免使用强心苷。磷酸二酯酶抑制药应用也受到限制，对于心力衰竭逐渐加重而继发的 CS，可考虑短期使用磷酸二酯酶抑制药。左西孟旦为钙离子增敏剂，多中心、大样本、随机、对照、双盲临床研究观察左西孟旦和多巴酚丁胺对急性失代偿性心力衰竭患者长期生存率的影响，显示左西孟旦全因死亡率更低，但两组差别无统计学意义（$P=0.40$）。研究表明，AMI 合并 CS 的患者经左西孟旦治疗后，血流动力学改善明显。

（三）非药物治疗

1. 主动脉内球囊反搏　急性心肌梗死并发机械并发症或严重的左心功能不全引起 CS，经其他内科措施治疗无效时，可以采取 IABP，它能提高舒张期主动脉弓（冠状动脉灌注）压，增加心肌供血，降低收缩期主动脉内压，进而降低左心室后负荷，增加射血分数，稳定血流动力学状态，为患者有机会接受进一步治疗创造条件。IABP 禁用于主动脉关闭不全者。IABP 依旧是目前最广泛应用的设备，但有研究显示在 30 天死亡率方面 IABP 组与对照组差异无统计学意义，且最近的 6 年数据亦显示在远期预后方面两组之间差异无统计学意义。

2. 体外膜肺氧合　ECMO 也用于治疗急性心肌梗死合并 CS。尽管有许多关于用 ECMO 治疗急性心力衰竭的临床报道，但是在这些报道中，患者心力衰竭的严重程度及年龄是不同的，使用 ECMO 的存活率最高的是在新生儿及儿科的患者。在成人，并没有如此好的疗效。两个用于治疗成人心力衰竭（包括急性心肌梗死合并 CS 患者）的报告，其 30d 的生存率在 33%～38%。急性心肌梗死合并 CS 患者在血运重建前，用支持治疗，仍有很高的死亡率，在一些治疗组，死亡率甚至为 100%。据报道，ECMO 联合 PCI 则获得了较高的生存率（85%）。出血、感染等继发于 ECMO 的并发症十分常见，也很严重的，这对使用 ECMO 带来了挑战。

3. 经皮左心室辅助装置　VAD 是部分或全部替代或辅助心室泵血的装置，实验数据及临床数据表明，与 IABP 相比，在减小梗死面积、改善微循环方面，VAD 具有明显的优势，并且能够改善血流动力学及代谢参数。尽管 VAD 治疗 CS 有较好的疗效，但是临床上仅用于少数患者。数据支持的降低患者死亡率的作用在临床上并未显示。2h 的随机临床试验研究表明，血运重建后急性心肌梗死合并心源性休克，VAD 治疗与 IABP 相比，能够改善左心室功能和肾功能，但是 30d 死亡率无明显差别。

4. 持续血液滤过　血液净化由原来意义的清除内源/外源性毒素与肾替代，发展为弱化炎症反应，调节免疫状态，提供营养治疗空间、支持多器官功能。炎症因子是急性心肌梗死合并 CS 发生的重要因素。CS 患者 IL-6 和 TNF-α 异常增高。经药物治疗无效的 CS 患者，早期血液滤过治疗可以有效提高 CS 患者生存率。

（四）病因治疗

AMI 并发 CS 患者可行冠状动脉再灌注治疗，包括静脉溶栓、PCI 和冠状动脉旁路移植术（CABG）。静脉溶栓可显著降低 AMI 的死亡率，但对已经发生 CS 患者疗效不确定，依据最新 ESC 指南，由于溶栓治疗疗效有限尤其是 CS 患者，故仅用于不能进行 PCI 的 STEMI 患者。PCI 和 CABG 可使 AMI 并发 CS 的预后得到改善，早期血运重建并联合应用 IABP 的远期效果优于药物治疗。

四、预后

尽管 CS 治疗有了较大进展，但其死亡率仍然高达 50%～90%。早期血运重建可防止急性心肌梗死合并 CS 的发生。发生 CS 后早期血运重建、联合机械循环支持可降低死亡率。

参考文献

[1] 王福军，罗亚雄主编．心力衰竭用药策略 [M]．北京：人民军医出版社，2013：262-277．

[2] 杨杰孚，张健主编．心力衰竭合理用药指南 [M]．2 版．北京：人民卫生出版社，2019：66-82．

[3] 中华医学会心血管病学分会心力衰竭学组，中国医师协会心力衰竭专业委员会，中华心血管病杂志编辑委员会．中国心力衰竭诊断和治疗指南 2018[J]．中华心血管病杂志，2018，46（10）：760-789．

[4] 中华医学会心血管病学分会心血管急重症学组，中华心血管病杂志编辑委员会．心源性休克诊断和治疗中国专家共识（2018）[J]．中华心血管病杂志，2019，47（4）：265-277．

[5] 中国医师协会心血管内科医师分会心力衰竭学组，中国医师协会急诊医师分会循环与血流动力学组，中国老年医学会心电与心功能分会．多巴胺药物临床应用中国专家共识 [J]．中华医学杂志，2021，101（20）：1503-1512．

[6] 中国医师协会心力衰竭专业委员会，中华心力衰竭和心肌病杂志编辑委员会．心力衰竭容量管理中国专家建议 [J]．中华心力衰竭和心肌病杂志，2018，2（1）：8-16．

[7] 中华医学会心血管病学分会，中华心血管病杂志编辑委员会．急性 ST 段抬高型心肌梗死诊断和治疗指南 2015 [J]．中华心血管病杂志，2015，43：380-393．

[8] Levy B, Clere-Jehl R, Legras A, et al. Epinephrine versus norepinephrine for cardiogenic shock after acute myocardial infarction[J]. Journal of the American College of Cardiology, 2018, 72(2): 173-182.

[9] Ponikowski P, Voors A A, Anker S D, et al. 2016 ESC Guidelines for the diagnosis and treatment of acute and chronic heart failure: The Task Force for the diagnosis and treatment of acute and chronic heart failure of the European Society of Cardiology (ESC) Developed with the special contribution of the Heart Failure Association (HFA) of the ESC[J]. European Heart Journal, 2016, 37(27): 2129-2200.

[10] 郑昭芬，唐毅，潘宏伟，等．心源性休克儿茶酚胺类药物的选择与应用 [J]．实用休克杂志（中英文），2020，4（1）：10-13．

[11] Ibanez B, James S, Agewall S, et al. 2017 ESC Guidelines for the management of acute myocardial infarction in patients presenting with ST-segment elevation：The Task Force for the management of acute myocardial infarction in patients presenting with ST-segment elevation of the European Society of Cardiology (ESC)[J]. Eur Heart J, 2018, 39(2): 119-177.

[12] 中华医学会心血管病学分会，中国医师协会心血管内科医师分会，中国医师协会心力衰竭专业委员会，中华心血管病杂志编辑委员会．中国心力衰竭诊断和治疗指南 2024[J]．中华心血管病杂志，2024，52（3）：235-275．

[13] 国家心血管病中心，国家心血管病专家委员会心力衰竭专业委员会，中国医师协会心力衰竭专业委员会，等．国家心力衰竭指南 2023[J]．中华心力衰竭和心肌病杂志，2023，7（4）：215-311．

第十一章
心房衰竭诊治策略

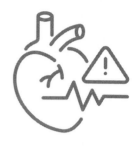

过去认为，心房功能障碍是其他心脏疾病的标志或后果，而不是原因。近年随着心脏电生理和影像学的进展，对高度复杂的心房解剖和功能重新关注和再认识，这一传统观点受到质疑，包括有现代心脏病学父之称的 Eugene Braunwald 教授在内的多位学者提出"心房衰竭"这一新概念❶，并指出心房衰竭是一个独立于心房颤动和心力衰竭的临床相关概念，具有多种病因、机制和临床表现。

目前，对于心房衰竭尚没有准确的定义，通常是指在无明显瓣膜及心室异常的情况下，由于解剖、机械、电生理和（或）血液流变学异常，引起了心房功能障碍，并造成心功能不全，出现临床症状，生活质量下降，影响寿命。左心房生理功能会影响左心室充盈、心室收缩和舒张以及整个心脏的功能，房室同步也非常重要。电活动不同步、辅助泵功能受损、存储功能失调以及管道功能受损均可引起心房衰竭。

一、发病机制

心房间不同步、心房颤动、心房纤维化、心房扩大等原因都可能导致心房衰竭的发生，由于电活动的不同步、心房功能障碍，以及神经激素通路的激活等原因可能影响血流动力学，引发肺动脉高压、心房附壁血栓形成，从而导致心力衰竭、栓塞事件发生（图11-1）。

（一）电活动异常

1. 传导异常 房室间不同步（如 P-R 间期延长）、心房间不同步（如房间传导阻滞）可能是心房衰竭和心力衰竭的诱因。房室传导阻滞时心室快速充盈与心房收缩融合，心房产生无效收缩；而房间传导阻滞电激动从右心房向左心房传导延迟，左心房收缩可能发生在二尖瓣关闭之后，从而使左心房内压升高，可导致左心房扩大。

2. 节律异常 快速房性节律异常，如心房颤动，导致心房无效收缩、不规则下传激动的心室，心室充盈与收缩功能均受损。心房颤动发生机制是心房中的许多小折返环导致的心房节律紊乱。心房颤动本身可诱导心房重构，表现为心房扩大、纤维化、心肌细胞超微结构改变等。在心房重构的发生、发展过程中，心房颤动也会进一步损害心肌的电活动和机械作用，并对心脏的整体表现产生有害影响，从而形成恶性循环。

（二）心房病变

心房病变是引起心房衰竭的重要病因，其中以心房心肌病最为常见。心房心肌病时心房

---

❶ Bisbal F, Baranchuk A, Braunwald E, et al. Atrial Failure as a Clinical Entity: JACC Review Topic of the Week[J]. J Am Coll Cardiol, 2020, 75(2): 222-232.

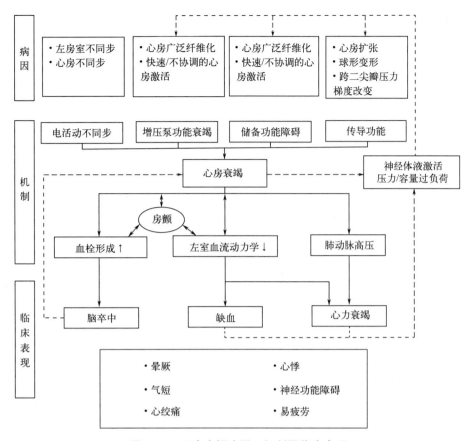

图 11-1 心房衰竭病因、机制及临床表现

肌机械和（或）电活动功能障碍，通常（但并非总是）表现出心房纤维化、肥大或扩大。心力衰竭、心肌炎、高血压、糖尿病等可能会诱发心房心肌病。心房心肌病的病理分型包括：①心肌细胞病变；②纤维化；③心肌病变合并纤维化；④原发性非胶原浸润（有或无肌细胞的改变）。纤维化是心房心肌病最常见的病理表现。心房缺血可能导致心房心肌病的发生，心房的储存功能受损，心室充盈不佳，继而可导致心房衰竭。另外，射频消融术引起左心房僵硬综合征也是心房病变的重要原因。射频消融术后患者中有 2%～8% 出现左心房僵硬综合征——左心房收缩能力减弱及顺应性降低，与心房的瘢痕负荷增加和心房功能受损有关。研究证实，心房纤维化是射频消融术后心房颤动复发的最强有力的独立预测因素，且左心房消融可改变心房大小、结构和心房机械功能。

（三）心房重构

心房重构是指心房心肌组织因压力/容量负荷过重或心律失常而发生的不良电生理、细胞和结构改变。心房重构的组织学特征包括心肌细胞增生、肥大、坏死和凋亡、细胞外基质成分的改变、能量代谢发生改变、细胞离子通道的表达改变和心房激素的分泌发生改变以及心房纤维化等。左心房重构的主要原因包括心房颤动和心室/瓣膜疾病。但一些非心源性疾病，如睡眠呼吸暂停综合征、高血压、糖尿病和肥胖等，也可引起左心房重构。除离子通道改变和电生理特性受损外，间质纤维化也与房室扩大、心脏球形畸形和心房功能障碍有关，进而可能导致心房衰竭的发生。

二、临床诊断

（一）临床表现

1. 心房颤动 可导致心房重构与衰竭，但在某些情况下，也可能是心房纤维化的标志，而非病因。心房颤动发生后进一步损害心房功能，形成恶性循环，所谓"房颤生房颤（AFbegetsAF）"。多种心脏疾病可导致左心房重构，最终导致心房颤动。

2. 栓塞 源自左心的栓子通过血液循环可导致任何部位的体循环动脉栓塞。心房扩大、心房纤维化可影响心房和左心耳的收缩力，使心房内血流静止、局部内膜功能异常而形成血栓。心房纤维化的程度越高，卒中的风险越高。大多数隐匿性卒中患者存在明显的心房功能障碍。在心房颤动中，左心耳血栓形成是公认的心源性卒中的重要栓子来源，但有学者研究表明，亚临床心房颤动与卒中没有明确的时间先后关系或因果关系。亚临床心房颤动可能引起心房内皮改变，增加卒中的风险。短暂的亚临床心房颤动发作也可能会引起心房的慢性病变，在很长时间后可能会形成血栓。来自心房心肌病的研究证据也表明心房基质是重要的栓子来源，对心律失常介导的血栓形成是血栓栓塞性卒中首要原因的概念提出了质疑。

3. 心力衰竭与肺高压 射血分数保留的心力衰竭中，部分病因可能为左心房衰竭。左心房功能异常早于左心房扩大重构，运动时心房功能储备降低可能是心房衰竭的早期表现。心房功能异常及重构与心力衰竭独立相关，且早于临床心力衰竭症状出现。Sanchis等的研究中，约45%首发心力衰竭症状与左心房功能异常有关。左心房机械功能障碍、房室传导不匹配都是射血分数保留的心力衰竭的潜在机制。对于射血分数减低的心力衰竭，左心房扩大可缓冲代偿左心室压的升高向肺循环的传导，并可通过Frank-Starling机制增加左心室充盈，一旦发生心房衰竭，将显著恶化并加重心力衰竭症状。心房衰竭本身或心房负荷增加均可导致肺高压。如心房间不同步时左心房收缩延迟，左心房收缩可能发生于二尖瓣关闭后，左心房后负荷增加可使左心房排空分数下降，诱发左心房心肌肥厚、左心房压力升高。左心房压力升高可传递到肺静脉，再传递到肺毛细血管从而引起肺高压。左心房与肺静脉压力升高，通过反射机制可造成肺血管收缩，进一步促发肺高压。此外，心房衰竭通过影响心室功能、冠状动脉血供及房室瓣反流影响心脏功能。

（二）辅助检查

1. 心电图 可用于评价心房的电活动。P波可反映心房内传导，若P波延长可提示心房间传导延迟、心房扩大、心房压升高或心房心肌病；P-R间期延长可能与心房颤动、心房心肌病相关；P波离散度（pwavedispersion，PWD）可反映心房内的不连续性和不均一性。研究表明，PWD与心力衰竭、心房颤动的发生及其进展相关；P波面积扩大可能提示心房扩大，与心房颤动、卒中风险相关。

2. 生物标志物 一些生物标志物也是诊断和评估预后的新兴工具，如cTnT/I、NT-proBNP、生长及分化因子15可预测缺血和出血风险，miR-21、microRNA可用来判断纤维化程度或预测心房颤动射频消融成功率。

3. 影像学检查 目前无创的影像学检查方法包括心脏超声、CCT及CMR。它们是明确左心房功能、评估心房纤维化及检测血流模式的重要手段。

心脏超声具有无创、床边、安全性好以及高时间和空间分辨率的实时成像等优势，是评估左心房功能最适宜的检查方法。二维超声心动图是评估左心房大小最方便和快捷的方法，从传统的胸骨旁长轴切面可以获得左心房的前后径大小。左心房功能不全时由于心房扩张，导致心房的不对称性重塑，建议使用容积法评估左心房体积，如改良的辛普森双平面法；而使用三维成像模式则可以更准确地评估左心房容积。在一个心动周期中心房大小差异很大，因此可以通过测量不同时期的心房容量；心房收缩前容积在舒张中期，即心房收缩前测量；心房最小容积在房室瓣关闭前即心室舒张末期测量，结合上述不同时期测量的左心房体积，便可以通过公式计算评估心房的储存、管道和辅助泵三种基本功能。

通过评价心室舒张功能，如二尖瓣口、肺静脉和左心耳血流的频谱多普勒，也可以间接评估左心房功能。优点是获取方便且具有实用性和便捷性。可以采用左心房功能指数评价左心房的整体功能；二尖瓣口舒张早期峰值流速（E）和舒张晚期流速（A）的比值、左心房充盈分数，以及心房收缩期肺静脉反流速度来评估心房的泵功能；用肺静脉收缩期（S）和舒张期（D）流速评估心房的储存功能和管道功能；心房收缩期肺静脉反流量和持续时间评估心房收缩压和舒张压。此外，左心耳血流速度（通常由经食管超声心动图获得）反映了左心耳的收缩功能，流速降低常提示有血液淤滞及血栓事件的风险提高。

斑点追踪成像技术（STI）能追踪心肌内斑点回声的空间运动，通过重建及运算实时心肌的移动和形变，从心肌组织运动速度、位移、应变率、旋转速度及角度等方面进行定性描述和定量测算。具有不受声束夹角、心脏前后负荷影响等优点，能够精确评估心动周期中左心房各时相功能。该技术可早期发现左心房功能异常，功能参数较其大小参数更为敏感。

CCT在心脏大小、结构的检测上更具优势，但由于辐射暴露和碘化造影剂过敏以及相对较差的时间分辨率等，限制了其在心房功能检测中的临床应用。

CMR具有较高的时间分辨率，可以获得对心房结构和功能的精确评估，是目前检测房室结构、心脏功能及心肌纤维化的"金标准"。延迟增强磁共振成像可检查心房纤维化程度。左心房四维血流磁共振成像则能更全面地反映心房血流动力学特征，有助于预测心房内血栓形成。

电解剖标测成像系统是有创的侵入性成像，可以清楚地显示导致房颤的心房基质情况。该方法已成为评估心房心肌病基质浸润的重要标准。

（三）诊断与鉴别诊断

心房衰竭的诊断必须同时具有：心房功能不全相关的临床症状；心房电活动、结构和功能异常的客观证据；且这些异常不能归因于任何其他心脏病或心外疾病。首先，影像学检查是确定心房功能、心房纤维化和评估血流动力学的关键指标。电解剖标测成像系统可以检测心房电压异常，可能有助于预测心肌纤维化、左心房功能受损和卒中风险。此外，生物标志物也是诊断和评估预后的工具。

近期有研究显示，左心房功能障碍和重构，可在健康无症状人群中独立于心力衰竭而发生。也就是说某种意义上，射血分数保留的心力衰竭或许是左心房衰竭的后果。再如脑卒中的发生，则认为是与心房疾病有关的因素，促进了血栓形成，进而增加了脑卒中风险，而非仅与房颤相关。总之，心房衰竭成为一种新的临床概念，与心房心肌病不同，心房衰竭是任何心房功能异常的结果，包括但不限于原发性的心房疾病。尽管任何的心房功能障碍，在与临床心力衰竭症状一致的情况下都可能被认为是心房衰竭，但目前在这一领域仍未形成广泛共识，还需要大型的前瞻性临床研究提供可靠的临床数据，以制订合适的诊断标准。

三、治疗策略

针对心房衰竭的发生发展机制，潜在的治疗靶点与策略包括：在心力衰竭的治疗方面，心房衰竭可以更加明确心力衰竭的病因，从而为心力衰竭的个体化治疗提供依据；在房颤患者的管理上，通过识别是心房基质来源还是肺静脉起源，来制订个体化的消融策略，提高房颤射频消融手术的成功率并减少复发；个体化的口服抗凝药物应用，如在心房机械功能障碍的非房颤患者中使用抗凝药、房颤但机械功能维持且无纤维化的患者中停用抗凝药；基于心房功能的节律控制与速率控制的选择等；上游抗纤维化治疗；在心律失常电活动不同步方面，通过超声评估房间和房室非同步化的程度，确定采用左心房或双房起搏的策略；此外，在其他心房外受累的疾病中，评估由心房衰竭引起的心室功能异常及功能性瓣膜反流如何选择治疗策略，为猝死提供危险分层，以及帮助选择改善瓣膜反流的术式，如选用 MitraClip、瓣膜成形术，或通过房颤射频消融改善二、三尖瓣反流。表 11-1 总结了心房衰竭的临床意义、相关的诊断策略以及潜在的干预措施。

表 11-1　心房衰竭的临床意义、诊断策略和潜在的干预措施

影响领域	心房衰竭的临床意义	推荐的诊断策略	未来潜在干预措施
卒中风险	① 确定有卒中风险的非房颤者 ② 确定低卒中风险的房颤患者	① 心房大小 / 形状：MRI/CTA ② 纤维化检测：MRI（LGE） ③ 机械功能：超声、负荷 MRI ④ 生物标志物	① OAC 可能适用于有卒中风险的非房颤或低卒中风险的房颤患者 ② 上游治疗减少纤维化 / 血栓形成基质
心力衰竭	① 无左心室异常时识别心力衰竭症状的原因和机制 ② 机械性左房功能障碍 ③ 心房功能性二尖瓣反流 ④ 心房不同步	① 纤维化检测：MRI（LGE） ② 机械功能：超声、负荷 MRI ③ 定量二尖瓣反流：超声、MRI ④ 生物标志物	① 个体化心力衰竭治疗 ② 上游治疗减少纤维化 ③ 减少二尖瓣反流的干预措施 ④ 左心房起搏
房颤管理	① 识别心律失常机制 ② 评估心房疾病分期 ③ 评估节律控制成功的可能性	① 心房大小 / 形状：MRI/CTA ② 纤维化检测：MRI（LGE） ③ 生物标志物	① 个体化的消融策略（基于基质或肺静脉隔离） ② 选择节律 / 室率控制药物
心脏不同步	评估房间和房室间不同步程度	超声检测左、右心 E/A	左心房或双房起搏
心房外受累	① 评估心房衰竭引起的左心室异常 ② 评估心房功能性二尖瓣反流 ③ 评估房颤引起的功能性三尖瓣反流	① 左心室大小 / 功能：超声、MRI ② 纤维化检测：MRI ③ 瓣膜功能不全：超声、MRI	① 猝死风险分层 ② 在晚期心房衰竭患者中，建议应用 OAC 预防栓塞性心肌梗死 ③ 通过房颤射频消融改善二、三尖瓣反流 ④ 干预减少二、三尖瓣反流（MitraClip、瓣膜成形术）

注：MRI，磁共振；CTA，计算机断层血管扫描；LGE，延迟钆增强；OAC，口服抗凝药。

四、预后

心房衰竭是一个全新的临床概念，是任何心房功能异常的结果，包括但不限于原发性心房疾病。心房衰竭能引起心房血流动力学改变、左心室充盈不足和心律失常发生。当心房整体功能出现进行性损害，无法代偿过量的容量或压力负荷时出现心房压和肺毛细管楔压的升高，导致肺动脉高压、心力衰竭和血栓形成。在严重心房重构的情况下，心房衰竭的存在使患者更容易出现新发房颤，同时房颤又会使左心房电生理和机械功能持续恶化，形成恶性循

环从而影响心脏的整体功能。心房衰竭和心力衰竭一样，也能通过激活神经内分泌途径（主要是 RAAS 和交感神经系统）进一步损害心房功能。其具体预后情况取决于心房衰竭的原因及与临床疾病的关系。

参考文献

[1] Bisbal F, Baranchuk A, Braunwald E, et al. Atrial Failure as a Clinical Entity：JACC Review Topic of the Week[J]. J Am Coll Cardiol, 2020, 75(2): 222-232.

[2] Santos A B S, Roca G Q, Claggett B, et al. Prognostic Relevance of Left Atrial Dysfunction in Heart Failure With Preserved Ejection Fraction[J]. Circulation Heart Failure, 2016, 9(4): e002763.

[3] Goette A, Kalman J M, Aguinaga L, et al. EHRA/HRS/APHRS/ SOLAECE expert consensus on atrial cardiomyopathies：Definition, characterization, and clinical implication[J]. Journal of Arrhythmia, 2016, 32(4): 247-278.

[4] Zhu N, Chen H, Zhao X, et al. Left atrial diameter in heart failure with left ventricular preserved, mid-range, and reduced ejection fraction[J]. Medicine, 2019, 98(48): e18146.

[5] Petr K, Jana P, Martin M, et al. The Role of Magnetic Resonance Imaging and Cardiac Computed Tomography in the Assessment of Left Atrial Anatomy, Size, and Function[J]. Biomed Research International, 2015, 2015: 247865.

[6] Ahmed A, Ullah W, Hussain I, et al. Atrial fibrillation: a leading cause of heart failure-related hospitalizations; a dual epidemic[J]. Am J Cardiovasc Dis, 2019, 9(5): 109-115.

[7] 袁祖贻，陈绍良. 心脏病学实践 2021：第 4 分册·心肌病与心力衰竭 [M]. 北京：人民卫生出版社，2021：83-91.

第十二章
各种心脏疾病致心力衰竭诊治策略

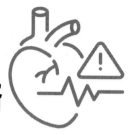

第一节 ➡ 心脏瓣膜病致心力衰竭

心脏瓣膜疾病是指因各种致病因素或先天发育畸形导致一个或多个瓣膜解剖结构和功能异常,表现为瓣膜口狭窄和(或)关闭不全的临床综合征。主要累及二尖瓣和主动脉瓣,较少累及三尖瓣和肺动脉瓣。表现为二尖瓣狭窄(MS)和(或)关闭不全(MR)、主动脉瓣狭窄(AS)和(或)关闭不全(AR),以及联合瓣膜病变等临床病理类型。在我国以风湿性心脏瓣膜病最多见,风湿热是导致瓣膜损害的最常见原因。随着人口老龄化的加重,老年退行性瓣膜病及冠心病心肌梗死后引起的瓣膜病变也越来越常见。这些瓣膜出现病变,引起心脏血流动力学异常,从而造成心脏功能异常,最终导致心力衰竭。

2003 年欧洲心力衰竭研究表明,46788 例心力衰竭患者中与冠心病相关的心力衰竭占 68%,扩张型心肌病占 6%;而超声心动图检测的中、重度心脏瓣膜病高达 29%。1980—2000 年中国部分地区慢性心力衰竭住院病例回顾性调查显示,心力衰竭患者中冠心病的比率从 36.8% 增至 45.6%,高血压从 8.0% 升至 12.9%,而风湿性心脏瓣膜病则由 34.4% 降至 18.6%。虽然风湿性心脏瓣膜病心力衰竭呈下降趋势,但退行性心脏瓣膜病心力衰竭呈上升趋势,所以心脏瓣膜病导致的心力衰竭仍是我国慢性心力衰竭的常见原因之一。

一、发病机制

瓣膜疾病的主要原因包括风湿热、黏液变性、退行性改变、先天性畸形、缺血性坏死,感染和创伤等,可以引起单个瓣膜病变,也可以引起多个瓣膜病变。心脏瓣膜病性心力衰竭的发生机制不同于冠心病、高血压等疾病的原发性心肌损害机制,而是由瓣膜机械性损害造成血流动力学异常,使心脏压力负荷(瓣膜狭窄)或容量负荷(瓣膜关闭不全)发生改变,最终发展为失代偿性心力衰竭。

二、临床诊断

(一) 临床表现

患者容易出现活动后疲乏和倦怠,活动耐力明显降低,稍微运动便出现呼吸困难(劳力性呼吸困难),严重者夜间频发阵发性呼吸困难甚至无法平卧休息(端坐呼吸)。部分患者(特别是二尖瓣狭窄患者)会在胸闷、呼吸困难的同时伴有呼吸道出血,轻者痰中伴有血丝,重者一次性咯出大量鲜血。此外，长时间的肺部淤血可导致患者频繁罹患支气管炎，特别在冬季尤为高发。而对于某些患者（特别是主动脉瓣狭窄），常会感到在活动后出现头晕或眩晕，并且随着年龄的增长，心前区不适或心绞痛症状的发生日益频繁。

部分患者虽无上述典型表现，但如果近期出现心悸、存在既往血栓栓塞、胃肠道出血、皮肤瘀点或瘀斑及不明原因发热等临床症状，也为诊断瓣膜性心脏疾病提供了重要的线索而不应予以忽视。

心力衰竭是心脏瓣膜病最常见的并发症，也是致死的最主要原因。最早和最常发生心力衰竭者，二尖瓣狭窄仍占首位；二尖瓣关闭不全、主动脉瓣狭窄和主动脉瓣关闭不全发生心力衰竭比较迟。通常心力衰竭常先出现左心或左心房衰竭；后期才发生右心衰竭。如患者左心房压力突然急剧升高，或左心室功能突然恶化，则可发生急性肺水肿。少数二尖瓣狭窄病例亦可由阵发性心房颤动、肺梗死、妊娠、产后和呼吸道感染等而突然发生急性肺水肿。风湿性二尖瓣和主动脉瓣关闭不全患者可在原来病情比较稳定的基础上，突然恶化，出现严重急性二尖瓣和主动脉瓣关闭不全。表现为顽固性左心衰竭，反复发作性肺水肿，不易控制，病程进展快，短期内易死亡。严重急性二尖瓣关闭不全常由二尖瓣穿孔或腱索断裂，以及心脏手术创伤，使腱索断裂所致。严重急性主动脉瓣关闭不全亦常由于感染性心内膜炎引起主动脉瓣穿孔、瓣叶过度破坏；或由于治疗矛盾，使愈合的主动脉瓣发生明显卷缩而加重主动脉瓣关闭不全。

老年性心脏瓣膜病缺乏特异性临床表现，容易漏诊和误诊。且易并发心律失常、心力衰竭、感染性心内膜炎、脑血管意外等心血管并发症。

（二）辅助检查

1. **胸部 X 片检查**　能提供患者心脏大小、肺动脉血流、肺循环和体循环压力，以及心脏、大动脉钙化程度的初步资料，如在主动脉和（或）二尖瓣环处出现斑片状、线状或带状钙化阴影。此外，可出现主动脉瓣和二尖瓣狭窄与闭锁不全相应的 X 线征象。

2. **心电图检查**　主动脉瓣病变者可有左心室肥大，二尖瓣环钙化者除左心室肥大外可有左心房增大所致的 P 波增宽或有切迹，V_1 导联 PTF 负值增大。由于本病常累及心脏传导系统，故常有一至三度房室传导阻滞、左束支传导阻滞或左前分支传导阻滞。20%～30% 患者可出现心房颤动或其他心律失常。

3. **超声心动图**　是目前临床诊断本病的主要手段，能了解瓣膜形态及功能、心腔大小、室壁厚度、心室功能、肺静脉和肝静脉血流及肺动脉压力，为病情分析、指导治疗、预后判断提供帮助，还可为选择手术适应证和手术方式提供客观依据。

4. **心脏磁共振**　CMR 可以评估瓣膜功能、心室大小及心肌质量等。特别是在心脏瓣膜疾病的诊断和定量评估，以及心脏瓣膜手术后的随访中有重要作用。CMR 是检出主动脉瓣反流的优良方法。

5. **血浆 BNP、cTnI**　心脏瓣膜病合并心力衰竭患者的血浆 BNP、cTnI 水平较单纯心力衰竭及单纯心脏瓣膜病患者显著升高，心功能显著减弱，且与心功能分级有关，对判断心脏瓣膜病患者病情进展至心力衰竭阶段具有重要意义。

（三）诊断与鉴别诊断

1. **诊断与鉴别诊断**　根据患者的临床症状和心脏听诊结合辅助检查结果，特别是超声心动图，即可对瓣膜病变作出明确诊断。需与其他原因心脏病所致心力衰竭相鉴别。

重症心脏瓣膜病的诊断标准如下。①左心室明显增大：左心室短轴舒张末内径＞70mm，左心室短轴收缩末内径＞50mm，EF＜0.5，FS＜0.25，心胸比＞0.70。②左心室萎缩：左心室舒张末期容积指数≤60mL/m²，心肌重量指数（LVWI）≤70g/m²，提示左心室萎缩。③心脏恶病质：心功能不全，伴内分泌代谢、营养、凝血机制等障碍，明显消瘦，体重在标准体重的85%以下。心功能Ⅲ～Ⅳ级，肝大，腹水，心胸比＞0.8，肝、肾、肺等脏器中度以上功能不全。

2. 瓣膜病分期 AHA/ACC发布的《2014年心脏瓣膜病患者管理指南及执行摘要》将瓣膜病进行了分期，包括风险期、进展期、无症状重度期和有症状重度期共四期（表12-1-1）。该分类系统考虑了瓣膜病的严重程度、症状、心室容积反应或疾病引起的压力超负荷、对肺循环和体循环的影响以及心脏节律改变等因素，便于我们更好地对瓣膜病的整个病程进行全面评估，制订干预时机，为治疗决策的制订提供指导。

表12-1-1 心脏瓣膜病的分期

阶段	定义	描述
A	风险期	具有进展为心脏瓣膜病危险因素的患者
B	进展期	进展心脏瓣膜病患者（轻中度和非症状性）
C	无症状重度期	无症状但达到重度标准的患者：
		C1：左心室或右心室仍可代偿
		C2：左心室或右心室不能代偿
D	有症状重度期	出现症状的心脏瓣膜病患者

三、治疗策略

（一）药物治疗

尽管近年来采用神经内分泌拮抗剂，如ARNI、ACEI、β受体阻滞剂、醛固酮受体拮抗剂等药物治疗慢性心力衰竭取得了重大进展，可以显著降低死亡率并改善长期预后，但是应用这些药物治疗慢性心力衰竭的长期临床试验均未将心脏瓣膜病患者纳入。因此，没有证据表明上述药物可以改善心脏瓣膜病心力衰竭患者的自然病程和提高生存率。

1. 主动脉瓣狭窄 应慎用血管扩张药，以免前负荷过低，引起低血压、晕厥。避免应用β受体阻滞剂等负性肌力药物，β受体阻滞剂仅适用于心房颤动合并快速性心室率或窦性心动过速，伴高血压者慎用降压药物。抗生素可预防、治疗感染性心内膜炎和风湿热复发。近年来研究提示，中、重度AS患者接受瑞舒伐他汀治疗较对照组狭窄进展明显延缓。

2. 主动脉瓣关闭不全 AR是唯一可以通过药物降低后负荷而改变自然病程的心脏瓣膜病。血管扩张药可改善每搏量，减少反流量。钙通道阻滞药硝苯地平与地高辛的比较研究显示，前者可延缓严重无症状AR患者进行主动脉瓣置换术的时间。ARNI、ACEI能减轻后负荷，增加前向心排血量从而减少反流，可应用于：①有症状的重度AR患者，因其他心脏疾病或非心脏因素不能手术者；②重度心力衰竭患者，在换瓣术前短期治疗以改善血流动力学异常，此时不能应用负性肌力药；③无症状AR患者，已有左心室扩大但收缩功能正常，可长期应用，以延长其代偿期；④已经手术置换瓣膜，但仍有持续左心室收缩功能异常者。血管扩张药也不主张用于无症状的轻、中度AR，且左心室功能正常或伴左心室功能异常者，因前者即使不治疗，预后也良好；而后者需手术治疗。

3. 二尖瓣狭窄 MS 药物治疗重点是降低左心房及肺循环压力、控制心律失常、抗凝血等，以改善患者症状。尚无药物治疗改善患者生存率的报道。左心房及肺循环压力增高出现症状时，限制钠盐摄入并长期口服利尿药，可减轻左心房及肺循环压力，缓解症状。强心苷可缓解快速心房颤动症状，亦可选用 β 受体阻滞剂和非二氢吡啶类钙通道阻滞药治疗快速房性心律失常。对轻、中度 MS 伴新发心房颤动者，可用药物或电击方法转复。MS 伴心房颤动患者发生卒中的危险性高，应长期使用华法林等抗凝血药治疗，预防卒中的发生。风湿性二尖瓣狭窄建议抗风湿治疗，并使用抗生素预防乙型溶血性链球菌感染和预防感染性心内膜炎发生。

4. 二尖瓣关闭不全 MR 的药物治疗重点为减少反流、防止左心室重塑和纠正心力衰竭。对无症状的慢性 MR 患者，左心室功能正常时，不主张药物治疗。如无高血压，亦无血管扩张药应用指征。静脉应用硝普钠或硝酸甘油可减轻后负荷，减少反流，有助于稳定急性或重度 MR 患者的病情。无症状慢性 MR 且 EF 正常时，应用降低后负荷药物是否有利尚不明确。ARNI、ACEI 治疗对有症状或左心室扩大的慢性 MR，可减少反流并使左心室腔减小。合理应用利尿药可降低前负荷及左心房和肺循环压力，改善肺淤血症状。强心苷可增加左心室收缩力，增加心排血量。心力衰竭晚期患者应用抗凝血药和下肢绷带，减少静脉血栓形成和肺栓塞。

（二）非药物治疗

目前国内外较一致的意见是所有出现症状的心脏瓣膜病性心力衰竭（NYHA 心功能 Ⅱ～Ⅳ级）患者，均需进行介入或外科手术治疗。对严重狭窄性病变如重度 AS 伴晕厥、心绞痛发作，重度 MS 心力衰竭症状明显者应尽早干预。对严重反流性病变如有 EF 降低或心脏明显扩大，出现症状前亦可考虑手术。对于重度继发性二尖瓣反流，提出 COAPT 获益标准以评估经导管缘对缘修复术治疗。

四、预后

AS 患者心力衰竭发生后一般存活时间仅为 1～2 年；MS 患者出现心力衰竭症状后 5 年存活率＜15%；严重 AR 或 MR 的心力衰竭患者，无论换瓣与否，其预后均与左心室扩大和 LVEF 降低程度相关；对 AR 心力衰竭患者早期积极治疗（如血管扩张药应用）能改善预后；而 MR 患者的预后则更多地取决于其病因，药物治疗仅能使 5 年存活率达到 50%。

第二节 老年退行性心脏瓣膜病致心力衰竭

老年退行性心脏瓣膜病（SDHVD）是指原正常的瓣膜或轻度异常的瓣膜随着年龄的增长，瓣膜结缔组织发生退行性变化及纤维化，使瓣膜增厚、变硬、变形及钙盐沉积形成钙化，导致瓣膜狭窄和（或）关闭不全的一种临床病症。临床上以主动脉瓣和二尖瓣及其瓣环最常受累，钙盐结晶沉积在心脏瓣膜上，引起心脏血管的形态及功能变化，导致心脏血流动力学紊乱，诱发严重心血管系统并发症。国内报道主动脉瓣钙化男性占 24.4%，女性占 12.9%；二尖瓣钙化男性占 1.07%，女性占 14.28%。有研究显示 62.5% 的 SDHVD 患者可发生心力衰竭，并发心力衰竭患者年死亡率达 15%。瓣膜钙化造成瓣膜狭窄与关闭不全，引起心脏结构改变，导致左心功能不全（左心室舒张功能减弱者达 85.5%，LVEF 降低者达 41.9%）。65 岁以上老年人群中，25% 有主动脉硬化，心血管事件风险增加 50%。

一、发病机制

（一）老年退行性心脏瓣膜病的发病机制

1. 压力负荷机制　瓣膜受力增加和高速的血流冲击易造成瓣环的损伤，引起组织变性、纤维组织增生、脂肪浸润或引起胶原断裂。

2. 脂质的异常沉积　该病在高脂血症尤其是高胆固醇血症患者中更容易发生，病理发现在病变瓣膜上有脂质的异常沉积及吞噬了脂质的泡沫细胞的大量聚集。

3. 衰老变性　本病的发生随着年龄的增加而增加，其他器官组织也逐渐出现钙质的沉积和纤维组织的变性，故推测该病是人体在衰老过程中出现的一系列退行性变的一个组成部分。

4. 危险因素　该病与动脉粥样硬化有着共同的危险因素，都有细菌、病毒等致病微生物及其产物或者机械的血流剪切力等对血管内膜、心瓣膜的损伤，通过炎症细胞及细胞因子的介导形成慢性的活动的炎症过程，其中有细胞凋亡、骨桥蛋白和骨基质蛋白的参与，主动形成异位钙化的病理过程。

（二）老年退行性心脏瓣膜病引起心力衰竭的机制

瓣膜的机械性损害造成血流动力学异常，使心脏压力负荷（瓣膜狭窄）或容量负荷（瓣膜关闭不全）发生改变，最终失代偿发展为心力衰竭。其机制为：①二尖瓣狭窄时跨瓣压差增加，左心房压力升高致肺静脉压升高，引起肺小动脉反应性收缩，最终导致肺小动脉硬化，肺血管阻力增高，肺动脉压力升高。重度肺动脉高压可引起右心室肥厚、三尖瓣和肺动脉瓣关闭不全和右心衰竭。②二尖瓣关闭不全时，收缩期左心室射出的部分血流反流至左心房并与左心房血流汇总，在舒张期充盈左心室，致左心房和左心室容量负荷增加，左心室舒张末期容量增大，左心室代偿性肥大，左心房的顺应性增加，左心房扩大。持续的过度容量负荷导致左心衰竭，左心房压和左心室舒张末压明显上升，导致肺淤血、肺动脉高压和右心衰竭发生。③主动脉瓣狭窄时，左心室压力负荷增加，左心室室壁向心性肥厚，顺应性降低，左心室舒张末压进行性升高，导致左心房的后负荷增加，左心房代偿性肥厚，最终由于室壁应力增高、心肌缺血和纤维化等导致左心室衰竭。④主动脉瓣关闭不全时，舒张期血流从主动脉反流入左心室，左心室容量负荷增加，左心室舒张末容量增加，左心室代偿性扩张、肥厚，重量增加，心肌氧耗增加。初期可维持正常的心排量，失代偿期心排血量下降，肺静脉压升高，直至发生左心衰竭或全心衰竭。

二、临床诊断

（一）临床表现

SDHVD进展缓慢，引起瓣膜狭窄和（或）关闭不全多不严重，对血流动力学影响较小，故相当长时间内无明显症状，甚至终身呈亚临床型，一般不易引起患者和医师的重视。慢性严重二尖瓣关闭不全持续6～10年可发生左心功能不全症状。老年人常同时合并其他部位的退行性变或伴有其他心肺疾病，如高血压、冠状动脉粥样硬化和肺、脑血管疾病等，可掩盖本来的症状和体征。一旦进入临床期，出现心绞痛、晕厥、心律失常，中晚期出现心力衰竭，可有不同程度的呼吸困难、咳嗽、咯血、肺水肿、少尿等症状，出现右心衰竭时可出现肝大、水肿、颈静脉怒张。

（二）辅助检查

1. 心电图 症状轻者心电图正常，主动脉瓣病变者可有左心室肥大图形，二尖瓣环钙化者除左心室肥大外，可有左心房增大所致的 P 波时限延长或出现切迹，V_1 导联 PTF 负值增大。累及心脏传导系统，常有一至三度房室传导阻滞、左束支传导阻滞或左前半传导阻滞图形。20%～30% 患者可出现心房颤动或其他心律失常。

2. 超声心动图 超声诊断的敏感性约为 70%，是目前临床诊断本病的主要手段。彩色多普勒超声可直接观察瓣膜钙化的部位、形态和瓣叶的运动情况，定量判断瓣口狭窄的程度；还可测量心房、心室大小，评测心肌收缩和舒张功能，计算射血分数。为临床病情分析、指导治疗、预后判断提供帮助，为选择手术适应证和手术方式提供客观依据。

3. 脑利尿钠肽 急慢性心力衰竭患者 BNP 升高。伦敦一项研究表明，BNP 诊断心力衰竭的敏感性、特异性、阴性预测值、阳性预测值分别为 97%、84%、97% 和 70%。血浆 BNP 可鉴别心源性和肺源性呼吸困难，BNP 正常基本可排除心源性呼吸困难。多数心力衰竭导致呼吸困难的 BNP 在 400ng/L 以上，BNP＜100ng/L 时不支持心力衰竭诊断。

（三）诊断与鉴别诊断

本病缺乏统一的诊断标准，综合文献报道提出如下标准。①年龄在 60 岁以上。②超声心动图有典型的瓣膜增厚钙化或瓣环钙化，病变主要累及瓣环、瓣膜基底部和瓣体，而瓣尖和瓣叶交界处甚少波及。③X 线片或心血管造影有瓣膜或瓣环的钙化阴影。④具有瓣膜功能障碍的临床或其他检查证据。⑤排除其他原因所致的瓣膜病变，如风湿性、梅毒性、乳头肌功能不全、腱索断裂及感染性心内膜炎等，无先天性结缔组织异常和钙磷代谢异常的疾病或病史。⑥有心功能不全的症状、体征及辅助检查证据。

三、治疗策略

（一）药物治疗

目前，尚无有效的方法能阻止本病的进展。对于心功能代偿和无临床症状的患者，可动态观察病情变化，一般不必治疗。轻度二尖瓣狭窄伴轻度心力衰竭症状者，单纯应用小到中等剂量利尿药就能减轻左心房和肺循环压力，减轻临床症状。二尖瓣狭窄伴心房颤动者在抗凝治疗基础上合并使用强心苷或 β 受体阻滞剂控制心室率。严重二尖瓣关闭不全的主要治疗措施是手术。合理应用利尿药可降低前负荷及左心房和肺循环压力，改善肺淤血症状。强心苷可增加左心室收缩力，增加心排血量。主动脉瓣狭窄的患者慎用 ARNI、ACEI，以免前负荷过度降低致心排血量减少，引起低血压、晕厥等。患者亦应避免应用 β 受体阻滞剂等负性肌力药物。主动脉瓣关闭不全使用 ARNI、ACEI 目的是减轻后负荷，增加前向心排血量而减少反流，但是否能有效降低左心室舒张末容量、增加 LVEF 尚不肯定，不主张用于伴有心功能异常的无症状轻、中度患者。

（二）非药物治疗

一旦出现瓣膜狭窄或关闭不全，任何内科治疗或药物均不能使其消除或缓解。目前国际上较一致的意见是：所有有症状的瓣膜性心脏病心力衰竭（NYHA 心功能 Ⅱ 级及以上）患者均应进行手术置换或修补瓣膜，可提高长期存活率。瓣膜置换术是目前公认的有效的治疗方法。随着手术的改进，死亡率已大大降低（3%～18%）。Agarwa 指出，20 世纪 80 年代以来，65 岁以上老年人换瓣术存活率已达 85%～95%。Roiux 对 335 例换瓣术后的随访观察发现，大于 75 岁者 5 年存活率为 70.8%，心功能由Ⅳ级提高到Ⅱ级者为 99.6%。

经导管主动脉瓣置换术（TAVR）是主动脉瓣疾病治疗领域的里程碑，与外科主动脉瓣置换术（SAVR）相比，具有无需开胸、不需体外循环和心脏停搏、创伤小、术后恢复快等优点。

近年来针对二尖瓣关闭不全，经导管二尖瓣介入治疗同样发展迅速，尤其是经导管二尖瓣修复，针对二尖瓣的不同组成部分（瓣叶、腱索、乳头肌、瓣环），以及不同的发病机制（器质性和功能性），涌现出一系列不同的治疗措施，例如瓣叶缘对缘对合术、直接/间接瓣环成形术、腱索植入术、左心室成形术等。对于器质性二尖瓣关闭不全非外科禁忌的患者，经导管二尖瓣修复术尚未显示出比外科修复更好的治疗效果。

四、预后

SDHVD 进展缓慢，一般认为症状期可持续 1～18 年不等。但也有认为处于该期的患者平均生存期仅为 3 年，猝死率约为 15%。并发心房颤动和心力衰竭提示预后不佳。主动脉瓣狭窄者一旦出现心力衰竭，临床表现急剧恶化，且猝死率高（5%～34%）。主动脉瓣狭窄者出现症状后平均寿命 4 年，出现晕厥后平均寿命为 3 年，发生心力衰竭后平均寿命仅 2 年，故有症状者较无症状者预后差。

第三节 扩张型心肌病致心力衰竭

扩张型心肌病（dilated cardiomyopathy，DCM）是一类以左心室或双心室扩大，同时伴收缩功能障碍为特征的心肌病，临床中主要表现为心脏扩大、进行性心力衰竭、心律失常、血栓栓塞及心源性猝死（SCD），是 HFrEF 的病因之一。

一、发病机制

扩张型心肌病中 30%～50% 有基因突变和家族遗传性背景；持续性病毒感染和自身免疫反应也与扩张型心肌病发病有关。

扩张型心肌病的基本病理改变是心腔扩大、心肌细胞肥大、肌球蛋白的类型发生改变、心室容量增加和心室几何形状的改变，从而导致心室重构。①心肌收缩成分缺失、破坏或减少，即心肌肌球蛋白、肌动蛋白、肌钙蛋白 T 等收缩蛋白成分缺失、断裂或排列紊乱，使心肌收缩功能降低。②心肌细胞支架破裂，如结蛋白增多，排列紊乱，直接影响心肌收缩功能。③心肌原癌基因激活，致心肌蛋白成分比例改变，心肌 β 型肌球蛋白合成增加，而 α 型肌球蛋白的合成减少，导致心肌细胞收缩功能减低、寿命缩短。④线粒体功能不足等。

二、临床诊断

（一）临床表现

起病缓慢，早期可见无明显症状，随着病情进展表现为心悸、乏力、气急、水肿、胸痛、呼吸急促、呼吸困难、端坐呼吸；体查可见颈静脉怒张、心脏扩大、闻及心脏舒张早期奔马律、肺部湿啰音。

（二）辅助检查

1. **胸部X线片** 见心影增大、肺静脉扩张、肺门阴影扩大、肺野模糊；双肺上野静脉影显著，肺下野血管变细呈血液再分配现象。有时可见Kerly-B线、肺门蝴蝶影、胸腔积液。

2. **心电图** 提示心房、心室肥大和心肌劳损，还可发现心律失常。PTF_{V_1}是反映左心功能减退的指标，若$PTF_{V_1} < -0.03mm \cdot s$，提示左心房负荷过重，或有早期左心衰竭。

3. **超声心动图** 临床上超声诊断扩张型心肌病的标准为：①左心室舒张末期内径＞50mm（女性）或55mm（男性）；② LVEF＜45%或（和）左心室缩短速率（FS）＜25%。此外，尚有心室壁变薄、心室壁运动普遍减弱、二尖瓣开放幅度变小。

4. **心脏磁共振** CMR平扫与延迟增强成像（LGE）技术不仅可以准确检测DCM的心肌功能，而且能清晰地识别心肌组织学特征（包括心脏结构、心肌纤维化瘢痕、心肌活性等），是诊断和鉴别心肌疾病的重要检测手段。LGE + T1mapping（定性）+ ECV（定量）技术在识别心肌间质散在纤维化和心肌纤维化定量方面更有优势，对DCM风险评估及预后判断具有重要价值。

5. **循环标志物和遗传标志物**

（1）BNP和NT-proBNP 由于扩张型心肌病被归类为心脏扩张且左室射血分数＜45%的非缺血性心脏病，且心力衰竭是大多数心肌病患者常见的最后病程阶段，所以常规BNP和NT-proBNP检测适用于具有心力衰竭症状的扩张型心肌病患者。同时在检测亚临床扩张型心肌病方面具有重要价值。

（2）cTnI和cTnT 这两种肌钙蛋白可以预测扩张型心肌病患者的不良预后。而且hs-cTnT水平升高似乎是心肌病发展过程中最早出现的异常，这表明hs-cTnT可能是一个早期标志物，其水平的升高在这些携带者中提示危险信号。

（3）自身抗体 针对自身抗原的抗体，即所谓的自身抗体，是血浆生物标志物的另一个潜在来源。抗心脏自身抗体（AHA）是针对心脏组织的自身抗体，在心肌炎中常可以被检测到。在一项对169例扩张型心肌病的592例无症状一级或二级亲属进行调查的研究中发现，大约三分之一的亲属有AHA，部分超声心动图正常而AHA阳性的患者可能有进展为扩张型心肌病或临床前扩张型心肌病的风险，而这些潜在的发生风险单靠超声心动图是无法识别的。这表明在扩张型心肌病患者的健康亲属中，AHA是5年内疾病发展的独立预测因子。这一发现导致ESC心肌和心包疾病工作组将AHA纳入扩张型心肌病亲属的诊断标准中。

AHA是机体产生的针对自身心肌蛋白分子抗体的总称，常见的5种抗体为抗线粒体腺嘌呤核苷异位酶（ANT）抗体（即抗线粒体ADP/ATP载体抗体）、抗$β_1$受体（$β_1AR$）抗体、抗胆碱能M_2受体（M_2R）抗体、抗肌球蛋白重链（MHC）抗体和抗L-型钙通道（L-CaC）抗体。这些抗体均具有致病作用。AHA检测阳性反应患者体内存在自身免疫损伤，常见于病毒性心肌炎（VMC）及其演变的DCM患者。

（4）DCM遗传标志物 二代测序技术（NGS）是近年出现的一项革命性测序技术，价效比适中，且彻底摆脱了传统测序通量低的缺点。一些平台已经建立商业化心脏NGS检测设备，作为公共平台用于检测FCDMF的基因。DCM仍然归类于与许多基因相关的病理学和存在不同遗传方式的复合疾病。

（三）诊断与鉴别诊断

扩张型心肌病缺乏特异性诊断标准。DCM 的临床诊断标准为具有心室扩大和心肌收缩功能降低的客观证据：①左心室舒张末内径（LVEDd）＞ 50mm（女性）和 LVEDd ＞ 55mm（男性）或大于年龄和体表面积预测值的 117%，即预测值的 2 倍 SD ＋ 5%；② LVEF ＜ 45%（Simpson 法），LVFS ＜ 25%；③发病时排除高血压、心脏瓣膜病、先天性心脏病或缺血性心脏病。

病因诊断中，若诊断家族性 DCM，须在符合 DCM 临床诊断标准前提下，具备下列家族史之一者即可诊断：①一个家系中包括先证者在内有 ≥ 2 例 DCM 患者；②在 DCM 患者的一级亲属中有尸检证实为 DCM，或有不明原因的 50 岁以下猝死者。推荐开展 DCM 遗传标志物检测，为 DCM 基因诊断提供证据。

主要应与缺血性心肌病、高血压心脏病及其他原因所致心力衰竭相鉴别。

三、治疗策略

（一）药物治疗

1. 正性肌力药物　强心苷正性肌力药在扩张型心肌病并发心力衰竭时的应用有重要作用，在使用时应注意其禁忌证及不良反应。非强心苷正性肌力药（如多巴胺、多巴酚丁胺、米力农等）在急性期的应用也有明显改善作用，但不应长期应用。左西孟旦对于急性加重期的心力衰竭也有较好疗效，不增加心肌耗氧，也不会引起新的心律失常，对于收缩压 ＜ 100mmHg 的患者，应用时通常不用负荷量而直接用维持量，以防发生低血压。

2. 利尿剂　通常从小剂量开始，如呋塞米每日 20mg 或氢氯噻嗪每日 25mg，并逐渐增加剂量直至尿量增加，体重每日减轻 0.5 ～ 1.0kg。心力衰竭急性加重时利尿药应静脉给药。利尿药使用时应注意加用留钾利尿药，防止电解质紊乱。托拉塞米的不良反应相对较小，剂量易控制，还可逆转心力衰竭患者心肌纤维化并降低心肌胶原蛋白 Ⅰ 的合成，在临床中可适当采用。托伐普坦为新型血管升压素受体拮抗药，其最大特点是在利尿的同时，不增加钠的排出，对严重水肿又伴有低钠血症的心力衰竭患者是一种新的治疗措施。

3. 神经内分泌拮抗剂　主要包括 ARNI、ACEI、ARB、β 受体阻滞剂和 MRA，可以减少心肌损伤和延缓病变发展。因此，所有无禁忌证者应积极使用 ARNI、ACEI、β 受体阻滞剂和 MRA，不能耐受 ACEI 者使用 ARB。对已经使用 β 受体阻滞剂心率约大于 70 次 /min 或不能耐受 β 受体阻滞剂的心力衰竭患者，可应用伊伐布雷定。

4. SGLT2 抑制剂　是慢性稳定性心力衰竭的"基石"药物，对扩张型心肌病心力衰竭有良好的效果。

5. 血管扩张药　仅用于心力衰竭急性加重期的患者。常用的药物有硝酸酯类和硝普钠。重组脑钠肽可通过减轻心脏前负荷、降低心房和心室的舒张末压起到利尿、强心的作用，另外还有抑制心肌重构的作用，对于心力衰竭加重的患者应尽早应用。若患者血压升高或正常应先予负荷剂量然后静脉维持，对血压偏低者不用负荷剂量。对血压 ≤ 90/60mmHg 患者及肾功能明显受损的患者应慎用。

6. 免疫治疗　自身免疫被认为是扩张型心肌病的主要病因之一，因此免疫治疗近年来一直是研究的热点。免疫抑制剂理论上可以通过抑制自身免疫来减少对心肌损伤，但由于其疗效不够理想和不良反应较多，并不主张常规应用，仅对那些有明显免疫功能异常的患者可以使用。抗线粒体 ADP/ATP 抗体与心肌线粒体 ADP/ATP 载体结合，干扰 ATP 转运，使细胞质内能量传递和供求失衡而损害心肌细胞；同时，它与心肌细胞钙通道蛋白具有交叉反应性，可直接作用于心肌细胞膜钙通道，使钙通道通透性增加和细胞内钙超负荷，引起扩张型心肌病的重要病理生理变化。钙通道阻滞药可阻断扩张型心肌病患者心肌细胞的钙通透性增加和细胞内钙超负荷而起治疗作用，但钙通道阻滞药的负性肌力作用限制了其临床应用，目前仅有氨氯地平没有明显的负性肌力作用。中和体内抗原或抗体是免疫治疗的又一种重要方法，最常用的方法是静脉注射大剂量免疫球蛋白，能中和体内的自身抗体而保护心肌，目前推荐用于早期（6个月内）或急性炎症期的扩张型心肌病患者。由于免疫球蛋白的静脉注射而引起的发热、皮疹等不良反应，以及价格昂贵也限制这一方法的推广使用。

7. 改善心肌代谢药 这类药物有以下几类。①果糖 -1, 6- 双磷酸（FDP），是一种新型能量代谢赋活剂，可改善心肌能量代谢，纠正缺血性代谢紊乱，减少组织过氧化，抑制心律失常及抗血小板聚集作用。②泛癸利酮，作用于线粒体氧化磷酸化及电子传递过程的重要成分，参与氧化磷酸化及能量代谢的生成过程，并有抗氧自由基及膜稳定作用，能改善心肌能量代谢。常用 10mg 每日 3 次。③曲美他嗪，是 3- 酮酰基辅酶 A 硫酐酶抑制药，抑制脂肪酸氧化和刺激葡萄糖氧化，显著改善心肌能量代谢，对缺血心肌细胞有一定程度的保护作用。常用 20mg 每日 3 次。

8. 中医中药治疗 在扩张型心肌病治疗中也取得了较好的效果。近年来，临床采用黄芪注射液、参附注射液、丹参注射液以及参脉注射液等中药制剂对扩张型心肌病患者进行治疗应用，均取得了较好的效果。中药芪苈强心胶囊治疗新近诊断的 DCM 患者具有免疫调节和改善患者心功能的作用，推荐用于 DCM 早期的治疗。

（二）非药物治疗

1. 心脏再同步化治疗 心力衰竭指南推荐将窦性心律、QRS 波群时限 ≥ 150ms、QRS 波群呈 LBBB 形态，在优化药物治疗下 LVEF 仍 ≤ 35% 的症状性心力衰竭患者植入 CRT。

2. 埋藏式自动复律除颤器 ICD 对于预防心力衰竭患者的猝死非常重要，推荐应用于全部曾有致命性快速型心律失常而预后较好的心力衰竭患者。

3. 心脏移植 可作为终末期心力衰竭的一种治疗方式，主要适用于无其他可选治疗方法的重度心力衰竭患者。

四、预后

扩张型心肌病的发病呈增长趋势，年发病率 19/10 万，男性多于女性（2.5∶1），平均发病年龄约 40 岁。死亡率高，年死亡率 25%～45%，5 年死亡率为 15%～50%，死亡原因主要为进行性心力衰竭和猝死。

第四节 肥厚型心肌病致心力衰竭

肥厚型心肌病（HCM）是一类由于肌小节蛋白编码基因（或肌小节蛋白相关基因）变异，或遗传病因不明的以左心室心肌肥厚为特征的心脏疾病，需排除有明确证据证实其他心脏、系统性或代谢性疾病导致左心室肥厚的情况。最初主要是舒张功能不全，但随着疾病的进展，可发展为收缩功能不全，最终导致心力衰竭，此时常为 HCM 的终末期。

据报道，美国年轻人中不明原因导致无症状心肌肥厚的患病率在 1∶500～1∶200。北京阜外心血管医院 2001～2002 年开展的一项研究表明，我国的 HCM 的发病率在 0.16% 左右。考虑到人群中存在大量无症状患者未被筛查发现，HCM 的实际患病率要高很多。HCM 主要死亡原因：心源性猝死 51%、心力衰竭 36%、卒中 13%。

一、发病机制

（一）病因

目前，至少有 8 个肌小节（或肌小节相关结构）蛋白的编码基因变异与 HCM 相关，30%～60%HCM 患者可以检测到肌小节蛋白基因存在致病/可疑致病变异。然而，很大一部分 HCM 患者目前无法找到遗传原因，包括部分孤立型（无其他亲属受累）患者。在由基因变异导致的 HCM 中，*MYH*7 和 *MYBPC*3 这两种基因占 70%，而其他基因变异所占比例较小。

（二）病理生理学

HCM 的病理生理学复杂，涉及舒张功能障碍、心肌缺血和重构、流出道梗阻、心律失常和心力衰竭。

1. 舒张功能异常 肥厚的心肌顺应性减低，使心室舒张期充盈发生障碍，舒张末压可以升高。舒张期心腔僵硬度增高，左心室扩张度减低，充盈速率与充盈量均减小，因此心搏量减少。

2. 左心室流出道梗阻 在心室收缩期，肥厚的心肌使心室流出道狭窄。心室收缩时，肥厚的室间膈肌凸入左心室腔，使处于流出道的二尖瓣前叶与室间隔靠近而向前移位，引起左心室流出道狭窄与二尖瓣关闭不全，此作用在收缩中、后期较明显。

3. 心肌缺血 肥厚的心肌需氧超过冠状动脉血供，心室壁内张力增高引起心肌缺血。

二、临床诊断

（一）临床表现

HCM 具有明显的异质性，携带相同突变基因的患者，表现的症状可呈现高度不同，即使在同一家系中，携带致病基因的各个成员的猝死风险也具有显著差异。HCM 的临床表现也多种多样，如呼吸困难、胸痛、晕厥、心律失常、猝死等。在众多临床表现中，90% 以上的患者可出现劳力性呼吸困难和乏力，但夜间性呼吸困难较为少见。心律失常在 HCM 患者中也比较常见，常表现为持续性心房颤动。在运动时，患者也可出现快速型室性心律失常，这也是导致青少年及运动员晕厥和猝死的主要原因。心力衰竭时可有下列临床表现。

1. 症状 呼吸困难，多在劳累后出现，是由于左心室顺应性减低，舒张末压升高，继而肺静脉压升高，肺淤血所致；乏力、头晕、晕厥，多在活动时发生，由于心率加快，使原已舒张期充盈欠佳的左心室舒张期进一步缩短，加重充盈不足，心排血量呈减低引起。心悸，由于心功能减退所致。

2. 体征 常见的体征包括心浊音界向左扩大，心尖冲动向左下移位，有抬举样搏动。心动过速、肺部啰音、胸腔积液、颈静脉压力增高、外周水肿。

(二) 辅助检查

1. **胸部X线** 可见左心室增大和肺淤血。

2. **超声心动图** 梗阻性HCM的超声心动图表现为室间隔明显肥厚、室间隔厚度/左心室游离壁厚度值>（1.3～1.5）:1，室间隔厚度>15mm；二尖瓣前叶收缩期前移贴近室间隔；左心室流出道狭窄；主动脉瓣收缩中期呈部分性关闭；彩色多普勒血流显像提示左心室流出道与主动脉压力阶差>30mmHg。非梗阻性HCM的超声心动图表现为室间隔明显增厚、室间隔厚度/左心室游离壁厚度值<1.3:1。心尖HCM则是肥厚病变集中在室间隔和左心室近心尖部。

在心功能方面，超声心动图表现为左心室舒张功能障碍，包括顺应性减低、快速充盈时间延长、等容舒张时间延长。组织多普勒测定二尖瓣环舒张早期速度（E′）和舒张晚期速度（A′）可以更准确地反映舒张功能不全。当合并收缩功能不全时表现为射血分数降低。

3. **磁共振心肌显像** CMR对HCM的诊断和心功能评估极为有用。

4. **脑钠肽及氨基末端脑钠肽前体** BNP及NT-proBNP增高是心力衰竭诊断的敏感指标，有重要参考价值。

5. **血清肌钙蛋白C** 是HCM并发心力衰竭预后的一个重要参考指标。

(三) 诊断与鉴别诊断

1. **诊断与鉴别诊断** 《2020年AHA/ACC肥厚型心肌病诊断及治疗指南》成人HCM诊断标准为在没有其他明确原因导致心肌肥厚情况下，二维超声心动图或心血管磁共振成像显示左心室任意部位的舒张末期最大室壁厚度≥15mm。当存在HCM家族史或基因检测阳性时，室壁肥厚（13～14mm）也可诊断为HCM。2020年指南首次将基因检测阳性纳入到诊断标准中，基因检测阳性的患者室壁厚度≥13mm即可诊断为HCM，这有利于散发患者的早期诊断和治疗。

HCM的诊断主要依赖于超声心动图和磁共振心肌显像。符合HCM诊断标准，出现心力衰竭症状和体征，结合BNP/NT-proBNP升高，即可以诊断HCM并发心力衰竭。

临床上尚有许多其他疾病也能出现左心室壁增厚的表现，如高血压、主动脉缩窄所致的后负荷增加，法布里（Fabry）病、丹农（Danon）病、庞贝氏症（Pomp病）等。Fabry病是α-半乳糖苷酶A缺乏所引起的糖鞘脂代谢障碍，导致酰基鞘氨酸己之糖苷在组织中积聚进而发病。病变基因位于X染色体长臂中q的X921X924，病变可累及心脏出现心室壁肥厚的表现。Danon病是溶酶体膜蛋白2异常所导致的一种溶酶体贮积疾病，为X染色体连锁遗传病，多于20岁以前发病，在临床上表现为"心肌肥厚-预激综合征-骨骼肌受累和智力发育迟滞"三联征。Pomp病多于婴儿时期发病，为常染色体隐性遗传疾病，可累及心肌、骨骼肌，累及心肌时可呈左心室壁增厚的表现，PAS染色阳性。之前的一项研究表明，非裔后代运动员、高血压患者的室壁厚度与白人运动员及高血压患者相比有更明显的增加。因而，在临床上对于出现左心室壁肥厚的患者，需要进行较为详细的鉴别诊断，才能最后诊断为HCM。

2. **分型** 根据超声心动图检查时测定的左心室流出道（与主动脉峰值）压力阶差（LVOTG），可将HCM患者分为梗阻性、非梗阻性及隐匿梗阻性3种类型。安静时LVOTG>30mmHg为梗阻性；安静时LVOTG正常，负荷运动时LVOTG>30mmHg为隐匿梗阻性；安静或负荷运动时LVOTG<30mmHg为非梗阻性。这种分型有利于指导患者治疗方案的选择，是目

前临床最常用的分型方法。另外，约 3% 的患者表现为左心室中部梗阻性 HCM。此外，根据心肌肥厚部位，也可分为心尖心肌肥厚、右心室心肌肥厚和孤立性乳头肌肥厚 HCM。

三、治疗策略

（一）生活方式管理

与其他心血管疾病的干预类似，HCM 的患者也建议低盐低脂饮食，限制酒精和碳水化合物的摄入，避免饱餐和脱水。但 Saberi 等的研究表明，目前尚未发现锻炼在 HCM 患者中有明确的临床益处，由于运动时左心室心腔收缩加剧，有诱发、加重梗阻以及致死性室性心律失常的风险，因此 Saberi 团队并不建议患者进行持重及竞技运动，以免心力衰竭及猝死的发生。为改善心率恢复和身体机能，有时临床医师也会为患者制订中等强度的个性化锻炼方案，但需严格控制时间和强度，并定期做运动耐力等健康指标评估。除此之外，患者也应定期复查心电图和心脏彩超等。

（二）药物治疗

1. 利尿药　所有心力衰竭患者，有体液潴留证据或原先有过体液潴留者，均应合理应用利尿药。

2. β 受体阻滞剂　使心肌收缩力减弱，从而减轻流出道梗阻，减少心肌氧耗，增加舒张期心室扩张，且能减慢心率，增加心搏量。

3. 钙通道阻滞药　既能减弱心肌收缩，减轻流出道梗阻，又能改善心肌顺应性而有利于舒张功能。钙通道阻滞药常用于 β 受体阻滞剂疗效不佳或有哮喘的患者。

4. ARNI/ACEI/ARB　不推荐应用 ARNI/ACEI/ARB，当出现明显心功能不全、心脏扩张的终末阶段时可适当应用。

5. SGLT2 抑制剂　2022 AHA/ACC/HFSA 指南对 HFrEF、HFmrEF、HFpEF 均推荐 SGLT2 抑制剂。

6. 其他药物　近年来，随着心肌能量代谢、晚钠电流异常等相关研究的逐步深入，出现了一批以其为治疗靶点的新型药物。哌克昔林可以抑制肉碱转移酶Ⅰ、Ⅱ的活性，具有改善心肌能量代谢的作用，46 例具有运动耐量减退的 HCM 患者，其中 24 例接受哌克昔林治疗，22 例给予安慰剂治疗，经过平均 4.6 个月的随访观察，发现哌克昔林在心力衰竭生活问卷评分、心肌磷酸肌酸/三磷酸腺苷比值、心率标准化高峰充盈时间等方面能明显改善患者的心肌能量代谢和运动耐量。另一种新型药物雷诺嗪能选择性地抑制晚钠电流，有动物试验证实有效，可延缓 HCM 的疾病进程，对于其抗心律失常、纠正心力衰竭的作用，尚处于临床试验阶段。

Mavacamten 是一种新型选择性心肌肌球蛋白抑制剂，能够减少肌球蛋白和肌动蛋白的桥联。EXPLORER-HCM（3 期研究）试验显示，与安慰剂相比，30 周时 Mavacamten 显著降低症状性 OHCM 患者的 LVOT 压差，并显著改善患者症状、功能状态和健康状况，安全性与安慰剂类似。

2023 年《中国成人肥厚型心肌病诊断与治疗指南》对 HCM 患者合并心力衰竭的治疗的推荐如下。

HCM 表现为 HFpEF 的患者，既有心肌被动充盈障碍也有主动舒张障碍，因此治疗重点涵盖这两部分内容。

（1）改善被动充盈障碍　HCM 患者被动充盈障碍的主要发病机制类似于高血压、冠心病等所致舒张功能不全，目前临床常规药物主要是针对这一机制。①β受体阻滞剂：减慢心率，延长心室舒张期，降低心肌收缩力，降低心肌耗氧，从而改善心室功能。β受体阻滞剂是 HCM 改善症状一线治疗药物（Ⅰ，B），可选用美托洛尔、比索洛尔等。应从小剂量起始，逐渐增加至最大耐受剂量（患者能够耐受情况下静息心率达到 55～60 次 /min）。普萘洛尔最早应用于 HCM，目前仍可应用，起始 10mg/ 次，3～4 次 /d，逐渐加量，最大可达每日 200mg。另外阿替洛尔和索他洛尔也可用于 HCM。②非二氢吡啶类钙拮抗剂：具有负性肌力和负性频率作用，可以改善心室舒张期充盈和局部心肌血流。对于β受体阻滞剂治疗有禁忌或不能耐受的患者，可以应用维拉帕米（Ⅰ，B）（起始 40mg/ 次，3 次 /d，最大剂量每日 480mg）。对于β受体阻滞剂及维拉帕米不能耐受或存在禁忌患者，可应用地尔硫䓬（Ⅱa，C）（起始 60mg/ 次，3 次 /d，最大剂量每日 360mg）。③利尿药：由于 HCM 患者心肌肥厚导致的左心室舒张末期容积减小，每搏量减少，使用利尿药会改变心室容积并导致搏出量的很大变化，因此使用时应注意避免负荷过度降低而导致的低血压。对有心力衰竭症状的 HCM 患者，在心率控制基础上血压能耐受的情况下可使用小剂量利尿药（Ⅱa，C）。

（2）改善主动舒张障碍　主动舒张障碍是 HCM 的主要病理生理改变，常规药物对此作用有限。心肌肌球蛋白 ATP 酶抑制剂 Mavacamten 的上市为该类患者的主动舒张障碍治疗提供了一种选择，具体内容如前所述。

HFrEF 与其他病因的 HFrEF 治疗基本等同（Ⅰ，C）。

（1）β受体阻滞剂　推荐长期应用β受体阻滞剂（美托洛尔、比索洛尔、卡维地洛等），能改善症状和生活质量，降低死亡、住院、猝死风险，除非有禁忌证或不能耐受（Ⅰ，A）。

（2）肾素-血管紧张素系统抑制剂　无严重流出道梗阻者推荐应用 ACEI（Ⅰ，A）、ARB（Ⅰ，A）或 ARNI（Ⅰ，B）抑制肾素-血管紧张素系统，可降低心力衰竭的死亡率。

（3）醛固酮受体拮抗剂　推荐在使用 ACEI/ARB/ARNI、β受体阻滞剂的基础上加用醛固酮受体拮抗剂（Ⅰ，A），可使 NYHA 心功能分级Ⅱ～Ⅳ级的 HFrEF 患者获益，降低全因死亡、心血管死亡、猝死和心衰住院风险。

（4）利尿药　利尿药的应用可以减轻水钠潴留，有效缓解心衰患者的呼吸困难及水肿，改善运动耐量（Ⅰ，C）。

（5）钠-葡萄糖共转运蛋白 2 抑制剂　无论是否合并糖尿病，HFrEF 患者应用达格列净或恩格列净可以改善患者临床症状与生活质量，降低因心力衰竭住院和（或）减少心血管死亡。

（三）非药物治疗

1. 外科手术治疗　可行室间隔部分切除术，使梗阻和二尖瓣反流得到缓解。终末期患者也可行心脏移植手术。

2. 双腔心脏起搏　可减少流出道压力阶差，适合用药物治疗无效，因某些原因不能行外科手术的患者。

3. 室间隔部分化学消融术　有一定疗效，但对于已有明显心力衰竭患者不宜采用。

4. 埋藏式自动复律除颤器　植入埋藏式自动复律除颤器能有效预防猝死、改善心功能、缓解流出道梗阻。

四、预后

肥厚型心肌病预后极富多样性,其临床预后有很大的差异,有部分患者与正常人的寿命无明显差异,而部分患者可发展为心力衰竭、心律失常,甚至心源性猝死,并且其发展具有不可预测性,肥厚型心肌病是导致年轻人猝死的最大因素。目前研究显示,肥厚型心肌病的年病死率为1.4%~2.2%,5年生存率为89%~93%。在HCM患者中,射血分数低于50%代表收缩功能明显受损,患者预后差,且SCD风险升高。

第五节 心肌炎致心力衰竭

心肌炎是指心肌的炎症性疾病,以心肌细胞坏死和间质炎性细胞浸润为主要表现。心肌炎的临床表现多样,包括急性冠脉综合征样表现、新发或恶化的心力衰竭、慢性心力衰竭以及一些危及生命的情况如恶性心律失常、猝死、心源性休克以及左心室功能严重受损等。心肌炎好发于年轻患者,但任何年龄均可发病。由于心肌炎临床表现的异质性,且目前尚缺乏对心肌炎诊断金标准的共识,以及各中心对心内膜心肌活检(endomyocardial biopsy,EMB)的可获得性和解释不同,心肌炎的确切发病率尚不清楚。2006~2011年日本全国临床调查资料显示,儿童的心肌炎年发病率为0.3/100000,成人的心肌炎发病率尚未见报道。

一、发病机制

(一)病因

心肌炎病因可分为感染性和非感染性。感染性心肌炎可由病毒、细菌、真菌、原虫、寄生虫、螺旋体和立克次体等感染引起;非感染性心肌炎可由免疫/自身免疫介导或药物及有毒物质所致。免疫/自身免疫介导的心肌炎包括与自身抗原[感染阴性的淋巴细胞性心肌炎(lymphocytic myocarditis,LM)或巨细胞性心肌炎(giant cell myocarditis,GCM)]相关、与免疫介导或自身免疫性/自身炎性疾病(炎症性肌病、结节病、系统性红斑狼疮和抗中性粒细胞胞质抗体相关性血管炎等)相关、同种抗原(心脏移植排斥反应)以及过敏原(天花和破伤风类毒素疫苗接种)所致等。其他已知的原因包括重金属、辐射,蝎子、蜜蜂、黄蜂刺伤,蛇和蜘蛛咬伤等。

在北美和欧洲,病原学诊断最常见的原因是病毒。除了经典的肠道病毒(柯萨奇病毒B组最常见),心肌炎样本中还发现了其他病毒的基因组,包括人类细小病毒B19、EB病毒、人类疱疹病毒6型、巨细胞病毒、单纯疱疹病毒、流行性感冒病毒、丙型肝炎病毒与人类免疫缺陷病毒等。在非洲、亚洲和南美,病原学数据仍缺乏。

(二)病理生理学

病毒或炎性细胞包围并直接攻击心肌细胞,破坏组织,心肌细胞及其组织间隙出现局限性或弥漫性炎症,心肌细胞受损及间质水肿引起心肌松软无力、心肌回声降低可导致左心室收缩功能下降;当病毒等病原微生物在心肌细胞内繁殖及其在局部产生毒素,引起心肌细胞溶解、坏死,以及修复性瘢痕和纤维化,心肌局限性或弥漫性回声增强、变薄,使心室顺应性降低而舒张功能下降，也可能导致心肌收缩呈区域性收缩异常和运动幅度降低，多见于室间隔、心尖部和（或）左心室后壁。快速型心律失常因舒张期明显缩短、左心室充盈不足、左心射血量减少，导致心力衰竭发生。

二、临床诊断

（一）临床表现

根据2013年ESC的心肌炎诊治共识，心肌炎的临床表现包括急性胸痛、心包炎或假缺血；新发（3个月以内）或恶化的休息或运动时呼吸困难和（或）疲劳，伴有或不伴有左/右心衰竭症状；亚急性/慢性（>3个月）或恶化的休息或运动时呼吸困难和（或）疲劳，伴有或不伴有左/右心衰竭症状；心悸和（或）不明原因的心律失常症状和（或）晕厥和（或）心源性猝死；不明原因心源性休克。

一般来讲，疾病的早期常为前驱上呼吸道或胃肠道感染的发热、流涕、纳差、肌痛（尤其是嗜心肌的柯萨奇病毒A感染）等非特异症状。临床表现具有多样性，从乏力、活动耐量降低、轻微胸痛、心悸，到重症爆发性心肌炎的急性心力衰竭及心源性休克，严重心律失常甚至猝死。体征可无特异阳性体征，发生心力衰竭时，听诊可闻及第三心音（S_3）及第四心音（S_4）奔马律，有体循环及肺循环淤血表现；如心室明显扩大，可闻及功能性二尖瓣或三尖瓣反流的收缩期杂音。

（二）辅助检查

1. **超声心动图** 在诊断心肌炎中，超声心动图有较高的诊断价值，患者超声心动图可有不同程度的异常表现，如左心室扩大、弥漫性或节段性室壁运动异常，收缩和舒张功能降低。重症心肌炎常表现为左心室不扩大但肥厚，收缩、舒张功能降低。如果患者血流动力学出现恶化，应及时复查超声心动图并动态观察。

2. **心电图** 缺乏特异性和敏感性，有些患者也可表现正常。可出现房性或室性早搏，心房颤动，窦性停搏，不同程度的房室、束支或室内传导阻滞，室性心动过速（室速）或心室颤动（室颤）；波形出现ST-T改变，R波高度降低，异常Q波，低电压等。如年轻患者心电图有不符合冠脉血供分布的ST-T广泛变化，冠脉造影正常，应考虑心肌炎诊断。

3. **胸部X线** 显示心脏增大、肺淤血、肺水肿等征象。

4. **磁共振成像** 能为心肌的组织特点提供无创性检查手段，帮助诊断。心肌炎CMR的表现包括以下几种。①T1、T2相高信号：反映心肌水肿。②早期对比剂摄取：反映心肌充血。③钆延迟强化：反映心肌坏死或纤维化。以上3项中2项阳性才能诊断为心肌炎。此外，当临床怀疑急性心肌炎时，钆延迟强化不如整体高信号或水肿指数敏感性高，因此缺乏延迟强化不能排除急性心肌炎。而心肌炎患者延迟强化首先出现在心外膜、心肌层及少数心内膜，缺血性心肌病则延迟强化主要分布于心内膜。据此特点可以鉴别两者。

5. **BNP及NT-proBNP** 与心力衰竭的程度呈正相关，可作为心力衰竭严重程度和预后的判定指标，也是鉴别心源性呼吸困难与肺源性呼吸困难的敏感性指标。

6. **心肌酶谱** 血清肌酸激酶（CK）及其同工酶（CKMB）、肌钙蛋白、高敏C反应蛋白等升高。

7. **病毒学检查** 第2份血清同型病毒抗体滴度较第1份血清升高4倍（间隔>2周）或

一次高达1∶640；病毒特异性IgM≥1∶320，血中肠道病毒核酸阳性。阳性并不意味存在心肌感染，单纯依靠多克隆抗体（IgM和IgG）不能诊断，因为病毒IgG抗体在普通人群中也同样会升高。

（三）诊断与鉴别诊断

目前心肌炎国际上无统一的诊断标准，多采用结合临床、实验室检查和其他相关辅助检查来确诊。《2021年ESC急慢性心力衰竭诊断与治疗指南》建议疑诊心肌炎的判断标准为排除冠心病、瓣膜性心脏病、先天性心脏病或其他已知病因后，符合心肌炎临床表现且有一个或以上诊断性检查（最好为CMR）阳性。

心肌炎的主要临床表现可分为3类：急性/新发胸痛、急慢性心力衰竭相关症状（如呼吸困难、左/右心力衰竭体征等）和不明原因的心律失常或猝死病史。结合患者病史特点，怀疑心肌炎时可行以下4项诊断性检查，其阳性表现如下：①心电图提示新发ST-T异常或ST-T动态改变，包括假性心肌梗死样ST段抬高、房性或室性心律失常、房室传导阻滞、QRS波群异常；②肌钙蛋白升高且呈心肌坏死样动态演变；③超声心动图发现新发心脏结构或功能异常、局部或整体室壁运动异常且无心室扩张或仅轻度心室扩张、心室壁水肿增厚、心包积液或心腔内血栓等；④CMR通过T1和T2 mapping、细胞外容积（extracellular volume，ECV）和延迟增强显像提示心肌水肿、炎症和纤维化等。心肌炎是一项排除性诊断，可完善其他检查以排除常见疾病，或进一步心肌活检实现确诊，如：①冠状动脉造影，用于排除冠心病或急性冠脉综合征；②心内膜心肌活检，用于心肌炎的诊断和治疗指导；③心脏正电子发射断层显像（positron emission tomography，PET），用于不能进行CMR检查、怀疑系统性自身免疫性疾病和心脏结节病的患者；④实验室检查，如肌酸肌酶、肝肾功能、BNP、甲状腺功能、铁代谢、自身免疫性疾病标志物、C反应蛋白等。需注意的是，血液病毒聚合酶链式反应（polymerase chain reaction，PCR）检测出常见嗜心肌细胞病毒提示全身性感染，不能替代心肌活检样本原位病毒学检测；无心肌炎患者血清抗嗜心肌细胞病毒IgG抗体阳性常见，临床诊断价值有限；必要时应结合临床进行特殊病原学检测，如SARS-CoV-2、HIV、CMV和伯氏疏螺旋体等。

我国《儿童心肌炎诊断建议（2018年版）》提出的心肌炎临床诊断标准如下。

1. 主要临床诊断依据 ①心功能不全、心源性休克或心脑综合征。②心脏扩大。③血清cTnI或cTnT或血清CK-MB升高，伴动态变化。④显著心电图改变（心电图或24h动态心电图）。⑤CMR呈现典型心肌炎症表现。

在上述心肌炎主要临床诊断依据"④"中，"显著心电图改变"包括：以R波为主的2个或2个以上主要导联（Ⅰ、Ⅱ、aVF、V_5）的ST-T改变持续4d以上伴动态变化，新近发现的窦房、房室传导阻滞，完全性右或左束支传导阻滞，窦性停搏，成联律、成对、多形性或多源性期前收缩，非房室结及房室折返引起的异位性心动过速，心房扑动、心房颤动，心室扑动、心室颤动，QRS波群低电压（新生儿除外），异常Q波等。

在上述心肌炎主要临床诊断依据"⑤"中，"CMR呈现典型心肌炎症表现"指具备以下3项中至少2项。①提示心肌水肿：T2加权像显示局限性或弥漫性高信号。②提示心肌充血及毛细血管渗漏：T1加权像显示早期钆增强。③提示心肌坏死和纤维化：T1加权像显示至少1处非缺血区域分布的局限性晚期延迟钆增强。

2. 次要临床诊断依据 ①前驱感染史，如发病前1～3周内有上呼吸道或胃肠道病毒感染史。②胸闷、胸痛、心悸、乏力、头晕、面色苍白、面色发灰、腹痛等症状（至少2项），小婴儿可有拒乳、发绀、四肢凉等。③血清乳酸脱氢酶（LDH）、α-羟丁酸脱氢酶（α-HBDH）或天冬氨酸转氨酶（AST）升高。④心电图轻度异常。⑤抗心肌抗体阳性。

在上述心肌炎次要临床诊断依据"③"中，若在血清LDH、α-HBDH或AST升高的同时，亦有cTnI、cTnT或CK-MB升高，则只计为主要指标，该项次要指标不重复计算。

在上述心肌炎次要临床诊断依据"④"中，"心电图轻度异常"指未达到心肌炎主要临床诊断依据中"显著心电图改变"标准的ST-T改变。

3. 心肌炎临床诊断标准　①心肌炎：符合心肌炎主要临床诊断依据≥3条，或主要临床诊断依据2条加次要临床诊断依据≥3条，并排除其他疾病，可以临床诊断心肌炎。②疑似心肌炎：符合心肌炎主要临床诊断依据2条，或主要临床诊断依据1条加次要临床诊断依据2条，或次要临床诊断依据≥3条，并排除其他疾病，可以临床诊断疑似心肌炎。

凡未达到诊断标准者，应给予必要的治疗或随诊，根据病情变化，确诊或排除心肌炎。

在诊断标准中，应排除的其他疾病包括：冠状动脉疾病、先天性心脏病、高原性心脏病以及代谢性疾病（如甲状腺功能亢进症及其他遗传代谢病等）、心肌病、先天性房室传导阻滞、先天性完全性右或左束支传导阻滞、离子通道病、直立不耐受、β受体功能亢进等。

三、治疗策略

（一）治疗原则

尽快纠正血流动力学异常、维持正常心肌灌注和输出；尽可能挽救受损心肌，减少死亡率；尽量保证康复后有正常心脏功能。

（二）治疗措施

1. 一般治疗　如吸氧、卧床休息、生命体征和有创血流动力学监测等。在急性炎症期，治疗包括维持血流动力学稳定、心律失常治疗以及免疫调节治疗。急性期尤其是有发热、活动性全身感染或心力衰竭时，应该限制活动以减少心脏做功。心肌炎之后3～6个月，只应允许患者逐渐进行体力活动，不应参与竞技运动。非甾体抗炎药有诱发心力衰竭发作和增加死亡率的风险，大量饮酒可加重心肌炎，均应避免。

2. 血管活性药物　推荐短期使用去甲肾上腺素/多巴胺抗休克、升压、增加心肌收缩力、维持重要脏器灌注。注意：因心肌炎合并心力衰竭患者心肌损伤严重，血压不要求绝对正常，维持于80～90/50～60mmHg达有效灌注即可；补液量<30～50mL/(kg·d)。

3. 抗心力衰竭　心肌炎伴心力衰竭患者应接受标准的急性和慢性心力衰竭治疗，具体取决于临床表现。中、重度急性失代偿性心力衰竭患者应减少使用或停用β受体阻滞剂。暴发性心肌炎患者发生严重心力衰竭，常需要静脉使用正性肌力药，如多巴胺、多巴酚丁胺、左西孟旦及米力农等，或使用机械循环支持。地高辛在急性心肌炎患者中的有效性和安全性尚不确定，应避免在此情况下使用该药。

4. 免疫抑制剂——糖皮质激素　具有抗休克、保护心肌细胞和改善心电传导功能。其适应证：发生心源性休克；新出现高度房室传导阻滞或病态窦房结综合征；难治性心力衰竭/严重心律失常。用法：甲泼尼龙20～40mg/d静脉输注，逐渐减量，总使用<7～14d。注意：尽早、足量、短期使用，如使用7d无效则应停用；使用2周后高度房室传导阻滞或病态窦

房结综合征仍未恢复，则可考虑植入永久起搏器。主要不良反应：应激性溃疡、感染扩散、糖脂代谢异常等。

5. 大剂量静脉补充维生素 C 抗氧化应激、减少炎症损伤和抑制细菌增殖等。用法：0.1g/（kg·d）静脉输注 5～10d。注意：尽早、短期、静脉使用；病情缓解后改为口服维生素 C 0.1～0.2g，每日 3 次。不良反应：坏血病、腹泻、泌尿系结石、抑制维生素 B_{12} 吸收等。

6. 静脉注射人血丙种球蛋白 抑制炎症反应，减少免疫损伤，抑制患者体内的炎症风暴。文献报道，静脉注射人血丙种球蛋白联合免疫吸附治疗可改善心肌炎患者的心功能，但免疫吸附治疗在临床中应用较少，仅在前述治疗无效时可考虑使用免疫吸附治疗直接清除患者体内过量的细胞因子。用法：0.4g/（kg·d）静脉滴注 3～5d。禁忌证：过敏者；有 IgA 抗体的选择性 IgA 缺乏者；高热。不良反应：主要为过敏和发热。

7. 抗病毒治疗 主要用于疾病的早期，抗病毒药物治疗存在争议。如心内膜心肌活检结果提示有活动性病毒感染，应在抗心力衰竭治疗的基础上给予抗病毒药物（如更昔洛韦等）。

8. 中药黄芪 不仅具有抑制心肌柯萨奇病毒复制的作用，还可以调节机体免疫、增加心肌收缩力，具有较高的安全性。建议尽早使用：黄芪注射液 20g/d 静脉输注，2 周后改用黄芪口服液 10g，每日 3 次，服用 3 个月。

9. 保护心肌、改善心肌细胞能量代谢 辅酶 Q_{10}，10～20mg，每日 3 次；曲美他嗪片，20mg，每日 3 次或 35mg，每日 2 次，疗程 1～3 个月；早期使用极化液、1,6-二磷酸果糖也可以减少心肌细胞损伤。

10. 血液净化（CRRT） 适用于合并有难治性心力衰竭和（或）肾功能衰竭及内环境紊乱，尤其是肾功能衰竭+重症感染。

11. 生命支持治疗 包括 IABP、ECMO 等，尤其近年 ECMO 在治疗重症心肌炎合并心力衰竭方面取得重要进展，使用 ECMO 后住院生存率可达 56%～87.5%。如以上疗效差，可考虑进行植入左心室辅助装置或心脏移植。

四、预后

心肌炎的自然史与临床表现一样呈多样化。既往健康的成年人出现的类似于心肌梗死的心肌炎患者几乎都可完全康复。出现心力衰竭的患者可能会有轻度的心功能损害（LVEF 为 40%～50%），典型者在数周到数月内得到改善。但另一部分患者可出现严重的左心室功能障碍（LVEF＜35%，左心室舒张末期直径＞60mm），他们中 50% 会发展成慢性心力衰竭，25% 最后需做心脏移植术或死亡，剩下的 25% 其左心室功能可自动恢复。有报道暴发性心肌炎长期预后良好，其无事件生存率可达 90% 以上。

心肌炎患者预后恶化的危险因素较多，包括以下几个因素：晕厥、NYHA 心功能分级增高、某些生物标志物（血清中 Fas、Fas 配体及 IL-10 的水平）升高、心电图示 QRS 波群间期延长≥120ms、右心室收缩功能不全、肺动脉压增高、未使用 β 受体阻滞剂及心内膜心肌组织活检示免疫组织化学炎性特征改变。根据 Mason 等对 181 位疑似心肌炎患者的研究，发现 NYHA 心功能Ⅲ或Ⅳ级、心内膜心肌组织活检示免疫组化结果炎性特征改变及治疗时未使用 β 受体阻滞剂的患者预后差。D'Ambrosio 等对急性心肌炎患者进行随访并分析，发现 21% 的患者在 3 年内发展成为扩张型心肌病。扩张型心肌病合并慢性心力衰竭是心肌炎晚期的主要结局。

临床工作中，应当对所有心肌炎患者进行长期随访，随访包括临床评估、心电图及超声心动图检查，必要时可进行心脏磁共振检查。

第六节 心脏淀粉样变致心力衰竭

淀粉样变性是前体蛋白异常折叠形成不可溶的淀粉样物质，如免疫球蛋白轻链、转甲状腺素蛋白（transthyretin，TTR）等异常沉积于细胞或组织的细胞外间质，导致相应器官或组织功能障碍的一组疾病。心脏淀粉样变（cardiac amyloidosis，CA）为不可溶的淀粉样物质沉积于心肌细胞外间质，引起心脏结构改变、功能受损的一种浸润型心肌病，可进展为心力衰竭，预后较差。

经过多年的研究，在2014年新的命名法正式规范了淀粉样变的命名，目前发现人体内能引起淀粉样变的蛋白超过30种，最常见且易累积心脏主要有原发性淀粉样变（AL）、转甲状腺素淀粉样变（ATTR）、继发性淀粉样变（AA）、ApoAI淀粉样变（AApoAI）等，AA是因长期慢性炎症所致，随着炎症的控制，发病率较低。AApoAI发病率很低且预后较好。ATTR分为家族性突变型转甲状腺素蛋白相关淀粉样变（ATTRm）和老年性野生型转甲状腺素蛋白相关淀粉样变（ATTRwt）。ATTRm又称遗传性淀粉样变，是常染色体显性遗传，为*TTR*基因发生突变所致。

由于CA在临床中漏诊率高，准确的CA流行病学资料缺乏。AL型心肌淀粉样变在欧洲年发病率约为1/10万，欧盟年新发病约为5000人。新近一项关于CA筛查研究的系统评价和荟萃分析结果显示，不同筛查研究中CA的患病率从1%～21%不等，多数类型为ATTR-CA，少数为AL-CA（平均18%），平均/中位年龄范围74～90岁，男性比例50%～100%。我国尚缺乏相关流行病学数据。好发年龄为55岁以上，男性稍多于女性。ATTRwt型CA好发年龄为70～75岁，男性占80%以上，85岁以上老年人ATTRwt型CA患病率为25%。ATTRm型CA发病年龄与引起*TTR*突变的基因有关，发病率无明显性别差异。CA常见的3种分型中，AL型最常见，预后最差，可能与其轻链毒性有关；ATTRm型预后优于AL型，ATTRwt型进展慢、预后良好。

一、发病机制

AL由一个克隆性浆细胞群产生单克隆轻链，形成主要具有反向平行β片层构象的原纤维，这些原纤维继而沉积于心肌间质中导致免疫球蛋白轻链淀粉样变心肌病（AL-CM）。ATTR主要由于*TTR*基因存在不稳定突变或者衰老会导致蛋白解聚为单体，形成异常折叠并聚集成淀粉样纤维沉积在心肌间质中，导致转甲状腺素蛋白淀粉样变心肌病（ATTRCM）。根据ATTR不同发病机制，ATTR-CM可分为突变型/遗传型ATTR（ATTRm）和野生型ATTR（ATTRwt）。

各种不同病因的心肌淀粉样变性的病理生理机制都是由于异常折叠的蛋白质聚集成纤维状物质并沉积在组织细胞外，导致组织和器官功能障碍，但不同种类的淀粉样蛋白导致的心肌淀粉样变的自然病程和治疗不同。淀粉样物质在心脏不同部位的沉积导致多种临床表现。淀粉样物质在心肌间质的沉积使左右心室的室壁增厚和心室僵硬度增加，表现为典型的限制型心肌病的特点。随着淀粉样蛋白沉积程度的加重，通常会出现心脏收缩功能下降。淀粉样物质在冠状动脉的血管壁及周围沉积，多累及小血管，导致心肌灌注异常和微血管功能障碍，出现心绞痛，甚至心肌梗死。心房内淀粉样蛋白浸润可能导致房颤、心房静止，增加心房血栓形成和血栓栓塞的风险。淀粉样物质在心脏传导系统沉积，可能导致心律失常和传导阻滞，甚至发生心源性猝死。由于淀粉样物质在自主神经系统或血管中的浸润，患者可能会出现直立性低血压。在免疫球蛋白轻链型淀粉样变中，除淀粉样蛋白在细胞外间质浸润所引起的病理生理作用外，免疫球蛋白轻链还能产生直接的心肌毒性作用，导致心肌细胞死亡和微血管功能障碍。

二、临床诊断

（一）临床表现

系统性淀粉样变为全身疾病，根据受累靶器官不同，临床表现可分为心脏表现和心外表现。

1. 心脏表现

（1）心力衰竭　是淀粉样变心肌病最常见的临床表现，主要原因是淀粉样纤维沉积导致的室壁增厚，引起室壁僵硬和左心室舒张功能不全，此外 AL-CM 中轻链淀粉样物质因介导溶酶体功能障碍及活性氧生成，对心肌直接产生毒性。可表现为劳力性呼吸困难、夜间阵发性呼吸困难、端坐呼吸等左心衰竭的表现以及下肢水肿、腹胀、腹水、早饱、肝大、活动耐力减低、乏力等右心衰竭表现。

（2）直立性头晕　特别是原诊断有高血压、长期服用β受体阻滞剂及 ACEI 类药物的患者因反复出现类似症状而中断降压治疗时，应考虑合并有该病的可能性。

（3）心律失常　可因传导系统受累出现各种类型缓慢性心律失常，也可发生快速性心律失常，最常见的是心房颤动及心房扑动。可合并室性心律失常。

（4）主动脉瓣狭窄　老年人合并低流速、低跨瓣压差的重度主动脉瓣狭窄有可能是淀粉样变导致的瓣膜病变。

（5）心绞痛　淀粉样物质沉积在冠脉微血管管周引起微循环障碍，导致心绞痛，甚至是心肌梗死，而心外膜冠状动脉无明显异常。

2. 全身表现

（1）肾脏　AL 常会累及肾脏，引起肾病综合征或肾功能不全；ATTR 一般仅引起轻度肾功能不全。

（2）神经系统　两类淀粉样变均会累及自主神经系统，表现为直立性低血压、胃轻瘫、性功能障碍、异常出汗、尿潴留、尿失禁。ATTRm 常合并外周感觉运动多神经病（自下而上进展）及双侧腕管综合征，ATTRwt 主要表现为椎管狭窄。其中双侧腕管综合征通常是 ATTR-CM 最早出现的表现之一，也是最常见的心外受累表现，可能先于心力衰竭 5～7 年出现。

（3）骨骼肌　两类疾病均有肌肉无力、关节病、乏力、体重减低及恶病质，AL 常见巨舌，而 ATTRwt 偶见肱二头肌腱断裂。

（4）消化系统　两类疾病均可出现氨基转移酶升高，消化道症状如恶心、便秘、早饱、腹胀等。

（5）血液系统　AL 常合并凝血功能异常，有出血倾向，常表现为眶周紫癜。

（二）辅助检查

1. 超声心动图 CA 超声心动图的典型表现为左心室室壁增厚（室壁厚度≥14mm）、双心房扩大、左心室腔大小正常，心肌散在颗粒状强回声，但多在 CA 晚期出现。CA 患者左室射血分数正常或轻度减低，左室射血分数减低者预后较差；心包积液常见，但大量心包积液较少出现。二维斑点追踪技术可见，AL 型、ATTR 型 CA 患者均表现为左心室整体纵向应变减低，但心尖应变保留（左心室基底段及中间段纵向应变减低，心尖段纵向应变无明显减低）。Phelan 等报道，超声心动图心尖保留（"顶部樱桃"征）诊断 CA 的灵敏度为 93%，特异度为 82%。此外，应用二维斑点追踪技术还可对 CA 和肥厚型心肌病进行鉴别诊断。超声血流多普勒和组织多普勒可评估心室舒张功能，CA 患者几乎均存在重度舒张功能不全，表现为二尖瓣血流减速时间缩短，左心室壁位移速度降低。部分 ATTRwt 型 CA 患者超声心动图可见主动脉瓣狭窄。应用三维斑点追踪技术可早期诊断 CA。

2. 心电图 体表心电图最常见和最重要的便是 QRS 低电压（胸前导联 QRS 波群 < 1.0mV，肢体导联 < 0.5mV），心肌浸润越明显电压越低，假性 Q 波、房室传导阻滞、束支传导阻滞也较常见，低电压与心室壁肥厚的矛盾现象是重要的诊断线索，但 ATTR 极少表现为低电压。

3. 心脏磁共振 CA 患者的典型 CMR 征象为 LGL 和左心室增厚。LGE 表现形式多样，可呈弥漫性也可呈局灶性，可为透壁性也可出现在心内膜下及心肌层，呈透壁性表现者的预后较心内膜下者差。AL 型 CA 左心室肥厚多呈对称性，ATTR 型 CA 左心室肥厚呈不对称性（室间隔与心室后壁厚度比 > 1.5）。细胞外容积（ECV）是心脏淀粉样蛋白负荷的无创性量化指标，CA 患者 ECV 增大，系统性淀粉样变性患者行 CMR 检查测定 ECV 可早期发现心脏受累情况。

CMR 适用于与结节病、血色素沉着症或 Fabry 病、肥厚型心肌病、心肌炎、缩窄性心包炎等其他浸润性心肌病进行鉴别。

4. 心肌标志物 患者 cTnT、cTnI、NT-proBNP、BNP 持续性升高，且与临床心力衰竭表现不成比例。

5. 心内膜心肌活检 是诊断心肌淀粉样蛋白沉积的金标准，对无条件心内膜活检的患者，行肾、直肠黏膜、腹部皮下脂肪活检亦有助于诊断。

（三）诊断与鉴别诊断

心脏淀粉样变临床并非少见，当患者有下列表现时需考虑淀粉样变心肌病的可能性：①左心室肥厚伴心电图低电压；②心电图示病理性 Q 波，而冠状动脉造影排除冠状动脉病变；③左心室腔不大，室壁均匀肥厚伴室壁活动弥漫性减低；④既往高血压者无明确原因血压正常化或进行性血压降低；⑤心肌肥厚伴进行性难治性心力衰竭或不明原因多浆膜腔积液。

确诊心肌淀粉样变需靠心内膜心肌活检，在刚果红染色时振光下呈苹果绿双折光。若超声心动图有典型心脏淀粉样变性改变，同时其他组织活检证实淀粉样变，临床诊断可不必行心内膜心肌活检。腹壁脂肪活检简单且阳性率高，达 70% 以上。其他常用活检部位包括胃、直肠黏膜、皮肤、齿龈等。因淀粉样蛋白广泛沉积于心脏，心内膜心肌活检敏感性几乎为 100%。

心脏淀粉样变应与下列疾病相鉴别。

1. 缩窄性心包炎 本病临床表现和血流动力学特征均与心脏淀粉样变极为相似。但本病具有下述特点可与心脏淀粉样变鉴别：① X 线检查 50%～75% 可见心包钙化影；②超声心动图显示心包增厚而心肌不增厚，心肌中亦无增强颗粒样光点；③无心脏淀粉样变的心外表现；④CT或磁共振检查可以明确显示病变存在于心包，而无心肌增厚。

2. 冠心病　本病是老年人心力衰竭的首位病因，常需进行鉴别。其特点是：①存在易患因素、动脉粥样硬化表现和多年冠心病史；②心电图早期缺血性改变常呈区域性；③超声心动图常呈节段性运动减弱，发生心力衰竭后，常以左心扩张性改变为主；④冠状动脉造影可见冠状动脉异常改变。

3. 扩张型心肌病　本病与心脏淀粉样变鉴别较易。但在国内心脏淀粉样变报告病例中，误诊为本病者较多。本病具有下述特点，可与心脏淀粉样变鉴别：①主要表现为左心衰竭，而非右心衰竭；②物理检查心脏明显扩大；③超声心动图显示左心室内径增大，室间隔、左心室后壁变薄而不是增厚；④无心脏淀粉样变的心外病征。

4. 肥厚型心肌病　本病具有下述特点，可与心脏淀粉样变鉴别：①心尖冲动增强，有时呈抬举性；②心音增强，胸骨左缘第3～5肋间或心尖部可闻及粗糙喷射性收缩中晚期杂音，下蹲减轻；③心电图常示左心室肥厚劳损，右心前区导联R波增高等；④超声心动图常显示非对称性心肌肥厚。尤以室间隔基部肥厚明显而右心室前壁往往不增厚。

5. 限制型心肌病　本病首先是指病因尚不甚明确的心内膜心肌纤维化，借助于下述诸点，可与心脏淀粉样变鉴别：①超声心动图显示主要为心内膜反光增强和增厚，而不是以心肌增厚为主；②无心脏淀粉样变的心外病征；③心内膜心肌活检的特征是间质纤维化而无淀粉样蛋白沉积，其次为系统性硬化病侵犯心脏，亦可呈现以心肌间质纤维化为特征的限制型心肌病表现，但它有硬皮病的系统表现，尤其是皮肤变硬和色素斑等改变，与心脏淀粉样变较易鉴别。

6. 心脏结节病　本病临床表现可以酷似心脏淀粉样变，但本病具有下述特点，有助于与心脏淀粉样变鉴别：①胸部X线片可见双侧肺门淋巴结肿大，肺野存在结节状或条索状浸润阴影；②皮肤可见结节性红斑；③血钙、尿钙升高；④结节病抗原皮肤试验（Kviem-Siltzbaih试验）阳性；⑤心内膜心肌或心外可疑组织活检可见由上皮细胞聚集形成的肉芽肿。

三、治疗策略

（一）药物治疗

1. 心力衰竭的药物治疗　利尿药是心脏淀粉样变心力衰竭治疗的支柱，全身性水肿患者由于吸收受到影响，可能要用静脉利尿药。但是，在心脏淀粉样变心力衰竭时，维持足够的充盈压是至关重要的，因此利尿药的应用也需谨慎，不宜过度利尿。ARNI、ACEI、ARB、β受体阻滞剂均缺乏充分循证证据，而且心脏淀粉样变患者对ARNI、ACEI和ARB耐受性很差，即使小剂量也可能导致严重低血压；限制型心肌病导致的心率依赖性心排血量，对β受体阻滞剂耐受性也差。强心苷和钙通道阻滞药都可与淀粉样纤维结合，前者导致心律失常，后者因负性肌力作用易使心力衰竭恶化，然而当有快速室率心房颤动时强心苷有一定价值。静脉正性肌力药和血管扩张药在心脏淀粉样变严重心力衰竭患者中的应用也缺乏相关证据。肾功能正常时，肾剂量的多巴胺[1～3μg/（kg·min）]对全身水肿是一种有帮助的辅助治疗。醛固酮受体拮抗药及长效硝酸酯可能有一定对症治疗作用。

2. 心肌淀粉样变的药物治疗　原发性淀粉样变心肌病多主张用烷化剂（美法仑）和泼尼

松或地塞米松治疗。美法仑抑制 B 细胞活性，减少类淀粉样物前体血清浓度；秋水仙碱可干扰溶酶体对纤维前体的摄取和降解，影响淀粉样物前体进展为原纤维的过程，也可能作用于浆细胞的微管系统阻断淀粉样物质的合成和排出；甲氨蝶呤可抑制二氢叶酸还原酶，阻滞尿嘧啶转变为胸腺嘧啶，影响免疫活性细胞 DNA 合成，起到免疫抑制作用。临床观察甲氨蝶呤每周 5～10mg、秋水仙碱每日 1mg、泼尼松每日 20mg 治疗淀粉样变心肌病，可延长患者寿命。目前有研究表明，硼替佐米（蛋白前体抑制药）阻断异常 M 蛋白形成通路，治疗淀粉样变的有效率可达 60%。

ATTR-CA 是除免疫球蛋白轻链心脏淀粉样变外最常见的心脏淀粉样变。转甲状腺素蛋白（transthyretin，TTR）由肝脏合成，正常情况下为四聚体，当解离成单体并错误折叠为淀粉样物质后沉积于心肌间质时导致心肌病变，最终进展为进行性心力衰竭，即为 ATTR-CA。

ATTR-CM 的治疗方法包括器官移植与药物治疗。主要治疗药物一种是能够稳定 TTR 四聚体的小分子药物，减缓 TTR 四聚体的解离，降低游离单体的浓度，从而减少淀粉样变的产生，如氯苯唑酸（tafamidis）、二氟尼柳（diflunisal）和 AG10 等。另一种是与编码 TTR 蛋白的 mRNA 相结合，导致其降解或关闭，以降低肝内 TTR 合成的药物，如帕替西兰（patisiran）和伊诺特生（inotersen）等。研究显示，氯苯唑酸降低全因死亡和心血管住院，在 NYHA 心功能 Ⅰ～Ⅱ 级患者中获益明显，应用 80mg 的高剂量获益更多。2020 年，该药已在国内获批。ESC 指南也推荐氯苯唑酸用于 NYHA 心功能 Ⅰ～Ⅱ 级、野生型或经基因检测证实的遗传型 ATTR-CA 患者（Ⅰ，B）。

（二）非药物治疗

1. 心室辅助装置治疗　心脏起搏器或除颤器的植入可能无法防止心源性猝死，因为往往存在电机械分离。辅助装置的植入应遵循循证医学证据。双心室起搏可能是理想的起搏选项，可避免右心室起搏引起的不同步导致心室肌失代偿。

2. 心脏移植和自身骨髓移植　有报道，心脏和自身骨髓移植能够使部分患者达到某种程度的治愈，移植的心脏有再次发生淀粉样变的可能。因此，也有学者质疑对于这种多器官受累的疾病进行心脏移植的必要性。

3. 肝移植　TTR 主要由肝产生，肝移植（orthotopic liver transplantation，OLT）是迄今唯一有效抑制 TTR 合成的治疗手段。OLT 可使 TTR 合成降低 90%，并减缓或终止疾病的发展。最初开展 OLT 时移植患者 5 年生存率约为 77%，近期报道 10 年生存率可达 83%，远高于非移植患者，如果在疾病早期即进行 OLT 则预后最佳。但 OLT 并不能逆转已有的脏器沉积，而且有文献报道，OLT 后野生型 TTR 会沉积在富含突变 TTR 基质的心肌内，仍有部分患者的 ATTR 继续进展。因此，一些患者会接受肝/心联合移植，其中轻链型淀粉样变患者的 5 年生存率为 38%，遗传性 ATTR 患者的 2 年生存率为 67%，SSA 患者的 3 年生存率为 100%。

四、预后

心脏淀粉样变一般预后较差，确诊时 NYHA 心功能 Ⅲ/Ⅳ 级者平均中位生存期只有 6 个月。治疗 CA 除治疗心力衰竭、抗心律失常等外，还需依据病因治疗 AL 或 ATTR。随着对 CA 认识的深入及临床诊疗技术的进步，有望实现早期诊断、改善 CA 患者预后。

第七节 心室肌致密化不全致心力衰竭

心室肌致密化不全（noncompaction of ventricular my-Ocardium，NVM）是一种特殊类型的先天性心肌病，有明显的家族遗传倾向，目前认为是由胚胎期心肌正常致密化过程失败，导致突入心室内的肌小梁与心室腔交通深陷的隐窝形成厚而非致密化（NC）的内膜层和薄而致密化（C）的外膜层构成，且其组织厚度 NC/C > 2。病变多累及左心室，伴或不伴右心室受累。1990 年 Chin 等首次报道了 NVM，1995 年 WHO/ISFC 将 NVM 归类于未定型心肌病，2006 年美国心脏病学会将其归为原发性心肌病中的遗传性心肌病，2008 年欧洲心脏病学会将其归为未分型的心肌病，2016 年归为遗传性心肌病。

由于诊疗技术及认知程度的差异，NVM 的发病率在不同的报道中不尽相同，其年发病率为 5/10000～24/10000。男性发病率高于女性，我国 NVM 患者中男性约占 76%，而国外男性约占 66%。

一、发病机制

NVM 的病因和发生机制尚不清楚。一般认为此病是一种与遗传有关的先天性心肌病。

先天遗传方面：形成心室小梁及心室发生正常的致密化过程是保证形成心脏正常功能的必要步骤。形成左心室的起始步骤是由相邻胚层诱导形成单细胞心肌层，第二阶段是妊娠中期形成早期小梁心肌，随着心脏循环的形成，心肌沿其内侧增厚，形成片状凸起的心肌。这些凸起的小梁有助于促进氧气输送、养分交换和浦肯野纤维发育，从而防止早期胚胎死亡。随着发育，一些小梁向心室壁塌陷形成致密心肌，小梁之间的凹陷被压缩成为参与冠状动脉循环的毛细血管。在心脏发育后期，心肌形成成熟的多层螺旋，这也是心脏致密化过程的最后一步。心肌小梁的形成需要心内膜和心肌之间相互作用，后者在发育后期有助于心室致密化。这些心内膜心肌主要受到 Neuregulin/ErbB、Notchl 和 BMP10 信号通路的驱动。Notchl 和 Neuregulinl 通路互相动态调节细胞外基质和小梁生长。Dll4-Notchl、Mibl、BMP10 和 TGF-β 通路调节小梁压实发生致密化过程。最近的研究表明，Dll4-Notchl 信号通路与诱导小梁形成、压实，冠状动脉循环建立及最终形成成熟的左心室腔有关。上述信号通路或分子机制发生任何变化都可能导致心室致密化功能障碍。许多类似的研究证明了 NVM 和基因突变有关，特别是和心脏发育相关的基因有关，如编码肌节蛋白的基因或编码细胞骨架蛋白的基因。具有致病突变基因的 NVM 患者，发生左心室收缩功能障碍的风险更高，并且在这些人群中大部分涉及肌节基因如 *MYH*7、*MYBPC*3 或 *TTN* 突变。这些基因突变也能导致 NVM 患者出现家系遗传倾向，最常见的遗传方式为常染色体显性遗传，也可以有 X 连锁遗传和线粒体遗传。有研究表明具有家系遗传的患者预后差。

非遗传因素方面：尽管 NVM 被归为遗传性或家族性心肌病，但其与任何特定的基因突变都缺乏明确的因果关系。NVM 可能是心脏在病理条件下发生的一系列生理适应而产生的表型，遗传突变可能只是其疾病状态的催化剂。生理适应可以包括对压力负荷或容量负荷的适应。在运动员或孕妇等心室负荷增加的人群中，左心室心肌同样伴有突出、深陷的小梁，但其似乎发生了一种生理的、可逆的重构，而不是任何原因导致的心肌病患者的病理性心室重塑或由于病理负荷条件导致的心肌病理性重构。此外，高血压和左心室肥厚患者中也有高心肌小梁的报道。在镰状细胞性贫血（由于心脏前负荷增加）患者中，NVM 的发生率更高。

NVM 病变最常累及左心室，亦可同时累及右心室，极少数只累及心尖部、心室侧壁，室间隔和心底部极少累及。心室壁呈两层结构，外层为较薄的发育不良心肌，由致密化心肌组成；内层为过度肥大的肌小梁组成的心内膜带、较厚，由非致密化心肌组成，表现为无数突出于心室腔的肌小梁和深陷的小梁隐窝，小梁隐窝深达心室壁外 1/3，并与心室腔相交通。可伴或不伴心室腔的扩大，冠状动脉仍为正常分布，心脏表面一般无异常。但据报告，NVM 可合并房间隔瘤和室间隔瘤，甚至左心室室壁瘤。采用心内膜活检、活组织检查或尸检等方法进行 NVM 的病理组织学检查，发现其特点为不同程度的心内膜下纤维化、纤维弹性组织变性、心肌纤维化、心肌结构破坏、心肌肥大、心肌瘢痕和炎症现象。

心力衰竭、心律失常和血栓形成是 NVM 的主要病理生理特征。心力衰竭多呈缓慢进展过程，舒张功能减退是由于粗大的肌小梁引起的室壁主动弛张障碍和室壁僵硬度增加，顺应性下降引起心室舒张末压增加所致。收缩功能障碍的主要原因是慢性心肌缺血，多个异常突起的肌小梁对血液的需求增加和心脏血供不匹配是造成心肌缺血的重要原因。心律失常大多是致命性的室性心律失常，也可有房性心律失常，少数可发生传导阻滞。心律失常的机制尚不十分清楚，可能与肌束基部不规则的分支和连接、等容收缩时室壁张力增加，造成组织损伤和激动延迟等有关。有报告，在此病类似于假腱索的肥大肌小梁中发现有心脏的传导束浦肯野纤维，这可能是心律失常的解剖学基础之一。心脏血栓形成和血栓栓塞事件是由于心肌小梁深陷隐窝中的缓慢血流和并发的心房颤动易于形成壁内血栓，栓子脱落所致。

二、临床诊断

（一）临床表现

NVM 的起病隐匿，临床表现无特异性。儿童和成人均可发生，发病年龄差异大，从出生即发病或到中年才出现症状。NVM 的临床表现多种多样，部分患者可无症状，但其最典型的症状为心力衰竭、心律失常及全身性血栓栓塞性疾病，严重者甚至可出现心源性猝死。其中心力衰竭是最为常见的表现，2/3 的患者可出现心力衰竭。此外，心律失常也是 NVM 的主要临床表现之一，甚至是相当一部分患者的首发症状。NVM 可出现多种心律失常，其中室性心动过速往往是造成患者发生心源性猝死的主要原因。NVM 心腔内存在过度粗大的小梁结构及局部纤维化等可能是导致心脏电传导异常的解剖学基础，同时，部分患者合并离子通道变异，更容易发生心律失常。此外，NVM 患者易发生全身性血栓栓塞性疾病，但发生率较低。可伴有或不伴有其他先天性心脏畸形。少数患儿病例可伴有面部畸形，如前额突出、低位耳、高腭弓等。部分病例可伴有肌无力与肌痉挛。

（二）辅助检查

1. 超声心动图 对诊断 NVM 有重要价值，不仅能显示 NVM 心肌结构的异常特征，而且可显示非小梁化区域的心肌结构与功能，还可同时诊断并存的心脏畸形。其特征为心室腔内可探及大量突出的肌小梁和深陷的小梁间隐窝，突起的肌小梁呈较规则的锯齿状改变，主要分布于左心室心尖部及前侧壁，可波及心室壁中段，但一般不累及基底段心室壁。横切面可见心室内部轮廓呈蜂窝状改变。病变区域心室壁外层的心肌明显变薄，呈中低回声；而内层呈强回声的心肌疏松增厚，肌小梁组织丰富。彩色多普勒显示小梁间隙内可见血流充盈、流速减低并与心室腔相通。受累心室不同程度扩大,室壁运动减低。超声学造影可清晰地显示心腔与心内膜边界,而造影剂可完全充盈肌小梁隐窝,有利于提高 NVM 诊断的准确性。

2. 心脏核磁共振 CMR 可见心肌增厚并分层,非致密化心肌和致密化心肌在舒张末期的最大比值大于 2.0。双反转恢复快速自旋回波序列二腔心和四腔心可清楚地显示心腔内多发粗大、交错排列呈网状或海绵状的肌小梁结构,其内信号呈流空信号或显示信号不均匀。三反转自旋回波序列可显示小梁隐窝内的血流信号。还可显示病变区域心室壁运动减弱。

3. 超高速电子计算机 X 线断层扫描 可将病变心肌分别显示为致密不同的二层,即外层变薄的致密化心肌及内层增厚的非致密化心肌。增强造影显示造影剂充盈于肌小梁隐窝间。

4. 铊心肌显像检查 表现为相关区域低灌注改变。

5. 心导管检查 显示左心室舒张末容量正常而压力增加,左心室运动功能减退,无左心室流出道梗阻;左心室造影可见心室舒张期心内膜边界不清,呈羽毛状,收缩期造影剂残留在隐窝内,心内膜心肌活组织检查病变区心内膜为增厚的纤维组织,心肌纤维粗短,周围可见多量胶原纤维,其间可见炎症细胞浸润。

6. 心电图检查 88%～94% 的 NVM 患者有心电图异常,但无特异性。常见的有各类心律失常、束支传导阻滞、异常 Q 波、ST-T 改变、心室肥大等。

(三)诊断与鉴别诊断

NVM 的临床表现、心电图等均无特异性,而超声心动图是诊断本病的可靠方法,可确诊。超声心动图诊断标准:①心肌明显分为两层,即薄而致密的心外层和厚而疏松的心内膜;②心内、外层厚度之比＞2.0(儿童＞1.4);③彩色多普勒显示收缩期心腔内血流直接进入小梁间隙深层。超声心动图对 NVM 的诊断无疑具有重要价值,但其仍具有一定局限性,如对操作者的依赖、好发部位显示不佳及无法准确识别双层心肌或肌小梁等。不过目前很多超声新技术,如斑点追踪技术、组织多普勒成像及声学造影等逐渐被临床普及后可更清晰地显示肌小梁等内膜结构,从而有望降低 NVM 漏诊率。CMR 是另一种诊断 NVM 的手段。目前较多的采用 Petersen 等提出的诊断标准:①心肌分为 2 层,心外膜致密心肌层和心内膜致密化不全心肌层;②致密化不全心肌层有显著的小梁形成和深的小梁间隙;③舒张末期测量致密化不全心肌层(noncompaction,NC)和致密心肌层(compaction,C)比值大于 2.3。

诊断 NVM 时应注意与下列疾病相鉴别。①肥厚型心肌病:虽可有粗大的肌小梁,但无深陷的隐窝且可见左心室壁与室间隔不对称性肥厚,故可与 NVM 鉴别。②扩张型心肌病:也可有多突起的肌小梁,但数量比 NVM 少,且有心脏扩大,室壁多均匀变薄等,可与 NVM 鉴别。③缺血性心肌病:NVM 可有异常 Q 波,甚至可形成室壁瘤,故常误诊为缺血性心肌病,但无典型心绞痛及心肌梗死病史,冠状动脉造影正常等有利于鉴别。

三、治疗策略

(一)药物治疗

1. 治疗心力衰竭 同于一般的心力衰竭治疗,NVM 药物治疗可选用 ARNI、ACEI、β 受体阻滞剂、醛固酮受体拮抗药、SGLT2 抑制剂、利尿药以及洋地黄等治疗心力衰竭药物;还可应用泛癸利酮、B 族维生素和曲美他嗪等改善心肌能量代谢。

2. 治疗心律失常 可选择胺碘酮和 β 受体阻滞剂治疗快速性心律失常。

3. 防治血栓栓塞事件 推荐 NVM 患者在有栓塞高危因素的情况下使用包括但不限于华法林和新型口服凝药物等药物治疗。中国一项随机对照试验研究指出[1]使用华法林明显降低了伴有房颤的 NVM 患者缺血性脑梗死的发生率，且没有出现严重的出血事件，国外一项荟萃分析[2]也指出对于 LVEF ＜ 35% 或有血栓栓塞高危因素的 NVM 患者，应该进行抗凝治疗。

（二）非药物治疗

1. 心脏再同步化 NVM 合并 QRS 间期明显增宽的左束支传导阻滞患者，植入 CRT 可明显改善症状和预后。

2. 埋藏式复律除颤器 反复发作的室性心动过速可安装 ICD。

3. 心脏移植 严重的顽固性心力衰竭需行心脏移植治疗。

四、预后

NVM 的预后差异较大，有症状者较无症状者预后差。不良的预后包括失代偿性心力衰竭、恶性心律失常、心脏移植及心源性死亡。一项中位随访时间为 2.9 年的前瞻性队列研究，NVM 患儿有 9% 死亡或接受了心脏移植，并且射血分数保留的心力衰竭患者在此期间没有发生任何重大不良心血管事件；Vaidya 等[3]在 2021 年对 339 例患者进行更长时间的随访，发现死亡率和心源性死亡率分别为 17.07% 和 3.53%，预后较好。

一般而言，无症状 NVM 患者的预后比有症状者好得多。左室射血分数降低、心脏扩大、高龄、合并心房颤动和神经肌肉疾病均预后较差。近期研究显示预后似乎较前有改善，这可能与加强对心力衰竭、心律失常和血栓栓塞事件进行积极医疗管理有关；尽早监测或干预，可以改善预后。

第八节 缺血性心脏病致心力衰竭

缺血性心脏病为冠状动脉发生粥样硬化引起管腔狭窄或闭塞，导致心肌细胞缺血、缺氧或坏死。缺血性心肌损害是心力衰竭的重要病因。缺血也已被证实为导致心脏舒张功能不全的原因。缺血可分为急性缺血和慢性缺血两种。缺血性心脏病常导致心脏慢性缺血。缺血性心脏病由于冠状动脉病变造成患者心肌细胞长期缺血、缺氧，代偿性引起心肌肥厚。在缺血性心脏病引起心脏扩大、心肌肥厚的过程中，心肌细胞持续缺血、缺氧时导致心肌细胞坏死，造成心肌纤维化及瘢痕形成，从而引起心室重塑。心室肥厚时，心室充盈压明显升高，逐渐造成肺循环淤血，开始出现舒张性心功能不全。当缺血缺氧持续存在时可能会导致心肌细胞不可逆性损伤，引起心肌纤维化，影响心脏收缩功能。

---

[1] 幸莫霞，徐海，徐耀凤，等. 抗凝治疗对心肌致密化不全患者体循环栓塞发病率的影响[J]. 中国老年学杂志，2016，36（21）：5281-5283.

[2] Kido K, Guglin M. Anticoation yherapy in specific cardiomyopathies: isolated left ventricular noncompaction and penpartum cardiomyopathy[J]. J Cardiovasc pharmacol ther, 2019, 24(1): 31-36.

[3] Vaidya V R, Lyle M, Miranda W R, et al. Long-tem survival of patients with left ventricular noncompaction[J]. J Am Heart Assoc, 2021, 10(2): e015563.

缺血性心脏病心力衰竭可发生于冠心病心绞痛、心肌梗死、心律失常之后，也可以由隐性冠心病发展而来，是冠心病的主要死因（约占冠心病死亡病例的40%）。

一、发病机制

缺血性心脏病心力衰竭的发病机制依其的类型不同而有所差异。①心肌梗死后泵功能与梗死面积大小和心肌细胞坏死量密切相关。②心肌梗死区瘢痕形成、心室壁变薄、室壁运动减弱或消失，甚至室壁瘤形成而出现心肌重量、心室容量的增加和心室功能下降而导致心力衰竭。③心绞痛和慢性心肌缺血可促发心肌细胞凋亡及间质纤维化，也可使多数心肌处于缺血状态而形成冬眠心肌，心肌收缩力减弱而导致心力衰竭发生。④冠心病心肌缺血导致的机械性损伤如二尖瓣乳头肌功能不全或腱索断裂、室间隔穿孔、游离壁破裂及假性室壁瘤形成等，亦是导致心力衰竭的原因之一。

二、临床诊断

（一）临床表现

缺血性心脏病心力衰竭首先发生左心衰竭，在此基础上进一步发展为右心衰竭，从而导致全心衰竭。左心衰竭的早期表现，如劳力性气促、夜间阵发性呼吸困难、颈静脉充盈、肝大等。急性心肌梗死可导致急性心力衰竭。

（二）辅助检查

1. 血浆脑钠肽和心肌肌钙蛋白测定　通过检测外周循环血中cTn（包括cTnT和cTnI）、CK和CK-MB等心肌损伤标志物，其升高程度可用来对心肌缺血严重程度及病变范围进行估计。对于心力衰竭患者，通过BNP和NT-proBNP的测定也有助于心力衰竭诊断和对其预后、治疗效果的判断。

2. 心电图　左心衰竭时可表现为左心室肥大劳损、心动过速或其他心律失常（多为原发病表现）。V_1导联P波末电势（PTF_{V_1}）可间接反映左心房及左心室的负荷及功能。在无二尖瓣狭窄时，$PTF_{V_1} < -0.04mm·s$，则肯定有左心室功能不全，PTF_{V_1}的负值越大，左心功能不全越严重。右心衰竭如为单纯性者，心电图可发现右心肥厚或伴劳损，如继发于左心衰竭者，则有双侧心肌肥厚表现。同时可提供心肌梗死、广泛心肌损害和心律失常信息。部分心力衰竭者常合并传导异常，导致房室、室间和（或）室内运动不同步。房室不同步表现为P-R间期延长，使左心室充盈减少；室间不同步表现为左束支传导阻滞，使右心室收缩早于左心室；室内传导阻滞则为QRS波群时限延长（>120ms）。

3. X线检查　左心衰竭可发现左心室或左心房扩大，出现肺淤血、间质性肺水肿、肺泡性肺水肿等。单纯性右心衰竭可见右心房及右心室扩大；继发于左心衰竭的右心衰竭者，心脏向两侧扩大。可有两侧或单侧胸腔积液。

4. 超声心动图　定量和定性房室内径、心脏几何形状、室壁厚度、室壁运动，以及心包、瓣膜和血管结构；测量LVEF、左心室舒张末期和收缩末期容量；区别舒张功能不全和收缩功能不全；估测肺动脉压；为评估疗效提供客观指标。

5. 放射性同位素心室造影及同位素心肌灌注显像　前者可迅速测定左心室容量、射血分数，并可反映室壁节段运动。后者可诊断心肌缺血和心肌梗死，并对鉴别扩张型心肌病或缺血性心肌病有一定帮助。

6. 心脏磁共振 CMR作为一种无创、无辐射的技术，能够提供整体心功能、节段性室壁运动及心肌血流灌注、活性心肌等信息，对急慢性冠状动脉疾病的诊断、血管再通术后的评价、远期疗效的评估有重要应用价值。

7. 冠状动脉造影 适用于有心绞痛或心肌梗死、需行血管重建或临床怀疑冠心病的患者。有研究发现，HFrEF患者冠状动脉病变主要以3支血管病变为主，而HFpEF、HFmrEF患者血管病变主要以单支病变及2支病变为主，这说明血管病变的严重程度与心力衰竭发生的类型密切相关，HFrEF冠状动脉血管病变更加严重和复杂。

（三）诊断与鉴别诊断

缺血性心脏病心力衰竭的诊断可通过询问病史和心血管危险因素、心电图、心肌损伤标志物、超声心动图、冠状动脉造影等方式确定。缺血性心脏病心力衰竭应与COPD和其他病因（高血压、风湿性心脏病、心肌病）所致心力衰竭等疾病相鉴别。

三、治疗策略

治疗包括抗心肌缺血和抗心力衰竭治疗。参照心力衰竭和冠心病的诊治指南进行处理。

（一）抗心肌缺血

稳定性缺血性心脏病应给予冠心病二级预防，包括抗血小板药物、ACEI、β受体阻滞剂及他汀类药物。HFrEF伴心绞痛的患者，缓解心绞痛的药物首选β受体阻滞剂（Ⅰ类，A级）；若β受体阻滞剂不耐受或到达最大剂量，窦性心律且心率≥70次/min，可加用伊伐布雷定（Ⅱa类，B级）；为进一步缓解心绞痛症状，可考虑加用短效（Ⅱa类，A级）或长效（Ⅱa类，B级）硝酸酯类药物。HFrEF患者应避免使用地尔硫䓬和维拉帕米，二氢吡啶类CCB（除氨氯地平和非洛地平外）因增加交感神经张力，在心力衰竭患者中的安全性均不确定。缺血性心脏病合并心力衰竭患者应用曲美他嗪有助于改善LVEF、NYHA心功能分级、运动耐量及生活质量，降低心血管再入院和远期死亡风险，故曲美他嗪推荐用于合并冠心病的HFrEF患者（Ⅱb类，B级）。经优化的药物治疗仍有心绞痛的患者应行冠状动脉血运重建术（Ⅰ类，A级）。

麝香保心丸能改善血管内皮功能，促进缺血区的NO生物合成，抑制炎症反应等，近年来有研究证实其对于心力衰竭治疗临床疗效较佳，适用于缺血性心脏病心力衰竭患者的治疗。

不稳定缺血性心脏病（ACS）除给予包括抗血小板药物、ACEI及他汀类药物等药物治疗外，应行冠状动脉血运重建术。因心肌缺血而诱发和加重的急性心力衰竭，无低血压患者可静脉应用硝酸酯类药物（Ⅰ类，C级）。如果患者血压偏高、心率增快，在静脉应用利尿药和硝酸酯类药物的基础上慎用β受体阻滞剂，减少心肌耗氧量，改善心肌缺血和心功能。

（二）抗心力衰竭治疗

缺血性心脏病合并慢性心力衰竭，在利尿药应用的基础上，推出"四驾马车"的治疗方案，也就是ARNI/ACEI/ARB、β受体阻滞剂、SGLT2抑制剂（如达格列净、恩格列净等）以及醛固酮受体拮抗剂等制剂的使用。CRT和ICD等非药物治疗方法适用于有相关适应证者。

缺血性心脏病合并急性心力衰竭，治疗前应快速评估心率、血压、肝肾功能[尤其是估算肾小球滤过率（eGFR）]、电解质水平、既往用药史及过敏史，以确保用药治疗期间发挥最大作用的同时尽可能地避免药物不良反应的发生。迅速开通静脉通道，心电、血压及血氧饱和度监测；如患者因呼吸困难不能平卧，立即嘱患者取半卧位或坐位，双腿下垂以减少回心血量；保持每天出入量负平衡约500mL，严重肺水肿者水负平衡为1000～2000mL/d；视病情给予高流量吸氧（吸氧浓度＞50%）、面罩吸氧或无创呼吸机辅助治疗，若病情严重出现呼吸节律异常，随时准备行气管内插管/切开接有创呼吸机辅助治疗。

利尿药是急性心力衰竭治疗中最重要的药物。用法：最初静脉注射的剂量至少应与在家中口服剂量相等，如呋塞米20～40mg或托拉塞米10～20mg静脉注射，2min内注完，10min内起效；如用药半小时后症状未缓解，肺部啰音未减少，加大利尿药用量，静脉注射后静脉滴注维持，呋塞米最大剂量为200mg/d，托拉塞米最大剂量为100mg/d。血管扩张药，如硝酸酯类药、硝普钠（疗程不应超过72h）及重组人脑利尿钠肽等，以及正性肌力药，如洋地黄类药物、左西孟旦、磷酸二酯酶抑制剂（米力农）、多巴酚丁胺及多巴胺等，可参照指南推荐的方法应用。主动脉内球囊反搏（IABP）等非药物治疗措施在抢救缺血性心脏病合并急性心力衰竭时也十分重要。

四、预后

缺血性心脏病一旦发生心力衰竭，预后较差。轻度心力衰竭患者年死亡率为5%左右，重度心力衰竭患者年死亡率可达50%左右。缺血性心脏病心力衰竭患者随着年龄的增加死亡率的升高呈连续性，每增加1岁，心力衰竭死亡率升高2.8%，年龄每增加10岁，男性患者的死亡率增加27%，女性患者的死亡率增加61%，超过85岁的患者5年死亡率高达80%，且老年人心力衰竭患者的住院时间长，再入院率高，生活质量差。

第九节 ▶ 心肌梗死后心力衰竭

心肌梗死后心力衰竭是指急性心肌梗死［包括STEMI和非ST段抬高型心肌梗死（NSTEMI）]后、在住院期间或出院后出现的心力衰竭。心肌梗死是当前全球心力衰竭最常见、最重要的病因之一。BRIGHT研究发现❶，接受急诊PCI的急性心肌梗死患者（88%为STEMI患者）入院时心力衰竭的发生率为14.3%。虽然随着药物和非药物治疗手段的发展，心肌梗死后心力衰竭患者的结局得到一定改善，但其全因死亡率、心血管事件发生率和再住院率仍然较高。

一、发病机制

（一）心肌细胞丢失

心肌细胞丢失是心肌梗死后心脏重构和心力衰竭发生的重要原因。心肌细胞丢失主要包括细胞坏死和细胞凋亡。冠脉急性闭塞后，心肌细胞暴露于急性缺血、缺氧环境而发生缺血

---

❶ Han Y, Guo J, Zheng Y, et al. Bivalirudin vs. heparin with or without tirofiban during primary percutaneous coronary intervention in acute myocardial infarction: the BRIGHT randomized clinical trial[J]. JAMA, 2015, 313(13): 1336-1346.

性坏死，坏死细胞释放肌钙蛋白、肌酸激酶、乳酸脱氢酶等损伤因子，加重心肌细胞的损毁。缺血区和非缺血区的心肌细胞也可在神经内分泌系统激活、氧化应激、钙超载、炎症反应等损伤因素作用下，激活凋亡信号通路，进而介导心肌细胞凋亡。

（二）心脏重构

心脏重构是心肌梗死后心力衰竭发生的基本病理过程，指心肌细胞、非心肌细胞和细胞外基质（ECM）发生适应不良性改变，进而心室几何形态发生病理性改变，导致心脏僵硬度增加，收缩力下降。心脏重构主要机制包括：①心肌细胞的肥大和丢失；②存活心肌细胞因容量负荷或压力负荷增加而发生拉伸或代偿性肥大，并伴随细胞的凋亡；③心肌细胞表型改变，心室肌球蛋白和肌钙蛋白基因表达的胚胎化改变造成心肌细胞收缩能力降低；④非心肌细胞的改变和ECM的变化，大量ECM的产生会增加室壁僵硬程度，影响心脏的舒张功能和冠脉储备能力，导致心肌细胞缺血、缺氧。

（三）免疫损伤和炎症介导

心肌梗死后凋亡及坏死的心肌细胞释放损伤相关分子模式蛋白（DAMPS），激活先天免疫系统，触发严重的炎症反应。长期过度活跃的炎症反应可导致损伤范围的扩大，加重组织功能受损，最终导致心力衰竭。

（四）神经内分泌系统被激活

心肌梗死后心排出量的降低反射性激活交感神经系统，去甲肾上腺素、肾上腺素等分泌增加，使心肌收缩力增强、心率增快、心肌耗氧增加。长期高浓度的儿茶酚胺对心肌细胞的毒性作用（心肌细胞线粒体功能紊乱、活性氧产生增加、钙超载，引起细胞凋亡）会促进心脏重构。

心肌梗死后心排出量的降低也反射性激活RAAS，血管紧张素Ⅱ与血管紧张素Ⅱ1型（AT1）受体结合可引起醛固酮分泌增加、血管收缩、心肌细胞肥大和凋亡，进而导致水钠潴留和心肌纤维化，从而引发心力衰竭症状、加重心脏重构。

心排出量的下降还可导致利尿钠肽系统激活，利尿钠肽系统在心肌梗死后心力衰竭中发挥有利的代偿作用。利尿钠肽类物质与受体特异性结合后有扩张动、静脉及降低肺毛细血管楔压、全身动脉压、右心房压力的作用，进而降低心脏前、后负荷，改善心脏重构。

二、临床诊断

（一）临床表现

1. 危险因素 心肌梗死后心力衰竭的发生与多种因素有关，高血压、糖尿病、肾脏病史以及肺病史是心肌梗死后心力衰竭的危险因素；血运重建术［PCI和冠脉旁路移植术（CABG）］的及时实施，可使心力衰竭患者再入院率降低；心肌梗死患者病变冠脉的数量越多，未来发生心力衰竭的可能性越大，如：0～1、2、3支冠脉病变患者心肌梗死后30d心力衰竭的发生率分别为10.7%、14.6%和23.0%，心肌梗死后5年心力衰竭的发生率分别为14.7%、20.6%和29.8%；前壁心肌梗死、合并慢性完全闭塞病变以及瓣膜反流的患者也是高危人群。

2. 临床表现 同急性或慢性心力衰竭的临床表现，参阅第二章和第三章。

（二）辅助检查

1. 脑钠肽测定 用于心肌梗死后心力衰竭的诊断以及病情严重程度和预后的评估。

2. 其他 包括肌钙蛋白测定、心电图、胸部 X 线片、超声心动图、CMR 等，这些检查可以支持心肌梗死和（或）心力衰竭的存在。超声心动图是评估心脏结构和功能的首选方法，可提供房室容量、两个心室的收缩和舒张功能、室壁厚度、瓣膜功能和肺动脉高压等信息。当超声心动图未能做出诊断时，CMR 是较好的替代影像学检查方法。

（三）诊断与鉴别诊断

1. 诊断 心肌梗死后心力衰竭的诊断主要依赖于病史、症状、体征以及辅助检查。首先，患者要有明确的心肌梗死病史或明确的影像学证据支持心肌梗死的存在；其次，根据症状、体征、胸部 X 线片、利尿钠肽检测和超声心动图等明确心力衰竭的存在。

2. 心肌梗死后心力衰竭的评估 急性心力衰竭可根据 Killip 心功能分级、Forrester 血流动力学分级进行评估，慢性心力衰竭可根据 NYHA 心功能分级方法进行评估。Killip 心功能分级或 Forrester 血流动力学分级Ⅱ级及Ⅱ级以上均可被划分为心力衰竭，其病情严重程度与病死率的增加相一致。

对于急性心力衰竭，临床也可根据是否存在"淤血"（分为"湿"和"干"）和外周组织是否存在"低灌注"（分为"冷"和"暖"）的临床表现，分为"干暖""湿暖""湿冷"和"干冷" 4 型。

此外，也有中国学者提出应用 CMR 检查对急性心肌梗死后心脏功能进行评估和分级，并发现 CMR 评估结果与预后有关。心肌梗死后心脏功能分为 5 级。0 级：心肌梗死后仅有心肌水肿而无心肌坏死，心肌损伤小，预后最佳。1 级：造成心肌坏死，但未导致心脏功能和结构改变。2 级：不伴有明显心脏重构的心功能减退，心功能有望通过二级预防和后续康复治疗获得明显改善。3 级：当心脏出现病理性重构时，即在心脏扩大与重构明显基础上出现的心功能降低，导致心脏损害严重。4 级：在 3 级的基础上，如果出现显著性二尖瓣反流，则提示心脏失代偿，预后不良。

3. 鉴别诊断 主要与其他疾病引起的心力衰竭相鉴别，有急性心肌梗死病史及相关证据是鉴别要点。

三、治疗策略

（一）心肌梗死后心力衰竭的预防

1. 尽早实现心肌再灌注 及早开通梗死相关冠脉可挽救濒死心肌、缩小梗死心肌面积、减少心肌细胞的丢失，对于预防或延缓心力衰竭的发生有重要作用。

2. 预防心脏重构 阻断或延缓心脏重构是预防心肌梗死后心力衰竭的重要环节。若无禁忌证，所有心肌梗死后患者均应长期服用 β 受体阻滞剂和 ACEI 治疗；对不能耐受 ACEI 的患者，可应用 ARB 类药物，以预防和延缓心力衰竭发生，延长寿命。ARNI 能有效逆转心脏重构，且效果优于 ACEI 和 ARB。麝香保心丸能降低心肌梗死后心力衰竭大鼠循环中血浆肾素、血管紧张素，因而可防止心室重塑，改善心功能；同时降低炎性介质 CRP、TNF-α 水平，延缓心力衰竭进展。

3. 心肌梗死后心力衰竭高危因素的防治 低 LVEF 水平以及既往心肌梗死、心房颤动、高血压、糖尿病、血脂代谢异常、脑卒中、慢性肾脏病、慢性阻塞性肺疾病、酗酒等病史均与心肌梗死后急性心力衰竭的发生风险增加相关。积极控制危险因素，如生活方式干预、戒烟及控制血压、血脂、血糖等，均可延缓心力衰竭发作并延长生存期。

4. 心肌梗死本身的规范化药物治疗 所有心肌梗死患者都应接受抗栓治疗，并根据再灌注策略选择抗血小板治疗方案，心肌梗死后无禁忌证患者应常规使用 β 受体阻滞剂、ARNI/ACEI/ARB、他汀类药物。麝香保心丸具有调节血脂、抑制血管壁炎、保护血管内皮及稳定易损斑块等作用；此外还可扩张冠状动脉，减慢心率，增加心肌收缩力，提高心肌耐缺氧能力，可改善患者心脏功能及降低血浆 NT-proBNP 水平。

（二）心肌梗死后心力衰竭的治疗

1. 心肌梗死后急性心力衰竭的治疗 治疗目标是稳定血流动力学状态，纠正低氧，缓解心力衰竭症状，维护脏器灌注和功能，同时应重视改善患者的生活质量及短期和远期预后。具体参照《中国心力衰竭诊断与治疗指南 2024》处理。

2. 心肌梗死后慢性心力衰竭的治疗 治疗目标主要是改善临床症状和生活质量，减缓或逆转心脏重构，减少再住院，降低死亡率。具体参照《中国心力衰竭诊断与治疗指南 2024》处理。

3. 心肌梗死后心力衰竭患者的管理 推荐患者出院后每 2 周、病情稳定后每 1～2 个月复诊一次，测量血压、心率，临床评估心功能。必要时行血常规、肾功能、电解质、利尿钠肽、心电图以及超声心动图检查，超声心动图每 3 个月复查一次。根据检查结果进行治疗方案调整，同时注意对合并症的管理。患者应遵循医疗方案，保持良好心态，病情稳定后适当运动，可根据医疗条件和自身意愿选择相应的远程监控模式。

四、预后

预后方面，日本急性心肌梗死登记研究发现[1]，在接受 PCI 的 STEMI 患者中，术后第一年再入院率为 4.4%，出院后第一年内发生心力衰竭者的 5 年累计全因死亡（36.3% VS 10.1%）、心力衰竭住院（40.4% VS 4.3%）、心血管死亡（19.1% VS 3.3%）风险均高于第一年内未发生心力衰竭的患者。

心肌梗死后心力衰竭的发生显著增加患者短期及长期死亡风险。法国 FAST-MI 注册研究发现[2]，发生心力衰竭的心肌梗死患者院内死亡率（12.2% VS 3.0%）和出院后 1 年死亡率（26.6% VS 5.2%）的风险均明显高于未发生心力衰竭的患者。加拿大的一项注册研究也显示，发生心力衰竭的 NSTEMI 患者的院内死亡率（3.6% VS 1.1%）和出院后 1 年死亡率（14.6% VS 4.4%）均高于未发生心力衰竭的患者。挪威一项于 2001～2009 年纳入 86771 例首次发病的急性心肌梗死患者的研究（随访至 2009 年底）显示，在男性心肌梗死患者中，伴和不伴心力衰竭者的死亡率分别为 61.4% 和 28.3%；在女性患者中，上述两类患者的死亡率分别为 70.0% 和 39.2%。

---

[1] Taniguchi T, Shiomi H, Morimoto T, et al. Incidence and prognostic impact of heart failure hospitalization during follow-up after primary percutaneous coronary intervention in ST-segment elevation myocardial infarction[J]. Am J Cardiol, 2017, 119(11): 1729-1739.

[2] Juilliere Y, Cambou J P, Bataille V, et al. Heart failure in acute myocardial infarction: a comparison between patients with or without heart failure criteria from the FAST-MI registry[J]. Rev Esp Cardiol (Engl Ed), 2012, 65(4): 326-333.

第十节 应激性心肌病致心力衰竭

应激性心肌病（stress cardiomyopathy，SCM）最早由学者 Sato 等 1991 年于日本报道，目前全球均有病例报道。SCM 多见于绝经期女性，起病前常遭受严重的精神或躯体应激，其典型症状为胸痛、胸闷、气喘、晕厥等，心电图上出现酷似 AMI 的 ST 段抬高、T 波倒置等，但冠状动脉造影无急性斑块破裂或阻塞性冠状动脉狭窄，行心脏彩超或左心室造影检查时发现其左心室收缩末期形态与日本渔民常用来捕捉章鱼的鱼篓——Takotsubo 形状相似，故又被称为 Takotsubo 综合征（Takotsubo syndrome，TTS）、左心室心尖球囊综合征。2015 年欧洲心脏病学会和 2018 年 TTS 国际专家共识建议把"Takotsubo 综合征"作为其正式名称。但国内仍常用应激性心肌病。

SCM 这种左心结构改变可导致严重的左心室功能障碍和急性心力衰竭，临床表现与急性冠脉综合征（acute coronary syndrome，ACS）类似，然而发病后几周，左心室收缩功能可逐渐恢复，因此最初被视为是一种暂时性、自限性疾病。然而，近期相关研究表明急性期住院患者死亡率为 4%～5%，与 ST 段抬高 AMI（STEMI）的死亡率相当，其中 SCM 在住院期间引起急性心力衰竭最为常见与严重，还有学者认为 SCM 后期会导致长期的心力衰竭表现，伴持续性心力衰竭症状和亚临床心功能障碍。

SCM 最初被认为主要影响亚洲人，但目前关于 SCM 报道不断增多。2008 年美国 SCM 约占总住院患者的 0.02%，从 2007 到 2012 年间，SCM 发病率增加超过 3 倍，从 2007 年 52/百万出院患者增加到 2012 年 178/百万出院患者。SCM 约占怀疑 STEMI 的 2%，女性约占怀疑 STEMI 患者的 5%～6%；SCM 复发率约为 1.8%～4% 每人年。重症患者中约有 1.5% 为 SCM，8% 心源性休克为 SCM。在新型冠状病毒感染（COVID-19）患者中，SCM 约占心脏功能异常患者的 2%～5.6%。ACS 患者行心室造影检查提示，SCM 发病率明显上升，由疫情前 1.5%～1.8% 上升至疫情防控期间的 7.8%。

一、发生机制

（一）病因与诱因

目前，公认的 SCM 诱发因素是突发的情绪或躯体应激，或者是由于反复的压力事件累积引起的。无论儿童还是成人的发病诱因基本相似，最常见的情感刺激因素包括亲人的去世、抑郁、离婚、剧烈争吵、暴力事件、车祸、自然灾害、巨额的经济损失、害怕、失业、新工作、退休等导致患者过度悲伤或绝望；还有由于积极情绪诱发，如中奖、生日、婚礼等，因此又称"开心综合征"。

躯体因素包括严重的内外科疾病、手术、麻醉、停药反应及中枢神经系统疾病，如脑出血、抽搐、哮喘发作、消化道出血、嗜铬细胞瘤、脓毒症、分娩、肿瘤化疗、各种感染、手术及麻醉等。女性患者情感诱因更多，男性患者身体刺激更常见。但是并不是每个患者都有明确的应激因素，一项包含 1750 例 SCM 患者的国际登记注册结果显示躯体诱因（36.0%）比情绪诱因较多见（27.7%），其中 28.5% 的患者没有明确的诱因。无任何诱因的 SCM 可能归因于个人的心理健康状态及对压力事件的耐受程度有关。与 ACS 相比，SCM 患者的神经或精神疾病发生率较高（55.8% VS 25.7%）。

（二）发病机制

关于 SCM 的发病机制，目前认为是多因素综合作用下的结果，包括交感神经过度兴奋与儿茶酚胺的心肌毒性作用、心肌顿抑、雌激素缺乏、冠状动脉血管结构异常及基因遗传均与发病有关，其中交感神经过度兴奋与儿茶酚胺的毒性作用是其发病的病理生理学基础。而且，心脏交感神经功能异常可持续数月，冠状动脉微循环功能障碍引起心肌顿抑在发病过程中也起着关键作用，而雌激素缺乏、冠状动脉血管结构异常、基因突变及遗传易感都可增加发病概率，加重心肌损伤。

总之，现有证据表明，SCM 是由急性交感神经兴奋释放过量儿茶酚胺，损伤易感者心脏细胞和冠状动脉微循环，导致瞬态但长程左心室功能障碍及继发性心肌炎症。

（三）应激性心肌病引起心力衰竭可能发病机制

SCM 发病急性期，由于过量儿茶酚胺产生大量活性氧（ROS），引起心肌水肿、坏死，导致左心室收缩功能障碍，出现急性心功能不全。在 SCM 发病后期，患者左室射血分数（LVEF）恢复正常或接近正常，但常合并左心室舒张功能障碍，有持续性心力衰竭表现，可能与下列因素有关。

1. 炎症免疫循环的作用 SCM 患者在急性事件发生 4 个月后，尽管 LVEF 恢复正常，但 CMR 检查仍提示左心室和右心室水肿，并伴有持续的心力衰竭表现，提示 SCM 引起相关心力衰竭可能与长期炎症免疫循环有关。在一项病例对照研究中发现，SCM 患者在急性事件发生后随访 20 个月后，血浆中所有促炎细胞因子浓度升高，不能排除存在低级别的全身或心肌炎症。患者尸检显示 CD68+ 细胞群集，提示心肌聚集了参与促炎活动的 M1 型巨噬细胞。此外，应用异丙肾上腺素诱导的 SCM 大鼠模型证实大鼠心肌内存在持续炎症反应，早期主要以中性粒细胞浸润，继之以 M1 促炎巨噬细胞浸润，并伴有相关促炎细胞因子基因表达上调。

值得注意的是，Scally 等利用超小超顺磁性氧化铁粒子（ultrasmall superparamagnetic particles of iron oxide，USPIO）增强的 CMR 检查发现，SCM 患者心肌巨噬细胞浸润，伴随全身促炎细胞因子的增加，如 IL-6 及趋化因子配体 1。目前已证实，IL-6 可促进心力衰竭发生，与 SCM 患者不良预后相关，在此后 5 个月的随访调查结果表明，机体及心肌局部持续存在低度慢性的炎症，从而进一步证实体内存在长期慢性心源性的炎症与患者不良预后的关联。

当处于情感或躯体强烈应激下，交感神经兴奋触发循环和心脏儿茶酚胺激增导致心肌损伤，激活固有免疫系统，相关促炎细胞因子和趋化因子表达也增加，启动最初免疫炎症保护防御功能，先前报道观察到血浆中巨噬细胞中间亚群比例的持续性下降，M1 型巨噬细胞未及时转化为起抗炎主修复作用的 M2 型巨噬细胞，M1 型与 M2 型巨噬细胞的比例也与恢复期左心室收缩功能相关，这可能因他们的心肌急性炎症无法及时消退引发副炎症，随之通过抗原呈递细胞和 T 细胞激活适应性免疫系统，同时副炎症通过移除凋亡细胞，分泌生长因子和其他多肽维持组织内稳态，导致低水平的慢性炎症，在慢性炎症作用下，心肌细胞凋亡及成纤维细胞增殖分化为肌成纤维细胞，加重心室重构并促进心力衰竭发展。后期循环儿茶酚胺水平逐渐恢复正常，但交感神经异常可持续数月，引起冠状动脉微循环内皮功能受损。有研究观察到，后期几乎所有的 SCM 患者均存在微血管内皮功能受损，微血管功能障碍导致冠状动脉血流储备减少，造成区域性心肌持续性缺血，又会激活交感神经及肾素-血管紧张素-醛固酮系统，AngⅡ通过激活 NADPH-氧化酶、内皮性一氧化氮合酶解耦联，增加血管黏附分子（如血管黏附分子-1）和促炎性趋化因子（如CC趋化配体2）表达，吸引循环中的单核-巨噬细胞黏附浸润，引发心肌持续性炎症并促进心力衰竭发展。因此，SCM急性期表现为急性心力衰竭，恢复期常合并心力衰竭表现，伴慢性低度、细胞因子介导的系统性炎症。

2. 代谢异常与心肌纤维化　SCM急性期心脏交感神经过度活跃时伴有代谢异常，用18F-脱氧葡萄糖的心脏正电子发射断层扫描显像心肌代谢灌注不匹配，即在心肌正常灌注情况下，葡萄糖代谢降低。此外，研究也发现，SCM患者心肌脂肪酸代谢持续严重降低，引起心肌顿抑，导致左心室功能障碍。多项临床研究证实，心肌顿抑是心脏自身的一种保护机制，心脏后期通过下调代谢来促进左心室收缩功能的恢复。尽管后期随访超声心动图提示左室射血分数逐渐恢复，但也观察到心尖收缩有细微异常，4个月后CMR检查仍提示心脏基底部、中腔和根尖部细微纤维化。在异丙肾上腺素处理的SCM动物模型中，同样证明心肌纤维化，伴间质单核细胞浸润，这些细微的变化能恶化心脏功能，并促进心力衰竭发展。

心肌纤维化主要因成纤维细胞调节胶原纤维合成增加与降解障碍，引起细胞外基质（extracellular matrix，ECM）异常沉积，脂肪酸氧化已被证明直接促进细胞介导的ECM降解。交感神经异常兴奋时伴有心肌代谢异常，引起代谢酶活性和代谢物库的变化，代谢相关蛋白激酶，线粒体功能障碍，均能引起ROS异常升高。有研究报道SCM患者心内膜活检检测到ROS累积。ROS升高激活转化生长因子β（transforming growth factorβ，TGFβ），TGFβ通过经典途径与非经典途径激活SMAD2/3并与SMAD4形成复合体进入细胞核内促纤维化基因转录翻译，最后在高尔基体中加工包裹分泌至细胞外，进一步分裂、交联形成胶原纤维，其降解通过胞外蛋白酶介导的裂解、胞内摄取和溶酶体降解，同时，TGFβ及心肌细胞缺氧均可激活纤溶酶原激活物抑制剂1，通过抑制组织型纤维蛋白溶酶原激活剂和尿激酶纤维蛋白溶酶原激活剂抑制胞外蛋白酶活性，导致纤维蛋白降解过程受阻。SCM急性期及恢复期时均存在心肌代谢改变，引起胶原纤维合成增加，降解减少，导致心肌纤维化。

3. 线粒体功能障碍　线粒体是细胞生存的重要细胞器。心脏是一个高能量需求的器官，主要依赖于线粒体的氧化磷酸化，持续的线粒体功能障碍会影响三磷酸腺苷（adenosine triphosphate，ATP）产生，随着ATP合成能力降低，ROS产生增加，同时ATP本身不仅提供能量，还作为嘌呤能信号通路的中心元素影响心脏。在增加后负荷诱导心力衰竭的大鼠模型中，线粒体结构呈现出膜破裂、排列不齐，嵴紊乱、线粒体密度降低，降低心脏的能量代谢。一项病例对照研究提示，SCM患者心肌存在长期结构和代谢改变，伴心脏能量状态受损。同时，Dawson等证实，在4个月随访中仍然存在心脏能量障碍，研究表明能量缺乏与心血管死亡密切相关。

最大耗氧量（VO_{2max}）降低及每分通气量/二氧化碳产生量（VE/VCO$_2$）升高均能预测心力衰竭发病率和死亡率。在一项临床研究中，近一半SCM患者存在运动不耐受，在运动测试中VO_{2max}降低，VE/VCO$_2$斜率升高。Willis等用异丙肾上腺素诱导SCM大鼠模型，发现线粒体氧化代谢降低，膜脆性增强，氧化应激增强。Mao等也通过异丙肾上腺素诱导SCM大鼠模型，发现PI3K/AKT/mTOR的过表达，氧化应激增加，导致心肌细胞凋亡，试验用Akt抑制剂证明可以缓和大鼠心脏损伤。此外，在H9C2细胞中，Akt抑制剂也可以减少氧化应激、细胞凋亡和线粒体功能障碍，因此提出通过抑制PI3K/AKT/mTOR的表达，降低线粒体ROS产生以改善心功能。针对线粒体损伤引起的心脏能量代谢障碍，氧化应激增加或许可作为SCM所致心功能障碍新治疗靶点。

二、临床诊断

(一)临床表现

SCM 临床表现与 ACS 相似,主要表现为胸痛、呼吸困难、晕厥、心悸等;有些患者表现为非特异性症状,如虚弱、咳嗽和发热;有些患者可无症状;有些患者的症状可能与并发症有关,如左心室流出道梗阻、二尖瓣反流、心源性休克、心律失常、血栓形成、心室壁破裂、右心室受累等。

在大型国际 SCM 注册研究(The International Takotsubo Registry)中,1750 名患者中 89.8% 为女性,且 90% 为 67~70 岁女性❶。但是,目前围生期 SCM 病例报道不断增多。

(二)辅助检查

1. 心电图 SCM 的心电图表现酷似 AMI,典型患者常出现 ST 段抬高(49%~90%)、T 波倒置(44%~83%)及 Q 波形成(27%~32%),并呈现出一定意义的动态演变,这给两者的鉴别带来困难。心电图鉴别 SCM 与 ACS 流程如图 12-10-1 所示。

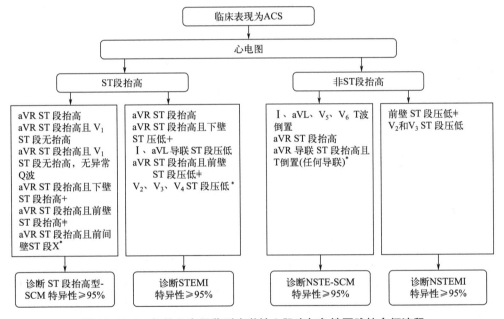

图 12-10-1 初始心电图鉴别应激性心肌病与急性冠脉综合征流程

ACS 为急性冠脉综合征,SCM 为应激性心肌病,STEMI 为 ST 段抬高型心肌梗死,NSTEMI 为非 ST 段抬高型心肌梗死;
* 表示 100% 特异性和 100% 阳性预测值;+ 表示 Ⅱ、Ⅲ、aVF 3 个导联中的 2 个以上;╤ 表示 $V_1 \sim V_6$ 共 6 个导联中 4 个以上;x 表示 V_1、V_2、V_3 中 2 个以上

SCM 在发病 24~48h 明显的 QT 间期延长经常出现(>500ms),更容易发生尖端扭转型室性心动过速和心室颤动,心肌梗死很少引起尖端扭转型室性心动过速。SCM 可有 $V_{4\sim6}/V_{1\sim3} \geq 1$,ST 段抬高集中于胸前导联 $V_2 \sim V_5$ 和肢体导联 Ⅱ 和导联 aVR,而在急性 ST 段抬高型心肌梗死中,胸前导联 ST 段抬高集中于 $V_1 \sim V_4$、肢体导联 Ⅰ 和 aVL;SCM 很少出现 V_1 导联 ST 段抬高,下壁导联(Ⅱ、Ⅲ、aVF)ST 段抬高在 SCM 中不常见;有的没有明显心电图变化。

---

❶ Templin C, Ghadri J R, Diekmann J, et al. Clinical features and outcomes of Takotsubo (stress) cardiomyopathy[J]. N Engl J Med, 2015, 373(10): 929-938.

Mitsuma 等将 SCM 的心电图改变分为 4 期：①即刻的 ST 段抬高；②第 1～3 天出现第 1 次 T 波倒置；③第 2～6 天出现倒置 T 波的短暂恢复；④进展至巨大 T 波倒置伴 QT 延长，直至完全恢复，持续约 2 个月。

2. 心肌损伤标志物 SCM 患者发病后 CK-MB、cTnT/I 等指标多有轻度或中度升高，且升高幅度与室壁运动受损范围不成比例，少数患者可在正常范围内。SCM 急性期患者的血清 NT-proBNP 水平明显升高，经系统治疗后可明显下降，且这一变化较急性心肌梗死患者更显著。研究表明，血清 NT-proBNP 峰值与室壁运动异常的严重程度相关。

3. 超声心动图 SCM 患者典型超声表现为左心室收缩末期心尖部呈球囊样扩张而基底部运动代偿性增强，室壁运动明显异常（可减弱、消失，甚至出现矛盾运动），并且常超出单支冠状动脉供血区域，使左心室在收缩期末期呈现出"章鱼篓"的形态。此外，还有室壁运动异常的其他类型，例如心尖部运动减弱而基底部运动增强的"倒章鱼篓"，心室中部运动减弱，累及右心室等。

总之，超声心动图是 SCM 的一线影像学诊断方式，可在急性病程中评估左心室收缩、舒张功能，识别典型心尖-心室中部球形改变及室壁环形运动障碍；早期发现并发症如左心室流出道梗阻、二尖瓣反流、右心室受累、左心室血栓和心包积液等，以及监测心脏收缩功能恢复情况。

4. 冠状动脉造影和左心室造影 冠状动脉造影（coronary angiography，CAG）和左心室造影是 SCM 影像学诊断的"金标准"，无绝对禁忌者均应行冠脉造影以排除急性冠脉闭塞性疾病（如 ACS 等）。CAG 没有明显阻塞性冠状动脉疾病或斑块破裂的血管造影证据是 SCM 诊断的重要前提。约 80% 的 SCM 患者冠状动脉造影结果正常，同时有 20% 的患者冠状动脉存在轻度狭窄或心肌桥。但仍有 10%～15% 的患者可合并有冠脉严重狭窄，且室壁运动异常范围超出单支冠脉供血区。

左心室造影显示心尖部运动减弱呈球样改变，基底部收缩增强；基底和下壁运动迟缓，心尖部运动亢进；心室中部运动减弱，基底和心尖部运动功能正常等改变。左心室造影能评估左心室功能和形态，识别超声心动图难以诊断的非典型 SCM，如心室中部型 SCM 心尖部收缩正常而心室造影可见鹰嘴表现。典型 SCM 中 30.4% 有"心尖乳头征"（apical nipple' sign），表现为心尖极小部分心肌收缩良好，是 SCM 与左前降支导致前壁 STEMI 鉴别的重要标志。

5. 心脏磁共振 通过 CMR 和心脏磁场映像技术（cardiac magnetic field imaging，CMFI）发现，SCM 患者表现为急性期心肌水肿、心功能障碍，左室射血分数 10%～40%，无梗死、纤维化及瘢痕形成，钆剂对比显示早期增强，晚期无明显延迟强化。此特点同急性心肌梗死的不可逆心肌损害有鉴别意义。

6. 心肌活检及其他 SCM 患者心内膜活检可见炎性淋巴细胞浸润，部分患者存在多个局灶性心肌细胞坏死。因其属有创检查，在临床上的应用有限。在急性胸痛怀疑 SCM 患者，冠状动脉 CT 血管造影能排除其他原因，可无创评估冠状动脉情况；而核素显像评估 SCM 作用还未明确。

（三）分型与分类

根据病因，SCM 被分为原发性和继发性 2 大类。原发性 SCM 起病前常有情绪或精神刺激以及其他特发性因素的触发，以急性胸痛或呼吸困难等症状为首发症状，病程较短，预后相对良好。而继发性 SCM 往往继发于严重的躯体应激事件，如脓毒症、颅内出血或脑血管意外、创伤、外科手术或其他危重疾病，常因其合并症多，治疗困难，病死率较高，预后差。

根据 SCM 患者在发病初始超声心动图检查中最常观察到的左心室不同解剖部位的功能变化，SCM 被分为典型（心尖型）和非典型两类，其中非典型又分 3 种类型，即心室中部型、基底型和局灶型。其具体表现特征如下。心尖型：此型表现为左心室前壁、间隔壁、下壁和侧壁的心室中部和心尖部的运动功能减退或运动障碍，伴有基底段的运动功能亢进。心室中部型：这种类型包括心室中部节段的运动功能减退或运动障碍，最常见的是像袖带一样，基底段和心尖段的运动功能正常或亢进。基底型：这种类型涉及基底段的运动功能减退或运动障碍，以及左心室中部和前壁、前间壁和（或）前壁段的运动功能正常或亢进。在这种情况下，基底型表现出与心尖型互补的室壁运动异常，因此基底型也被称为 SCM 的逆形式（反向型）。局灶型：这种类型的特征是左心室任何节段的局灶性运动功能减退或运动障碍，大多数情况下涉及前外侧节段。

据报道，典型（心尖型）约占 81.7%，非典型包括心室中部型 14.6%，基底型（反向型）2.2%，局灶型 1.5%；双心室受累 < 0.5%。与典型 SCM 相比，非典型 SCM 患者发病年龄更小，ST 段压低比例更多，神经系统病史更多，左室射血分数更高，利尿钠肽水平更低，但两者预后相似。

（四）诊断与鉴别诊断

SCM 目前尚无统一的诊断标准，目前主要依据临床表现、心电图改变等来初步诊断，再借助心血管造影、超声心动图等来确诊。其诊断标准主要包括：Mayo 标准、Prasad 标准及 Segovia Cubero 标准。其中 2008 年修订的 Mayo 标准在临床工作中最为常用：①有短暂左心室室壁运动异常（wall motion abnormalities，WMA），并且超过单支冠状动脉分布；②冠状动脉造影提示无冠状动脉阻塞或斑块破裂；③新发心电图异常或肌钙蛋白升高；④无心肌炎或嗜铬细胞瘤。

2016 年发表的欧洲心脏病学会心力衰竭协会（the Heart Failure Association of the European Societof Cardiology，HFA-ESC）立场声明予以适当修订：①左心室或右心室一过性室壁运动异常，常由心理或躯体压力因素诱发；②该室壁运动异常，常超出单一血管供血范围，且可累及周围室壁；③排除能造成短暂左心室功能异常的疾病，如冠心病、肥厚型心肌病、病毒性心肌炎；④急性期（3 个月）出现新发的、可逆的心电图异常，包括 ST 段抬高 / 压低、左束支传导阻滞、T 波倒置和（或）QT 间期延长等；⑤急性期血清 BNP 或 NT-proBNP 显著增高；⑥心肌肌钙蛋白测定阳性，但相对轻度升高；⑦随访 3～6 个月，心脏影像学检查示心室收缩功能恢复。此标准与 Mayo 标准相比，强调室壁改变的一过性，并突出患者实验室检查结果的改变，更有利于临床医师诊断及鉴别诊断。

国际 SCM 登记研究［国际 Takotsubo（InterTAK）登记研究］中心根据开发过程中获得的经验，提出了新的国际诊断标准，以帮助更好地识别和诊断 SCM。具体内容包括以下几点：①患者表现为一过性左心室功能不全（运动功能减退、运动不能或运动障碍），主要为心尖部气球样变或心室中部、基底或局灶性室壁运动异常，也可出现右心室受累。除了这些局部的室壁运动模式，所有类型之间的转换都可能存在。局部室壁运动异常通常超出单一心外膜血管分布；但是，在罕见病例中，局部室壁运动异常存在于单一冠状动脉的附属心肌区域（局灶性 SCM）。②在 SCM 事件发生前，可先有情绪、身体或联合触发因素，但这不是强制性的。③神经系统疾病（如蛛网膜下腔出血、卒中 / 短暂性脑缺血发作或癫痫发作）以及嗜铬细胞瘤可作为 SCM 的触发因素。④出现新的心电图异常（ST 段抬高、ST 段压低、T 波倒置和 QT 间期延长）；但罕见病例可无任何心电图改变。⑤大多数情况下心脏生物标志物（肌钙蛋白和肌酸激酶）的水平中度升高，通常与局部室壁运动异常的严重程度和扩散程度不成比例；常见 BNP 显著升高。⑥显著的冠状动脉病变在 SCM 中并不是矛盾的。⑦必须排除感染性心肌炎。⑧绝经后妇女主要受到影响。

SCM 鉴别诊断主要包括 ACS、嗜铬细胞瘤合并心肌病、心肌炎等。有胸痛或呼吸困难合并心电图 ST 段抬高患者，共识推荐行 CAG 检查排除 ACS；非 ST 段抬高患者进行 Inter TAK 诊断评分（女性 25 分，情感刺激 24 分，身体刺激 24 分，无 ST 段压低 12 分，精神疾患 11 分，神经系统疾患 9 分，QTc 延长 6 分），≤ 70 分，SCM 可能性为低度或中度，建议行 CAG 排除 ACS；> 70 分，SCM 可能性高，首选超声心动图检查。但 15.3% 的 SCM 患者合并冠状动脉疾病，因此，共识明确指出，明显冠状动脉疾病不是 SCM 的排除标准，而且 ACS 本身可能诱发 SCM。嗜铬细胞瘤心肌病的症状通常为慢性或亚急性，但可合并 SCM 存在；有学者称嗜铬细胞瘤导致的心肌病为 SCM 样综合征或 SCM 样心功能不全；但共识指出，嗜铬细胞瘤可作为 SCM 继发诱因。

SCM 在临床表现、心电图异常等方面与 ACS 存在重叠，临床医师在接诊过程中往往鉴别困难。ACS 发病人群常为中老年男性，起病前往往存在多种易感因素（如高血压、糖尿病、吸烟饮酒等），心肌酶学指标常明显升高，CAG 检查可发现梗死相关血管（infarct related artery，IRA），左心室室壁节段运动异常持续存在，且与病变冠状动脉缺血区域一致，这与 SCM 患者室壁运动异常超出单支冠脉供血区域显著不同，可作为二者鉴别之一。

病毒性心肌炎以儿童及 40 岁以下成年人多见，起病前 1 ~ 2 周常存在病毒感染史（柯萨奇 B 组病毒、腺病毒等），有发热、全身酸痛、咽痛、腹泻等前驱症状。典型症状表现为胸痛、心悸及胸闷气短等，重症患者可以心力衰竭、严重心律失常、心源性休克为首发症状。部分患者急性期血清心肌酶学指标可升高，心电图常表现为 T 波低平、ST 段轻度改变，心脏磁共振及心内膜心肌活检有助于明确诊断。

HCM 各年龄段均可发病，青壮年男性多见，约 1/3 有家族史，是年轻人猝死的常见原因，主要表现为心悸、劳累后呼吸困难、心前区疼痛、头晕、晕厥、心力衰竭及猝死等。心电图表现多样，约 80% 患者出现非特异性 ST-T 改变，20% ~ 50% 患者在前壁及下壁导联出现异常 Q 波。超声心动图呈现非对称性室间隔肥厚，可造成心室流出道梗阻，瓣膜关闭不全，临床上常通过心脏彩超及心脏磁共振可明确诊断。

DCM 是以单侧或双侧心室扩大和收缩功能减低、伴或不伴心力衰竭为特征的心肌病，与遗传、感染、免疫等多种因素相关，起病隐匿，进展缓慢。主要表现为心力衰竭、心律失常、血栓栓塞等，心脏彩超及心脏磁共振等可观察到心室壁运动弥漫性减弱，心室不可逆性扩大，这是与 SCM 的主要鉴别点。

嗜铬细胞瘤是一种神经内分泌肿瘤，起源于肾上腺髓质内的嗜铬细胞或肾上腺外副神经瘤，常表现为阵发性高血压发作，可伴胸闷、胸痛、心悸、头痛等不适。可因情绪激动、创伤等诱发儿茶酚胺性心肌病，出现心肌坏死、心脏扩大、心力衰竭等，心电图可出现心肌梗死样改变，血、尿儿茶酚胺及其代谢产物测定及肾上腺 B 超或 CT 检查有助于诊断。

Kounis 综合征又称为过敏性心肌缺血综合征，指由严重过敏反应诱发的心绞痛、急性心肌梗死或 ACS；其为伴肥大细胞激活的一种 ACS，占美国过敏住院患者的 1.1%，且 Kounis 综合征患者中约 1.5% 考虑为 SCM，SCM 与 Kounis 综合征鉴别困难。

此外，还需要与致心律失常型右心室心肌病、限制型心肌病及心肌致密化不全等相鉴别。

三、治疗策略

（一）诊疗流程图

SCM 诊疗流程见图 12-10-2。

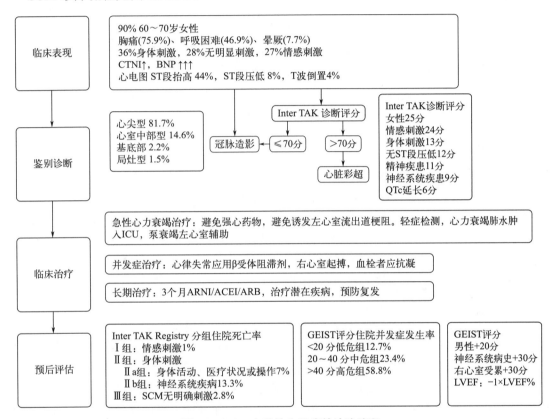

图 12-10-2 应激性心肌病的诊治流程

（二）治疗措施

SCM 治疗包括急性心力衰竭治疗，并发症治疗和出院后治疗。在心脏功能最"脆弱"的时候应尽可能避免"鞭打快牛"的治疗，避免使用肾上腺素、去甲肾上腺素、异丙肾上腺素、米力农、多巴酚丁胺等正性肌力药物。

轻度 SCM 伴或不伴心力衰竭患者建议收入心脏监护室至少 48h，给予 ARNI/ACEI/ARB、β 受体阻滞剂；合并肺水肿或心力衰竭收入监护室，给予 ARNI/ACEI/ARB、β 受体阻滞剂，如果无左心室流出道梗阻，可以给予利尿药和硝酸酯类。

发生 CS 的 SCM 患者应紧急行超声心动图检查，评价是否存在左心室流出道梗阻，排除严重的二尖瓣反流。合并原发心脏泵衰竭导致心源性休克，考虑左西孟旦、左心室辅助或静脉-动脉体外膜肺氧合；由左心室流出道梗阻导致 CS，予补液、短效 β 受体阻滞剂、左心室辅助（如 Impella），避免用利尿药、硝酸酯和主动脉内球囊反搏。

SCM 合并室速、心室颤动、尖端扭转型室速、QTc 延长等心律失常，建议使用 β 受体阻滞剂、临时起搏器；避免使用导致 QTc 延长的药物；在心动过缓伴 QTc＞500ms 时避免使用 β 受体阻滞剂；合并血栓或栓塞的患者建议使用肝素或维生素 K 依赖拮抗剂或直接作用口服抗凝药治疗，在 LVEF＜30% 时建议预防性抗凝治疗。

SCM 患者出院后给予 ARNI/ACEI/ARB 至 3 个月或阶段性 WMA 恢复；治疗潜在疾病；预防复发可给予激素替代、ARNI/ACEI/ARB。

四、预后

SCM 自被认识以来，一直被认为是一种相对良性的疾病，其预后一般较好，但近些年的研究表明约 1/5 的 SCM 患者可发生严重的危及生命的并发症，尤其是早期。SCM 有身体刺激因素、急性神经或精神疾病、入院肌钙蛋白＞10 倍正常上限、LVEF＜45%、持续 ST 段抬高、呼吸困难、心率快和血压低、男性、年龄＞70 岁等均提示短期预后更差。合并心源性休克或心脏骤停的 SCM 患者，短期死亡率增加 10 倍。

SCM 患者平均 LVEF 由入院时 41.1% 恢复至出院前 51.2%，随访 60 天恢复至 59.9%，因此，既往认为 SCM 长期预后良好。但随访发现，SCM 患者每年的主要不良心脑血管事件发生率为 9.9%，死亡率为 5.6%；SCM 具有长期临床影响，包括持续心力衰竭症状，运动试验心脏活动受限；其长期预后与年龄、性别匹配的 ACS 患者相似。

SCM 根据刺激因素分 3 组：Ⅰ 组为情感刺激导致 SCM；Ⅱ 组为身体刺激导致 SCM（Ⅱa 组为继发于身体活动、医疗状况或操作；Ⅱb 组为 SCM 继发于神经系统疾病）；Ⅲ 组为 SCM 无明确刺激因素。各组住院死亡率分别为 1%、7%、13% 和 3%（$P＜0.01$）；对比 Ⅰ 组，Ⅱa 组、Ⅱb 组和 Ⅲ 组的 5 年死亡率风险比分别为 3.78、5.76 和 2.14（$P＜0.01$）；该分组可评估 SCM 短期及长期预后。

德国和意大利应激性心肌病（German and Italian Stress Cardiomyopathy，GEIST）注册研究预后评分 ❶（男性 20 分，神经系统疾病 20 分，右心室受累 30 分，总分相加后减去患者 LVEF 绝对值），住院并发症发生率（死亡、肺水肿、有创通气、心源性休克）在低危组（＜20 分）、中危组（20～40 分）和高危组（＞40 分）分别为 12.7%、23.4% 和 58.8%（$P＜0.01$）；随访 2.6 年有住院并发症患者死亡率为 40%，是无住院并发症患者的 4 倍；该评分可早期识别 SCM 风险，高风险患者需在监护室住院，低风险患者可在几天内出院。

SCM 临床并不少见，多种情感、疾病等都可导致发病；其临床表现与 ACS 类似，诱因不同病情轻重不同，长期预后差异巨大，应早期识别高危患者并及时处理心力衰竭、心律失常等并发症，并注意随访。

第十一节 高血压致心力衰竭

高血压是心力衰竭的常见病因，是发生、发展为 HFpEF 和 HFrEF 的主要危险因素。我国心力衰竭注册研究结果显示，心力衰竭患者合并高血压的比率为 54.6%。收缩压每增加

---

❶ Santoro F, Núñez Gil I J, Stiermaier T, et al. Assessment of the German and Italian stress cardiomyopathy score for risk stratification for in-hospital complications in patients with Takotsubo syndrome[J]. JAMA Cardiol, 2019, 4(9): 892-899.

20mmHg、舒张压每增加 10mmHg，则心力衰竭的风险增加 23%～27%。高血压导致的慢性心力衰竭通常早期表现为 HFpEF，晚期或合并其他病因时表现为 HFrEF。

一、发病机制

心脏是高血压的靶器官之一，高血压造成心脏损害的机制主要包括两方面：心室重构及冠状动脉病变，两者均会导致心力衰竭的发生和发展。同时，高血压时肾损害也与心力衰竭的发生发展有关。

高血压左心室肥厚（LVH）是导致高血压发生心力衰竭的主要病理变化。高血压左心室肥厚是心脏最早受损、心室重构的表现，并可进展发生心力衰竭。高血压左心室肥厚的发生率为 20%～40%，随着年龄的增大，左心室肥厚的发生率增多。心室的重构表现为心肌重量、心室容量的增加和心室形态的改变。高血压引起左心室肥厚的机制有血流动力学的变化、神经激素、细胞因子的激活、病理性心肌肥大的分子生物学特征。心脏负荷增加，心肌细胞发生肥大及凋亡增加。心肌细胞凋亡使胶原生成增加，促进了左心室肥大，加速了左心室扩张及功能减退。而左心室扩张导致心肌细胞表面 β 受体数量下调，并抑制细胞膜表面的钙离子通道，从而激活了肾上腺系统和 RAAS。

左心室肥厚必然出现舒张功能障碍，年龄、性别对舒张功能的影响大于收缩功能。舒张功能障碍主要表现在两个方面：左心室心肌舒张期主动松弛下降及左心室心肌舒张期顺应性下降。心肌细胞肥大，特别是间质胶原合成增加、纤维化使室壁的僵硬度增加，心肌的弹性和顺应性下降。高血压左心室肥厚常伴有冠状动脉粥样硬化，导致心肌供血不足，同时肥厚心肌中小血管病变，毛细血管相对不足，进一步加重心肌缺血，更可加重舒张功能障碍。

高血压除可导致舒张功能障碍外，最终会发展成收缩功能不全。高血压心力衰竭常可出现无症状性心力衰竭，左室射血分数 ≤ 40%，但临床尚无明显心力衰竭症状和体征。长期压力负荷及容量负荷过重，心肌泵血做功增加，必然会导致心肌收缩功能减退，每搏量、心室收缩速率下降。进一步发展，将出现心腔扩张，室壁张力增加，射血分数下降，心室舒张末压及心房压增高，静脉回流受阻。

高血压患者可出现小冠状动脉病变。动脉壁增厚、硬度增加，平滑肌细胞增生和肥大，胶原增加，血管内皮功能不全，血管阻力增加，促发血管重构。高血压心肌肥厚者冠状动脉储备（最低冠状动脉扩张状态下的冠状动脉血流与静息下冠状动脉血流的比值）明显下降，小血管壁本身的结构改变，毛细血管分布相对不足。这些原因可出现心绞痛或心电图缺血性改变，加重肥厚心室的舒张和收缩功能障碍，出现心功能不全。

二、临床诊断

（一）临床表现

1. 慢性收缩性心力衰竭

（1）无症状的心力衰竭　左室射血分数 ≤ 40%，并伴有器质性心脏病史，有原发病表现但无劳力性呼吸困难等心力衰竭症状，左心房、左心室增大或左心室肥厚，无肺淤血的表现。

（2）症状性心力衰竭　①左心衰竭，早期症状有疲乏、运动耐力降低，继以劳力性呼吸困难和（或）夜间阵发性呼吸困难，严重者有端坐呼吸和肺水肿的表现。两肺有湿啰音和干啰音，心率加快，可闻及 S_3 或 S_4 奔马律及相对性二尖瓣关闭不全杂音。②右心衰竭，有体液潴留的征象，如体重增加、足踝部或全身水肿、胸腔积液和腹水等。有腹腔脏器淤血的表现，如上腹部饱胀、食欲缺乏或厌食、恶心、呕吐、少尿和夜尿等症状。有静脉压增高的表现，如颈静脉怒张、肝颈静脉反流征阳性、肝大伴触痛等。③全心衰竭，同时伴有左侧、右心衰竭的表现。

2. 舒张性心力衰竭　一般有下列特点：有典型的心力衰竭的症状和体征；左室射血分数正常（＞45%），左心腔大小正常；有左心室舒张功能异常的证据。

（二）辅助检查

1. 胸部 X 线检查　可以发现心脏扩大和肺淤血的程度，还可以发现肺部疾病。
2. 心电图检查　可发现以往发生的心肌梗死、左心室肥厚或心律失常。
3. 心脏超声心动图　可诊断左心室肥厚等心脏结构异常和心脏收缩功能、舒张功能改变。
4. 心脏磁共振成像　是诊断左心室质量指数和左心室容量的金标准。
5. 放射性核素检查　可明确心脏形态指标和局部功能情况，核素心肌扫描可观察室壁运动有无异常和心肌灌注缺损，有助于病因诊断。
6. 脑钠肽测定　心力衰竭时，血浆 BNP 或 NT-proBNP 浓度增高。

（三）诊断与鉴别诊断

高血压心力衰竭诊断主要依据以下几点：①长期高血压病史；②在心功能代偿期仅有高血压的一般症状；当心功能代偿不全时，可出现左心衰竭的症状，轻者可出现劳力性呼吸困难，重者则出现端坐呼吸，甚至急性肺水肿；体格检查发现心尖波动增强呈抬举性，心界向左下扩大等；③辅助检查如心电图、超声心动图、心脏磁共振成像等可发现左心室或双心室肥厚及收缩和（或）舒张功能减退。

应与肥厚型心肌病、瓣膜病（主动脉瓣关闭不全等）等相鉴别。

三、治疗策略

（一）药物治疗

持续高血压是引起心力衰竭的主要原因，积极控制高血压可使高血压心力衰竭的发病率降低 55%，同时病死率也有所下降，但是需要长期控制高血压、逆转左心室肥厚，才能够降低心力衰竭的发生危险。近几年来，关于降压治疗的目标已达成共识，即降压达标、保护靶器官。高血压合并心力衰竭的血压控制目标是 ＜ 130/80mmHg，而左心衰竭的血压目标是 ＜ 120/80mmHg。对高血压心力衰竭的降压治疗，应当优先使用既能控制血压，又能治疗心力衰竭，且临床试验已证实能够明显改善预后的药物。

1. 沙库巴曲缬沙坦　可用于原发性高血压患者的降压治疗。更适用于老年高血压、盐敏感性高血压、高血压合并心力衰竭、高血压合并左心室肥厚、高血压合并 CKD（1 ～ 3 期）和高血压合并肥胖的患者。降压使用的常规剂量为 200mg，1 次 /d，对于难治性高血压患者可增至 300 ～ 400mg/d。高龄老年人，伴有 HFrEF 的患者、合并 CKD 3 ～ 4 期的患者可从低剂量 50 ～ 100mg/d 开始。如患者耐受，每 2 ～ 4 周将剂量加倍，以达到患者最适宜的剂量，实现血压控制以及耐受的平衡。

2. 血管紧张素转换酶抑制剂 ACEI 显著减轻左心室前、后负荷，改善心功能，改善氧供需平衡，减轻心室重构，降低交感神经刺激。治疗慢性心力衰竭，ACEI 能显著降低所有原因的病死率、再住院率，并提高生活质量。ACEI 的治疗作用是通过抑制血管紧张素转换酶使 Ang Ⅱ 生成减少和抑制激肽酶Ⅱ，使缓激肽水平升高产生作用。缓激肽会引起静脉、冠状动脉和动脉系统扩张，增加内源性组织纤溶酶原激活物，改善血管内皮功能。ACEI 治疗应从小剂量开始，如果能够耐受，则逐渐递增剂量，直到达到目标剂量。

3. β 受体阻滞剂 交感神经激活，β 和 α 受体兴奋可促使心肌细胞肥厚、凋亡，心室重构扩张，诱发心肌缺血和心律失常，而 β 受体阻滞剂可阻断上述不良反应。①适应证：所有慢性收缩性心力衰竭，左室射血分数＜40%，病情稳定者，均应使用，除非有禁忌证或不能耐受者。β 受体阻滞剂对运动时心室率增加控制更为有效。②疗效作用：症状改善常在治疗的 2~3 个月才出现，即使症状不改善，也可以防止病情的进展。③剂量调整：β 受体阻滞剂必须从小剂量开始，可每隔 2~4 周将剂量加倍。达到目标剂量或最大耐受量后，一般需要长期维持，不按照患者的治疗反应来确定。

4. 钠 - 葡萄糖协同转运蛋白抑制剂 SGLT2 抑制剂治疗能减少水钠潴留，并通过减少对葡萄糖的重吸收而减少热量供给，减轻体重，体重减轻则会导致交感神经系统过度激活减少，心率减慢，心肌收缩力减弱，心排血量减少，最终使得血压轻微下降。而且针对伴或不伴 2 型糖尿病的心力衰竭患者（左室射血分数小于或等于 40%）的研究发现，SGLT2 抑制剂显著改善心力衰竭再住院风险或心血管死亡等心血管结局事件。因此，SGLT2 抑制剂（达格列净、恩格列净）很适合高血压合并心力衰竭的治疗。

5. 利尿药 ①适应证：所有心力衰竭患者有体液潴留的证据或原有体液潴留的患者，均应给予利尿药，NYHA 心功能Ⅰ级患者一般不需要应用利尿药。②联合应用：一般应与 ACEI 和 β 受体阻滞剂联合应用。③药物选择：氢氯噻嗪适用于轻度液体潴留、肾功能正常的心力衰竭的患者，如有显著的液体潴留，特别是有肾功能损害时，应选用袢利尿药如呋塞米。④剂量调整：利尿药通常从小剂量（氢氯噻嗪每日 25mg，呋塞米每日 20mg）开始逐渐加量，氢氯噻嗪最大剂量是每日 100mg，而呋塞米最大剂量则不受限制。

6. 醛固酮受体拮抗药 ①适应证：对近期或目前为 NYHA 心功能Ⅲ~Ⅳ级心力衰竭患者，可考虑应用小剂量的醛固酮拮抗药。②联合用药：左心室功能低下并有心力衰竭症状的患者在 ACEI 和 β 受体阻滞剂及地高辛、利尿药等治疗基础上，加用醛固酮拮抗药（螺内酯每日 20mg），可降低患者总病死率和猝死发生率。

7. 洋地黄制剂 ①适应证：地高辛没有明显的降低心力衰竭患者的病死率的作用，因而不主张早期应用。不推荐 NYHA 心功能Ⅰ级患者，地高辛可用于伴有快速性心室率的心房颤动患者。②联合应用：应与利尿药、ACEI 和 β 受体阻滞剂联合应用。③调整剂量：地高辛常用剂量每日 0.25mg，70 岁以上、肾功能减退者宜用每日 0.125mg，可以应用地高辛血清浓度的测定来确定地高辛的合适剂量。

8. 钙通道阻滞剂 ①适应证：由于缺乏证据，该类药物不宜用于心力衰竭的治疗。考虑用药的安全性，即用于治疗心绞痛或高血压，大多数心力衰竭患者应避免使用钙通道阻滞剂。②药物的选择：在现有供临床应用的钙通道阻滞剂中，只有氨氯地平和非洛地平有临床试验显示长期用药的安全性，对生存率无不利影响。

9. 血管紧张素Ⅱ受体阻滞剂 ①适应证：ARB 与 ACEI 对慢性心力衰竭的心肌梗死的病

死率及发病率降低具有相似的效果。ARB 可用于不能耐受 ACEI 不良反应的心力衰竭患者。②联合应用：心力衰竭患者对 β 受体阻滞剂有禁忌证时，缬沙坦、坎地沙坦酯与 ACEI 合用的疗效肯定。③起始和维持剂量：缬沙坦起始剂量 40mg，目标剂量 320mg；坎地沙坦酯起始剂量 8mg，目标剂量 32mg。

（二）非药物治疗

1. 调整生活方式 休息；控制钠盐摄入，减少钠盐的摄入可减少体内水钠潴留，减轻心脏的前负荷，是治疗心力衰竭的重要措施；宜低脂饮食，必须戒烟，肥胖者应减轻体重。NYHA 心功能 Ⅱ、Ⅲ级患者应在专业人员指导下做运动训练，有助于改善症状进而提高生活质量。

2. 心脏再同步化治疗 心力衰竭患者如射血分数 < 35%、心电图呈左束支传导阻滞图形，QRS 波群时限 > 130ms，可考虑置入 CRT 治疗。

3. 植入式心律转复除颤器 心力衰竭患者，若射血分数降低，并出现不明原因的晕厥，则其猝死的发生率就很高，应当考虑安置 ICD；心脏扩大，射血分数 < 35% 者，也可考虑置入 ICD 作为一级预防。

四、预后

有研究资料显示，高血压发生心力衰竭的危险是血压正常者的 10 ～ 15 倍。临床及尸解资料显示 23% ～ 55% 高血压患者死于心力衰竭。高血压发生心力衰竭的平均年龄是男性 58.8 岁，女性 61.6 岁。男性病死率为 27.4%，女性病死率为 24.4%，平均死亡年龄分别为 59 岁和 64 岁。

前瞻性研究证实，心力衰竭患者中较高的基线收缩压、舒张压及脉压水平与较高的不良事件发生率相关。控制血压有助于改善心力衰竭患者预后，预防与高血压有关的并发症，长期积极的降压达标能够降低心力衰竭 50% 的发生率。合并高血压的心力衰竭患者应遵循高血压指南，优化血压控制。对于存在多种心血管疾病危险因素的高血压患者，即高危 / 很高危的患者，建议将血压降至 130/80mmHg 以下，其他高血压患者血压控制为 ≤ 140/90mmHg。

第十二节 感染性心内膜炎致心力衰竭

感染性心内膜炎是指心脏瓣膜或心室壁内膜因细菌、真菌和其他微生物直接感染而引起的一系列以炎症表现为特征的感染性疾病。心力衰竭是感染性心内膜炎最常见的并发症，发生率为 50% ～ 60%，主动脉瓣感染性心内膜炎时（29%）较二尖瓣（20%）更多见。

一、发生机制

感染性心内膜炎心力衰竭可由严重主动脉瓣或二尖瓣关闭不全、心内瘘管引起，少数为因巨大赘生物部分阻塞瓣膜口所致。自身瓣膜感染性心内膜炎时，引起心力衰竭的特征性损害是瓣膜破坏导致急性反流，后者发生于二尖瓣腱索断裂、瓣叶撕裂、瓣膜穿孔，以及赘生物干扰瓣膜关闭功能。

二、临床诊断

(一) 临床表现

原有的心脏杂音性质改变或者出现新的杂音，以及由此诱发的心力衰竭或者原有心力衰竭症状加重，如活动性胸闷气短、活动耐量下降及夜间睡眠憋醒等。在全身性感染表现的基础上，患者通常有急性心力衰竭的临床表现，包括严重气促、肺水肿和心源性休克（CS）。

(二) 辅助检查

经胸超声心动图检查对感染性心内膜炎心力衰竭的早期估计和随访十分重要。感染性心内膜炎伴急性反流时，由于左心房压（二尖瓣反流）或左心室压（主动脉瓣反流）很快达到平衡，因此反流速度常常降低，减速时间缩短。心腔大小通常正常。经胸超声心动图检查时显示跨瓣压力阶差，则怀疑瓣膜梗阻。超声心动图还对估价瓣膜功能不全引起血流动力学中具有重要的作用，也可测定肺动脉压和监测左心室收缩功能及左、右心充盈压。经食管超声心动图对瓣膜穿孔、继发性二尖瓣病变、动脉瘤形成提供最佳的估价。BNP 或 NT-proBNP 可能在诊断和监测感染性心内膜炎和心力衰竭中具有一定价值。

(三) 诊断与鉴别诊断

感染性心内膜炎患者出现心力衰竭症状，结合超声心动图检查及 BNP 或 NT-proBNP 检测结果，即可明确诊断。鉴别诊断主要是与其他心脏病心力衰竭相鉴别。

三、治疗策略

(一) 药物治疗

1. 抗生素治疗 是感染性心内膜炎最重要的治疗，用药原则为：①早期应用，连续采集 3～5 次血培养后即可开始经验性治疗，不必等待血培养结果；②充分用药，选用杀菌性抗生素，大剂量、联合用药、长疗程（4～6 周，必要时 8 周以上），旨在彻底消灭藏于赘生物内的致病菌，但需警惕二重感染；③静脉用药为主，保持较高的血药浓度；④病原微生物不明的经验型治疗，急性者首选对金黄色葡萄球菌、链球菌和革兰氏阴性杆菌均有效的广谱抗生素，亚急性者首选对大多数链球菌（包括肠球菌）有效的广谱抗生素；⑤病原微生物明确的针对性治疗，应根据药物敏感试验结果选用抗生素，有条件者应测定最小抑菌浓度（MIC）及最小杀菌浓度（MBC）以便指导用药；⑥部分患者需配合外科手术治疗。抗生素的选择请参见相关书籍。

2. 心力衰竭的治疗 心力衰竭的药物治疗中已经肯定的标准治疗的药物有血管扩张药如硝普钠、硝酸甘油；ARNI/ACEI/ARB；利尿药；β受体阻滞剂和强心苷。应根据心力衰竭发生的缓急和严重程度选择不同的药物和给药方法。

(二) 非药物治疗

大多数感染心内膜炎患者，心力衰竭是外科手术的指征，也是急诊手术的主要指征。严重主动脉瓣或二尖瓣关闭不全、心内瘘管引起心力衰竭或赘生物引起瓣膜阻塞时，需外科手术治疗。无临床症状的严重急性主动脉瓣或二尖瓣反流，但伴左心室舒张末压增高的超声心动图征象（二尖瓣提前关闭）、左心房压增高和严重肺动脉高压时，也应考虑手术治疗。

无论瓣膜的感染情况如何，如患者经内科治疗后仍持续肺水肿或心源性休克，则应紧急手术治疗。

四、预后

感染性心内膜炎的死亡率和病残率仍很高，死亡率急性者为20%～50%，慢性者为20%。5年存活率为50%～90%，存活者15%～24%合并心力衰竭或栓塞后遗症。本病的死因60%为心力衰竭，与无心力衰竭者比较，心力衰竭者预后极差，两者死亡率分别为37%和85%。

心力衰竭是最常见的合并症，并严重影响患者的死亡率，应引起临床高度重视。处理患者时，除加强早期诊断外，目前普遍认为患者伴有严重瓣膜损坏或有进行性心力衰竭，应尽早进行手术治疗，同时给以足量有效抗生素。

第十三节 慢性肺源性心脏病致心力衰竭

慢性肺源性心脏病简称慢性肺心病，是由支气管-肺组织、肺血管或胸廓的慢性病变引起的肺组织结构和（或）功能异常，产生肺血管阻力增加，肺动脉压力增高，使右心室扩张和（或）肥厚，伴或不伴右心衰竭，并排除先天性心脏病和左心病变引起的心脏病，是我国呼吸系统的一种常见病。20世纪70年代我国普查结果显示其患病率为4.8‰（＞14岁人群），并且其患病率存在地区差异，东北、西北、华北患病率高于南方地区，农村高于城市，并随年龄增高而增高。吸烟者比不吸烟者患病率明显增多，男女无明显差异。冬春季节和气候突变时，易出现急性发作。

慢性肺源性心脏病住院患者中心力衰竭所占比例仅次于呼吸道感染，发生率在25%～70%，死亡率为10%～20%，仅次于肺性脑病，占死因的第二位。

一、发生机制

（一）病因

1. 支气管、肺疾病 如慢性阻塞性肺疾病、支气管哮喘、支气管扩张、重症肺结核、间质性肺炎等。

2. 胸廓运动障碍性疾病 如严重的脊椎后凸、侧凸、脊椎结核、类风湿关节炎等。

3. 肺血管疾病 如慢性血栓栓塞性肺动脉高压、肺小血管炎、累及肺动脉的过敏性肉芽肿等。

4. 其他 如睡眠呼吸暂停低通气综合征、原发性肺泡通气不足等。

（二）发病机制

1. 肺循环的病理生理改变

（1）结构性改变　COPD等肺病患者的肺血管会发生显著的结构性改变。缺氧和慢性肺泡通气不足导致肺小动脉的内膜增厚、中层增生肥厚。血管平滑肌细胞在内膜下形成纵行肌束，并与中层平滑肌一起进行性增生。此外，尚可发生原位血栓形成。在这些共同因素作用下肺血管阻力显著增加，结果导致肺动脉高压，而肺动脉高压则进一步造成肺小血管损伤，刺激肺小动脉中层增生肥厚和较大动脉分支的扩张，形成恶性循环。

肺气肿时，肺泡破裂、融合形成大疱，肺毛细血管随之破坏，导致毛细血管床横断面积减少。随着肺气肿的加重，肺毛细血管床的面积将进一步减少。肺间质纤维化和肺实质病变均可导致毛细血管破坏，导致肺循环阻力增加。

（2）缺氧性肺血管收缩　主要因素如下。①神经内分泌：缺氧和高碳酸血症可刺激颈动脉窦和主动脉体化学感受器，反射性引起交感神经兴奋，导致儿茶酚胺分泌增加，激活 ARRS，导致肺动脉张力增加和顺应性降低。②体液因素：缺氧时，肺部炎症可激活肥大细胞、嗜酸性粒细胞、嗜碱性粒细胞和巨噬细胞并使血管内皮细胞受损，释放一系列的炎症介质，如组胺、血管紧张素Ⅱ、5-羟色胺及花生四烯酸代谢产物，均可作用于血管壁导致血管收缩。一氧化氮合酶合成减少和血红蛋白介导的失活作用增强，导致组织最重要的扩血管物质 NO 的水平降低。内皮素水平的增加会刺激血管平滑肌收缩和增生。③组织因素：缺氧可导致血管平滑肌细胞膜的电压门控钾离子通道的 α 亚基甚或整个蛋白合成减少，导致静息膜电位改变，从而导致钙离子内流增加，肌肉兴奋收缩偶联效应增强，引起肺血管收缩。

（3）血容量增多和血液黏稠度增加　慢性缺氧产生继发性红细胞增多，血液黏稠度增加，血流阻力随之增高。缺氧可使醛固酮增加，使水钠潴留；缺氧使肾小动脉收缩，肾血流减少也加重水钠潴留，导致血容量增多。血液黏稠和血容量增多，更使肺动脉压升高。

2. 心功能改变

（1）右心结构功能改变　早期慢性阻塞性肺疾病患者，其静息时肺动脉压、右心室舒张末压多正常，但运动后压力可升高。随着病情发展，低氧血症和高碳酸血症加重，静息状态即可出现肺动脉高压，当超过右心室的负荷，右心失代偿，右心排血量下降，右心室舒张末压增高，促使右心室扩大和右心室衰竭。

随着肺动脉高压的加重，一方面为了纠正组织缺氧，右心排血量代偿性增加，另一方面，为了对抗缺氧性肺血管收缩，右心室逐渐均匀性肥厚和扩大，导致右心室心肌耗氧显著增加，同时心室壁的增厚和舒张末压的增高可导致冠状动脉供血阻力增加，进一步加重右心室心肌对氧气的供需失衡，损害右心功能，在低氧血症和高碳酸血症存在的情况下右心功能曲线右移，心肌收缩力下降，进一步导致右心功能受损，因此在感染和劳累的诱因下，易发生右心衰竭。

（2）左心的改变　慢性肺源性心脏病是否会出现左心衰竭存在长期争议。有研究结果显示，部分患者出现左心衰竭可能是由于入组多为年龄较大且吸烟的患者，同时合并冠心病造成左心功能损害。心导管和超声心动图的研究显示，左心舒张功能障碍，可能是右心室肥厚和扩大导致室间隔向左心室膨出，从而干扰检查结果所致。

二、临床诊断

（一）临床表现

肺源性心脏病代偿期常有咳嗽、咳痰、气促、活动后心悸、呼吸困难、乏力和劳动耐力下降症状。少有胸痛和咯血症状。可有不同程度的发绀和肺气肿体征。偶有干、湿啰音，心音遥远，P2＞A2，三尖瓣区可出现收缩期杂音或剑突下心脏搏动增强。肺心病失代偿期除了上述代偿期症状、体征加重外，常伴有头痛、失眠、食欲下降、腹胀、恶心等，还可出现肺性脑病、右心衰竭的症状和体征如嗜睡、表情淡漠、神志恍惚、谵妄，球结膜充血、水肿，皮肤潮红、多汗，颈静脉怒张，肝颈静脉回流征阳性，双下肢水肿等。

（二）辅助检查

1. 胸部X线片检查 有肺动脉高压征，如右下肺动脉干扩张，其横径≥15mm；横径与气管横径比≥1.07；肺动脉段明显突显或其高度≥3mm；中央动脉扩张，外周血管纤细，形成"残根"征；右心室增大征。

2. 心电图 有右心室肥大改变，如电轴右偏、额面平均电轴≥+90°、重度顺钟向转位、$R_{V_1}+S_{V_5}$≥1.05mV及肺型P波。也可见右束支传导阻滞及低电压。同时可见到房性期前收缩、室性期前收缩、窦性心动过速、心房颤动、房室传导阻滞、室性心律失常等。

3. 超声心动图 右心室流出道内径（≥30mm）、右心室内径（≥20mm）、右心室前壁厚度、左右心室内径比（＞2）、右肺动脉内径或肺动脉干及右心房增大等指标。

（三）诊断与鉴别诊断

肺源性心脏病患者一旦出现肺心功能衰竭，诊断一般不难，但对早期患者，则需结合病史、体征及实验室检查结果综合判断。详细询问病史，对肺心病诊断具有重要意义。在慢性心肺疾病的基础上，一旦发现有肺动脉高压、右心室肥厚和右心功能不全的征象，同时排除引起右心疾病的其他心脏病的可能，即可诊断为本病。若出现全身水肿、腹胀、肝区不适，提示肺源性心脏病右心衰竭。

本病应与冠心病、风湿性心脏病、心肌病、慢性缩窄性心包炎等疾病相鉴别。

三、治疗策略

肺源性心脏病右心衰竭主要是急性呼吸道感染、缺氧、高碳酸血症、细菌毒素、电解质紊乱所致，如及时纠正，心功能即可明显改善。因此，应积极控制感染，改善通气功能，纠正低氧血症及电解质紊乱、高碳酸血症，稳定内环境。肺源性心脏病右心衰竭的治疗，应在积极进行治疗上述的基础上，采取下列相应治疗措施。

（一）药物治疗

1. 正性肌力药 其应用存在争议。目前多数认为应用抗生素和利尿药效果不佳的肺源性心脏病心力衰竭患者应选用强心苷。应用原则是选用速效药，剂量为常用量的1/2～2/3，如地高辛0.125～0.25mg，每日1次；毒毛花苷K 0.125mg或毛花苷C 0.2～0.4mg，稀释后缓慢静脉注射。不同患者在不同状态下对强心苷反应差异很大，故应根据临床表现调节用量，缺氧时心率增快，故不能单纯观察心率作为调节用量的指标。同时要注意积极补钾、补镁，以防出现洋地黄中毒。

β肾上腺素受体激动药（如多巴酚丁胺）和磷酸二酯酶抑制药（如米力农），均通过提高细胞内cAMP水平而增加心肌收缩力，而且有外周血管扩张作用，短期应用均有良好的血流动力学效应。用法：多巴酚丁胺2～5μg/(kg·min)；米力农50μg/kg负荷量，继以0.375～0.75μg/(kg·min)，短期应用3～5d。

左西孟旦被推荐用于左心功能不全患者的治疗。有研究显示左西孟旦通过开通细胞膜和线粒体钾ATP通道，在不增加氧耗的情况下可以降低右心室后负荷，改善心室之间的交互作用，增加右心室的收缩力和舒张功能。左西孟旦可能通过增加右心室收缩力及舒张肺血管来改善右心室-动脉偶联。这些正性肌力药物的应用可能加重低血压，建议联合应用缩血管药物如去甲肾上腺素。

2. 利尿药 可解除右心衰竭引起的水钠潴留，减少肺血管阻力和负荷，从而改善心肺功能。应掌握缓慢、间歇、小量联合、交替的原则，仅在特殊情况下用强力快速利尿药。注意防止快速利尿后血液浓缩，痰液黏稠，不易咳出，影响通气功能；电解质紊乱，尤其易引起低钾、低氯、低镁和碱中毒，可抑制呼吸中枢，降低通气量，碱中毒使氧离曲线左移，不利组织供氧；利尿药过量可使心脏前负荷降低、心排血量下降。原则上宜选用作用轻的利尿药，小剂量给药，如氢氯噻嗪25mg每日1或2次，尿量多时需加以10%氯化钾10mL每日3次，或用留钾利尿药，如螺内酯20mg每日1或2次，重度而急需行利尿的患者可用呋塞米。

3. 血管扩张药 近来对心力衰竭时血流动力学研究发现，血管扩张药能扩张肺动脉，降低肺血管阻力与右心室后负荷，增加心排血量。但血管扩张药在扩张肺动脉的同时也扩张体循环动脉，往往造成体循环血压下降，反射性地使心率加快，氧分压下降，二氧化碳分压上升等，应引起临床注意。常用药物有：硝酸甘油，静脉滴注，从5～10μg/min开始，每10～15min加5μg，至20～50μg/min；硝普钠，静脉给药，以5～10μg/min开始，以后每5～10min增加5～10μg，可用至25～50μg/min，根据血压调整剂量，防止低血压；还可用1.5μg/kg重组人脑钠肽进行静脉冲击，匀速冲击90s后，以0.0075μg/（kg·min）的速度持续泵入72h。

4. 降低血液黏度 对红细胞增多者，可用普通肝素或低分子肝素，以减低肺血管阻力，降低肺动脉压，改善微循环，增加右心排血量。

（二）非药物治疗

慢性肺源性心脏病心力衰竭的非药物治疗，主要是输氧及机械通气（无创和有创）治疗，可根据病情选择使用。

四、预后

慢性肺源性心脏病常反复急性加重，随肺功能的损害病情加重，多数预后不良，死亡率高，为10%～15%。

参考文献

[1] 王福军，罗亚雄.心力衰竭用药策略 [M]. 北京：人民军医出版社，2013：278-344.

[2] 杨杰孚，张健.心力衰竭合理用药指南 [M].2版.北京：人民卫生出版社，2019：91-135.

[3] 中华医学会心血管病学分会心力衰竭学组，中国医师协会心力衰竭专业委员会，中华心血管病杂志编辑委员会.中国心力衰竭诊断和治疗指南2018[J]. 中华心血管病杂志，2018，46（10）：760-789.

[4] 中华医学会心血管病学分会，中华心血管病杂志编辑委员会.右心衰竭诊断和治疗中国专家共识 [J]. 中华心血管病杂志，2012，40（6）：449-461.

[5] 王小亭，刘大为，张宏民，等.重症右心功能管理专家共识 [J]. 中华内科杂志，2017，56（12）：962-973.

[6] Otto C M, Nishimura R A, Bonow R O, et al. 2020 ACC/AHA guideline for the management of patients with valvular heart disease：executive summary: a report of the American College of Cardiology/American Heart Association Joint Committee on Clinical Practice Guidelines[J]. J Am Coll Cardiol, 2020, 77(4): 450-500.

[7] Yadgir S, Johnson C O, Aboyans V, et al. Global, regional, and national burden of calcific aortic valve and degenerative mitral

valve diseases,1990—2017[J]. Circulation,2020,141(21)：1670-1680.

[8] 中国医师协会心血管内科医师分会，中国心血管健康联盟，心肌梗死后心力衰竭防治专家共识工作组.2020 心肌梗死后心力衰竭防治专家共识 [J]. 中国循环杂志，2020，35（12）：1166-1180.

[9] Van HemelrUck M, Taramasso M, Gnlmez G, et al. MitraI an- nular calcification: challenges and future perspectives[J]. In-dian J Thoracic Cardiovasc Surg, 2020, 36(4): 397-403.

[10] 薛彦博，郑小璞．缺血性心肌病的诊断与治疗现状：局限与展望［J/CD］.中华临床医师杂志：电子版，2016，10(6)：763-765.

[11] Ghadri J R, Wittstein I S, Prasad A, et al. International Expert Consensus Document on Takotsubo Syndrome (Part I): clinical characteristics, diagnostic criteria, and pathophysiology[J]. Eur Heart J, 2018, 39(22): 2032-2046.

[12] 中华医学会心血管病学分会精准医学学组，中华心血管病杂志编辑委员会，成人暴发性心肌炎工作组．成人暴发性心肌炎诊断与治疗中国专家共识 [J]. 中华心血管病杂志，2017，45（9）：742-752.

[13] 国家心血管病中心心肌病专科联盟，中国医疗保健国际交流促进会心血管病精准医学分会，中国成人肥厚型心肌病诊断与治疗指南 2023 专家组．中国成人肥厚型心肌病诊断与治疗指南 2023[J]. 中国循环杂志，2023，38（1）：1-33.

[14] Garcia-Pavia P, Rapezzi C, Adler Y, et al. Diagnosis and treatment of cardiac amyloidosis: a position statement of the ESC Working Group on Myocardial and Pericardial Diseases[J]. Eur Heart J, 2021, 42(16): 1554-1568.

[15] 刘明浩，宋雷．淀粉样变心肌病的诊疗进展 [J]. 中国分子心脏病学杂志，2021，21（1）：3765-3770.

[16] 刘欣，刘文玲．左心室心肌致密化不全心肌病研究进展 [J]. 中国循环杂志，2016，31（2）：198-200.

[17] Delgado V, Marsan N A, Waha S D, et al. 2023 ESC Guidelines for the management of endocarditis[J]. European Heart Journal, 2023 (00): 1-95.

[18] 射血分数保留的心力衰竭伴高血压患者管理中国专家共识编写委员会．射血分数保留的心力衰竭伴高血压患者管理中国专家共识 [J]. 中华高血压杂志，2021，29（7）：612-617.

[19] 蒋巧会，邓敏，杨鑫泉，等．Takotsubo 综合征相关心力衰竭的发病机制研究进展 [J]. 中华心力衰竭和心肌病杂志，2022，6（1）：61-65.

[20] 中华医学会心血管病学分会，中国医师协会心血管内科医师分会，中国医师协会心力衰竭专业委员会，中华心血管病杂志编辑委员会．中国心力衰竭诊断和治疗指南 2024[J]. 中华心血管病杂志，2024，52（3）：235-275.

[21] 国家心血管病中心，国家心血管病专家委员会心力衰竭专业委员会，中国医师协会心力衰竭专业委员会，等．国家心力衰竭指南 2023[J]. 中华心力衰竭和心肌病杂志，2023，7（4）：215-311.

第十三章

相关疾病或临床情况合并心力衰竭诊治策略

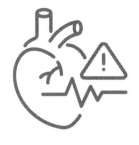

第一节 糖尿病合并心力衰竭

糖尿病和心力衰竭是常见慢性病,其患病率逐年升高,两者之间存在双向关联。大量研究表明,与无糖尿病患者相比,糖尿病并发心力衰竭的患者(包括 HFrEF 和 HFpEF)的临床症状、体征更明显,心功能分级、生活质量及预后更差。而心力衰竭患者中糖尿病发病率比普通人群的高,且心力衰竭严重影响糖尿病患者预后。

一、发生机制

(一)发病机制

1. 高血糖与葡萄糖毒性 高血糖通过多种机制对心肌细胞产生损伤作用,引起心肌细胞增生、肥厚及纤维化等病变,从而导致心脏收缩、舒张功能的异常。①活性氧类(ROS):当 ROS 的增加超出了体内抗氧化物质对其的降解作用时,即产生氧化应激。ROS 通过直接作用于一些核酸和蛋白质,如多聚 ADP 核糖聚合酶(PARP),或是通过电子传递链发挥促凋亡作用及破坏血管内稳态等过程,导致心脏功能异常。② NO:NO 通过清除超氧化物发挥抗氧化作用。糖尿病个体中的内皮型一氧化氮合酶表达发生改变,同时 NO 在主动脉组织中的生物利用度也明显降低。血管内皮中的超氧化物和 NO 均是高度活跃、极不稳定的基因。当超氧化物等氧化反应产物存在时,能与 NO 迅速结合,生成过氧亚硝酸盐。在糖尿病个体中,氧化应激的增强使产生的超氧化物也相应增多。血管中超氧化物生成的增加能够加重内皮依赖的血管损伤作用,过量的氧化反应中间产物不能与 NO 相结合,从而直接对血管内皮及心肌细胞产生损伤,最终导致心力衰竭发生。③糖基化终末产物:高血糖环境中葡萄糖氧化过多,导致生成的糖基化终末产物(AGE)也相应增多,在血管内皮细胞、平滑肌细胞及心肌细胞上,糖基化终末产物与糖基化终末产物受体(RAGE)结合后激活下游信号转导通路,促使一些促凝及黏附蛋白表达上调;也可激活核因子 κB,引起心脏肌钙蛋白重链基因的表达异常,最终导致心肌收缩力改变。④蛋白激酶 C(PKC):PKC 可使许多与心脏兴奋-收缩偶联相关的蛋白质发生磷酸化,从而干扰心肌细胞内 Ca^{2+} 的作用,影响心肌收缩功能。⑤多腺苷二磷酸核糖聚合酶(PARP):糖尿病中 PARP 的过度激活是对 ROS 所诱导的氧化应激的一种代偿反应。PARP通过阻断磷酸甘油醛脱氧酶的作用，使葡萄糖从糖酵解途径进入其他高血糖诱导细胞损伤的通路上来，包括AGE的生成及PKC途径。

2. 高血脂与脂毒性　肝细胞中脂质合成的增多及脂肪细胞降解作用的增强导致了糖尿病患者循环中游离脂肪酸（FA）量增加。当FA的摄取超出了心肌细胞氧化的速度时，脂质就在细胞间堆积并产生脂毒性。脂肪酸氧化反应的增加与葡萄糖一样，也引起ROS产生增加，当ROS的产生超出其降解的速度时ROS在细胞间隙堆积，从而导致心肌细胞的损伤和凋亡。在心肌细胞间聚集的FA也能作用于心肌细胞上的离子通道，引起心肌收缩力的异常，从而导致心肌收缩力降低。

3. 高胰岛素血症和胰岛素对心肌的直接作用　胰岛素对心脏直接作用的可能机制包括胰岛素依赖的信号转导和倾向生长途径，引起心肌病理性的增生肥厚，造成左心室结构的功能受损。

4. 线粒体功能异常　心肌细胞中线粒体功能异常是基于高血糖、高血脂所诱导的过度氧化反应而存在的。糖尿病中葡萄糖、FA氧化增加，氧化反应中间产物ROS的生成也相应增多，尤其是在心肌细胞内。线粒体的氧化代谢是心脏活动所需的ATP的主要来源，而过度氧化反应所产生的ROS在细胞间堆积，会对心肌细胞造成损害。

5. 细胞间Ca^{2+}稳态异常　Ca^{2+}是心脏内参与兴奋、收缩偶联的重要离子调节剂，心肌细胞间钙稳态对于正常心脏功能的维持起着关键作用。糖尿病患者与Ca^{2+}稳态相关的分子心肌肌浆网Ca^{2+}-ATP酶（SERCA）活性的下降可使Ca^{2+}再摄取不足，造成细胞间Ca^{2+}堆积，影响心肌舒张，最终导致心脏舒张功能减退。

6. 肾素-血管紧张素-醛固酮系统激活　RAAS的激活对于糖尿病和心力衰竭的发生起着非常重要的作用。RAAS激活对于心血管的损伤表现为血管紧张素Ⅱ的延长表达。血管紧张素Ⅱ对于心脏、血管及肾有着多方面的作用。在心脏活化的血管紧张素Ⅱ可抑制心肌泵功能、引起心室重构、致心律失常、增加氧化应激，破坏纤溶、凝固动态平衡及促进炎症反应等，导致心脏结构、功能异常。血管紧张素Ⅱ对于血管平滑肌细胞存在促进有丝分裂的作用，从而引起血管壁增厚。活化的醛固酮同样具有促进心脏、血管纤维化，引起水钠潴留，导致心室重构，加剧血管炎症等作用，醛固酮在肾作用于远端小管和集合小管，与相应的核受体结合后直接与DNA相互作用，最终生成多种醛固酮诱导蛋白，导致对水钠的重吸收增加，而水钠潴留增加了心脏的前负荷，可促进心力衰竭发生。

7. 交感神经系统活化与自主神经功能异常　心肌组织局部的交感神经激活在糖尿病心肌病、糖尿病心力衰竭的形成中起着重要作用。动物试验发现，在糖尿病状态下，血浆中去甲肾上腺素（NE）明显升高。长期慢性过度的肾上腺素刺激对心脏是一种有害的代偿机制，最终会造成心肌细胞凋亡，从而导致心力衰竭。

长时间站立的糖尿病患者，血NE和多巴胺浓度降低，仅相当于非糖尿病对照组的6%～20%。在糖尿病患者心脏广泛存在的交感神经去神经化区域，而且这种低儿茶酚胺水平与舒张功能不全有关。

8. 微血管功能障碍　糖尿病患者血管内皮生长因子表达下调，糖基化终末产物和自由基生成增多，导致一氧化氮失活和内皮功能紊乱，引发内皮依赖性微血管舒张功能障碍，并且波及至冠状动脉微循环。上述功能障碍引发的心肌缺血将导致收缩蛋白丢失和心肌细胞坏死、血管周围和间质纤维化、胶原蛋白沉积和心肌细胞肥大等，从而形成糖尿病性心肌病，心肌整体功能低下导致心力衰竭。

（二）影响因素

糖尿病并发心力衰竭的危险因素较多，患者年龄大、糖尿病病程长、血糖控制不佳、合并高血压及并发症多者，糖尿病性心脏病发生率高。应激状态（酮症和感染）下更易发生心力衰竭。微量蛋白尿是糖尿病合并心血管疾病的危险因素，也是心力衰竭的危险因素。舒张功能障碍的严重程度和糖化血红蛋白水平相关，糖尿病的高动力循环、循环血量增加，也是诱发心力衰竭的重要因素。

二、临床诊断

（一）临床表现

糖尿病合并心力衰竭以舒张功能减退为主，随着病程的进展也会出现收缩功能不全。因此，早期患者症状常常被糖尿病症状掩盖或被忽视，或呈非特异性的自主神经功能紊乱症状，如心率加快、直立性低血压、头晕、失眠、多汗、心悸等。有的容易乏力、疲劳，过度活动后出现气促、胸闷、发绀等。后期可出现心脏扩大及典型的心力衰竭症状，如呼吸困难、端坐呼吸、水肿、肝大等。

糖尿病合并心力衰竭患者有更高的 NYHA 心功能分级，即 NYHA 心功能Ⅲ/NYHA 心功能Ⅳ级患者所占比例更多。且无症状心力衰竭共病糖尿病者更易出现心脏结构和功能异常，包括糖尿病相关的左心室质量、相对壁厚和左心房大小的增加，细胞外基质体积分数增加，左心室收缩舒张功能障碍等。糖尿病是无症状心力衰竭患者发生症状性心力衰竭的重要预测因素。

（二）辅助检查

1. 脑钠肽及氨基末端脑钠肽前体检测　在心力衰竭早期即可出现血浆 BNP、NT-proBNP 水平增加，而且增加的幅度与其严重程度呈正相关。心源性呼吸困难患者早期在胸部 X 线和心脏超声尚未有解剖结构和血流动力学异常之前 BNP、NT-proBNP 即可出现明显改变，无症状心力衰竭组患者的 NT-proBNP 浓度也有明显升高。

2. 心电图及动态心电图　在症状性糖尿病合并心力衰竭患者心电图及动态心电图几乎都有异常改变，但其改变无特异性，可有多种心律失常、心房心室肥大、T 波低平或双向改变、ST 段下移、QRS 波群低电压等。对于早期诊断糖尿病伴心血管损害有一定帮助。

3. 二维超声心动图和多普勒血流显像　二维超声心动图检查早期的异常有 LVEF 降低，并伴随有早期舒张充盈减少、等容舒张期延长、心房充盈增加。左心室的舒张性减少有其特异性的表现，如射血前期（PEP）延长、左心室射血时间（LVET）缩短，导致 PEP/LVET 值增加。组织多普勒超声心动图显像技术（TDI）能提供高速低波幅过滤图检测心肌组织运动速度，能够发现早期、轻微的心室功能障碍。糖尿病心肌病时主要表现为室间隔后部和侧壁心肌收缩期峰速度及舒张早期速度减低，左心室不同节段收缩不同步，E 波减速时间缩短，A 波无明显变化，E 峰< A 峰。心肌背向散射积分（IBS）能较敏感地反映早期糖尿病心脏超微结构的改变和收缩功能受损，与弥漫性心肌纤维化有关。糖尿病性心肌病时，室间隔和左心室后壁标化背向散射积分值及标化背向散射积分值跨壁梯度可明显增高，背向散射积分周期变异幅度降低。

4. 胸部 X 线检查　可发现心脏扩大和肺淤血的程度，还可发现肺部疾病。

5. 单光子发射型计算机断层成像 可检查左心功能和心肌灌注显像。在糖尿病患者中可发现早期左心室功能降低。^{99m}Tc 心室造影发现糖尿病患者在运动后射血峰速和充盈峰速均明显降低,表明左心室功能降低。心肌灌注显像:用铊或锝标记的甲氧基异丁基异腈做心肌显像,在运动期或药物负荷时显示血流不足所致血流分布异常。

6. 心脏磁共振(CMR)检查 能够精确地评价心脏的收缩和舒张功能,可弥补超声心动图的缺点和不足。

7. 心内膜心肌活检 是判断心肌损伤的金标准,心肌活检HE染色可见有心肌纤维化或心肌间质胶原重构等;电镜检查可见线粒体肿胀、游离脂肪酸沉积、心肌细胞肿胀、肥大等。

(三)诊断与鉴别诊断

糖尿病合并心力衰竭诊断,首先需明确糖尿病的诊断,之后再确立心力衰竭诊断。中国2型糖尿病防治指南(2024年版)列出了糖尿病的诊断标准(表13-1-1)和糖代谢状态分类(表13-1-2)。

表 13-1-1 糖尿病的诊断标准

诊断标准	静脉血浆葡萄糖水平/(mmol/L)
典型糖尿病症状(烦渴多饮、多尿、多食、不明原因的体重下降)	
加上随机血糖	≥ 11.1
或加上空腹血糖	≥ 7.0
或加上葡萄糖负荷后2h血糖	≥ 11.1
无典型糖尿病症状者,需改日复查确认	

空腹状态指至少8h没有进食热量;随机血糖指不考虑上次用餐时间,一天中任意时间的血糖,不能用于诊断IFG或IGT。

表 13-1-2 糖代谢状态分类(WHO 1999年标准)

糖代谢分类	静脉血浆葡萄糖水平/(mmol/L)	
	空腹	糖负荷后2h
正常血糖	< 6.1	< 7.8
IFG	6.1 ~ < 7.0	< 7.8
IGT	< 7.0	7.8 ~ < 11.1
糖尿病	≥ 7.0	≥ 11.1

IFG 和 IGT 统称为糖调节受损,也称糖尿病前期。

糖尿病心力衰竭通常表现为以心肌顺应性降低和舒张期充盈受损为主的心室功能异常,辅助检查有心脏扩大、收缩幅度减弱及心力衰竭的证据。诊断须排除高血压、酒精性心肌病、心脏瓣膜病、先天性心脏病、冠心病及睡眠呼吸暂停综合征等所致的心力衰竭。

鉴别诊断主要与心力衰竭的其他病因鉴别,如高血压、冠心病、瓣膜性心脏病等。但糖尿病心力衰竭时常与前述心血管病并存,如虽有冠心病的证据,如无高血压而有心脏扩大、有心脏功能和自主神经异常者,也可考虑。

三、治疗策略

(一)药物治疗

1. 糖尿病相关药物 糖尿病患者血糖水平的长期控制依赖于降糖药物。降糖药目前主要有 9 类，包括经典降糖药二甲双胍、磺酰脲类、非磺脲类促胰岛素分泌剂、噻唑烷二酮类、α 葡萄糖苷酶抑制剂以及胰岛素，新型降糖药则为 SGLT2、胰高血糖素样肽 1 受体激动剂和二肽基肽酶 4 抑制剂。

（1）二肽基肽酶 4（DPP4）抑制剂　阿格列汀、利格列汀、沙格列汀和西格列汀是 DPP4 抑制剂类代表药物，是通过抑制胰高血糖素样肽 1（GLP1）和葡萄糖依赖性促胰岛素分泌多肽（GIP）的灭活，从而提高内源性 GLP1 和 GIP 的水平，促进胰岛 B 细胞释放胰岛素并抑制胰岛 A 细胞分泌胰高血糖素，以起到提高体内胰岛素水平并降低胰高血糖素水平而降低血糖的作用。另外，DPP4 抑制剂还可通过多种胰外作用来降低心血管风险，如在心肌缺血再灌注时保护心肌细胞、减少心肌炎症及纤维化、改善内皮细胞功能等。但目前对 DPP4 抑制剂在糖尿病合并心力衰竭患者应用上存在争议。美国糖尿病协会 2018 年糖尿病医学诊疗标准提示，并非所有 DPP4 抑制剂均增加心力衰竭发生率和住院率，沙格列汀已明确增加心力衰竭的住院率。药物可选择利格列汀、西格列汀，不推荐心力衰竭患者用沙格列汀、阿格列汀和维达列汀。

（2）钠-葡萄糖协同转运蛋白 2（SGLT2）抑制剂　对糖尿病心力衰竭的作用机制可能与抑制钠氢交换、减少心肌坏死和纤维化、改善心肌能量代谢和降低心室前后负荷等有关。SGLT2 抑制剂恩格列净可使心血管事件死亡风险降低 38%，猝死风险减少 31%，心力衰竭住院率降低 35%。坎格列净能够使心血管疾病风险高的糖尿病患者的心力衰竭住院风险降低 33%。因此，指南推荐将 SGLT2 抑制剂用于糖尿病合并心力衰竭共病患者。

（3）胰高血糖素样肽 1（GLP1）受体激动剂　阿必鲁肽、杜拉鲁肽、艾塞那肽、利拉鲁肽、利西拉肽和索马鲁肽是治疗 2 型糖尿病的 GLP1 受体激动剂代表药物，属于肽类激素的一种，由肠道 L 细胞分泌，通过作用于胰岛 B 细胞，抑制胰高血糖素的分泌，从而降低血糖；它还可通过多靶点、多途径发挥调脂降压、保护血管内皮、减轻炎症和氧化应激、改善心肌缺血和心功能及抑制心肌细胞凋亡等作用。其中，它通过与心肌细胞表面的 GLP1 受体结合，上调心肌细胞的葡萄糖转运蛋白 4（GLUT4）、激活蛋白激酶 A，加强心肌细胞摄取葡萄糖，而发挥改善缺血心肌的葡萄糖代谢及心功能的作用。这类药物大多显示对心血管结局有益，对心力衰竭住院风险的影响为中性。各类型 GLP1 激动剂患者发生心力衰竭住院的风险皆没有差异，因此可考虑将之用于糖尿病合并心力衰竭共病患者。

（4）二甲双胍及磺酰脲类降糖药　《中国二甲双胍临床应用专家共识》（2023 年版）指出，二甲双胍既不会引起心力衰竭，也不会加重心力衰竭。二甲双胍可改善 2 型糖尿病合并心力衰竭患者的预后。回顾性分析发现，与对照组相比，二甲双胍组患者的全因病死率及心力衰竭相关的再住院率明显降低。在终末期心力衰竭患者中，与未使用二甲双胍组相比，二甲双胍组的 1 年存活率明显改善，且两组第二年存活率差异仍有统计学意义。目前多数指南推荐将二甲双胍作为病情稳定的 2 型糖尿病合并心力衰竭患者（估算肾小球滤过率 > 30mL/min）的一线药物。然而，如果患者存在严重肝肾功能损害、低氧血症，则不推荐使用二甲双胍，以免发生乳酸酸中毒。

有研究显示磺脲类药物与心力衰竭患者出院后的全因死亡率之间无关联；而更多的观察性研究表明，与二甲双胍或 DPP4 抑制剂等制剂相比，磺酰脲类药物可能与心力衰竭事件的风险增加有关。因此对于心力衰竭高危患者和已确诊心力衰竭患者，磺酰脲类药物的应用不甚适合。

（5）胰岛素　胰岛素治疗与心力衰竭的关系较为复杂，因胰岛素引起水钠潴留，可能导致心力衰竭加重，既往被认为胰岛素可增加2型糖尿病患者的新发心力衰竭风险。ORIGIN研究纳入12537例糖尿病前期及2型糖尿病患者，结果显示，与安慰剂相比较，胰岛素并不增加心力衰竭住院率❶。目前指南仅将胰岛素作为2型糖尿病合并心力衰竭患者的二、三线治疗，仅在有绝对降糖需求时使用。

（6）噻唑烷二酮类（TZD） TZD因导致水钠潴留、体液过多而诱发心力衰竭，且可致血细胞比容降低3%，即血容量相对升高，从而加重心力衰竭，增加T2DM患者的心力衰竭或心血管病死亡风险。目前指南不推荐使用TZD治疗2型糖尿病合并心力衰竭患者。

（7）α葡萄糖苷酶抑制剂 有阿卡波糖和伏格列波糖。2型糖尿病的预防研究结果显示，阿卡波糖能使心血管事件的相对危险度降低49%。一项多国的观察性研究❷，涉及有或无心血管疾病的亚洲糖尿病受试者，调查了阿卡波糖作为附加或单一疗法的有效性、安全性和耐受性。结果表明，不管有无心血管并发症或糖尿病相关的并发症，阿卡波糖均是有效和安全的。一项荟萃分析结果显示❸，阿卡波糖可使2型糖尿病患者的心血管疾病危险度下降35%，心肌梗死风险下降64%。有研究发现，α葡萄糖苷酶抑制剂（如阿卡波糖）不会增加2型糖尿病患者心力衰竭住院率。虽然阿卡波糖可降低心血管疾病的发生风险，但关于α葡萄糖苷酶抑制剂用于2型糖尿病合并心力衰竭患者的研究尚少，伏格列波糖的大型心血管安全性的试验也较少。故不推荐用于糖尿病合并心力衰竭患者。

（8）格列奈类药物 是一种非磺脲类胰岛素促泌剂。临床常用的药物有那格列奈和瑞格列奈。有两项大型研究结果提示，格列奈类药物不会增加2型糖尿病患者的心血管事件发生。那格列奈和缬沙坦治疗糖耐量受损人群的预后研究，用于评估那格列奈和缬沙坦用于糖耐量受损合并心血管风险患者的心血管安全性。结果显示，与安慰剂组相比，那格列奈组未增加心血管终点事件的发生。一项来自丹麦的研究，纳入107806例2型糖尿病患者，评估使用格列齐特、格列吡嗪、瑞格列奈、二甲双胍、阿卡波糖等药物的心血管安全性。结果显示，无论有无心肌梗死病史，与二甲双胍相比，瑞格列奈没有增加2型糖尿病患者的心血管事件发生率❹。中国台湾一项研究纳入了327154例2型糖尿病患者，结果显示与阿卡波糖组相比，格列奈类药物组的心力衰竭住院风险升高❺。但格列奈类降糖药物在2型糖尿病合并心力衰竭患者中应用的研究尚少，仍需通过大型试验进行探索。

糖尿病心力衰竭患者在选择控制血糖药物时，应注意避免使用可加重心力衰竭的药物。治疗过程中也必须注意避免低血糖。《中国2型糖尿病防治指南（2024年版）》建议合理的糖化血红蛋白（HbAlc）控制目标为＜7%，美国糖尿病协会2018年糖尿病医学诊疗标准建议有显著微血管或大血管并发症患者HbAlc目标＜8%。我们认为，相对宽松的HbAlc目标

---

❶ Gerstein H C, Jung H, Ryden L, et al. Effect of basal insulin glargine on first and recurrent episodes of heart failure hospitalization: the ORIGIN Trial (Outcome Reduction With Initial Glargine Intervention) [J]. Circulation, 2018, 137(1): 88-90.

❷ Zhang W, Kim D, Philip E, et al. A multinational,observational study to investigate the efficacy,safety and tolerability of acarbose as add-on or monotherapy in a range of patients: the Gluco VIP study[J]. Clin Drug Investig, 2013, 33(4): 263-274.

❸ Delorme S, Chiasson J L. Acarbose in the prevention of cardiovascular disease in subjects with impaired glucose tolerance and type 2 diabetes mellitus[J]. Curr Opin Pharmacol, 2005, 5(2): 184-189.

❹ Schramm T K, Gislason G H, Vaag A, et al. Mortality and cardiovascular risk associated with different insulin secretagogues compared with metformin in type 2 diabetes, with or without a previous myocardial infarction: A nationwide study[J]. Eur Heart J, 2011, 32(15): 1900-1908.

❺ Lee Y C, Chang C H, Dong Y H, et al. Comparing the risks of hospitalized heart failure associated with glinide, sulfonylurea, and acarbose use in type 2 diabetes: A nationwide study[J]. Int J Cardiol, 2017, 228: 1007-1014.

（如<8%）更适合有显著微血管或大血管并发症患者。

2. 心力衰竭相关药物 药物治疗是心力衰竭的防治关键。多项指南建议，对于糖尿病心力衰竭的患者，心力衰竭治疗无特殊限制，但应考虑某些心力衰竭药物对糖代谢的影响。常用的心力衰竭药物包括 ACEI/ARB/ARNI、β 受体阻滞剂、MRA 等几类。噻嗪类利尿药可加重胰岛素抵抗，使血糖控制恶化，增加心力衰竭患者糖尿病发病风险。我国指南建议，对合并糖尿病的心力衰竭患者用袢利尿药，而不是噻嗪类利尿药。目前尚缺乏利尿药在心力衰竭合并 2 型糖尿病患者的临床试验评估。

（二）非药物治疗

1. 改善生活方式 饮食治疗是血糖控制的基础，应提倡长期和严格执行。合适的总热量，食物成分，以及规律餐次等有助于预防高血糖和低血糖的发生。尤其是超重或肥胖的患者，饮食治疗有助于减轻体重，改善糖脂代谢，降低胰岛素抵抗。严格戒烟、戒酒、控制钠的摄入也极为重要。适度和有规律的体育运动能改善患者的血糖水平和心功能，每次 30～60min，每天 1 次或每周 4～5 次即可达到运动的目的，活动强度应限于有氧运动。对不能进行主动运动的患者，应由他人协助进行或进行必要的被动运动。

2. 心脏再同步化治疗 尽管糖尿病可增加心力衰竭患者 CRT 植入术后的不良结局发生率，但 CRT 植入术可明显降低心力衰竭合并糖尿病患者的全因死亡和心力衰竭再入院的终点事件发生率。因此对于符合指南中 CRT 植入术适应证的心力衰竭合并糖尿病患者，CRT 植入术仍然是值得推荐的。

四、预后

一般而言，糖尿病合并心力衰竭的临床预后比非糖尿病者差。在瑞典心力衰竭登记研究的 35000 例患者中，糖尿病使心力衰竭患者死亡率上升 37%，此现象可出现在所有年龄组患者中❶。另外，糖尿病合并心力衰竭患者全因死亡风险、心血管死亡风险、复合终点事件率和心力衰竭入院风险较心力衰竭单病患者更高。

第二节 甲状腺功能亢进症合并心力衰竭

甲状腺功能亢进症（简称甲亢）是指甲状腺腺体产生过多的甲状腺激素而引起的甲状腺毒症，格雷夫斯病（Graves disease）是甲状腺功能亢进症最常见的原因。甲状腺功能亢进性心脏病心功能不全在甲状腺功能亢进症患者中比较常见，约占 15%，多出现在年龄较大、病情较重、病程较长的甲亢患者中。研究表明，甲状腺功能亢进症患者中有 6% 以心力衰竭为首发表现，其中半数患者有射血分数的明显下降。

一、发病机制

甲状腺功能亢进时，过量的甲状腺激素可以通过多种机制作用于心脏，引起心脏电生

---

❶ Basic C, Rosengren A, Alehagen U, et al. Young patients with heart failure: clinical characteristics and outcomes. Data from the Swedish heart failure, national patient, population and cause of death registers[J]. Eur J Heart Fail, 2020, 22(7): 1125-1132.

理、功能和（或）结构改变。

（一）甲状腺激素对心肌分子结构的影响

甲状腺激素可以直接作用于心脏，与心肌细胞核受体结合，调节相关基因的转录，引起心脏结构及功能的改变；还可以通过作用于细胞膜上的钠、钾、钙通道，影响心肌细胞功能。细胞内钙超载在甲状腺激素诱导心脏肥大过程中可能发挥重要作用，而在此过程中肌质网钙泵则发挥主要作用。有研究发现，在甲状腺功能亢进兔模型中，心脏出现了明显的结构和超微结构的改变。细胞内 Ca^{2+} 浓度明显增加，兰尼碱受体 mRNA 和心肌肌质网钙泵 mRNA 均表达增加。另有研究也发现，在甲状腺功能亢进兔心肌组织中也发现肌质网兰尼碱受体 2 活性增加，连接肌浆网上的 Ca^{2+}-ATP 酶同种型 2 的数目和活性均增加。具有心肌肌质网钙泵抑制作用的受磷蛋白水平显著下降，引起肌浆网 Ca^{2+} 释放和再摄取的速度显著加快，增加心肌的收缩和舒张速度。

在过量甲状腺激素刺激下，可以使心房肌细胞瞬时的外向钾离子流增加，而动物实验及体外细胞培养均发现 T_3 可以减少心房 L 型 Ca^{2+} 通道表达，导致复极速度加快，动作电位时程及有效不应期缩短，从而促使心房颤动的发生。

（二）血流动力学改变

血流动力学改变在甲状腺功能亢进性心脏病的发病及进展过程中均起到重要作用。过量的甲状腺激素作用于心血管系统，可以直接导致静息心率加快、外周系统血管阻力下降、心排血量增加，血流速度加快，静脉回流增加。甲状腺功能亢进时，肾素 - 血管紧张素系统活性增加，醛固酮作用于肾小管，导致水钠潴留，血容量增加。这种容量负荷增加及快速性心律失常均参与了心力衰竭的发生。这种心力衰竭为高排血量型心力衰竭，左心室收缩功能正常或下降。

研究发现，甲状腺功能亢进时引起的外周系统血管阻力降低甚至可以出现于心率或者心脏收缩功能改变之前。一些数据表明内皮细胞过度产生一氧化氮及血管反应性增加共同导致了显著的血管舒张效应。此外，已经证实 T_3 引起的血管舒张是血管平滑肌细胞产生 NO 的结果，磷脂酰肌醇 3- 激酶 / 蛋白激酶 B 信号通路可能参与了该过程。

（三）自主神经系统功能改变

自主神经系统参与了甲状腺功能亢进性心脏病的发病过程，这可能与甲状腺功能亢进时交感神经对心率的调节作用增强，而迷走神经的调节作用减弱有关。研究发现，甲状腺功能亢进动物模型上心肌细胞膜上 β 肾上腺素结合位点数目与甲状腺功能正常人体相比明显增多。β 受体阻滞剂长期治疗，能减轻由 T_4 引起的心率增快和心肌肥厚。

交感神经活性增强，使心脏的自律细胞自动除极速度加快，窦房结的自律性频率增高，心率增快。β 肾上腺素受体在心房的分布明显高于心室，心房对儿茶酚胺的反应更敏感，增加了房性心律失常的发生率。甲状腺功能亢进时交感活性增高的临床表现，不完全是 β 肾上腺素单独作用引起的，而是甲状腺激素和儿茶酚胺共同作用于心脏和外周循环的结果。亚临床甲状腺功能亢进也存在交感神经活性增强，迷走神经活性减弱。

（四）肾素 - 血管紧张素系统活性增强

甲状腺功能亢进时，ARRS 活性明显增强，而且心肌细胞对血管紧张素 II 的敏感性增高。

动物实验已经证实，甲状腺功能亢进时心肌血管紧张素Ⅱ水平显著增加，而且血管紧张素受体1和2的基因和蛋白表达均增加。在心脏中，血管紧张素Ⅱ通过作用于血管紧张素受体1可以活化多种细胞内的蛋白激酶，如丝裂原活化的蛋白激酶家族，数种蛋白激酶C亚型，以及蛋白激酶B信号通路，引起心肌肥大和纤维化。这种心肌肥大是病理性肥大，心肌β重链型肌球蛋白表达增加，该型肌球蛋白ATP酶活性较低，使得心肌收缩不协调，最终不可避免地发展为心力衰竭。血管紧张素受体2也参与了心脏肥大过程，阻滞血管紧张素受体2可以减弱甲状腺素介导的心脏增大。此外，甲状腺功能亢进时还观察到血管紧张素受体2介导了转化因子$β_1$水平增高，这可能也参与了心脏肥大过程。研究发现，活性氧簇与NO平衡可能在肾素-血管紧张素系统介导的甲状腺功能亢进性心脏肥大过程中起作用。

（五）氧化应激反应

在甲状腺功能亢进动物模型的研究发现，心脏中存在明显的脂质和蛋白过氧化。心脏中脂质过氧化初级产物共轭二烯水平增加，而且心肌匀浆中过氧化氢浓度及一氧化氮代谢产物水平较对照组均明显增加，而反映氧化还原状态的谷胱甘肽/氧化型谷胱甘肽值较对照组则明显下降。实验证实氧化应激反应与心脏肥大呈正相关，并且维生素E通过自由基清除作用，可以有效降低心脏的肥大程度。

在氧化应激致心脏肥大过程中活性氧簇起着重要作用，它不仅可以参与调节多种转录因子（如激活蛋白1）的水平，还可以参与协调细胞功能。由T_4诱导的细胞内过氧化氢浓度增加，可以通过改变蛋白质构象使细胞内蛋白激酶B磷酸化作用增强。后者可以诱导内皮型一氧化氮合酶磷酸化激活，导致细胞内氮氧化物增加。甲状腺激素也可直接活化一氧化氮合酶2，增加氮氧化物水平，触发心肌的肥大反应。过氧化氢浓度增加及谷胱甘肽水平降低可使心肌中转录因子激活蛋白1和FOS蛋白浓度增加，因此激活蛋白1/FOS信号通路可能也参与介导了氧化应激致心脏肥大的细胞内信号转导过程。氧化应激还可使心肌中胰岛素样生长因子1受体表达增加，这应该也参与了心脏肥大的过程。此外，活性氧簇可以通过降低谷胱甘肽的水平，减弱巯基的保护作用，损伤细胞膜和线粒体的结构和功能，导致心肌细胞损伤。

（六）细胞凋亡率增加

甲状腺激素过量可以增加心肌细胞对血管紧张素Ⅱ引发的凋亡刺激信号的易感性，使心肌细胞凋亡率增加。在过量的甲状腺素刺激激素下，不仅可以出现心脏肥大，而且心肌组织中的血管紧张素Ⅱ水平及心肌细胞对血管紧张素Ⅱ的敏感性均增加。血管紧张素Ⅱ是心肌细胞的一个主要前凋亡因素，而肥大的心肌细胞对凋亡刺激更易感，心肌细胞凋亡率增加，这种凋亡依赖于心肌细胞的肥大程度。由于心肌细胞再生能力有限，心肌细胞凋亡后，成纤维细胞增生，出现心肌纤维化，将影响心脏的收缩功能。

血管紧张素Ⅱ还可以刺激肾上腺皮质球状带细胞合成醛固酮。在不是甲状腺功能亢进的动物实验中已经证实醛固酮可以通过活化NADPH氧化酶，增加细胞内活性氧簇，活化凋亡信号调节激酶1，导致心肌细胞凋亡，该效应可以被醛固酮受体拮抗药消除。

（七）自身免疫损伤

在一些甲状腺功能亢进危象死亡病例的尸检中，发现患者存在淋巴细胞浸润及心肌细胞灶性坏死，提示甲状腺功能亢进性心脏病的发病机制中可能存在自身免疫性损伤的因素。

二、临床诊断

（一）甲状腺功能亢进症临床表现

甲状腺功能亢进症的临床表现主要为高代谢症状和交感兴奋表现。因该病的严重程度、不同病因、年龄等具体情况而个体化差异很大。常见症状为神经过敏（易激惹、性情改变）、多汗、怕热、心悸、疲乏、体重下降、食欲增加、排便增多等。常见体征为心动过速、甲状腺肿大、震颤、眼征等。甲状腺功能亢进症的心脏表现如下。

（1）心律失常 以窦性心动过速及心房颤动常见，90%以上患者静息时心律 > 90次/min；心房颤动发生率可高达20%～40%，可表现为阵发性心房颤动或持续性心房颤动，病程越长，程度越重，年龄越大，心房颤动发生率越高。其次心律失常是房性期前收缩及室性期前收缩，少数患者表现为房室传导障碍。

（2）心力衰竭 表现为增加静息时心排血量和增强心肌收缩力。一些患者有劳力性呼吸困难、端坐呼吸、夜间阵发性呼吸困难症状，以及外周水肿、颈静脉怒张和第三心音。甲状腺功能亢进症患者心排血量是正常人的2～3倍，所以通常耐力的下降可能是骨骼肌无力所致。然而，高心排血量增加肾钠重吸收，扩大血管容量并引起外周水肿、胸腔积液和颈静脉怒张。甲状腺功能亢进症患者体循环血管阻力下降，但肺血管床并没有受影响，因此进入肺循环的血量增加，导致肺动脉高压。这个效应导致平均静脉压增高、颈静脉怒张、肝淤血及外周水肿。病程长和有明显窦性心动过速、心房颤动患者可引起心排血量的下降，心肌收缩力受损并导致射血分数下降和肺淤血。

（3）高动力循环 常见收缩压升高、舒张压下降，脉压增大，有时可有周围血管征。

（二）辅助检查

1. 血甲状腺激素测定 血清TT_3、TT_4是反映甲状腺功能状态的最佳指标，甲状腺功能亢进时增高，甲状腺功能减退时降低。但血清甲状腺结合球蛋白（TBG）变化可影响TT_3、TT_4的测定结果。血清FT_3、FT_4测定不受TBG浓度变化的影响，较TT_3、TT_4测定有更好的敏感性和特异性，但因血液中FT_3、FT_4含量甚微，测定结果的稳定性不如TT_3、TT_4。

血清促甲状腺激素（TSH）测定，目前多用超敏TSH测定方法（检测限达0.005mU/L），是反映甲状腺功能最敏感的指标。甲状腺功能亢进时通常TSH < 0.1mU/L。

2. 甲状腺和心脏超声检查 甲状腺超声检查可见甲状腺普遍肿大，测血流可见"甲状腺火海征"。可测量甲状腺体积、组织的回声。对发现结节和确定结节的性质有很大帮助，可发现一些临床不易触摸到的小结节，确定结节的数量、大小和分布，并鉴别甲状腺结节的物理性状。心脏超声心动图可发现房室腔扩大，以左心房、右心室扩大居多；室壁厚度改变与运动异常；心室收缩与舒张功能异常；合并二尖瓣关闭不全。同时可排除其他心脏疾病。

3. 心电图及动态心电图 心电图可诊断房室肥大和心律失常。动态心电图有利于提高心律失常的检出率。

4. 肺部X线 常提示心影增大，呈二尖瓣型心脏；右心房增大，其次为左右心室增大，肺充血、肺动脉段饱满及明显突出。

5. 血清肌钙蛋白及脑钠肽测定 甲状腺功能亢进性心力衰竭时，由于存在心肌损伤cTnT可升高。心力衰竭引起室壁张力增加，可致BNP和NT-proBNP水平明显升高。

（三）诊断和鉴别诊断

首先确诊甲状腺功能亢进症：高代谢综合征的表现，不同程度的甲状腺肿大，血清 FT_3、FT_4 升高，TSH 降低，同时出现心功能不全表现，在排除其他疾病如缺血性心脏病、心肌炎、心肌病、心瓣膜病、肺源性心脏病等引起的心功能不全，可诊断为甲状腺功能亢进症合并心力衰竭。正规抗甲状腺功能亢进治疗后，心血管症状和体征基本消失。

三、治疗策略

（一）甲状腺功能亢进症的治疗策略

1. 药物治疗 抗甲状腺药是临床上常用治疗甲状腺功能亢进症的方法，其优点为：①疗效肯定，可获得40%～60%的治愈率；②较少致永久性甲状腺功能减退；③方便、经济、使用安全；④尤其适用于青少年和儿童或在放射性碘治疗及手术前，短暂用于降低其血液中甲状腺激素水平；⑤可作为病情重、病程短、甲状腺较小的患者用药。其缺点是：①病程长，一般需1～2年或更长；②停药后复发率较高，多发生于停药后第一年；③极少数可发生粒细胞减少症或严重肝损害。

常用药物为丙硫氧嘧啶和甲巯咪唑，这些抗甲状腺药不影响碘吸收，也不影响已合成的甲状腺激素释放，不直接对抗甲状腺激素，当已合成的甲状腺激素耗竭后才发挥其作用，因此起效缓慢，一般于用药后2～3周或更长时间症状才得以改善。丙硫氧嘧啶还能抑制外周组织中 T_4 向 T_3 转化，因此更适用于甲状腺功能亢进症合并心力衰竭患者，可迅速将 T_3 水平降低20%～30%。丙硫氧嘧啶初始剂量为每日300～400mg，分3或4次服用；甲巯咪唑每日30～40mg，每日1次或分3次服用。一般服药6～8周，症状缓解，T_4 水平恢复正常可逐渐减量，以每月递减1/3药物剂量为维持量，一般维持1.5～2年。

2. 非药物治疗

（1）生活方式改变 甲状腺功能亢进症患者应注意休息，避免重体力劳动。适当补充热量和营养，在高代谢状态未能改善前，患者可采用高蛋白质、高热量饮食。禁止接触碘仿，禁食海带等含碘食物。心理支持治疗有益于患者病情恢复。

（2）放射性 ^{131}I 治疗 目前，甲状腺功能亢进性心脏病多主张首先应用抗甲状腺药控制病情后再以 ^{131}I 治疗。^{131}I 治疗前首先应用足量抗甲状腺药治疗使血清 T_3 和 T_4 降至正常或基本正常后停药5～7d，给予 ^{131}I 治疗，2周后可酌情加用小剂量抗甲状腺药。为避免放射性损伤后一过性高TH血症加重心肌病变，^{131}I 治疗同时需加用β受体阻滞剂保护心脏。^{131}I 治疗后甲状腺功能减退的发生率高，且随时间的延长而增加。发生甲状腺功能减退时，可尽量以小剂量左甲状腺素替代治疗，避免过量左甲状腺素对心肌的毒性反应。

（3）手术治疗 主要适用于中-重度甲状腺功能亢进，甲状腺肿大明显有压迫症状，胸骨后甲状腺肿伴甲状腺功能亢进性心脏病，以及结节性甲状腺肿伴甲状腺功能亢进性心脏病患者，也适用于长期抗甲状腺药治疗无效或效果不佳者，术前用抗甲状腺药充分治疗至症状控制，使 T_3 和 T_4 降至正常范围。

（二）心力衰竭的治疗

1. 药物治疗 甲状腺功能亢进症合并心力衰竭的药物治疗与无甲状腺功能亢进性心力衰竭药物治疗基本相同，包括应用利尿药、β受体阻滞剂、ARNI/ACEI/ARB、SGLT2抑制剂、正性肌力药等。但有几点需要注意。①洋地黄代谢加快，机体对洋地黄敏感性下降，常需加大剂量，且易发生中毒反应。一般主要在心力衰竭急性期选用毛花苷 C 治疗，稳定后给予小剂量地高辛，密切观察毒性反应。②甲状腺功能亢进时周围血管已处于扩张状态，故血管扩张药疗效欠佳。③β 受体阻滞剂除可抑制交感神经兴奋外，还可抑制 T_4 向 T_3 转换，对于及时控制甲状腺功能亢进症状有利；同时 β 受体阻滞剂可以改善心室重塑，改善患者的心功能并有效改善心力衰竭患者的预后。因此，β 受体阻滞剂在甲状腺功能亢进性心力衰竭中有重要的地位，可以小剂量开始，逐渐加重至可耐受水平。④ ARB 能阻断苏氨酸蛋白激酶，防止甲状腺素介导的心肌肥大。因此，甲状腺功能亢进症合并心力衰竭可首选 ARB 和 ARNI。⑤及时纠治心律失常，如快速性心房颤动。

2. 非药物治疗　甲状腺功能亢进性心力衰竭一般在积极治疗甲状腺功能亢进症后心力衰竭常可逐渐恢复，一般不需采用 CRT 等非药物治疗。但是，如果长期得不到有效治疗，则心脏会出现器质性改变，即使以后甲状腺功能恢复正常，心脏病变也不能恢复。此时，如采用心力衰竭的药物治疗不佳时，可考虑采取非药物治疗措施。

四、预后

多数甲状腺功能亢进性心脏病在甲状腺功能亢进症治愈后心脏病变可逐渐恢复，心律失常消失、心力衰竭不再发生，增大的心脏可恢复正常。少数患者由于治疗过晚，病情迁延，致使心脏病变不可逆转而遗留永久性心脏增大、心律失常或房室传导阻滞等，此类患者甲状腺功能亢进症虽已控制但预后仍差。个别患者及年龄较大者可因病情严重或治疗不当而死于心力衰竭或心律失常，甚至发生猝死。

第三节　慢性肾衰竭合并心力衰竭

慢性肾衰竭（CRF）常伴发心血管疾病，而心血管疾病又是 CRF 患者主要的死亡原因之一。轻度肾功能减退患者即使无传统的心血管疾病危险因素，其心血管疾病的发生率和死亡率也明显增加。肾病的持续时间、严重程度、基础疾病和肾功能水平等均可影响心血管疾病的发生和发展。

慢性肾功能不全显著增加了心力衰竭的发病风险。肾功能不全与心力衰竭患者的发病率和死亡率直接相关，独立于心脏病的其他常规危险因素。慢性肾病 2～3 期约有 13.8% 存在心力衰竭，慢性肾脏病 4 期心力衰竭的发生率为 25.6%，慢性肾病第 5 期达 29.1%。

一、发病机制

慢性肾病患者的心血管疾病是多种心血管危险因素长期共同作用的结果。传统的危险因素，如高血压、糖尿病、血脂异常、吸烟、超重等，在慢性肾病患者中多见。慢性肾病患者常出现贫血、钙磷代谢异常、心脏和血管钙化、氧化应激损伤、炎症、高同型半胱氨酸血症等与慢性肾病相关的危险因素，这些因素加剧了心血管疾病的进展和心力衰竭的发生。

1. 代谢毒素的作用　CRF 患者体内有 200 种以上的物质水平比正常人高，这些物质可引起心肌损害和心功能异常。

（1）小分子水溶性物质 如尿素、非对称二甲基氨酸（ADMA）、胺类、吲哚、酚类等可抑制巨噬细胞中 NO 的合成和降低诱导性一氧化氮合成酶（iNOS）的活性，抑制 NO 的生成和 iNOS 活性，进而升高血压、促进动脉粥样硬化（AS）的发生。

（2）中大分子物质 甲状旁腺激素（PTH）可诱导心肌肥厚，激活成纤维细胞，始动心肌间质纤维化，增加心肌间质体积，引起血压升高、AS、心肌缺血及心血管钙化等。氧化蛋白产物（AOPP）可促进氧化应激、炎症反应，在 CRF 的 AS 中起很大的作用。糖基化终末产物（AGE）不能通过普通透析清除，AGE 的升高与透析性淀粉样变和 AS 有关。CRF 患者的同型半胱氨酸（Hcy）水平高于正常人 2～3 倍。金属元素钴在 CRF 患者中超过正常人 10 倍，心肌钴负荷过多可引起心肌扩张、心肌肥厚和心包积液。

2. 脂质代谢失调 CRF 透析患者常伴有血甘油三酯和低密度脂蛋白胆固醇水平升高和高密度脂蛋白胆固醇水平降低，易发生动脉粥样硬化及缺血性心肌病，并可促使心肌细胞凋亡，导致心肌收缩功能障碍。

3. 继发性甲状旁腺功能亢进和钙磷代谢紊乱 CRF 患者多伴有甲状旁腺功能亢进，PTH 水平增高和维生素 D 代谢紊乱。PTH 不仅能引起心肌内转移性钙化，而且还能抑制心肌细胞膜 Ca^{2+}-ATP 酶、Na^+-Ca^{2+}-ATP 酶和 Na^+-K^+-ATP 酶活性，促进细胞钙负荷增多，引起左心室肥厚。

4. 压力和容量超负荷的影响 CRF 患者普遍存在高血压（占 CRF 患者 80%～90% 以上）、贫血、水钠潴留及动静脉瘘，易引起压力和容量负荷过重。压力负荷过重可导致左心室向心性肥厚，而容量负荷过重常引起左心室扩张，进而导致心脏收缩和舒张功能失调。

5. 血液透析对心肌的影响 血液透析引起心肌损害与下列因素有关。①动静脉瘘分流。②透析常使机体处于不稳定的血流动力学状态，发生透析性高血压或低血压。③血液透析对 PTH、$β_2$-MG，以及其他未知的大、中分子量毒素的清除能力较差，使其在体内逐渐蓄积，既可直接损害心肌，亦可在心肌沉积，引起继发性心肌淀粉样变。④透析可致卡尼汀等心肌能量代谢必需的营养物质不足。⑤采用醋酸透析液进行透析时所产生的醋酸效应，亦有心肌毒性作用。

6. 心肌缺血 CRF 患者可发生心绞痛，甚至心肌梗死，但冠状动脉造影正常者不少见，有统计可达 27%。CRF 患者心肌缺血的机制可能是多方面的，除冠状动脉病变外，容量及压力负荷增加、左心室肥大、动静脉瘘、贫血、心动过速、血液透析、低氧血症、电解质异常等多个环节均可使心肌需氧增加和（或）供氧减少，加之血管钙化与内皮功能异常，均参与心肌缺血的发生。

7. 血管紧张素-醛固酮和内皮素的作用 血管紧张素Ⅱ参与心肌细胞肥大；有学者在心脏成纤维细胞中发现存在醛固酮受体，推测醛固酮可诱导心肌纤维化；有研究发现，CRF 时血浆内皮素水平可增高，后者系一种很强的缩血管物质，可增加心脏后负荷，参与心肌肥厚的发生，且与 CRF 的严重程度有关。

8. 营养不良与贫血 长期食欲缺乏、恶心、呕吐及透析导致低蛋白血症、氨基酸及维生素缺乏、微量元素代谢障碍等，均参与营养不良性心肌病的发生与发展，使心功能进一步恶化。此外，营养不良时易发生病毒或细菌感染，引起心肌炎或心内膜炎，加重心肌损害；贫血使心排血量增加，心肌供氧减少，耗氧增多，心功能减退；慢性贫血增加左心室负荷和相对低氧血症，导致心肌病发生。微量元素代谢障碍，如锌缺乏、铝中毒等均可导致心肌慢性炎症与坏死。

9. 交感神经功能紊乱 CRF 可导致交感神经功能紊乱，引起血压增高、左心室肥大。

二、临床诊断

（一）临床表现

在原有肾病的基础上出现心力衰竭等心血管系统损害的症状和体征，主要表现在以下几方面。

1. 心力衰竭 临床上表现为少尿，甚至无尿、水肿、胸闷、心悸、气促、夜间阵发性呼吸困难，不能平卧、咳嗽、咳白色或粉红色泡沫样痰或咯血，颈静脉怒张，双肺有明显湿啰音或哮鸣音，心率快，闻及奔马律或吹风样杂音。终末期肾病心力衰竭发生率较高（30.0%～52.9%），是死亡的主要原因。

2. 心律失常 心律失常的发生与心室功能障碍及电解质和（或）酸碱平衡紊乱有关。各种心律失常均可发生，以窦性心动过速、期前收缩及传导阻滞为多见。血液透析患者房性心律失常发生率为68%～88%，室性心律失常发生率为59%～76%，起搏系统钙化与各种缓慢性心律失常的发生有关。

3. 缺血性心肌损害 冠状动脉血管床的增加与心肌质量增加不相适应，可导致心肌缺血缺氧。临床上主要表现为心绞痛，甚至心肌梗死。

4. 心包炎 CRF晚期，40%～50%的患者出现心包受损，且多为纤维性心包炎，但多数伴有血性心包积液。患者可表现为持续心前区疼痛，卧位及深呼吸时加剧，也可表现为心动过速及呼吸困难。当心包以纤维素性渗出为主时，心脏听诊时闻及心包摩擦音。

5. 其他 瓣膜病变多见，部分患者可出现感染性心内膜炎、心包炎、体循环栓塞等。其中瓣膜钙化发生率可高达70%，渗出性心包炎和左心房血栓均为7%。

（二）辅助检查

1. 肾功能的评价

（1）传统的肾功能的评价 血清尿素氮（BUN）和肌酐（Cr）水平一直是临床应用最广泛的肾功能评价标准。心力衰竭患者血Cr水平＜44.2μmol/L，死亡率提高约2倍；血Cr≥44.2μmol/L，病死率至少提高6倍。但Cr水平受到年龄、种族和性别的影响，相同Cr水平的年轻男性和老年女性，其肾功能水平是完全不同的；由于肾具有强大的代偿功能，只有当肾功能减退50%以上时，血Cr才会出现上升，易误导心力衰竭病情的评价和治疗用药的选择。

（2）微量白蛋白尿（MAU） 是强有力的心血管疾病独立危险因素。白蛋白与Cr比率每增加0.4mg/mmol，校正后的严重心血管事件发生风险增加5.9%。实际上，随着MAU的进展，心血管疾病的危险呈指数形式增长。心血管危险随尿蛋白与肌酐比率增加而增高，从尿蛋白明显低于MAU临界值时即开始出现。患者一般在患病几年之后，肾发生了亚临床的结构和功能改变，才会出现MAU。MAU的出现意味着心血管疾病的进展进入了关键时期，如不进行干预，进一步发展可进入大量蛋白尿期、动脉粥样硬化过程加速、内皮功能紊乱、终末器官损害的危险增加、出现严重心血管事件和死亡等。有学者指出，尿微球蛋白也可能是心力衰竭患者早期肾损伤的敏感指标。临床上无肾病变的心力衰竭患者，尽管血Cr、BUN水平正常，但反映肾小球滤过功能的尿微量白蛋白、尿免疫球蛋白IgG水平已明显升高，提示心力衰竭患者早期肾功能异常表现为肾小球滤过功能受损。

（3）肾小球滤过率（GFR） 肾小球滤过功能是肾清除体内代谢废物的基础。GFR是衡量肾小球滤过功能的指标。内生肌酐清除率（Ccr）基本上能够反映肾实质损害的程度。但需要指出的是，Cr 除了经肾小球滤过外，还有少部分可以由近端小管排泌。故实测值常常超过真实的肾小球滤过率，尤其是在肾衰竭的患者。当 Ccr < 0.835mL/s（50mL/min）时，血中的部分 Cr 可以从肾小管排泌，此时 Ccr 的测定值常偏高于实际水平。心力衰竭患者血 Ccr 每下降 0.0167mL/s（1mL/min），病死率增加 1%。

放射性核素肾小球滤过率测定是运用单光子发射型计算机断层扫描（SPECT）肾动态显像技术，能够准确地测定肾小球滤过功能，简便可靠，无创伤，可观察患者肾损害程度。^{99m}Tc 半衰期短，能量适中，依据计算机处理手段，SPECT 可自动给出肾血流曲线、各项指标数据，并计算出肾小球滤过率，以及总肾和分肾有效肾血浆流量（ERPF）。缺点是需把放射性物质引入体内，对妊娠和哺乳期妇女不宜应用。另外，同位素检测虽是"金标准"，但价格昂贵，且不能每天进行。

（4）血清半胱氨酸蛋白酶抑制剂（Cyst-C）水平　Cyst-C 水平是一种碳基化的碱性蛋白产物，相对分子质量为 13260，由 120 个氨基酸组成，可由机体所有有核细胞产生，主要分布于细胞外液，如脑积液、血液、精液、唾液及胸腔积液等。由于 Cyst-C 为低分子量（13KD）和高等电点（pI=9.3），使 Cyst-C 能自由通过肾小球基底膜，而且在近端肾小管中几乎全部被重吸收并很快被肾小管上皮细胞分解，因此不能再进入血液循环中，产生率保持恒定。另外，Cyst-C 的生成速度稳定，不受肌肉量变化、代谢水平、性别、慢性炎症、感染以及肿瘤等的影响。因此，血浆或血清中的 Cyst-C 浓度是由 GFR 决定的，是一种反映 GFR 变化的理想的内源性标志物。肾衰竭患者血清 Cyst-C 可高达正常人的数倍甚至 10 倍以上，对肾功能异常的灵敏度为 90%，特异性为 80%，比传统的 Ccr 更敏感且特异。Cyst-C 与 GFR 的相关性较血清 Cr 与 GFR 的相关性更显著。血清 Cyst-C 的检测对于发现早期肾衰竭有重要意义。

2. 心脏功能的评价

（1）血压测定　进行动态血压监测（ABPM）可以发现血压呈"非杓型"和"反杓型"的高危患者，有助于判断预后，调整治疗方案。

（2）心电图和超声心动图　造成终末期肾病患者心电图改变的常见原因为透析和饮食相关的电解质变化，但心电图也可以很好地反映心肌肥厚、缺血和梗死的特征性变化。Holter 心电图监测可以筛选出伴 Q-T 离散、室性心律失常和自主神经功能失调的心血管疾病高危患者，有助于判断预后。

超声心动图在心包渗出、节段性病变及瓣膜疾病的诊断和监测价值最大，可以判断 LVMI、左心室肥厚和左心室功能障碍。

（3）血液生物标志物 BNP 或 NT-proBNP 和 cTnT 或 cTnI 是评估慢性肾病和终末期肾病、心脏疾病风险和预后的重要标志物。BNP 和 NT-proBNP 反映心室充盈压，而 TnT/I 增高标志着心肌缺血损伤。肾功能障碍患者经常出现肌钙蛋白中度假阳性升高，但其水平的动态变化特别是当与临床症状相关时，其严重性等同于非肾病患者的急性冠脉综合征。内源性一氧化氮合成酶抑制剂非对称性二甲基精氨酸（ADMA）是终末期肾病进展和透析患者心血管疾病死亡的另一种重要的标志物。

（三）诊断与鉴别诊断

慢性肾衰竭合并心力衰竭的诊断，根据在 CRF 之后出现心脏扩大、心力衰竭的临床表现，结合影像学及实验室检查，诊断一般不难。需要与高血压、左心室肥大、系统性红斑狼疮和心肌淀粉样变、原发性心肌病相鉴别诊断。

三、治疗策略

慢性肾衰竭合并心力衰竭的潜在发病机制复杂，加上临床表现多样化，临床处理非常棘手。目前在治疗上几乎没有确凿的循证医学证据，因为至今为止，大多数心力衰竭的大型药物治疗试验是排除伴有中重度肾功能不全的心力衰竭患者。加强预防，针对不同肾病变，给予个体化的治疗方案，延缓慢性肾病患者肾病的进展，阻止心血管疾病的发生，需要突破现有的治疗模式，开展多学科合作，全方位、多种治疗措施联合的强化治疗。

（一）药物治疗

1. 利尿药的应用 肾灌注不良常影响到利尿药的治疗反应，甚至可引起肾功能恶化，此时宜应用袢利尿药，常需静脉用药；可以与增加肾血流量药物（如小剂量多巴胺）合用。在应用利尿药过程中，尚需注意低钾血症、低钠血症，后者需鉴别是真性低钠血症还是血容量增多和间质液体潴留所致的稀释性低钠血症，以便正确、及时地治疗。托伐普坦对老年、低血压、低蛋白血症、肾功能损伤等高危人群依然有效，适用于慢性肾衰竭合并心力衰竭患者。

2. β 受体阻滞剂 可以阻断肾功能不全伴心力衰竭患者激活的交感神经，拮抗其导致的有害血流动力学应激，以及对心肌细胞的毒性作用。慢性心力衰竭长期应用 β 受体阻滞剂可改善临床状况及心功能，降低死亡率和住院率。β 受体阻滞剂不会加速肾功能恶化，因此，肾功能不全合并心力衰竭的患者可继续应用。但仍需监测心率、心律和心肾功能变化情况。

3. ARNI/ACEI/ARB ARNI、ACEI 是心力衰竭治疗的基石，不能耐受的可用 ARB 替代。ARNI、ACEI、ARB 能控制高血压、延缓心肌重塑、改善心功能、降低死亡危险，也能降低肾小球内高压、减少蛋白尿、抑制肾组织硬化、延缓肾功能不全恶化。AIPRI 试验证实贝那普利延缓轻、中度慢性肾功能不全患者病程进展。但晚期肾功能不全能否应用 ACEI，仅有少量报道。治疗过程必须从小剂量开始，逐渐增加剂量，严密监测血钾及肌酐水平，常需与袢利尿药合用。

4. 血管扩张药 主要用于急性失代偿性心力衰竭。急性心力衰竭与肾功能不全也密切相关，两者也互为影响。血管扩张药可用于血压正常而有低灌注状态，以及有淤血体征、尿量减少的患者。

5. 其他药物 治疗心力衰竭的其他药物，如强心苷和非强心苷正性肌力药，以及纠正贫血药如人重组红细胞生成素等均可依据病情使用。

（二）非药物治疗

1. 血液净化治疗 利尿药疗效不佳，又难以用药物治疗的顽固性水肿的心力衰竭、肾衰竭患者，可用连续性肾脏替代治疗（CRRT）或普通透析的方法清除过多的水分，改善临床症状，恢复对药物治疗的反应性，减轻心脏的前负荷，减轻肺淤血和外周组织水肿，改善血流动力学及心功能。

2. 肾移植 可终止肾衰竭心肌病变的起始因素，从而使心功能恢复正常，并逆转心脏的形态结构。当透析后心功能无明显改善时应考虑肾移植。

3. 其他非药物治疗 如休息、限制钠及水摄入，控制血容量，减轻心脏前负荷等。

四、预后

在肾功能不全时,心血管疾病包括心肌梗死的死亡率、心血管疾病的死亡率和整体心血管事件显著增高。许多研究也显示,肾功能不全是心力衰竭患者死亡的独立危险因素,包括院内死亡率。合并有肾功能不全的心力衰竭患者比单纯心力衰竭患者预后差。透析治疗虽可使慢性肾衰竭患者的寿命得到延长,但年死亡率仍高达24.23%,其中心力衰竭者约占50%。

第四节 睡眠呼吸暂停综合征合并心力衰竭

睡眠呼吸暂停综合征(sleep apnea syndrome,SAS)是指睡眠时呼吸暂停每次>10s,7h的睡眠中呼吸暂停>30次,呼吸暂停指数(AI)>5,或呼吸暂停低通气指数(apnea hypopnea index,AHI)>5。低通气是指睡眠过程中呼吸气流强度较基础水平降低50%以上,并伴血氧饱和度(SaO_2)下降4%或伴有觉醒。睡眠呼吸暂停低通气综合征(sleep apnea hypopnea syndrome,SAHS)是指在SAS的基础上同时有低通气现象。SAS或SAHS可分为阻塞性(OSAS或OSAHS)、中枢性(CSAS或CSAHS)和混合性(MSAS或MSAHS)三种类型。SAS可并发白天嗜睡、高血压、冠心病、心律失常、心力衰竭、夜间猝死、动脉硬化等心血管并发症。

流行病学调查发现OSAHS与充血性心力衰竭发生相关,研究表明AHI>11次/h的OSA患者发生心力衰竭的相对危险性为2.38,且独立于其他危险因素。进一步研究显示11%~37%的心力衰竭患者合并有OSAS,该数据提示心血管疾病患者睡眠障碍发生率较高。据报道,约超过50%的心力衰竭患者患有OSAHS。而心力衰竭者可以通过增加人体上气道的阻力,继而对于该疾病未来的发展和预后产生一定的影响。

一、发生机制

(一)发病机制

SAS是一种多病因性继发性疾病。以OSAS多见。SAS可通过多种机制诱发和加重心力衰竭。

1. 急性心血管作用

(1)低氧血症、高碳酸血症及呼吸暂停 反复的呼吸暂停事件打断了睡眠与心血管系统间的正常生理关系。阻塞性呼吸暂停事件的急性血流动力学结果包括交感神经介导的血管收缩及其后的体循环压力升高,左心室后负荷增加,以及呼吸相关的心排血量改变。多个因素,包括低氧血症、CO_2潴留(两者都可激活化学发射),以及胸腔内压的突然改变和从睡眠中觉醒,都可影响神经及循环系统对呼吸暂停事件的反应。OSAS患者心率和血压反复激增与正常睡眠状态下的情况相反,被认为导致了其负面心血管结果。OSAS的3个关键的病理生理特点产生了不正确的心血管波动:胸腔内负压加重、低氧血症和睡眠中的微觉醒。

(2)胸腔内负压 吸气努力增加是OSAS对抗上气道阻塞的一个主要特点,可导致胸腔内负压降低至$-80cmH_2O$,从而可影响胸腔血流动力学。胸腔结构的形态变化也可改变心脏的充盈及心功能,左心室的跨壁压会增加,使得后负荷增加,胸腔内负压还会损害左心室的舒张,从而阻碍左心室充盈。左心室后负荷增加及左心室前负荷降低可导致每搏量及心排血量减少。胸腔内负压还可影响主动脉压力导致主动脉壁的扭曲并激活主动脉壁上的主动脉压力感受器,从而间断抑制反复呼吸暂停所致的交感神经输出。呼吸恢复时,静脉回流增加可使右心室膨胀,使室间隔左偏,因此左心室的顺应性及左心室舒张期充盈降低。

(3) 低氧血症　在呼吸暂停时,低氧血症的交感兴奋作用可被呼吸暂停及 CO_2 潴留所加强,从而导致交感神经血管张力增加。但这种交感兴奋作用直到呼吸暂停数秒钟后才介入。而且由于肺与外周化学感受器间的循环延迟,在呼吸暂停末期发生于肺的最低 SaO_2 直到数秒后才被颈动脉体感知到,因此与低氧血症相关的 OSAS 的最大缩血管作用发生于呼吸暂停后的通气期,与血压和心率的激增相关。这些作用增加了心肌代谢需求,而且阻塞性呼吸暂停中的间断低氧血症有可能直接抑制了心肌收缩力或由于肺血管收缩及肺动脉压力增加而间接降低了心脏功能。每次呼吸暂停导致的低氧程度直接与呼吸暂停之后血压升高的幅度相关。虽然在主动屏气中这些作用可部分被吸氧抑制,但吸氧对 OSAHS 患者呼吸暂停后的血压激增基本没有作用。这说明除了低氧血症,高碳酸血症及睡眠微觉醒等因素也同样对呼吸暂停后的血压激增起了一定作用。

低氧血症对心率的影响根据有无气流及其交感平衡而不同。在没有气流时,低氧血症对颈动脉体的刺激是迷走性的,可导致心动过缓;相反在有气流时(如低氧性重复呼吸)由于肺扩张抑制的刺激是迷走性输出到心脏而允许心脏交感兴奋,低氧血症可导致心动过速。总之,个体间心率对呼吸暂停的反应是非常不一样的。这种心率反应的差异可能是由于低氧血症严重程度、内源性低氧性化学敏感性及低氧血症对迷走及交感神经输入至窦房结的影响等不同所致。不过在呼吸暂停结束、气流恢复时,由于低氧血症调节的心脏迷走神经输出和心脏交感神经输出的不一致性,心率则是毫无例外地会增快。

呼吸暂停时化学反射介导的交感神经活动逐渐增加,最后引起血管收缩。而在呼吸恢复时,静脉回流的恢复,以及随后的心排血量增加与显著收缩的外周循环一起导致血压的急剧升高。在呼吸暂停结束时,交感性血管收缩被呼吸恢复及血压激增等机制所抑制。OSAS 患者反复发生的低氧血症同样也导致肺动脉压力升高。

(4) 觉醒　睡眠中阻塞性呼吸事件中/后的脑电觉醒非常常见。觉醒可激活上气道扩张肌、阻止过长的呼吸暂停。觉醒也可在呼吸暂停结束时导致血压升高。频繁觉醒可导致睡眠片段而引起 OSAS 的白天过度嗜睡及其他主要症状。

频繁觉醒的结果导致睡眠剥夺,这和神经认知功能受损及易发职业伤害和交通事故有关。睡眠剥夺还和代谢及炎症紊乱有关,可导致细胞因子水平增加、糖耐量降低及血压增高。

2. 慢性心血管疾病的可能机制

(1) 交感神经激活　OSAS 与睡眠及清醒状态下心血管自主神经调节的慢性异常有关,其特点为交感神经活性增加、压力反射敏感性及心率变异性降低而血压变异增加。许多研究已证实,OSAS 白天在睡眠及清醒状态下其交感神经活性均较正常对照高,通过气管切开或 CPAP 治疗可使夜间及白天交感神经活性降低,而后者往往需要数月的 CAPA 治疗才能见效。这种改善作用可能与 OSAS、夜间低氧血症及睡眠觉醒的消除有关。OSAS 导致持续交感激活的机制尚不十分清楚,但多认为与低氧血症的作用有关。

(2) 血管内皮功能受损　伴随 OSAS 事件的低氧血症、高碳酸血症及血压激增都可能是导致血管内皮功能受损的血管活性物质释放的强有力的刺激因素。有可能由于呼吸睡眠暂停中的低氧血症导致内皮素水平升高,从而引起持续的血管收缩及其他心血管改变。无任何明显心血管疾病的 OSAS 患者同样存在内皮受损的独立危险因素。

(3) 氧化应激　反复发生的夜间睡眠呼吸暂停导致的间歇低氧血症和再灌注可产生高活性的氧自由基，加上缺血性再灌注对血管壁的损害，可导致动脉粥样硬化的危险性增加。低氧分压可触发中性粒细胞的激活、黏附在内皮上并释放氧自由基。在未治疗的 OSAS 患者中，反复而周期性的动脉血氧含量降低及呼吸暂停之后的高通气导致的再氧化可导致血管氧化应激升高，而通过 CPAP 治疗防止 OSAS 可降低超氧化物的产生。

(4) 炎症　也已被证实是心血管疾病进展中（特别是在缺血性心脏病及心力衰竭中）的一个重要成分。高海拔的低氧血症可刺激炎性细胞因子的产生，还会使 CRP 水平升高。睡眠剥夺同样与细胞因子的产生有关。低氧血症和睡眠剥夺合并存在是 OSAS 患者的特点，可导致炎性标志物水平升高。OSAS 患者的 IL-6、TNF 及 CRP 的水平明显升高。CRP 本身即可通过抑制一氧化氮合酶并增加细胞黏附分子表达而导致血管病变及功能受损。循环中白细胞黏附分子在内皮细胞上被认为是动脉粥样硬化的起始步骤之一。OSAS 导致的低氧性应激可直接对黏附分子的表达进行调节。循环中黏附分子的水平在中重度 OSAS 患者中会升高，而在 CPAP 治疗后可降低。

(5) 凝血机制　血小板在缺血性心血管病中具有重要作用，而 OSAHS 患者的血小板聚集性及活化都有增加，其部分原因是夜间肾上腺素水平升高。在早晨起床不久血浆肾上腺素水平也有一个激增，同时导致血小板聚集性升高达到高峰，使得此时的心脑血管事件的发生率也达到高峰。血细胞比容、夜间及白天纤维蛋白原水平及血液黏稠度升高可能同样可使 OSAHS 患者容易形成凝血块及动脉粥样斑块。通过 CPAP 治疗清除 OSAS 后可降低夜间肾上腺素水平而降低血小板的聚集性，同样也可改善上述某些异常并降低凝血因子Ⅶ的凝血活性，表明 OSAS 可导致凝血活性增加。

(6) 代谢紊乱　OSAS 患者常合并代谢异常，可导致体重增加及容易合并心血管疾病。瘦蛋白（leptin）是一种脂肪细胞来源的激素，可抑制食欲，产生饱腹感。肥胖者中瘦素水平升高，提示对瘦素的代谢作用产生了抵抗。瘦素还可促进血小板聚集，已被证实是心血管疾病危险因素增加的独立标志物。男性 OSAS 患者的瘦素水平较无 OSAS 的体重相同者要高，表明其对瘦素的抵抗要高于肥胖者。OSAHS 患者在诊断前体重容易显著增加，因此 OSAS 患者对瘦素的抵抗可能表明对体重增加有易感性。CPAP 治疗可降低瘦素水平，同样也可减少内脏脂肪堆积。

OSAS 患者的空腹血糖、胰岛素及糖化血红蛋白的水平升高，且与体重无关。睡眠呼吸暂停的严重程度似乎与胰岛素抵抗的程度相关。重度 OSAS 患者患显性糖尿病的危险性要高 45 倍。OSAS 患者中与肥胖作用无关的糖耐量减低可能与睡眠剥夺、交感激活剂和瘦素抵抗有关。

(7) 循环激素　OSAS 中，除了肾上腺素，其他一些循环激素如肾素、醛固酮、血管紧张素的水平也参与血压和血容量的调节。所有这些激素均有加压或水钠潴留的作用，可导致高血压。OSAS 患者中心房钠尿肽浓度的升高与低氧血症导致的肺动脉压力升高及胸腔内负压摆动的程度成正比。心房钠尿肽可促进利尿、利钠及血管扩张，因此与加压素及上述激素的潴水作用相反，结果是高夜间心房钠尿肽水平可能导致夜尿增多，这是 OSAS 的常见特征。而 CPAP 治疗可降低夜间心房钠尿肽水平及减少尿的产生。

缺氧激活心肌原癌基因介导心肌细胞凋亡，并可启动心肌细胞自噬性死亡，最终出现心肌病理性重塑。OSAHS 患者反复发作的夜间低氧会刺激肾脏分泌促红细胞生成素的增加，导致红细胞生成增多，血液黏稠度增加，血流缓慢，加速心血管受损的发生。有学者发现 OSAHS 伴发心力衰竭患者出现的低碳酸血症、低氧血症、通气增益效应增高、循环时间增长以及微觉醒可介导一种特殊模式的 CSA，即陈 - 施呼吸（Cheyne-Stokes respiration，CSR），常将二者统称为 CSR-CSA，其主要通过低氧和微觉醒引起交感神经活性增强，形成恶性循环并进一步加重心脏负担。

（二）影响因素

1. 肥胖 体重和 SAS 呈正相关。肥胖不仅使 SAS 发生增高，肥胖症本身也可加重心力衰竭，尤其是以腹部肥胖为主者，使膈肌上抬，心肺受压，加重心脏负担。

2. 饮酒 长期酗酒不仅可加重 SAS，也可引起酒精性心肌病而促发心力衰竭。

3. 年龄性别 男性和老年女性发生率高。

二、临床诊断

（一）临床表现

1. 睡眠呼吸暂停综合征的临床表现 SAS 患者，总是有睡不完的觉，躺下即睡，睡时即鼾，鼾则憋气，周而复始。甚至看书、读报、看电视、谈话即呼呼入睡，鼾声大作。SAS 患者睡眠中反复憋气→惊醒→再憋气→再惊醒，周而复始。SAS 患者中大部分血压昼夜节律消失，早晨血压比晚上高，夜间血压无明显下降，部分患者夜间比白天高。如果舒张压在早晨超过晚上的 30%，诊断 SAS 有 100% 的特异性。性功能障碍、性格异常、精神障碍、智力和认知功能障碍是 SAS 患者的主要症状之一。可表现为阳痿、性格内向、冷漠，抑郁、焦虑、狂躁、幻觉、疑病、晨起头痛、头晕、学习能力差、记忆力减退等。SAS 患者临床体征特点有：肥胖、颈部短粗、多血色体质、眼裂缩小、腮腺肥大、缩颌症或小颌症、扁桃体和腺样体肥大、身体矮小、眼睑下垂、肢端肥大等。

2. 睡眠呼吸暂停综合征合并心力衰竭的表现

（1）急性心排血量不足综合征 可出现晕厥、低血压休克或心脏停搏等表现。有的可表现为阿 - 斯综合征，若救治不及时，可导致突然死亡。

（2）急性肺充血综合征 患者可突然发生呼吸困难、焦虑不安、端坐呼吸、咳嗽、咯白色或粉红色泡沫样痰，皮肤苍白、湿冷，后期可出现发绀。严重者有意识模糊，甚至昏迷。肺部听诊可闻及湿啰音、水泡音或哮鸣音，心率加快，可有奔马律。

（二）辅助检查

1. 多导睡眠图 多导睡眠记录仪（PSG）一般是指有 6 个通道和 6 个以上参数的睡眠记录仪。多导睡眠记录仪为 SAS 的诊断、分型和治疗效果的判断提供了很好的依据。多导睡眠记录仪结论应包括以下内容：睡眠情况；呼吸情况，如最长呼吸暂停时间、呼吸暂停总时间、呼吸暂停总次数（指每次呼吸暂停 > 10s 的总次数）、平均呼吸暂停时间、AI、低通气次数（指呼吸气流降到清醒时的 50% 以下，持续时间 > 10s，或伴有血氧饱和度下降 4%以上）、HI、AHI、SaO_2、最低 SaO_2、氧减饱和度次数、氧减饱和度指数、血氧饱和度低于 90% 的时间（T_{90}）、平均血氧饱和度；心电监测；血压观察；胸动仪；腹动仪；肢动仪、眼动仪等。

2. 多次睡眠潜伏试验 MSLT 方法：测定白天睡眠，每次间隔 2h，记录每次睡眠 30min 的睡眠潜伏时间。正常成人 5 次睡眠潜伏时间的均值多在 10～20min。发作性睡病多次睡眠潜伏试验时间最短，并有2次或2次以上的 REM 睡眠发作。SAS 多次睡眠潜伏时间亦缩短，但仅偶有 REM 睡眠发作。5～10min 为中度嗜睡；≤5min 为重度嗜睡。如果睡眠潜伏时间大于 30min 仍不能入睡者，可能存在失眠。

3. 上气道放射学检查 上气道 X 线透视、连续摄像、CT、磁共振成像等放射学检查，可见上气道软组织松弛和狭窄。并可对先天性畸形、手术方案设计有指导意义。

4. 鼻咽纤维内镜检查 可直观发现狭窄部位。

5. 脉搏传输时间（PTT） 通过 PTT 觉醒中止的呼吸暂停、低通气及呼吸相关觉醒事件检测睡眠呼吸紊乱，是检测血压和皮质下觉醒的无创性指标。

6. 其他检查 睡眠期间和醒后动脉血气分析均正常，某些严重患者可见异常。血液学检查可见血红蛋白或血细胞比容升高和红细胞增多。

7. SAS 并发心力衰竭的检查

（1）心电图 可有窦性心动过速，各种心律失常、心肌损害，左心房、左心室肥大或 PTF_{V_1} 阳性等。

（2）动脉血气分析 PaO_2 明显下降，$PaCO_2$ 正常或下降，pH＞7.0。

（3）胸部 X 线检查 胸部 X 线片可有不同程度的肺水肿征象。

（4）血流动力学监测 有创导管测压可有肺毛细血管楔压升高、肺动脉高压和左心室充盈压增加。

（5）心脏彩超 可了解心脏大小、瓣膜情况、室壁活动、舒张功能和 EF 值。

（6）心肌同位素检查 左心室扩大，室壁运动普遍减低或无运动，左心室下壁心尖、下壁中部、基底部心肌缺血，左室射血分数降低。

（7）血浆内皮素和脑钠肽检查 SAS 并发心力衰竭时，血浆内皮素和脑钠肽增高。

（三）诊断与鉴别诊断

SAS 合并心力衰竭的诊断标准：①有 SAS 病史或经多导睡眠检查明确诊断；②有左心衰竭、右心衰竭或全心衰竭的临床症状和体征；③辅助检查有左心衰竭、右心衰竭或全心衰竭的相关指标。

SAS 应于发作性睡病、周期性嗜睡症、原发性嗜睡症、外伤后嗜睡症、低通气综合征、重叠综合征等鉴别。

三、治疗策略

（一）睡眠呼吸暂停综合征的治疗

一般治疗包括减肥、加强锻炼、戒除烟酒等不良生活习惯；夜间持续低流量吸氧；避免服用镇静药；白天避免过度劳累；发现呼吸暂停时，唤醒患者等。药物治疗，常用的药物包括普罗替丁、甲羟孕酮、乙酰唑胺等。有报道，睡眠前服用乙酰唑胺可以减少 SAS 并减少相应的白天症状。但是目前没有证据表明应当长期使用乙酰唑胺治疗 SAS。

器械治疗有持续气道正压通气（CPAP）、口腔矫治器等。手术治疗包括悬雍垂腭咽成形术（UPPP）、正颌外科手术、气管切开术等。根据不同病因及病情选择使用。

（二）睡眠呼吸暂停综合征合并心力衰竭的治疗

1. 药物治疗 临床上用于治疗心力衰竭的药物均可用于睡眠呼吸暂停合并心力衰竭的

治疗。ARNI/ACEI/ARB 可以降低轻中度心力衰竭患者的 AHI 并减少夜间低氧饱和发作。但有应用 ARNI/ACEI/ARB 后可增加呼吸道气流和咳嗽，从而增加 AHI，应引起注意。利尿药可以降低心脏充盈并减轻 SAS，但是某些患者用药后出现代谢性碱中毒，使得外周 $PaCO_2$ 与呼吸暂停的 $PaCO_2$ 阈值差别减小，反而加重 SAS。β 受体阻滞剂可以抑制交感神经活性，并可以调节心力衰竭通气反应，降低 SAS 患者的 AHI。

2. 非药物治疗 夜间供氧可以改善 SAS 引起的低氧血症，减少 SAS，降低夜间去甲肾上腺素水平，并可以增加运动试验最大摄氧量，但对改善心功能作用较差。

无创正压通气装置，如经鼻持续正压通气呼吸机（CPAP）、双水平及自动调压伺服通气呼吸机，即可以清除夜间打鼾、改善睡眠结构、改善夜间睡眠呼吸暂停和低通气、纠正夜间低氧血症，又能改善 LVEF，提高心功能分级，降低白天去甲肾上腺素，改善生活质量。

CPAP 可纠正缺氧状态，改善睡眠质量（Ⅱb 类，B 级），提高 LVEF 和 6 MWT，但不改善预后和心力衰竭住院率。对于合并房颤的 OSAS 患者，CPAP 有助于降低永久性房颤发生率。NYHA 心功能分级 Ⅱ~Ⅳ 级的 HFrEF 患者伴有 CSAS 时，给予伺服通气（adaptive servo-ventilation，ASV）会增加患者的死亡率，因此不被推荐用于 CSAS 患者（Ⅲ类，B 级）。CRT 治疗在心力衰竭的治疗中的地位已得到肯定，但其在睡眠呼吸暂停合并心力衰竭患者中的应用尚不明确。一些试验数据显示，对有左束支传导阻滞的 SAS 的心力衰竭患者行 CRT 治疗，使睡眠呼吸指数明显降低，减少呼吸暂停低通气时间，改善心脏射血功能。另一个试验中，已经进行 CRT 治疗的患者，停止起搏使睡眠呼吸暂停加重，恢复 CRT 治疗后睡眠呼吸暂停显著改善。

四、预后

SAS 合并心力衰竭的发生率高达 11%。软组织水肿（在仰卧位睡眠时会加重）及随之增加的上呼吸道阻力可导致吸气力增加及上呼吸道塌陷，从而增加新发 SAS 的危险。相反，流行病学资料提示独立于其他危险因素，SAS 也与心力衰竭风险增加有关。SAS 可通过其对交感驱动、内皮素、内皮功能、高血压及缺血性心脏病等已知是心力衰竭的重要危险因素的作用而导致心力衰竭。另外，SAS 还可通过增加跨壁压及心室壁应激而加强急性心室功能紊乱。因此 SAS 与心力衰竭的合并存在就产生了导致心力衰竭进行性发展的恶性循环。SAS 可使心功能恶化，而后者随后又会加重 SAS。

第五节 贫血合并心力衰竭

贫血是由多种原因引起的以血红蛋白（Hb）降低，血携氧能力下降，血氧供应不足为特征的常见症状或综合征，包括失血性、溶血性和造血功能障碍性贫血。我国血液病学专家认为，在我国海平面地区，成年男性 Hb < 120g/L，成年女性（非妊娠）Hb < 110g/L 称为贫血。临床上按起病缓急可分为慢性和急性贫血两类；按红细胞形态可分为巨细胞性、正常细胞性和小细胞性贫血 3 类；按骨髓病理改变可分为巨幼细胞性、增生性和增生不良性贫血 3 类。

贫血患者 Hb < 70g/L 会引起心血管改变，表现为心脏活动亢进的症状和体征，包括心动过速、动脉和毛细血管搏动增加以及多种血液动力学杂音。长期慢性严重贫血会导致贫血

性心脏病，表现为心脏扩大和心力衰竭乃至急性左心衰竭发作。

一、发生机制

严重贫血会从4个方面影响心脏，导致心脏扩大和心力衰竭。①慢性严重贫血时心肌长期缺氧出现退行变性，使心脏贮备功能减退。②严重贫血使血液载氧能力明显下降，对机体各系统供氧不足，因而心排血量增加，心脏负荷加重。心排血量增加虽然与血液黏稠度下降、血流加速和心脏收缩力增强有关，但主要是心率和每搏量的增加，每搏量的增加又与周围小动脉扩张，周围循环阻力下降密切相关，所以周围阻力降低，是高排血量的主要因素。由于心排血量增加，体循环收缩压保持正常，所以左、右心室做功均明显增加，左、右心室扩大和肥厚，持续的心排血量增加必然导致心功能不全。③贫血通过血流动力学和非血流动力学两种调节机制作用于心肌，还可导致血液黏稠度下降，增加回心血量，提高心脏前负荷，最终兴奋交感神经系统，增加心率。贫血增加心率和每搏量后，导致心肌供氧进一步缺乏，加快心肌细胞死亡；还可增强氧化应激，造成心脏损伤。④严重贫血可诱发心绞痛和冠状动脉供氧不足及功能障碍，原有冠心病者更易发生。

贫血可引发一系列病理生理改变，在血红蛋白水平低下的情况下，血液的载氧量明显减少，造成全身组织缺氧，增加无氧代谢和酸性产物，使外周血管持续扩张，造成血压下降，交感神经系统被激活，从而造成每搏输出量增加，心率加快。同时还能引起肾血管收缩，减少肾血流量，从而激活肾素-血管紧张素系统，促使血管升压素分泌，加重肾血管收缩，增加回心血量，加重心脏前负荷，升高室内压，引起血管及心脏重构，导致心肌缺血，引发贫血性心脏病。

贫血性心脏病患者因慢性、严重的贫血所导致的心力衰竭与其他原发心血管疾病所致的心力衰竭有着根本不同的发病机制，因此作为反映心脏功能最有价值的指标每搏输出量（SV）、LVEF不是减低，而是多表现为正常或超过正常。这是因为当 Hb < 70g/L 时，血液载氧量减少并持续相当时间，血液循环系统就会发生代偿性改变。这种代偿主要通过增加心排血量来完成，因此贫血性心脏病所致心力衰竭属高排血量型心力衰竭。当心力衰竭纠正后，临床症状明显好转，但 SV、LVEF 未见提高反而下降。

二、临床诊断

（一）临床表现

1. 贫血的表现 症状轻重取决于贫血的严重程度、贫血的进展速度、持续时间和心血管等机体的储备功能等因素。患者常感胸闷、乏力、易倦、头晕、头痛、眼花、耳鸣、心悸、气短、食欲缺乏等，出现面色苍白、心率增快。

2. 心力衰竭的表现 血红蛋白 < 70g/L，持续3个月即可引起心脏扩大，继而发展为心力衰竭。患者有心悸，不同程度的呼吸困难、端坐样呼吸，心排血量不足的表现，器官、组织灌注不足及代偿性心率加快所致的主要症状，少尿及肾功能损害的症状，消化道症状（如腹胀、食欲缺乏、恶心、呕吐等）；后期出现水肿、颈静脉征、肝大等。

（二）辅助检查

1. 血液常规检查 有中度以上贫血存在。贫血类型视贫血原因而异，需要进一步查明贫血原因。

2. 心电图检查 轻度贫血时，心电图可以没有任何改变。重度贫血患者的心电图会出现类似于心肌病变的低电压、ST 段压低、T 波低平或倒置等非特异性改变。

3. 胸部 X 线检查 2/3 患者示心脏普大型，可见肺淤血表现，也可有胸腔积液或心包积液表现。

4. 超声心动图 可发现心脏扩大和左心室肥厚，后者常呈现"向心性肥厚"，室壁和心室腔内径成比例扩张，早期表现为收缩功能增强，久之出现收缩功能不全与射血分数下降，舒张功能多正常。

（三）诊断与鉴别诊断

贫血合并心力衰竭的诊断不难，根据存在中度以上慢性贫血病史，结合有心脏增大和心力衰竭的临床表现及贫血改善后，心脏功能恢复正常，即可明确诊断。须注意排除非贫血（如高血压、冠心病、风湿性心脏病、扩张型心肌病、甲状腺功能亢进性心肌病等）引起的心力衰竭、恶性肿瘤患者、消化道出血者及慢性肾衰竭患者。

三、治疗策略

（一）贫血的治疗

1. 药物治疗 贫血的药物治疗须针对不同病因给予相应的药物，如缺铁性贫血给予铁剂治疗；巨幼细胞性贫血分别给予叶酸和（或）维生素 B_{12} 治疗；慢性贫血患者可给予促红细胞生成素治疗。

2. 输血治疗 短期内难以去除病因、病因未明或难以纠正的重度贫血患者，可以通过输血以尽快缓解症状。但慢性贫血患者可能难以耐受由于输注全血而引起的血容量增加，不恰当的输血有可能诱发或加重心力衰竭。应采取少量、多次、缓慢输注浓缩红细胞，一般每次输注 100～200mL，每 2～3 天输 1 次。输血前给予静脉注射呋塞米或托拉塞米 20～40mg，同时采取半卧体位。

（二）心力衰竭的治疗

心力衰竭时首选利尿药治疗，也可酌情选用 ARNI/ACEI/ARB 和 β 受体阻滞剂。重度贫血并发心力衰竭应避免使用硝酸酯类药物和慎用正性肌力药物（如强心苷）。因本病属高心排血量性心力衰竭，强心苷疗效欠佳，且长期缺氧心肌对强心苷敏感，易发生中毒。只有当伴有快速心室率的心房颤动时，可给予静脉注射毛花苷 C 或口服地高辛以控制心室率。

四、预后

贫血合并心力衰竭的预后主要取决于原发疾病。除恶性血液病或病因难以纠正的贫血患者外，多数患者的预后较好。

文献资料显示，Hb＜40g/L 时易引起心力衰竭发作，其中劳累、感染、妊娠、老年是贫血性心脏病患者心力衰竭发作的诱发因素。因此贫血患者应避免劳累，及早治疗贫血病因，控制贫血的进程，对预防贫血性心脏病和心力衰竭发作至关重要。

第六节 慢性肝病合并心力衰竭

慢性肝病是指以解剖形态学为基础的肝慢性疾病,包括慢性肝炎、肝纤维化、脂肪肝、肝硬化、原发性肝癌等一系列肝病,肝硬化、肝癌则是慢性肝病发展的最终结果。慢性肝病是我国人群中的常见病,据统计全国现有慢性肝病患者大约1200万,随着肝功能损害的逐渐加重,出现全身其他脏器功能障碍。慢性肝病患者由于外周血管阻力下降、神经内分泌调节紊乱、血管活性物质的释放等因素使全身处于高动力循环状态,最终导致心脏结构和功能的异常,应激状态下心肌对各种刺激的反应性明显降低,可诱发心力衰竭,导致慢性肝病性心肌病。国外学者对135名慢性肝病患者尸检发现,43%具有心脏解剖学异常,尤其是心脏肥大和左心室肥厚。

一、发生机制

(一) 发病机制

1. β肾上腺素受体改变 β肾上腺素受体和受体后信号转导通路在调节心肌收缩功能方面具有极其重要作用。当β肾上腺素受体兴奋时,激活G蛋白,形成受体G蛋白三磷酸鸟苷酸环化酶,使三磷酸腺苷转化为腺嘌呤核苷酸,进而激活腺嘌呤核苷酸依赖性蛋白激酶A,促进蛋白质磷酸化,激活Ca^{2+}内流,引起心肌收缩。因此,β肾上腺素受体的任何异常变化均可导致心肌收缩功能受损。Ma等对胆汁淤积性肝硬化大鼠的研究表明,心肌细胞膜β肾上腺素受体密度降低且敏感性下降,但亲和力没有明显变化。

2. 细胞膜物理特性和离子通道改变 慢性肝病患者和动物模型的心肌细胞、红细胞和肝细胞膜流动性下降。细胞膜物理特性的改变与β肾上腺素受体、G蛋白功能相互作用、相互影响,在膜受体功能的正常发挥中起重要作用。慢性肝病鼠轻度的心肌细胞膜流动性下降,即可引起β肾上腺素受体介导的腺嘌呤核苷酸产生40%,提示β肾上腺素受体功能的发挥至少部分是依赖于细胞膜流动性的。

3. 体液因子改变 慢性肝病患者由于肝细胞低血流灌注和门体分流,自肠道吸收的毒性物质可逃避肝的灭活作用而进入体循环,导致内毒素和细胞因子如白细胞介素、肿瘤坏死因子等增加,产生心脏抑制作用。有些因子能激活诱导型一氧化氮合酶、诱导心肌组织产生过多一氧化氮,从而影响心脏收缩功能。

4. 高动力循环状态 慢性肝病患者除表现低血流灌注和代谢改变外,还表现为高动力循环状态。显然,长期高动力循环状态必然引起心排血量增加,也能引起心室容量负荷加重,导致心室扩大和心肌细胞增生肥大,晚期可引起心脏舒张功能障碍。

5. 肝炎病毒或免疫复合物损害心脏 肝炎病毒直接侵犯心脏、免疫复合物引起的心肌受损、凝血功能障碍可导致心肌广泛损伤,心脏扩大。

(二) 病理生理改变

1. 心脏质量、容量及心肌厚度变化 大多数研究认为,慢性肝病患者的心脏质量、容量和心肌厚度在正常范围内。但也有一些报道提示左心室质量增加。由于研究方法不同,有关慢性肝病患者心脏容量的报道差异较大,其左心室直径的变化与血流动力学功能紊乱有关。目前研究认为，慢性肝病患者左心室内径变化较右心室明显。慢性肝病患者无论有无腹水存在，其室间隔厚度均较正常对照组明显增加，同时伴有腹水的患者左心室壁的相对厚度也有所增加。

2. 心脏的负荷变化 多数研究认为，慢性肝病患者右心室压、肺动脉压、左心房压和肺毛细血管楔压属于正常高值，但在休息时处于正常范围。在慢性肝病失代偿期，由于腹水造成的体液潴留或血容量增加所致的血流动力学紊乱均可导致右心房压升高，而穿刺放腹水后又可使其下降。运动、药物及某些治疗均可影响心脏的前后负荷，近年研究认为腺苷能影响慢性肝病患者心血管功能，而行经颈静脉肝内门体分流术等可立即升高肺动脉压、肺毛细血管楔压和右心房压，腹腔静脉分流术则可使患者发生急性肺水肿。

3. 左心功能异常 慢性肝病患者表现为高动力循环状态，心排血量增加，心率加快，血容量增加，动脉血压和全身血管阻力下降。慢性肝病患者在休息时 LVEF 正常，但运动后明显升高。多数慢性肝病患者需氧运动和最大心率均降低，运动后正常人的最大心率可达 147 次/分，慢性肝病代偿期为 136 次/分，而慢性肝病失代偿期仅为 110 次/分。心率对运动的反应迟钝，心脏收缩力下降，伴有周围氧摄取和需求不平衡的骨骼肌的过度消耗等因素可能是降低心脏功能的原因。舒张功能的异常与肝脏损害的严重性、升高的门静脉压力及病程的长短呈正相关，可能与以下因素有关。①心室负荷加重：由于肝功能损害，体内大量扩血管物质的存在导致血压降低，心脏通过增加心率和每搏量维持血压，导致心肌肥大，而心肌肥大是导致心脏舒张功能减退的主要病理改变之一。②神经、体液因素影响：周围血管扩张刺激周围动脉压力感受器引起肾上腺交感神经兴奋，大量分泌的儿茶酚胺抑制肌浆网对钙的摄取，引起心肌舒张功能受阻。周围血管扩张刺激肾素血管紧张素醛固酮的分泌，醛固酮引起水钠潴留加重心脏前负荷，还可直接引起心肌细胞肥大和心肌间质纤维化，即心肌重构。心肌重构导致心肌舒张功能减退是较明确的病理改变。③心肌供血不足及缺氧：周围血管扩张，血压降低，导致冠状动脉灌注压降低，冠状动脉供血量减少；心肌肥大，使心肌相对供血减少；大量肺内动静脉侧支开放，血氧饱和度不全，这些因素使心肌细胞缺氧，产生三磷酸腺苷不足，心肌细胞肌质网钙泵对钙离子摄取障碍，心肌舒张减慢。

4. 右心功能异常 慢性肝病患者右心变化主要表现在右心室内径扩大，右心室流出道增宽，右心室前壁增厚，搏动幅度增强。导致慢性肝病患者右心变化的可能原因如下。①静脉回流增加：慢性肝病时门静脉侧支循环形成，肝内自然分流，使右心室负荷加重。②肺动脉高压：慢性肝病门静脉高压时可发生肺动脉高压，使右心室压力增高，右心室内径增大。③慢性肝病时水钠潴留也是增加心脏前负荷的主要因素。④慢性肝病失代偿期腹水出现时横膈抬高，肺部受压，肺活动度减低，肺内缺氧，使小动脉痉挛，肺小动脉阻力增加，右心室排血阻力增加，必须加大射血能力，否则可致右心受累。

二、临床诊断

（一）临床表现

肝功能减退的临床表现如消瘦乏力、食欲缺乏、出血倾向和贫血、内分泌紊乱，门静脉高压的临床表现如脾大、腹水、侧支循环的建立和开放等。多数慢性肝病患者心脏舒张功能障碍更常见，并先于收缩功能障碍发生。舒张功能障碍导致左心室硬化和肥大，心肌顺应性下降，舒张压升高。为了应对左心室的高阻力，左心房扩张。如左心室压急剧升高，可诱发心力衰竭。慢性肝病引起的心肌损害早期无明显临床症状，静息状态时心脏收缩功能正常，甚至有所提高；处于应激状态（如运动、手术、精神刺激）时，心搏指数、左室射血分数均下降。这是因为静息状态下外周血管扩张、心室后负荷下降，从而保护了心脏收缩功能，避免了明显的心力衰竭症状的出现。多数患者出现动脉血压下降，是心脏对应激的一种异常反应，并非仅仅是外周血管显著扩张的一个表现。晚期可出现低心排血量的扩张性心肌病，进而出现慢性充血性心力衰竭。患者起病隐匿，常先被发现有心脏扩大，经数月或数年出现心功能不全。大部分严重心功能障碍存在于慢性肝病代谢失调患者，常见症状有左心功能不全引起的劳力性呼吸困难、端坐呼吸及夜间阵发性呼吸困难，右心功能不全引起的腹水、水肿，常合并各种心律失常。腹水患者静息及运动时的心脏舒张功能不全更严重，在大量穿刺抽腹水并输入白蛋白后，舒张功能不全可部分改善。

（二）辅助检查

1. **肝功能检查** 失代偿期血清白蛋白降低，球蛋白升高，白蛋白/球蛋白倒置。凝血酶原时间延长，凝血酶原活动下降。氨基转移酶、胆红素升高，一般以谷丙转氨酶增高显著。总胆固醇及胆固醇脂下降，血氨可升高。氨基酸代谢紊乱，支/芳比例失调。BUN、Cr升高。电解质紊乱，如低钠血症、低钾血症、低镁血症、低钙血症等。

2. **彩色多普勒超声检查** 肝被膜增厚，肝表面不光滑，肝实质回声增强，粗糙不匀称，门静脉直径增宽，脾大，腹水。心脏彩超可测定心房、心室大小，评估收缩及舒张功能，计算 EF 值。舒张松弛功能受损，表现为左心室舒张流入血流减速时间显著延长、等容松弛时间（IVRT）延长、E/A 值下降；收缩功能障碍可表现为运动及容量负荷时心排血量不能明显增加，静息 EF ＜ 55%。多数患者还可发现心房、心室扩大，左心室肥厚。

3. **CT 检查** 肝各叶比例失常，密度降低，呈结节样改变，肝门增宽、脾大、腹水。

4. **内镜检查** 可确定有无食管-胃底静脉曲张，阳性率较钡餐 X 线检查为高。尚可了解静脉曲张的程度，并对其出血的风险性进行评估。食管-胃底静脉曲张是诊断门静脉高压的最可靠指标。在并发上消化道出血时，急诊胃镜检查可判明出血部位和病因，并进行止血治疗。

5. **心电图检查** 30%～60% 的慢性肝病患者存在 Q-T 间期延长，是心肌电机械分离的表现，与肝病的严重度平行，并通常在肝移植后改善。心肌细胞 β 肾上腺素受体功能和信号传递障碍、肝功能不全、体液因子失调、心肌细胞膜理化特性改变是介导 Q-Tc 间期延长的主要因素。其他心律失常如窦性心动过速、窦性心动过缓、阵发性室上性心动过速、期前收缩、心房颤动、房室传导阻滞、束支传导阻滞亦常见。

6. **脑钠肽** BNP 主要由左心室细胞合成，左心室舒张松弛受损引起 BNP 释放。BNP 有较强的利尿、利钠和血管扩张特性，由 RAS 系统作用的代偿调节产生。BNP 升高可鉴别单纯舒张功能不全的无症状患者，敏感度85%，特异度74%，是发现心功能不全的筛选工具。慢性肝病患者的 BNP 升高，与室间隔厚度、慢性肝病分级密切相关，其机制仍不明确，目前大多数证据支持心脏不良应激的假设。出现明显心功能不全表现时，BNP 显著升高。

（三）诊断与鉴别诊断

目前慢性肝病合并心力衰竭尚无统一的诊断标准，下列几项可供参考：①符合慢性肝病的诊断标准；②基础心排血量增加而心肌对应激的反应低下；③心脏收缩和（或）舒张功能异常；④静息时左心衰竭表现不明显；⑤心脏电生理异常，如 Q-T 间期延长等。

三、治疗策略

（一）药物治疗

由于缺乏治疗方面的研究，目前推荐的治疗措施都是经验性、非特异性和支持疗法。在没有心血管应激的稳定情况下，轻度的舒张和收缩功能异常不需要积极治疗，因为外周血管扩张保护了心功能。但在心脏明显应激的情况下，如败血症、外科手术或TIPS植入，可诱发严重的心力衰竭。治疗措施一般与非慢性肝病性心功能不全相似，包括半卧位休息、吸氧、利尿药、血管活性药物的使用等。

与非慢性肝病性心功能不全患者不同，慢性肝病合并心力衰竭患者外周血管扩张显著，对降低前负荷与后负荷的药物耐受性低，尤其是血管扩张药如ACEI、洋地黄等没有益处，短效毒毛旋花苷不能增强心脏收缩。β肾上腺素激动剂如异丙肾上腺素和多巴胺，对慢性肝病合并心力衰竭患者无益。

除了降低门静脉压力，β受体阻滞剂还可减小高动力循环负荷和改善Q-Tc间期、电机械不匹配。但也有研究显示，β受体阻滞剂因可减少心排血量而使应激状态下心功能恶化，也可能与合并难治性腹水的肝硬化患者的不良预后相关。因此β受体阻滞剂是否能改善收缩力、心律失常以及对患者预后的影响都值得进一步研究。

大量抽腹水并输入白蛋白后，舒张功能部分改善。使用醛固酮拮抗剂坎利酸盐6个月后，左心室心腔容积和室壁厚度减小，舒张功能轻度改善。但这些报道的样本量较小，观察时间较短，需要增加样本量和延长观察时间。

左心室舒张功能不全对容量的敏感性体现在过量使用利尿药可能导致心搏血量急剧减少，因而慢性肝病合并心力衰竭患者使用利尿药时应当谨慎。利尿药通常从小剂量开始，逐渐加量，病情控制后以最小有效量长期维持，并根据体液潴留情况随时调整剂量。慢性肝病患者由于动脉血压偏低，应用时应严密监测血压变化。

在动物实验中发现，三黄泻心汤治疗慢性肝病合并心力衰竭有效。研究还发现补阳还五汤可以显著改善慢性肝病合并心力衰竭大鼠心肌病变程度。

（二）非药物治疗

充分抗心力衰竭药物治疗后，心功能仍在Ⅲ～Ⅳ级，LVEF≤35%，QRS波群时限＞130ms的窦性心律患者，是植入CRT的适应证。如曾有心脏停搏、心室颤动或伴有血流动力学不稳定的室性心动过速，可考虑植入ICD作为二级预防以延长生存。是否采用上述治疗方法需综合考虑患者发生心脏性猝死的危险，以及患者整体情况和预后因人而异。而心脏移植作为终末期心力衰竭的一种治疗方式，适用于无其他可选择治疗方法的重度心力衰竭患者。

肝移植可能对治疗慢性肝病合并心力衰竭有效。围手术期间，血流动力学变化包括心排血量减少、心率降低、肺动脉压力降低，以及动脉血压下降、血管阻力增加。因此，肝移植能够纠正门静脉高压和高动力循环。有研究显示，肝移植后6～12个月，心室壁厚度、运动耐量、运动后收缩反应、舒张功能完全恢复，伴有心肌质量减小。由于门腔分流消失，肝移植后约50%患者QT间期得以恢复。然而，另有研究显示，肝移植后舒张功能恶化；而且，由于缺乏准确的移植前评估及有效的预测方法，移植后阶段亚临床心脏并发症发生率高。因此，对于慢性肝病合并心力衰竭患者，肝移植围手术期的心血管管理，以及研发预测术后并发心力衰竭的技术显得十分重要。

四、预后

慢性肝病的心力衰竭由于发病隐匿，常常在应激或不恰当运动、使用某些药物及出血、手术等因素作用下，诱发心功能不全的临床表现甚至猝死，临床上容易被忽视。慢性肝病总的预后不良，直接增加肿瘤、出血和感染的风险，漏诊心功能损害会增加死亡风险。肝移植是目前公认的治疗慢性肝病的有效手段，但有报道肝移植患者术后有7.3%死于充血性心力衰竭。术后短期内全身性血管舒张和高动力循环可好转，中期和长期过程中的心功能变化需要进一步研究。

第七节 妊娠合并心力衰竭

妊娠合并心力衰竭是指妊娠妇女合并各种心脏疾病（包括妊娠前已有心脏病及妊娠后发现或发生的心脏病）导致心功能不全的一种综合征。绝大多数情况下是指心肌收缩力下降使心排血量不能满足机体代谢的需要，导致器官、组织血液灌注不足，同时出现肺循环和（或）体循环淤血的表现。很少数情况下心肌收缩力尚可使心排血量维持正常，但由于异常增高的左心室充盈压，使肺静脉回流受阻，而导致肺循环淤血。

妊娠合并心脏病是产科严重并发症，其发病率为0.5%～3.0%。2019年欧洲心脏病学会妊娠及心脏病注册项目（ROPAC）报道心脏病孕妇心力衰竭发生率为11.0%。在世界范围内，妊娠合并心力衰竭的发生率每年增加1%～4%，占孕妇死亡原因的9%。随着高龄孕妇的增加和共患病如高血压发病率的升高，妊娠合并心力衰竭的发生率有进一步升高的趋势。

一、发生机制

（一）病因及发病机制

1. 病因 从病理生理角度，可把心力衰竭的原因分为以下三大类。①心脏负荷过度和机械异常：包括高血压、先天性心脏病、风湿性心脏病、梗阻性肥厚型心肌病、甲状腺功能亢进性心脏病、限制型心肌病、缩窄性心包炎等。②心肌功能丧失及其间质异常：包括围生期心脏病、心肌炎等。③心脏异常激动形成或传导障碍：包括严重心动过缓或过速，频发期前收缩、心室颤动、心室传导障碍等。

2. 发病机制

（1）心肌损伤和坏死。

（2）神经内分泌的激活，使交感神经兴奋而副交感神经受抑制；儿茶酚胺升高；血液循环和局部心肌中的肾素-血管紧张素系统均被激活；患者血液中血管升压素、内皮素、神经肽Y、利尿钠肽、前列腺素、激肽、肾上腺髓质素水平升高，而血管内皮舒张因子、降钙素基因相关肽则降低。

（3）心率加快，心肌肥大。

（4）血流动力学障碍。

（5）外周循环和组织代谢的改变 器官血流量再分配，外周血管的适应性改变及组织代谢的适应性改变。

（6）妊娠期心血管系统的变化 从妊娠早期开始，血容量增加、外周血管阻力下降、舒张压下降、脉压增宽、心率增快、心排血量增加；至妊娠晚期，血流动力学改变更为显著，血容量增加45%～50%（双胎妊娠时血容量再增加33%），心率增快20%，心排血量增加30%～50%，使心肌耗氧量增加；至分娩时，交感神经刺激和宫缩导致胎母输血使得母体血容量进一步增加，心率进一步增快，心排血量在第二产程增加至49%。这些血流动力学变化在健康孕妇是可以耐受的，但是心脏病孕妇由于心血管储备有限，可导致原有的心脏病恶化发生失代偿，从而并发心力衰竭。母体心脏失代偿可以发生在妊娠的任何时期，但主要发生在妊娠中晚期或围产期，因为这些时期血流动力学发生快速变化的危险性最高。此外，妊娠晚期由于子宫增大，膈肌上升，心脏向左侧移位，大血管扭曲，心血管位置的改变增加了心脏的负担。

（二）危险因素

（1）妊娠合并心力衰竭的常见诱因以输液过多过快、低蛋白血症、呼吸道感染为常见。产前有早期心力衰竭表现未重视，于术前、术中、术后输液过多过快，加之产褥早期大量组织间液回流体循环导致产后急性左心衰竭。其他的产科合并症如巨大儿、羊水过多、甲状腺功能亢进症等也可诱发心力衰竭。子痫前期、甲状腺毒症性心脏病患者易并发较严重低蛋白血症，常伴有胸腔和心包积液，而产后回心血量增加使胶体渗透压更进一步下降，此时最易发生心力衰竭、肺水肿。有研究发现孕期血压升高、贫血、低蛋白血症是发生妊娠合并心脏病并在孕晚期发生心力衰竭的危险性因素。

（2）孕前NYAH心功能分级≥Ⅱ级、基础心率＞100次/min、孕前发生心脏事件是孕产妇合并心脏病患者发生心力衰竭的独立危险因素。

（3）妊娠合并心力衰竭的发生与年龄、胎数等密切相关。临床上将年龄≥35岁的孕产妇称为高龄孕产妇，随着年龄的增长，依赖于血管内皮的血管舒张作用下降，同时心脏舒张功能多存在异常，导致高龄孕产妇对孕产期血容量及血流动力学变化的适应能力下降，合并心脏病时更加容易出现心力衰竭。研究发现年龄大于35岁，且胎数较多的产妇为心力衰竭发生的高危因素。

（4）国内一项大样本Logistic回归分析表明，LVEF＜40%、妊娠前心力衰竭病史、双胎妊娠、窦性心动过速、纽约心功能分级＞Ⅱ级和严重肺动脉高压（肺动脉收缩压≥80mmHg，1mmHg=0.133kPa）是女性心脏病患者妊娠期间并发心力衰竭的独立危险因素。

二、临床诊断

（一）临床表现

一方面，正常妊娠时血流动力学变化导致的症状与心力衰竭相似，从而掩盖了心力衰竭症状；另一方面，正常妊娠体检发现的症状常与妊娠合并心力衰竭互有重叠。头晕、心悸、呼吸困难、疲劳、运动耐力下降、端坐呼吸（常见于足月妊娠晚期）、胸痛、周围性水肿、颈静脉扩张常见于正常妊娠，也是心力衰竭孕妇的非特异性表现。心脏病女性妊娠期间无论是否合并心力衰竭，心悸（63.38%）都是最常见的症状，其次是呼吸困难（23.59%）、下肢水肿（8.45%）和胸痛（8.1%）。

以下症状体征提示妊娠合并心力衰竭，有利于心力衰竭的早期识别：运动时晕厥、呼吸困难进行性加重或心功能Ⅳ级、运动耐力下降进行性加重或心功能Ⅳ级、典型心绞痛、严重或撕裂样疼痛（可能是主动脉夹层）、周围性水肿严重或进行性加重、新发心律失常（如心房颤动、持续性室上性心动过速、症状性室性心律失常）、颈静脉进行性扩张伴V波显著、心脏听诊舒张期杂音或连续性杂音、夜间常因胸闷而坐起呼吸、肺底少量持续性湿啰音，咳嗽后不消失。

（二）辅助检查

1. 心电图 能提供许多重要信息，包括心率、心脏节律、传导，以及某些病因依据等。还可检出心肌肥厚、心房或心室扩大、束支传导阻滞、心律失常的类型及其严重程度等。

2. 胸部X线检查 可显示肺淤血的程度和肺水肿，还可根据心影增大及其形态改变，评估基础的或伴发的心脏和（或）肺部疾病，以及气胸等。

3. 超声心动图 可以了解心脏的结构和功能、心瓣膜状况，是否存在心包病变、急性心肌梗死的机械并发症，以及室壁运动失调；可测定LVEF，检测急性心力衰竭时心脏收缩/舒张功能相关数据。多普勒超声成像可间接测量肺动脉压、左右心室充盈压等。

4. 动脉血气分析 可检测动脉氧分压（PaO_2）、二氧化碳分压（PaO_2）和氧饱和度，还应检测酸碱平衡状况。

5. 常规实验室检查 包括血常规和血生化检查，如电解质、肝功能、血糖、白蛋白及高敏C反应蛋白（hs-CRP）。

6. 心力衰竭标志物 BNP及NT-proBNP的浓度增高已成为公认诊断心力衰竭的客观指标。妊娠合并心力衰竭有重要参考价值。

7. 心肌坏死标志物 旨在评价是否存在心肌损伤或坏死及其严重程度。

（三）诊断与鉴别诊断

1. 诊断要点 根据基础心血管疾病、诱因、临床表现（病史、症状和体征），以及各种检查（心电图、胸部X线检查、超声心动图和BNP/NT-proBNP）可作出诊断。

2. 应区分妊娠期生理变化与心脏病的症状和体征 正常妊娠时可有下肢水肿、轻度心悸、气促、心浊音界轻度扩大，与真正心脏扩大需要鉴别。肺动脉瓣区、心尖区及锁骨下区可闻及收缩期杂音，第一心音亢进，第二心音固定分裂（妊娠晚期），不要误诊为心脏病，应做进一步检查，以便确定有无心脏病及其类型和程度。

3. 鉴别诊断 急性左心衰竭应与可引起明显呼吸困难的疾病如支气管哮喘发作和哮喘持续状态、急性大块肺栓塞、肺炎、严重的COPD尤其伴感染等相鉴别，还应与其他原因所致的非心源性肺水肿及非心源性休克等疾病相鉴别。

三、治疗策略

确定并治疗病因、诱因，控制心力衰竭综合征，适时终止妊娠。

（一）药物治疗

妊娠合并心力衰竭的药物治疗目标是控制心率、降低心脏负荷、增强心肌收缩力。

1. 镇静药 主要用于急性左心衰竭患者，最常使用小剂量吗啡，用法为2.5～5.0mg静脉缓慢注射。围生期心肌病禁用吗啡，可选用地西泮。

2. 正性肌力药

（1）毛花苷 C　若近 1 周未用强心苷，可用 0.4mg 加入 5%～10% 葡萄糖注射液 20mL 中缓慢静脉注射 5min 以上，必要时 4～6h 后再注射 0.2～0.4mg，最初 24h 总量为 0.8～1mg。

（2）毒毛花苷 K　在未曾用过强心苷者，开始用量为 0.25mg 加入 5%～10% 葡萄糖注射液 20mL 中缓慢静脉注射，必要时 4～6h 后再给 0.125～0.25mg，最初 24h 总量不超过 0.5mg。

（3）地高辛　在心力衰竭发生缓慢，情况不甚危急时使用，0.25mg 每日 2 次口服，2～3d 后根据临床效果改为每日 1 次。

（4）左西孟旦及其他正性肌力药　左西孟旦不增加心肌耗氧量，可作为正性肌力药的首选，初始剂量 0.1μg/（kg·min）静脉泵入，根据血压和患者反应来调整剂量，维持 24h 静脉滴注。但该药对患者预后是否有益，尚不确定。若无左西孟旦，可考虑使用米力农等磷酸二酯酶抑制剂，应用时应监测室性心律失常的发生。需要说明的是，正性肌力药和血管升压药的致畸作用尚不清楚，但严重心力衰竭患者必须使用。

3. 减轻心脏前负荷

（1）利尿药　常用制剂有呋塞米，20～40mg 静脉注射，注意维持电解质平衡。妊娠期心力衰竭患者使用利尿药可缓解肺水肿（例如阵发性夜间呼吸困难或劳力性呼吸困难）及明显的外周水肿。袢利尿药是心力衰竭患者常用的一类利尿药。孕妇使用袢利尿药的潜在并发症与未妊娠的患者相似，包括低血容量、代谢性碱中毒、糖耐量降低、低钾血症、低钠血症、高尿酸血症和胰腺炎等。胎儿的潜在风险与血容量减少和胎盘灌注减少有关。有报道妊娠期服用噻嗪类利尿药的新生儿有出血风险增加和低钠血症的风险。

醛固酮拮抗剂螺内酯和依普利酮与醛固酮竞争盐皮质激素受体，可延长部分心力衰竭患者的生存期。然而，在动物研究中，螺内酯的抗雄激素作用导致男性胎儿女性化。既没有数据也没有临床经验来支持这些药物在妊娠期间的安全性。因此，我们建议在妊娠期间不要使用。

（2）静脉血管扩张药　硝酸甘油，2～5mg 加入 5%～10% 葡萄糖注射液 100mL 中，开始以每分钟 5～10μg 静脉滴注，逐渐加量至每分钟 40～50μg。

4. 减轻心脏后负荷

（1）酚妥拉明　α 受体拮抗药，10～40mg 加入 5%～10% 葡萄糖注射液 500mL 中每分钟 0.1～0.2mg 静脉滴注，注意监测血压。

（2）肼屈嗪　12.5～25mg 加入 5% 葡萄糖注射液 250～500mL 静脉滴注，根据血压调整滴速。

（3）硝普钠　25～50mg 加入 5% 葡萄糖注射液 50mL 微量泵泵入，根据血压调整泵入速度，产前应用需慎重，不可超过 24h。

5. 重组人脑钠肽　该药对急性心力衰竭患者安全，可明显改善患者血流动力学和呼吸困难的相关症状。但在孕妇中应用无相关经验，药品说明书也建议孕妇慎重使用。但当严重心力衰竭，其他药物效果不佳时，可以考虑应用，从目前小样本的临床观察，重组人脑尿利钠肽在孕妇中应用是安全的。先给予负荷剂量 1.5μg/kg，静脉缓慢注射，继以 0.0075～0.015μg/（kg·min）静脉微量泵入，也可不用负荷量而直接静脉微量泵入，疗程一般 3d，不超过 7d。

总之，常用的心脏药物在妊娠期是相对安全的，包括 β 受体阻滞剂（降低心脏前负荷）、地高辛（增强心肌收缩力）、肼屈嗪（降低心脏后负荷）和利尿药（降低心脏前负荷），其中β受体阻滞剂首选美托洛尔。但是这些药物有一些潜在的不良反应，如β受体阻滞剂可能导致胎儿宫内生长受限、胎儿心动过缓、红细胞增多症、高胆红素血症，洋地黄可能引起先天性甲状腺肿、甲状腺功能减退或甲状腺功能亢进，呋塞米可能导致胎盘低灌注和羊水过少。所有的RAAS抑制剂对胎儿均有毒性作用，因此禁用于妊娠。

（二）非药物治疗

1. 体位 静息时明显呼吸困难者应半卧位或端坐位，双腿下垂以减少回心血量，降低心脏前负荷。

2. 四肢交换加压 四肢轮流绑扎止血带或血压计袖带。

3. 吸氧 适用于低氧血症和呼吸困难明显的患者。

4. 饮食 进食易消化食物，不要饱餐。

5. 出入量管理。

6. IABP 适用于：①心源性休克，不能由药物治疗纠正；②伴血流动力学障碍的严重冠心病；③心肌缺血伴顽固性肺水肿。

7. 机械通气 适用于：①出现心脏呼吸骤停而进行的心肺复苏时；②合并Ⅰ型或Ⅱ型呼吸衰竭。

8. 血液净化治疗 适用于：①高容量负荷且对袢利尿药和噻嗪类利尿药抵抗；②低钠血症（血钠<110mmol/L）且有相应的临床症状；③肾功能进行性减退，血肌酐>500μmol/L或符合急性血液透析指征的其他情况。

9. 心室机械辅助装置。

10. 介入手术治疗 二尖瓣狭窄孕妇，内科药物治疗效果不明显者，可行经皮穿刺二尖瓣狭窄球囊扩张术（PBMV）。LVEF<35%，左束支传导阻滞，QRS间期≥150ms，心功能≥Ⅱ级，可给予心脏再同步治疗，以改善血流动力学、左心室功能和二尖瓣反流。

11. 适时终止妊娠 一旦发生急性心力衰竭，需要多学科合作抢救，根据孕周、疾病的严重程度及母儿情况综合考虑终止妊娠的时机和方法。慢性心力衰竭有疾病逐渐加重的过程，最主要的是应密切关注疾病的发展、保护心功能、促胎肺成熟、把握好终止妊娠的时机。

（三）预防措施

心脏病孕产妇的主要死亡原因是心力衰竭和严重感染。应从心脏病的种类、病变程度、心功能级别及具体医疗条件等因素，分析和估计心脏病患者能否承受妊娠、分娩及产褥期的各种负担，来判断心脏病患者可否妊娠。

1. 可以妊娠的依据 心脏病变较轻，心功能Ⅰ级或Ⅱ患者，妊娠后经适当治疗估计能承受妊娠和分娩的负担，一般很少发生心力衰竭，但也需加强孕产期保健，注意监护，防止感染和心力衰竭的发生。

2. 不宜妊娠的依据 心脏病变较重，妊娠前或既往孕产期发生过心力衰竭者不宜妊娠；心功能Ⅲ级或Ⅳ级者不宜妊娠；心脏病合并其他严重疾病者不宜妊娠；已有子女者不宜再次妊娠。不宜妊娠者，一旦妊娠应尽早实行治疗性流产。

3. 妊娠期心力衰竭的预防 安排好心脏病孕妇的工作与生活；加强产前检查；进食高蛋白、高维生素食物，积极防止和及早纠正各种妨碍心功能的因素。

四、预后

妊娠期间,孕妇的致残率和死亡率取决于心脏基础疾病和患者的功能状态。肺动脉高压、复杂性主动脉缩窄及有主动脉扩张的马方综合征是引起产妇死亡的最大危险因素,死亡率为25%~50%。中至重度二尖瓣狭窄、主动脉缩窄、人工瓣膜、无并发症的主动脉缩窄、未治疗的先天性心脏病和主动脉正常的马方综合征死亡率为5%~10%。左-右分流、肺动脉瓣膜病变、治疗过的先天性心脏病、生物瓣膜和轻至中度的二尖瓣狭窄死亡率低,小于1%。

根据纽约心脏协会心功能分级Ⅰ或Ⅱ级的患者能耐受妊娠,并且死亡率<0.5%,而心功能为Ⅲ~Ⅳ级的患者的死亡率则高达7%。

心力衰竭孕妇的胎儿和新生儿不良结局与血压下降、子宫-胎盘血流灌注减少、胎儿对氧的需求随妊娠孕周的增长而增加有关,常见不良结局有流产、死胎、死产、早产、窒息、小于胎龄儿、呼吸窘迫综合征、新生儿死亡等,其中早产是最常见的新生儿不良结局,占活产婴儿的79.75%。

第八节 围术期合并心力衰竭

随着人口老龄化日益严重,高血压、糖尿病、冠心病的流行,心力衰竭患病率不断增加,同时由于手术及麻醉方法不断改进,手术指征不断放宽,具有或可疑心力衰竭患者需要进行非心脏手术者越来越多,每年接受非心脏外科手术的老年患者中约有20%存在心力衰竭的情况,而心力衰竭患者非心脏外科手术围术期死亡及再入院的风险甚至明显高于冠心病患者在相同手术后的风险。外科、麻醉科及心内科医师都有责任对患者能否耐受手术、术中及术后处理做出决策,制订长、短期心脏治疗方案,提供临床风险预测以优化患者的管理。

一、发生机制

心力衰竭是非心脏手术患者围术期需要评估和治疗的常见病症,是非心脏手术后主要不良心血管事件(MACE)的主要危险因素。可能造成心力衰竭的常见基础心脏疾病包括左心室功能障碍、缺血性心脏病、心脏瓣膜病、高血压、先天性心脏病、心肌病、肺源性心脏病。常见的诱因是各种感染(特别是呼吸道感染)、肺栓塞、心律失常、伴随疾病(如糖尿病、限制性或阻塞性肺疾病、肾功能不全、贫血)、麻醉、输液过多过快等。

二、临床诊断

(一)临床表现

1. 病史 病史采集对发现心脏病导致手术高风险的评估有着关键的作用。被确定为预测高危围术期危险因素包括:高龄、心脏储备功能差、冠心病史、心力衰竭、心律失常、瓣膜病、糖尿病、未控制的高血压和脑卒中、是否安装心脏起搏器、吸烟、饮酒及应用违禁药物史等。近期心肌梗死或不稳定型心绞痛是主要危险因素,而轻型稳定型心绞痛和陈旧性心肌梗死是中度危险因素。同样失代偿性心力衰竭是中等危险因素。心律失常也可能分为主要、中等和次要危险因素,依心律失常的性质和严重程度及基础心脏疾病情况而定。

手术前患者的活动耐量明显影响围术期心脏危险的评价。患者活动耐量评估与运动平板试验中最大氧摄取量有很好的相关性。由于心脏病的多数症状只与体力活动有关，或体力活动使其加重，明显的非心脏性体力活动受限，将影响分析与基础心脏疾病相关的症状，也使心脏病的诊断有困难。心脏储备功能和呼吸储备不佳或这些因素合并存在，导致运动耐量下降。无论是何原因，都将导致患者在非心脏手术时对心血管应激代偿能力下降。

典型心绞痛或心肌梗死病史，被认为能显著增加围术期心脏并发症的危险。心力衰竭病史特别是活动性或失代偿性心力衰竭与围术期心脏事件的危险性相关。心肌梗死病史或心电图有心肌梗死证据也是围术期心脏事件强有力的预测因子。心肌梗死后 6 个月内进行手术具有较大的危险。另外，频发室性期前收缩、瓣膜性心脏病尤其是症状性主动脉缩窄，以及高龄等，也与围术期不良的心脏事件发生有关。多种疾病状态如心肌梗死病史、糖尿病、心力衰竭、有临床意义的心律失常能单独或联合地增加患者围术期危险，有 3 个或 3 个以上危险因素或具有严重心绞痛、心力衰竭的患者则高度提示围术期心脏事件危险增加。相反，若无上述危险因素则患者属围术期心血管低危。

2. 体格检查 在评价围术期危险过程中，主要识别心力衰竭相关体征，包括血压高、静息心动过速、呼吸频率增快、肺部湿啰音或哮鸣音、颈静脉充盈或怒张、心界扩大、第三或第四心音、提示心瓣膜病的心脏杂音及血管杂音等以及腹部膨隆、下肢水肿等特点可能明确患者有围术期的高危险性。

3. 伴随疾病 许多相关疾病的出现可加重心血管危险或使手术处理复杂化。围术期总体不良结局风险的病症，主要包括心肌缺血、控制不良的高血压、房颤、慢性肺病、终末期肾病及糖尿病等。慢性肾病、慢性肺病及外周动脉疾病是围术期死亡的主要独立预测指标。一项回顾性研究提出与中大型非心脏手术术后 30 天不良结局相关的危险因素主要包括高龄（>80 岁）、糖尿病及重度 LVEF 下降（≤30%）。故在评估风险时，应充分评估这些合并症的控制情况，调整治疗方案，在有条件情况下等待合并症治疗充分，以期将围术期 MACE 风险降至最低。

4. 麻醉 围术期麻醉方法影响患者的心血管生理状态，因而可能影响围术期心脏病的危险性。尽管没有一种最好的保护心肌的麻醉方法，但对不同的患者应尽量考虑不同的、安全的麻醉方法。

常用的吸入性药物能降低心脏后负荷，抑制心肌收缩，以阿片类为基础的麻醉方式一般不影响心血管功能。硬膜外麻醉对血流动力学影响较小，而腹部手术所需的较高节段脊髓麻醉对血流动力学影响较大，包括低血压和反射性心动过速。

（二）辅助检查

围术期心力衰竭患者，应进行比较全面的辅助检查，以评估手术风险。常规导联心电图、动态心电图或运动心电图、胸部 X 线、心脏超声、血 BNP 及 NT-proBNP 测定及肌钙蛋白测定是主要的检查措施。还可进行放射性核素心肌灌注成像扫描和（或）多巴酚丁胺负荷心脏超声检查，必要时可行右心漂浮导管检查，用于了解疾病严重性和评估体液量等。

（三）诊断与鉴别诊断

1. 围术期心力衰竭的判断 具有以下任一表现的患者应判断为围术期心力衰竭：①具有心力衰竭、肺水肿或夜间阵发呼吸困难的病史；②体格检查示双侧肺部湿啰音或 S3 奔马律；③胸部 X 线提示肺血管重新分布。按照上述标准所定义的心力衰竭是术后危险的一个独立预测因子。其中急性心力衰竭的患者由于肺静脉压增高，肺部听诊可闻及湿啰音，胸部X线可见肺淤血；而在慢性心力衰竭患者，这些征象可能缺乏，颈静脉压力升高或肝颈静脉回流征阳性是高容量的更为可靠的征象，而外周水肿并不是长期心力衰竭患者的可靠临床征象。

2. 围术期前心血管危险性评估 根据可能会引起围术期急性心肌梗死、急性心力衰竭或死亡等，而将心血管疾病自身的危险性分为3大类（表13-8-1）。

表13-8-1 术前心血管疾病自身危险因素分类

危险因素	具体内容
高度危险因素	近期心肌梗死（≤30d）伴明显心肌缺血表现
	不稳定型心绞痛或严重心绞痛（加拿大分级Ⅲ或Ⅵ级）失代偿性心力衰竭
	显著的心律失常
	高度房室传导阻滞
	器质性心脏病并症状性室性心律失常/心室率未能控制（＞100次/min）的室上性心律失常
	严重的瓣膜疾病
中度危险因素	缺血性心脏病史
	代偿性或曾有充血性心力衰竭史
	脑血管疾病史
	糖尿病
	肾功能不全
低度危险因素	高龄：≥70岁
	心电图异常：左心室肥厚，左束支传导阻滞，ST段和T波异常
	非窦性心律：心房颤动、起搏心律
	低运动耐量：＜4METS
	卒中史
	未控制的高血压：SBP≥180mmHg、DBP≥110mmHg

围术期心血管并发症也受手术部位和性质的影响。不同的手术应激与心脏病的发病率和死亡率也有密切的关系。手术操作本身引起心血管并发症或死亡的危险性也可分为3大类（表13-8-2）。

表13-8-2 手术引起心血管并发症的危险性分类

危险性分类	具体内容
高度危险手术（心脏危险性＞5%）	主动脉或其他大血管的手术
	外周血管的手术
中度危险手术（心脏危险性＜5%）	颈动脉内膜剥离
	头部或颈部手术
	腹内或胸内手术
	矫形手术
	前列腺手术
低度危险手术（心脏危险性＜1%）	内镜手术
	浅表部位的手术
	白内障手术
	乳腺手术
	门诊手术

非心脏手术的手术相关性心脏危险与两个重要因素有关：手术类型本身和手术操作对血流动力学影响的程度。手术类型和手术复杂程度、手术者的熟练程度决定手术时间的长短。手术时间＞5h是独立的危险因素。围术期体液丢失与心脏事件的增加有密切关系，但术后体液重新分配对术后心脏事件的影响更为明显。体液重新分配包括体液向第三间隙转移及术

后应激反应,以后第三间隙液体进入血管内,这种体液转移是巨大的,它可导致心脏负荷明显改变,引起心力衰竭和心肌缺血。

冠状动脉和心肌负荷持续时间和强度有助于估计围术期心脏事件的可能性,对急诊手术更是如此。非心脏手术的手术相关性危险可分层为高危、中危和低危。高危手术包括大的急诊手术,特别是老年人;主动脉和其他大血管手术;周围血管手术和有大量液体转移或失血状况的较长时间的操作。中危操作包括腹腔内或胸腔内手术、颈动脉内膜剥离术、头颈部手术、矫形手术和前列腺手术。低危操作包括内镜和浅表操作,以及白内障手术和乳腺手术。

虽然眼科手术和经尿道前列腺切除术历来被认为是相当安全的小手术,即使在有严重心脏病病史的患者中也如此,但是有心脏基础疾病患者的总手术死亡率仍比心功能正常的患者高 25%。在所有非心脏手术操作中,心血管并发症发生率最高的是腹主动脉瘤手术,由于术中主动脉交叉钳夹和大量的体液、电解质转移可引起心肌应激;其他腹部和胸部的大手术的心血管并发症亦高于肢体部位的手术,这主要是因为手术过程更加困难。有主动脉瘤、颈动脉疾病或周围血管疾病的患者常同时有冠状动脉疾病,而由于周围血管疾病的限制,冠状动脉疾病的病变范围则容易被低估。

急症手术会增加心血管病患者的死亡率。急症手术后的心脏并发症包括术后心肌梗死、心源性死亡的危险性比择期手术增加 2~4 倍,其原因是急症手术时患者的全身情况不佳,如水电解质紊乱或肝功能异常。然而,即使术前内科基础疾病已经控制,急症手术也是术后并发症的重要影响因素。

左心室功能评估是预测术前、术后心脏状况恶化的可靠因素。术前 LVEF < 35% 的患者术前、术后危险性更高。对有不明原因的呼吸困难和目前或曾出现过心力衰竭,并伴有不断恶化的呼吸困难或其他临床症状改变的患者应在术前进行左心室功能的评估。静止状态下左心室的功能对围术期心肌缺血的发生率的预测无明显的相关性。

围术期心血管功能评估方法包括:①评估者要考虑该非心脏手术的紧迫性;②患者是否伴有 1 个或以上的临床危险因素或活动性心脏病;③患者是否接受低风险手术;④患者是否具有良好的心功能储备,有没有临床症状;⑤如果患者的心功能储备状况很差,则要进一步评估患者活动的临床危险因素。

三、治疗策略

(一)药物治疗

急性和慢性心力衰竭相关指南均推荐应用最佳耐受剂量的 β 受体阻滞剂、ARNI/ACEI/ARB、醛固酮受体拮抗剂及 SGLT2 抑制剂作为 HFrEF 患者的主要治疗策略,改善左心室功能和重构,以降低心力衰竭再入院发生率及死亡率,改善预后。同时,利尿药推荐用于有体液潴留症状或体征的心力衰竭患者。对于计划进行非心脏手术的心力衰竭患者,术前无症状时可继续使用目前药物治疗方案。对于正处于非稳定状态的心力衰竭患者,治疗原则与控制失代偿心力衰竭基本相同,包括寻找病因及诱因并对因治疗、改善肺循环及体循环淤血、恢复氧合、改善器官灌注等。对于新诊断为 HFrEF 的患者,建议将择期手术推迟至少 3 个月,以便有足够的时间进行新的药物治疗,以改善左心室功能和左心室重构。但不建议在无足够时间静脉滴注的情况下,术前快速加用大剂量 β 受体阻滞剂和(或)ACEI、ARNI。

严重心力衰竭可以使用强心苷,一般情况下术前 2d 应停用强心苷,如心功能较差可给予短效去乙酰毛花苷或多巴胺、血管扩张药等。对于无明显心力衰竭者，也有人主张预防性应用强心苷，可产生下列益处：①减轻麻醉剂的负性心肌作用；②预防或控制过快的心室率；③有助于心脏病患者更好地耐受各种应激状态。下列情况应预防性应用强心苷：有心功能障碍证据者如心脏增大、奔马律、颈静脉怒张；胸部X线示肺间质水肿或心电图示左心室肥大等；多发性房性期前收缩；阵发性室上性心动过速或快速心房扑动或心房颤动；冠心病合并心力衰竭而无病态窦房结综合征及房室传导阻滞；以往有心力衰竭病史等。

手术后第1天尽量不用强心苷，除非低心排血量或心率＞150次/min而无法控制。但因为全麻药都有心肌抑制作用，所以围术期适量应用洋地黄类药物可以防止术中发生心房颤动及心力衰竭。

利尿药有引起电解质紊乱（低钾血症、低镁血症、低钠血症）和低血容量的可能，发生后应及时予以纠正。利尿药术前最少停用2d，因为电解质紊乱会强化肌肉松弛药的作用，而且利尿药会降低血管对儿茶酚胺的反应，还能强化硬膜外麻醉对节前交感神经阻滞的作用，容易产生术中血压下降。一般情况下术前2d应停用强心苷，如心功能较差可给予短效去乙酰毛花苷或多巴胺、血管扩张药等。洋地黄中毒者除非急症，否则应推迟手术。

心力衰竭患者最好在择期手术前保持充足血容量、血压稳定及器官灌注。虽然持续使用ARNI/ACEI/ARB直至手术当天与低血压发生率增加有关，但一般仍建议围术期继续使用所有治疗心力衰竭药物，如ARNI/ACEI/ARB、β受体阻滞剂等。术中应细致监测患者的血流动力学情况，必要时给予适当的补液治疗。对于易出现低血压的患者，可考虑术前1d暂时停用ARNI/ACEI/ARB。为避免低血压，也可以考虑于术前1天晚上使用ARNI/ACEI/ARB，而不是手术当天早晨使用。只要临床条件允许，治疗心力衰竭药物应在术后尽快继续使用。

因在术中和术后经常需要补液以维持血压及器官灌注，而心力衰竭患者因左心室收缩或舒张功能下降，往往容易发生因容量过多造成的高血容量及肺水肿，因此围手术期监测容量状态、控制后负荷和适当的使用利尿药是这些患者需要考虑的重要因素。患者术后一旦出现急性心力衰竭或心力衰竭症状不稳定，在排除容量影响的情况下，还应进行体格检查及心肌酶、BNP、心电图、胸部X线片、超声心动图等检查，寻找病因及诱因，此后的治疗方法与常规急性心力衰竭基本相同。发生心力衰竭的患者在外科手术后再次入院的风险显著增加，应对此类患者进行仔细的出院教育及密切随访。

严重心力衰竭（心功能Ⅲ级以上）者，除了应用强心苷和利尿药外，还需加用血管扩张药，可静脉给予硝酸甘油或硝普钠。也可考虑使用非强心苷的强心药如左西孟旦、多巴酚丁胺或米力农等。

(二) 非药物治疗

1. 围术期心力衰竭介入治疗 主要指IABP的应用。该治疗方法通过增加舒张期血压来增加冠状动脉血流，还降低体循环后负荷以降低左心室搏动做功。目前已有一些研究显示该技术用于难治性低血压、低心排血量状态、已接受药物治疗但缺血性胸痛复发有产生大面积心肌坏死潜在危险、多形性室性心动过速或难治性肺淤血等情况下可降低危险，但这些研究都不是随机研究，且该技术的应用尤其是在具有外周动脉疾病的患者中，会导致一些并发症，因此在高危手术中使用IABP的获益证据还不够充分，因此尚未被指南正式推荐。

此外，HFrEF患者若LVEF≤35%、QRS波群时限≥130ms，应在大手术前评估心脏再同步化治疗的可行性。

2. 植入起搏器和（或）ICD 患者围术期的相关问题　随着心力衰竭治疗手段的不断进步，由于心力衰竭或合并有恶性室性心律失常而植入起搏器和（或）ICD 治疗的患者的数量较前已大大增加。因此，这类患者在拟行非心脏手术时不得不引起注意的问题就是手术过程中的电磁活动可能会对起搏器或 ICD 的功能产生干扰，且认识到这一点是很重要的。这种干扰主要来自电刀或电转律所产生的电流，以及代谢紊乱、抗心律失常药和麻醉药物对起搏与感知阈值的影响。

（1）高频电刀对起搏器功能的影响及埋植起搏器患者围术期注意事项　电凝是报道最多的对起搏器造成电磁干扰的干扰源。外科手术中高频电刀借助于高频电弧放电，产生的正弦波电流用于凝固组织，调制的短阵信号用于切割组织。电凝对正常起搏系统的干扰取决于由电凝产生的电流场，特别是负极与起搏电极的距离及几何方向。双极电凝设备的电流回路位于电凝器械顶端，因此很少对起搏器造成干扰，但由于其电凝范围较小，因此临床应用受限。高频电凝系统对起搏系统的影响主要有如下几方面。①电凝产生的信号被起搏器感知为噪声，如为间歇感知则引起起搏器输出抑制，如为连续感知则起搏器可转换为非同步起搏。②由于起搏器的保护线路使电流短路集中在起搏导线上，使起搏电极 - 心肌组织界面造成电流的直接损伤，导致急性和慢性的起搏阈值升高；如果电凝线路的无关电极没有连接，起搏导线则可成为电凝线路的正极，通过心室起搏电极可诱发心室颤动，心房起搏导线诱发心房颤动。③电凝可造成起搏方式转换，如起搏器由 DDD 转为 VVI 或 VOO 工作方式。起搏方式转换主要发生在单极起搏中，而双极起搏很少受干扰。④电凝产生的高强度电磁场偶尔可造成起搏器元件损坏。⑤可因激活了频率应答的感知系统而导致起搏频率增加。

通过临床观察证实术中无论使用高频双极或单极电刀，如起搏器程控得当，一般较安全，不会导致意外情况发生，但围术期应注意以下事项。①术前行常规心电图检查并行起搏器功能复查。②备用临时起搏器及抢救物品，以防术中使用。③术前检查电刀的可靠性，注意电流回路是否正常。④术中、术后进行心电监测，发现心律失常及时处理，若心律失常为电切引起应尽快停用电切；若起搏功能因高频干扰受抑制时，可将起搏器程控为非同步模式，或于手术过程中在起搏器周围设置一个磁场以开放磁频；对于植入有 ICD 的患者，应在术前将该仪器治疗快速性心律失常的程序关闭，并在手术后打开，以防止由于仪器将手术中电磁干扰误感知为室性心动过速或心室颤动信号而导致电击除颤刺激信号的发放。⑤应具备紧急经皮起搏及除颤的能力。⑥在场医师应熟悉起搏器的使用情况。⑦术后对起搏器及起搏阈值进行远期随诊，及时解决出现的问题。

（2）电复律对起搏器功能的影响及围术期注意事项　外科手术中还有可能需要进行紧急心脏电复律。临床应用直流电电击治疗某些心律失常是一种常用且最为有效的手段，电除颤的电量一般为 50～300J。相对于电除颤来说，电转律的对埋置起搏器的患者较安全，但两者仍可能对患者造成下列影响：①起搏器可转换为固定工作方式；②心肌刺激阈值的暂时升高，有时导致夺获功能丧失，个别患者导致永久性阈值升高；③起搏工作方式改变，主要发生在老的单极起搏器患者；④起搏器线路损坏等；⑤电除颤可能击坏起搏器；⑥电除颤时可能经起搏系统导线损伤心肌。

在体外除颤或转复时，为避免影响起搏器系统，应注意以下几点。①在电转复前，应遥测起搏器，并了解起搏和自身的心率。如果患者对起搏器依赖，应将起搏器程控调整为最大能量输出，以防止暂时的刺激阈值升高，而丧失夺获功能。②电除颤或电转复时电击板应放置在尽可能远离起搏器或 ICD 的地方，如果可能的话应远离脉冲发生器至少 8cm，且方向要尽量与起搏器或ICD的电极导线垂直（首选前-后位的电击板放置方法）。③应备好临时起搏器。④除颤或转复后，在手术之后应重新遥测起搏系统，对起搏器或ICD的功能进行复查，甚至是比较严格的评估，尤其是ICD抗快速性心律失常功能是否恢复到有效状态。

四、预后

以往曾发生过心力衰竭者或目前心脏功能处于失代偿状态者，接受非心脏手术时，危险性均较大。心功能失代偿的严重程度与手术死亡率有密切关系，心功能Ⅰ级（NYHA心功能分级）者手术死亡率4%，Ⅱ级者11%，Ⅲ级者25%，Ⅳ级者67%。所以，除非是非常紧急的情况，均应在患者的心力衰竭得到控制后才进行手术。

第九节 肿瘤合并心力衰竭

心力衰竭和肿瘤是世界范围内导致死亡的两大主要原因。相当一部分患者会同时患上心力衰竭和肿瘤。HASIN等还证明，与非心力衰竭对照相比，患有肿瘤的心力衰竭预后更差。肿瘤相关性心力衰竭由两方面组成，一方面是肿瘤治疗导致的心力衰竭，另一方面是肿瘤引发的心力衰竭。心力衰竭是心血管疾病终末期的综合征，它的发生可能要改变肿瘤患者的治疗策略。

我国恶性肿瘤每年新发病例400万例以上。2020年全球新发癌症病例1929万例，其中中国新发恶性肿瘤457万人，占全球23.7%。有研究显示，恶性肿瘤合并心血管疾病的发生率高于良性肿瘤合并心血管疾病（26.8% vs 23.1%），恶性肿瘤新发心血管疾病患者也高于良性肿瘤（6.8% vs 2.7%）。其中恶性肿瘤合并心功能不全的患者占比为1.87%，新发心功能不全患者占合并心功能不全总人数的36.45%。

一、发病机制

（一）肿瘤与心力衰竭有共同的危险因素

心血管疾病和肿瘤在疾病发展的风险因素积累的个体中非常常见。大型队列研究和多个风险模型已经报告了心血管疾病和肿瘤一系列一致的风险因素，包括年龄、性别、冠状动脉疾病、心肌梗死、高血压、糖尿病、肥胖和不良的生活方式（饮食、久坐、吸烟）、遗传等。

体重指数（BMI）与罹患子宫癌、肾癌、胆囊癌、甲状腺癌、结直肠癌、乳腺癌（绝经后妇女）以及多发性骨髓瘤、白血病、非霍奇金淋巴瘤等12种癌症的风险呈正相关。支持心力衰竭与肿瘤之间遗传关系更多的是获得性突变，如*DYRK1B*。*DYRK1B*在许多类型的肿瘤中过度表达，并且*DYRK1B*基因中的功能突变与心血管疾病相关。这种基因重叠可能代表肿瘤发展与心力衰竭之间新的生物共享途径。

（二）肿瘤与心血管疾病之间的相互作用

肿瘤对心脏有直接的影响，80%肿瘤患者的肌力和体重都明显下降，包括心肌细胞。BURCH等就注意到死于恶性肿瘤患者的心脏更小，总质量减少，左心室壁厚度更小。癌细胞通过诱导肌肉细胞的分解代谢状态改变代谢途径，从而导致心脏恶病质。

(三)肿瘤与心力衰竭有共同的病理生理学途径

心力衰竭与肿瘤之间的共同病理生理学途径包括:氧化应激,交感神经系统(SNS)的过度激活和免疫系统的失调等,ROS 在心力衰竭和癌症中都起着重要作用。ROS 的产生和细胞膜脂质过氧化可损伤心肌细胞。过度的 SNS 活性可能通过刺激性 G 蛋白-蛋白激酶 A 和 β-arrestin-1 信号的 β-肾上腺素受体(β-AR)依赖性活化而促进肿瘤发生,这促进了 DNA 的损伤并阻碍了其修复。巨噬细胞和其他炎症细胞(中性粒细胞、单核细胞、肥大细胞)能够驱动特定的程序,通过旁分泌和内分泌信号,吸引其他细胞,促进细胞因子的产生和分泌,并使受体表达或因子接受额外信号。此外,炎症是心力衰竭和肿瘤之间共同存在的一种重要病理生理现象。在 CANTOS 试验中研究的白细胞介素-1β 阻滞剂(卡纳单抗,canakinumab)在血管疾病患者中较安慰剂导致主要不良心血管事件减少约 15%。此外,canakinumub 还使肿瘤患者死亡率降低了约 40%。这些观察结果证明了炎症与心力衰竭和肿瘤相关的假设。

心力衰竭产生的某些细胞因子可诱导轻度炎症,促进癌变,刺激肿瘤的发展。与普通人群相比,心力衰竭患者新发肿瘤的概率更高。SHI 等报道了几种肿瘤生物标志物(CA125、CA15-3、CA19-9、CEA、CYFRA21-1、AFP)与心力衰竭之间的相关性,表明肿瘤生物标志物对心力衰竭患者具有独立的预后价值。

(四)医源性机制

1. 药物治疗相关性心力衰竭 ①化疗药物导致的心力衰竭:不同种类的化疗药物都会造成不同程度的心脏损伤而引起心力衰竭的发生。常见的药物有蒽环类、烷化剂、植物类、铂类及抗代谢类。②靶向治疗药物导致的心力衰竭:临床所使用的可以导致心力衰竭发生的靶向药主要有单克隆抗体、酪氨酸激酶抑制剂(TKIs)、血管内皮生长因子(VEGF)抑制剂、蛋白酶抑制剂、免疫检查点抑制剂(ICIs)及 BCR-ABL 激酶抑制剂。③内分泌治疗导致的心力衰竭:他莫昔芬、来曲唑、依西美坦等激素类药物在治疗乳腺癌、前列腺癌的同时,有可能影响肿瘤患者的血脂和血压情况,诱发动脉粥样硬化,继而导致心肌缺血,发生心力衰竭。

2. 放射治疗相关性心力衰竭 放射治疗是利用高能粒子、X 线或 γ 射线来破碎肿瘤细胞的 DNA,从而干扰肿瘤细胞的增殖和活力。电离辐射在杀伤肿瘤细胞的同时会对放射野内及其周围正常组织造成损伤,导致心肌及血管壁纤维化、内皮损伤、微循环障碍,从而引起急性心包损伤、心包炎、心肌纤维化、心脏瓣膜损害、心律失常以及冠心病等。

二、临床诊断

(一)临床表现

肿瘤和心力衰竭的临床联系非常复杂。第一,心力衰竭和肿瘤具有相似的危险因素,例如高血压、吸烟、肥胖、糖尿病、饮酒、遗传等。美国麻省总医院研究团队通过分析大型健康数据发现,传统的心血管疾病风险因素,如年龄、男性、吸烟和糖尿病,都与肿瘤风险增加存在独立相关性。两者危险因素有很大部分的重叠,而且常常合并存在。第二,二者具备类似的临床表现,如疲劳、呼吸困难、体重减轻、肌肉萎缩和水肿等,这些症状常常被误认为心力衰竭,导致心力衰竭患者新发肿瘤诊断的延误。近期有学者提出进展期肿瘤是一种心力衰竭综合征的假设，其临床表现独立于抗肿瘤治疗的心脏毒性作用，包括：存在临床心力衰竭样综合征，以及此类患者中存在高负荷的心律失常。第三，心力衰竭常规治疗可能有助于无症状肿瘤的发现，例如隐匿性肠道肿瘤因抗栓治疗导致肠道出血，进而能获得早期诊断。第四，与抗肿瘤治疗相关的心脏毒性风险可能会暴露或恶化已经存在的心力衰竭，有助于心力衰竭的诊断，但不利于肿瘤的治疗。第五，肿瘤和心力衰竭合并存在时影响最佳治疗方案实施，导致死亡率升高。

心功能不全与心力衰竭是肿瘤治疗中最为常见的心血管并发症。蒽环类药物、其他传统化疗药物（如环磷酰胺、顺铂和紫杉醇等），以及免疫治疗和靶向治疗药物（如曲妥珠单抗、血管内皮生长因子受体抑制剂、酪氨酸激酶抑制剂、蛋白酶抑制剂等）均可引起心脏毒性损伤，其临床特点也不尽相同。

临床上两种类型心脏毒性损伤所致心力衰竭最为常见并受到广泛关注。一类是由以蒽环类为代表的药物诱导，呈剂量累积性、进展性、不可逆性，不存在绝对安全阈值，其发生机制与 DNA 损伤、线粒体功能障碍及氧化应激有关。另一类则由以曲妥珠单抗为代表的靶向治疗引起，最常表现为无症状性 LVEF 下降，与治疗剂量无关，通常在停止治疗后逆转，并可耐受再次用药，其机制与心脏中人表皮生长因子受体 2（HER2）的促稳态活性受到抑制相关，改变了收缩蛋白和线粒体的结构及功能，但不引起心肌细胞死亡。此外，近年来新型的免疫及靶向治疗在肿瘤干预中取得突破性进展，有效延长晚期肿瘤患者的预期寿命，但同时也带来一种新出现的心血管不良反应——免疫抑制剂相关心肌炎。其可能机制是免疫治疗导致过度激活的 T 细胞除抗肿瘤作用外，还可浸润心肌细胞诱发心肌炎。研究显示，在 20594 例应用免疫检查点抑制剂的肿瘤患者中，程序性死亡受体 1（programmed death 1，PD-1）抗体和细胞毒 T 淋巴细胞相关抗原 4（cytotoxic T lymphocyte-associated antigen 4，CTLA-4）抗体治疗虽可显著改善临床结局，但 0.09% 患者出现了严重的致死性心肌炎，当两种药物联合应用时更加严重。此类免疫介导的心肌炎，其临床特征具有早发、非特异性症状及暴发性进展的特点，尽管发生率较低，但临床治疗中仍应将预防此类事件的发生列为最高优先级。

（二）辅助检查

1. 心电图检查 可以快速识别各种心律失常。89% 的免疫介导的心肌炎和心力衰竭患者行心电图检查时存在异常，其表现多种多样，包括窦性心动过速伴室性二联律、房颤伴右束支传导阻滞、更严重的室内传导延迟伴完全性心脏传导阻滞或室性心动过速。免疫介导的心肌炎死亡的患者中 64% 发生于完全性房室传导阻滞，提示发生完全性房室传导阻滞可能与病情的严重程度及死亡相关。免疫相关心包疾病可表现为肢体导联低电压，P-R 段的压低，ST 段呈弓背向下抬高冠脉事件，心电图可见相应导联 ST-T 改变。

2. 超声心动图 是肿瘤治疗前、中、后监测患者心力衰竭的首选方法，诊断推荐为 LVEF 降低幅度＞10%，且低于正常值下限。发现 LVEF 降低的 2~3 周后，需再次复查明确诊断。随访期间，应多次行超声心动图检查并评估 LVEF，有助于及时发现心功能异常。

超声心动图的优点是应用广泛且无放射性，推荐使用 Simpson 法来估测肿瘤患者的左心室容积和 LVEF，但其主要局限是可重复性欠佳。除常规检测方法外，一些有应用前景的新技术同样值得关注。如左心室整体纵向应变（global longitudinal strain，GLS），是应用三维斑点追踪成像技术分析左心室全容积图像所得的左心室整体纵向应变的参数，主要体现心肌纵向的形变，其降低是心脏毒性的独立预测因子，能够预测随后发生的 LVEF 降低，因此被认为是早期亚临床左心室功能不全的标志，其诊断推荐为 GLS 较基线降低 > 15% 即可考虑左心室功能不全。

3. 其他影像学检查 如 CMR、心肌核素显像。CMR 是评价心脏结构及功能的重要方法，能够对心肌功能和心肌组织特征进行全面评估，包括应变、水肿、弥漫性和局灶性纤维化等。当其他成像方法无法准确定论或结果矛盾时，CMR 有助于评估左右心室功能并确定心功能不全的原因。局限性在于临床应用有限、费用较高，且对无法长时间屏气、不能接受较长检查时间、有金属植入物的患者存在限制。

多门控放射性核素心室造影评估左心室功能一直被用于传统化疗引起的心脏毒性的诊断，具有较高的准确性和可重复性，且无技术局限性；但其缺点在于有放射性、对心脏结构和血流动力学的评估较差。

4. 生物标志物 检测生物标志物具有操作简便、精确性、可重复性和灵敏度高等优点，在肿瘤治疗相关心力衰竭的监测中应用广泛。但也存在局限性，如尚未建立明确的常规监测流程，缺乏证据证实其轻度上升时的临床意义，不同检测方法之间存在差异等。

BNP 和 NT-proBNP 在心力衰竭患者的诊断、危险分层和预后评估中具有重要作用。研究发现，接受蒽环类药物治疗的肿瘤患者进行 BNP 监测，随访期间 10.1% 的患者出现了心功能不全和症状性心力衰竭。BNP > 100ng/L 对肿瘤治疗后出现的心力衰竭具有提示意义。

NT-proBNP 是心力衰竭管理中另一个常用标志物。在接受大剂量化疗 72h 后 NT-proBNP 水平持续升高的患者，1 年后 LVEF 明显下降。因此，BNP 和 NT-proBNP 可作为传统化疗药物，如蒽环类引起心功能不全的早期生物标志物，但在免疫或靶向治疗中尚缺乏证据。

cTn 研究显示，在接受曲妥珠单抗治疗尤其是有蒽环类用药史，或者接受大剂量联合化疗的患者中，TnI 的升高均提示心功能异常且预后不良。此外，将高敏 cTn 联合 GLS 应用可更为有效地预警心脏损伤。

ESC 指南推荐，对于使用辅助性蒽环类药物治疗的患者，基线时应测量至少 1 种心脏生物标志物，如高敏 cTn 或 BNP/NT-proBNP，并建议在每个含蒽环类药物的化疗周期中测定高敏 TnI；在使用抗 HER2 治疗且基线风险较高的患者中，可以考虑每周测量 1 次 cTn。目前利用 cTn 预测其他免疫及靶向治疗所引起的左心室功能不全的证据还很有限，指南无相应推荐。

(三) 诊断与鉴别诊断

1. 肿瘤相关性心力衰竭的评估

(1) 心力衰竭危险因素的评估 对于确诊的肿瘤患者，第一时间首先对患者进行全面的心血管风险评估，如患者存在既往的心脏病史、难以控制的心血管疾病危险因素等情况。这些患者进行肿瘤治疗过程中出现较严重心脏毒性的概率较高，且有较高心力衰竭的风险，可预防性地采取心脏保护措施。

(2) 肿瘤治疗相关性心力衰竭的评估 开始潜在的心脏毒性治疗之前，建议对所有患者进行左心室容积（LV）功能基线的超声心动图评估，以确认基线风险。对于低风险患者（正常基线超声心动图，无临床危险因素），每 4 个抗 HER2 治疗周期或 200mg/m^2 后应进行超声心动图监测。对于使用多柔比星（或等效物）治疗，基线超声心动图异常（例如 LVEF 降低或低，结构性心脏病）和基线临床风险较高的患者（如先前已使用蒽环类抗生素，既往

MI，治疗性心力衰竭），可考虑更频繁地监测。完成了高剂量蒽环类化疗（≥ 300mg/m² 多柔比星或同等化疗）或发生心脏毒性（如 LV 损伤）需要在化疗期间接受治疗的幸存者可考虑进行 1 年和 5 年的随访监测超声心动图检查。完成肿瘤治疗后抗肿瘤治疗相关性左心室功能不全的高危人群为：年龄 > 50 岁，有心脏病或高血压病史，LVEF 基线在 50% ~ 55%，接受蒽环类药物治疗的患者。高风险患者治疗后 5 年开始进行超声心动图监测，所有其他患者中进行 10 年评估。高危患者还应在完成胸部放射治疗后 5 ~ 10 年内接受功能性非侵入性压力测试。

2. 诊断与鉴别诊断　美国超声协会和欧洲心血管影像联盟的专家共识，对肿瘤治疗相关心力衰竭的诊断标准是：LVEF 下降 > 10%，LVEF < 53%，有或无症状。但目前对 LVEF 保留的心力衰竭的诊断问题，尚没有明确的标准。

心脏评审委员会（CRCE）制订的化疗所致心功能障碍的标准是：① LVEF 下降，全左心室的 LVEF 下降或室间隔处下降得更为严重；②充血性心力衰竭症状；③充血性心力衰竭的体征，包括但不限于 S_3 奔马律、心动过速或两者都有；④有心力衰竭症状时，LVEF 下降至少 5% 或无症状时 LVEF 下降至少 10% 且 LVEF 绝对值 < 55%。

在每次肿瘤治疗前后检测肌钙蛋白水平，可以预测心功能不全发生的风险。在接受大剂量蒽环类药物的患者中，治疗前后肌钙蛋白水平如果不上升，则未来发生心功能不全的风险低，具有很高的阴性预测价值。BNP 和 NT-proBNP 是诊断心力衰竭的重要标志物，对肿瘤治疗相关左心室功能不全也有预测价值。

对肿瘤治疗相关心力衰竭进行诊断和风险预测时，应在充分考虑经典心血管危险因素的基础上，综合考量肿瘤本身特点、抗肿瘤治疗方案及遗传易感性等。有潜在心脏毒性的抗肿瘤治疗方案是心力衰竭的高危因素，部分恶性肿瘤可因其生物学行为或并发症而增加心血管疾病和心力衰竭的风险。通过筛查高危的心脏和肿瘤危险因素，对患者进行危险分层。肿瘤治疗前对患者进行仔细的超声心动图检查，如果有条件还可以进行心肌应变成像、生物标志物的检测等。当然，也并不是所有的在肿瘤治疗过程中和肿瘤治疗后发生的心力衰竭，都与肿瘤治疗直接相关。因此，对所有新发的或恶化的心力衰竭都应该根据指南推荐进行评估，包括对其他致心肌损伤的可逆性因素和缺血因素进行评估。

三、治疗策略

（一）肿瘤相关性心力衰竭的预防

1. 健康的生活方式　如健康饮食、戒烟、定期运动及控制体重等。肿瘤与心力衰竭有多种相同的基础，健康的生活方式对于肿瘤和心力衰竭均有良好的预防与治疗效果。运动至少可以预防 7 种类型的癌症，并且有大量证据表明，运动能够延长乳腺癌、结肠癌和前列腺癌患者的生存期。运动可预防心力衰竭，对于已经发生心力衰竭的患者，通过合适的运动处方可减轻相应的症状而改善心力衰竭。合理化的运动处方可以减少恶性肿瘤的发生及提高恶性肿瘤患者的生存率和身体机能，降低心血管疾病的患病率及死亡风险。

2. 肿瘤治疗相关性心力衰竭的预防

（1）药物治疗相关性心力衰竭的预防　①重视监测的时机：在 > 65 岁的患者，常用蒽环类药物的剂量相关联的心力衰竭的发生率高达 10%。早期效应通常发生在治疗的第 1 年内，而晚期效应往往在数年后显现（治疗后中位数为 7 年）。如果早期检测到蒽环类相关的心功能不全并进行抗心力衰竭的药物治疗，患者通常预后良好。通常在抗 HER2 治疗期间每 3 个月和完成抗 HER2 治疗后进行心脏监测。靶向分子治疗后的前 2～4 周内进行早期临床随访。与蒽环类抗生素相反，曲妥珠单抗心脏毒性通常在治疗期间表现出来。曲妥珠单抗诱导的左心室功能不全和心力衰竭通常可采用停药和（或）抗心力衰竭治疗。在使用抗 HER2 治疗且基线风险较高的患者中，可以考虑每周测量 1 次 cTn。②重视监测的方式：超声心动图常用于化疗药物抗肿瘤治疗前、中、后行左心室功能状态的检测，如 LVEF 降低幅度超过 10%，且低于正常值下限，应在 LVEF 降低 2～3 周后再次复查以明确诊断。在整个随访期间，应多次检查并评估 LVEF 以便及时发现心功能异常。对使用蒽环类治疗的患者，可以使用斑点追踪超声心动图来检测心脏毒性。它可以评估心肌力学的所有三个域（纵向、周向和径向），得出整体收缩纵向心肌应变（GLS），准确预测后期的 LVEF 降低，GLS 基线相对百分比减少＞15% 的被认为是不正常的和早期 LV 功能障碍的亚临床的标记。在 LVEF 下降之前甚至在化疗后舒张功能发生变化之前即可被发现。在左室射血分数出现明显降低之前，心肌应变值往往会较早出现降低，可能在数月前就有所体现，尤其在毒性心肌病等心肌病变 3D 超声心动图为监测心功能和心脏毒性的首选技术。

  CMR 也可用于评估肿瘤患者的 LV 和 LVEF，是目前评价无创伤性左心室收缩功能的金标准。心肌核素显像放射性核素血管造影因其具有良好的准确性和可重复性，被用于评估化疗引起的心脏毒性已有多年。

  在心血管疾病的诊断中，许多生物标志物已经显示出在临床症状或体征出现前预测心功能不全的能力。在抗肿瘤治疗过程中或治疗后，一旦患者出现 cTn 升高即应启动保护性措施。

  BNP 和 NT-proBNP 可用来进行心力衰竭的常规监测，即使在非常低的水平也可以识别高风险患者并指导治疗。舒张或收缩功能不全均引起 BNP 上升，通过对 BNP 水平的监测可很好地反映患者的心力衰竭症状。可溶性 ST2（sST2）可以作为 HFrEF 和 HFpEF 患者预后评估的有效指标，HFpEF 患者 sST2 水平比 HFrEF 的患者低，可能反映纤维化程度较低，与预后有更强的相关性，对进展性纤维化预后有重要作用。

  血清和肽素（copeptin）水平升高与心力衰竭严重程度相关，血清和肽素、肌钙蛋白都是预后的强预测因子。一项 Meta 分析发现，血浆和肽素浓度的升高与心力衰竭患者的全因死亡率有关，且肽素水平比正常值每增加 1pmol/L，心力衰竭患者全因死亡的风险就增加 3%。

  （2）放射治疗相关性心力衰竭的预防 ①放疗相关性心力衰竭的监测：对所有接受放疗的患者均有必要进行筛查和随访检查，随访期间每年的病史询问和详细的体格检查是必需的，在年轻群体中的心脏症状及体征容易被忽视，对无心脏病史的患者在放疗后的 10 年内，每 5 年做 1 次超声心动图检查。对于高危无症状的患者，在放疗 5 年后除了行超声心动图检查外，还应该考虑行冠心病筛查。常用的监测手段有超声心动图、CMR、CT 或 SPECT。②放疗相关性心力衰竭的预防措施基于 3D 技术运用剂量 - 体积曲线和虚拟计划实现现代的放疗方案。通过 CT/MRI 影像，功能强大的软件系统可以精确地勾画出肿瘤的轮廓以指导射线的照射。对于放疗导致的心脏损害，《2022 ESC 肿瘤心脏病学指南》提出了具体的指导意见：在控制心血管危险因素同时，采取屏息动作及呼吸门控技术、调整放疗参数、改良放疗技术、加强照射保护等措施。

（二）肿瘤相关性心力衰竭的治疗与管理

  1. 心力衰竭高危人群（A 期）的管理 为避免肿瘤患者在治疗过程中发生心脏损伤，需了解导致心脏毒性的基线危险因素,从而对易患人群进行早期识别和处理。危险因素可分为心血管传统危险因素和肿瘤特异危险因素两大类：前者为适用于所有人群的高危因素,包括年龄、早发心血管疾病家族史、高血压、糖尿病、高脂血症、吸烟等；后者则与肿瘤治疗相关,如高剂量蒽环类药物治疗史（如多柔比星 $\geq 250mg/m^2$、表柔比星 $\geq 600mg/m^2$）、心脏区域高剂量放射治疗史（$\geq 30Gy$）、蒽环类和抗HER2药物序贯治疗、蒽环类药物联合放疗等。每一位接受具有心脏毒性的肿瘤治疗的患者都应被视为心力衰竭A期。进行治疗决策时,需要平衡抗肿瘤治疗的效果和急/慢性心脏毒性的发生。在存在替代药物的前提下,应尽量避免或减少有潜在心脏毒性药物的使用。对于有放疗指征的患者,应使用新型放疗技术减少心脏的辐射暴露以降低心力衰竭的发生风险。同时应兼顾心血管危险因素的管理,尽管目前尚无大规模临床研究证实积极管理心血管危险因素可改善肿瘤幸存者的长期预后,但在非肿瘤人群中的结果已然强调了控制这些危险因素的重要性。

预防性使用ARNI/ACEI或ARB、β受体阻滞剂有可能成为高危患者的治疗选择。一项研究纳入了114例接受大剂量蒽环类药物治疗后cTnI迅速升高的患者,随机给予依那普利或安慰剂治疗,12个月后对照组中43%的患者LVEF显著降低,而依那普利组无明显降低。此外,某些非心力衰竭治疗方法也可用于预防肿瘤治疗引起的心脏毒性,如针对蒽环类引起的心脏毒性,可选用右丙亚胺保护心脏、以多柔比星脂质体替代普通剂型等策略。

2. 无症状性心力衰竭（B期）的管理 接受肿瘤药物治疗的无心力衰竭症状或体征的患者,出现LVEF降低（较治疗前基线下降>10%或绝对值<50%）、左心室肥厚等结构改变,则被视为心力衰竭B期,需应用治疗心力衰竭的药物进行二级预防,主要包括ARNI/ACEI/ARB和β受体阻滞剂。一旦抗肿瘤治疗过程中出现LVEF降低,患者的预后与启动抗心力衰竭治疗的时机密切相关。如能早期发现并采取针对性的抗心力衰竭药物治疗,常有较好的疗效和心脏功能恢复。研究显示在化疗结束后2个月内接受抗心力衰竭治疗的患者中,64%的患者LVEF可完全恢复正常,但如果治疗从6个月后开始,则不存在LVEF可完全恢复的患者。因此,推荐早期使用ARNI/ACEI/ARB和（或）β受体阻滞剂治疗,且联合治疗可能比单一药物治疗更有效。

3. 症状性心力衰竭（C、D期）的管理 肿瘤治疗引起的症状性心力衰竭对常规心力衰竭药物治疗的反应可能较差,并且与不良预后相关。但如肿瘤患者接受规范的ARNI/ACEI/ARB和（或）β受体阻滞剂治疗,住院期间死亡率与非肿瘤心力衰竭患者相比并无差异。因此,ESC指南推荐当出现肿瘤治疗相关心力衰竭时,应尽早起用ARNI/ACEI/ARB和β受体阻滞剂联合治疗,这可能是逆转左心室功能不全的最佳时机。此外,醛固酮拮抗剂可能通过抑制表皮生长因子受体（epidermal growth factor receptor,EGFR）来防止曲妥珠单抗诱发的心肌功能不全。常规心力衰竭管理中其他常用药物,如利尿药和地高辛等,在肿瘤相关心力衰竭患者中尚无研究,但可结合相关心力衰竭指南推荐,根据患者病情酌情使用。

当出现D期心力衰竭时,应仔细评估患者情况,根据患者年龄、预期寿命等因素,与肿瘤科医师共同讨论心脏移植、心室辅助装置和姑息治疗等方案。非药物治疗中,CRT和心脏移植在化疗相关心力衰竭人群中,可起积极作用,而VAD的使用,则可能导致对右心室支持的更大需求和更高的死亡率。CRT可考虑用于终末期心力衰竭患者。此外,还应注意的是,对于已出现心力衰竭症状的患者,心内科医师不能单独对肿瘤治疗的持续或中止提出建议,应当组织多学科讨论进一步治疗的风险和获益,以确定后续治疗计划。

四、预后

2021 年的一项队列研究评估了肿瘤对心力衰竭患者临床预后的影响以及特定类型癌症对不同心力衰竭亚群的预后影响：共纳入 7106 例心力衰竭患者，其中 1564 例（22%）诊断为恶性肿瘤；并发肿瘤的心力衰竭患者年龄较大，有更多的合并症；Kaplan-Meier 存活率分析表明❶，恶性肿瘤与存活率降低直接相关，且与死亡率增加相关［HR 1.36，95% CI 1.21～1.54，$P<0.001$］；<70 岁的患者死亡风险的增加最高[HR 2.07，95% CI 1.54～2.80，$P<0.001$]；该研究显示，恶性肿瘤在心力衰竭患者中较常见，心力衰竭合并恶性肿瘤的患者预后较差，在年轻患者中肿瘤对预后的影响更大。肿瘤患者可能死于心血管疾病，反之亦然。研究者对 SEER 数据库中 120 万例肿瘤患者随访 14 年，观察到 47 万例死亡，这些死亡病例中有 21% 与肿瘤本身无关，其中肺癌 10%、结肠癌 25%、女性乳腺癌 28%、前列腺癌 45% 与肿瘤无关，非肿瘤死因中心血管疾病最常见❷。

第十节 ◯ 脓毒症合并心力衰竭

脓毒症是由严重的感染、烧伤、创伤、休克或外科手术等引起的一种全身炎症反应综合征（SIRS），也是诱发多器官功能障碍综合征（MODS）和脓毒症休克的重要原因。其发病率高达 240.4/10 万人，全球病死率为 28%，脓毒症患者存在血流动力学障碍，心脏是脓毒症最常受累的器官之一，40% 的脓毒症患者会出现心功能不全，其病理表现为心室扩张、收缩及舒张功能障碍，其治疗日益受到关注，心脏实质细胞的损伤是心功能不全发生的主要原因。

一、发病机制

脓毒症导致心力衰竭发生的确切机制目前并不清楚，可能是多方面因素综合作用的结果，如心肌能量代谢障碍、心肌细胞钙稳态异常、心肌抑制、氧化应激损害心肌细胞、各种因素促进心肌细胞凋亡及细胞因子等参与心肌损害的发生与发展所致。有研究者认为，可能是由于脓毒症导致体内炎症的失控，进而引起的促炎细胞因子、趋化因子和其他炎症介质的产生，如白介素 -1、白介素 -6 等炎症因子增加与肿瘤坏死因子高水平表达可抑制心肌功能。且炎症还能通过促进某些心肌细胞抑制分子如 NO 以及一系列其他因子（如内毒素、细胞因子、血小板活化因子、活性氧分子等），进一步导致心肌功能障碍。此外，炎症反应还可以激活血小板表面受体和损伤血管内皮促进血小板的活化，而活化的血小板会进一步释放大量细胞因子，调节中性粒细胞向炎症部位聚集，进一步加剧炎症反应损伤器官组织，介导心力衰竭的发生。线粒体约占心肌细胞体积的 30%。研究表明，脓毒症会导致线粒体结构和功能受损，这种异常不仅使能量供应不足，还会造成线粒体衍生的危险信号分子（DAMPs）过度产生，如活性氧簇（mtROS）、线粒体 DNA 碎片（mtDNA）、N- 甲酰肽、心磷脂、ATP、线粒体转录因子 A 和细胞色素 C。这些有害分子会加剧脓毒症期间的心肌炎症，导致继发性心肌病。

---

❶ Shuvy M, Zwas D R, Keren A, et al. Prevalence and impact of concomitant malignancy on outcomes among ambulatory heart failure population[J]. Eur J Clin Invest, 2021, 51: e13373.

❷ Brown B W, Brauner C, Minnotte M C. Noncancer deaths in white adult cancer patients[J]. J Natl Cancer Inst, 1993, 85: 979-987.

在既往心力衰竭基础上出现脓毒症，炎症反应则对心力衰竭起到推波助澜的作用，且 RAAS 可被进一步激活，此时高 Ang Ⅱ 水平又可增加炎症因子和趋化因子，钝化心肌细胞反应性，降低肌质网钙负荷，减少腺苷三磷酸的合成，增加氮氧自由基活性物质，引起心肌细胞氧化损伤，加重脂多糖诱导的心肌抑制效应等；脓毒症时液体分布不均，微循环代谢障碍，冠状动脉毛细血管内皮受损可引起心肌缺血缺氧，且交感神经系统持续激活，β 肾上腺素受体反馈性下调，心功能进一步下降，故对于心力衰竭患者，脓毒症将会是严重的打击。

二、临床诊断

（一）临床表现

脓毒症导致心力衰竭分为左心和（或）右心收缩和（或）舒张功能障碍，是一种可逆的功能改变。脓毒症导致心力衰竭主要表现为心肌顺应性降低、心室扩张、心室充盈泵血功能减弱、对液体复苏和血管活性药物治疗反应效果欠佳等。

脓毒症心功能障碍的临床表现分为两个阶段。脓毒症早期：外周血管阻力下降，心排血量轻度升高或者正常。脓毒症晚期：外周血管阻力增加，心排血量仍可维持正常或者降低，但血压呈顽固性降低。影像学检查主要为左心室扩大，EF 降低，7～19 天后可自行恢复。临床上常用实验室检查结果来明确心肌损伤，而心功能不全通常用心脏彩超来明确诊断。目前对脓毒症心功能障碍无统一诊断标准，通常将在既往没有心脏疾病史的情况下，脓毒症患者 LVEF 低于 45%～50% 作为脓毒症心功能障碍的诊断标准。但仍有一半以上的患者诊断为心力衰竭而左室射血分数仍然正常。

（二）辅助检查

1. 心电图 脓毒症心力衰竭患者伴有心电图异常表现，如 ST 段压低或抬高、Q 波出现、左束支传导阻滞、尖型 T 波等。此外，脓毒症休克时心电图的变化还包括 QT 间期延长以及新发心房颤动，尤其是老年脓毒症患者。但心电图评估脓毒症心力衰竭的特异性比较差，常规用来评估心电活动。

2. 脉搏指示连续心排血量监测（PiCCO） PiCCO 作为新一代的有创血流动力学监测手段已经广泛应用于临床，其心功能评估指标有心排血量（CO）、心脏指数（CI）、全心射血分数（GEF）、心功能指数（CFI）和心肌收缩指数（dmax/dt）。但是 PiCCO 不能评估心脏的舒张功能。

3. 心脏磁共振成像 CMR 具有准确性高、重复性好、软组织分辨力及空间分辨力高等优势，被认为是评价心脏整体功能和局部功能的"金标准"。相对于超声，CMR 能够精确地测量心脏射血分数、CO、每搏量等参数。目前，CMR 网格标记是评价局部心肌功能的参照标准。CMR 通过对心肌进行网格标记，能够对局部心肌旋转、应变、移位和变形进行三维综合分析，对于检测局部心肌早期功能异常和评价心肌收缩期储备具有重要临床意义。然而，由于 CMR 检查时间长、影响因素多，且需要患者配合，导致其很难用于危重患者。

4. 超声心动图 脓毒症心力衰竭的评估主要依靠超声心动图，超声心动图通过二维超声、三维超声、组织多普勒技术、速度向量成像技术（VVI）等多种方法对心脏收缩和舒张功能进行全面评估。

通过二维超声心动图能够直视心脏结构，测量房室腔大小、室壁厚度、动度及基于血流多普勒的血流动力学改变,并获得心脏收缩功能指标(如 EF、CO);但这些指标受心脏前、后负荷的影响,而脓毒症患者的房室容积及血管阻力变化比较明显,因此常规超声心动图在对脓毒症患者心功能评价方面略受限,并且它不能评价心肌在纵向、径向及圆周方向的复杂运动,因此不能早期识别心肌运动的微小变化。

三维超声心动图可快速测定 LVEF,不受心脏形态影响即可测量心室容积,多方面评估心脏功能。还常用于评估右心室功能。

组织多普勒技术能够直观、准确地反映室壁的收缩和舒张功能。相比收缩功能障碍,舒张功能障碍并未得到足够的重视。舒张功能障碍往往伴随着收缩功能障碍的发生。常用于评估舒张功能障碍的指标有二尖瓣环 e′ 波速度、二尖瓣口舒张早期血流峰速度 E/e′ 比值、左心房最大容积指数、三尖瓣反流峰值速度。该技术将多普勒原理应用于心肌组织,获得关于心肌组织的运动速度、方向、时间等信息,从而更直观地分析心肌机械运动能力,可以较准确地定量评价受损心肌形变能力及程度。组织多普勒超声技术在很多临床试验中被用于评价右心功能,其中 RV-Sm 可以很好地反映右心收缩功能。

VVI 能够更直接地反映心脏固有收缩和舒张功能,能够测量心肌应变、应变率等参数,这些指标更接近心肌本身固有的功能。

5. 心肌损伤标志物 已广泛用于临床评估心肌细胞受损程度。常用的标志物有肌钙蛋白、肌红蛋白、CK 和 CK-MB、BNP 和 NT-proBNP 等,但是对于脓毒症心力衰竭的评估缺乏特异性。对于新的脓毒症心肌损伤标志物如心型脂肪酸结合蛋白(H-FABP)、高迁移率族蛋白 1(BKHMGB1)、微小 RNA(miRNA)、可溶性髓样细胞触发受体 -1(sTREM-l)等的研究表明,多种标志物联合应用、多种方法综合评估,或许能够更准确地评估病情。

(三)诊断与鉴别诊断

1. 诊断 首先根据《中国脓毒症 / 脓毒性休克急诊治疗指南(2018)》确定脓毒症的诊断:对于感染或疑似感染的患者,当脓毒症相关性器官功能衰竭评价(sepsis-related organ failure assessment,SOFA)(表 13-10-1)评分较基线上升 ≥ 2 分时可诊断为脓毒症。由于 SOFA 评分操作起来比较复杂,临床上也可以使用床旁快速 SOFA(quick SOFA,qSOFA)(表 13-10-2)标准识别重症患者,如果符合 qSOFA 标准中的至少 2 项时,应进一步评估患者是否存在脏器功能障碍。符合脓毒症的诊断标准,其临床表现为左心和(或)右心收缩和(或)舒张功能障碍,可确立脓毒症心力衰竭的诊断。脓毒症心力衰竭的诊断主要基于下面两点:一方面基于超声心动图,主要有以下特点:① LVEF 降低,大多数临床研究以 LVEF < 40% ~ 50% 作为诊断标准;②左心室舒张功能障碍;③右心室收缩和(或)舒张功能障碍;④心肌做功指数(MPI),是指心脏没有血液循环的等容收缩期占心脏循环周期的比例,较低的 MPI 值往往提示更好的心功能;⑤斑点追踪超声心动图(STE),左心室纵向应变在评估脓毒症患者左心室功能时被证实较 LVEF 更为敏感。另一方面为非基于超声心动图,以各类生物标志物、临床监测指标为主:①心肌细胞损伤标志物,如肌钙蛋白、妊娠相关血浆蛋白A;②室壁压力增高相关标志物脑钠肽等;③氧输送不足指标,如中心静脉氧饱和度或静脉血氧饱和度和乳酸;④适量扩容后持续性心动过速等;⑤左心室压力容积导管,是一种实时心脏功能测量的方法,能精准地量化收缩压和舒张功能而不受负荷情况影响,但用于临床患者还有待更多研究;⑥负荷相关心脏性能(ACP)是指实际测量的 CO 和理论上预期的"正常"的 CO 之比。

表 13-10-1　SOFA 评分标准

系统	0 分	1 分	2 分	3 分	4 分
PoO$_2$/FiO$_2$/[mmHg（kPa）]	≥ 400（53.3）	< 400（53.3）	> 300（40）	< 200（36.7）+ 机械通气	< 200（36.7）+ 机械通气
凝血系统					
血小板/（×10^3/μL）	≥ 150	< 150	< 100	< 50	< 20
肝脏					
胆红素/[mg/dL（μmol/L）]	< 1.2（20）	1.2～1.9（20～30）	2.0～5.9（33～101）	< 6.01～1.9（102～204）	≥ 12.0（204）
心血管系统	MAP ≥ 70mmHg	MAP < 70mmHg	多巴胺< 5 或多巴酚丁胺（任何剂量）^{a}	多巴胺< 5.1～15 或肾上腺素 0.1 或去甲肾上腺素 0.1^a	多巴胺> 15 或肾上腺素> 0.1 或去甲肾上腺素> 0.1^a
中枢神经系统 GCS 评分（分）^{b}	15	13～14	10～12	6～9	< 6
肾脏					
肌酐/[mg/dL（μmol/L）]	< 1.2（110）	1.2～1.9（110～170）	2.0～3.4（171～299）	3.5～4.9（300～440）	> 4.9（440）
尿量/（mL/d）				< 500	< 200

注：a 儿茶酚胺类药物给药物剂量单位为 μg/（kg·min），给药至少 1h；b GCS 评分为 3～15 分，分数越高代表神经功能越好。

表 13-10-2　qSOFA 标准

项目	标准
呼吸频率	≥ 22 次 /min
意识	改变
收缩压	≤ 100mmHg

2. 鉴别诊断

（1）脓毒症心力衰竭与急性冠脉综合征鉴别　脓毒症心力衰竭的患者往往难以耐受一些风险较大的检查，如冠状动脉造影、心室造影及心脏磁共振成像等，心电图表现及心肌损伤标志物的结果又缺乏特异性，增加了与急性冠脉综合征鉴别的难度。仅依靠临床表现来与急性冠脉综合征进行区别仍然有一定困难，需要提高防止误诊的警惕性。利用超声造影剂对脓毒症心力衰竭的患者进行心肌灌注的评估发现，在脓毒症患者室壁运动异常区域未发现灌注的异常，这可以排除急性冠脉综合征的诊断。即使短暂出现心肌微循环灌注异常，脓毒症心力衰竭患者灌注的恢复也明显早于室壁运动异常。说明脓毒症心力衰竭导致的心功能异常并不是由冠状动脉的灌注不足引起，与心肌梗死不同，并不会出现大面积的心肌缺血坏死，而是可逆性的心肌损伤，其在病情得到控制后可使心功能逐渐恢复正常。超声心肌灌注检查可能对脓毒症心力衰竭与急性冠脉综合征的鉴别有着一定的提示作用。

（2）脓毒症心力衰竭与应激性心肌病鉴别　应激性心肌病主要表现为左心室壁中部和心尖部的收缩功能不全，而基底部代偿性收缩增强，超声心动图表现为"章鱼篓"样的改变，该病的发病机制可能是儿茶酚胺过度释放导致心肌损伤。脓毒症心肌病与应激性心肌病在发病机制上有很多共同之处。脓毒症本身也可看作是一种应激，二者均不是由冠状动脉病变所引起，病变范围可超过单一冠状动脉所支配区域。儿茶酚胺在脓毒症心力衰竭的发病机制中也有着重要的作用，并提示不良预后。两种疾病都存在着可逆性，病情好转后心功能均可在短期内恢复正常。但脓毒性心肌病通常出现全心功能损伤，病变范围更大，涉及的发病机制也更加复杂，而应激性心肌病超声心动图改变较为典型，致病因素往往比较明确。迄今为止，有关两者的研究常有重叠，在诊断和治疗方面有相互借鉴之处。

三、治疗策略

（一）脓毒症的治疗

1. 液体治疗与复苏 早期、及时的液体复苏和血管活性药物的合理使用是脓毒症和脓毒症休克治疗的重要措施。完成初始液体复苏后是否继续补液，该如何补液，何时停止补液均应遵循一定规程。

（1）初始液体复苏 是治疗脓毒症患者的重要措施，应注意以下几个要点。①时机。开始初始液体复苏的时机宜早不宜晚。针对明确诊断的脓毒症所致的低灌注，应尽早进行液体复苏。②补液量。过多或过少的补液均会造成机体的损害。补液过少的损害显而易见，但如果补液过多会引起组织间隙水肿和肠黏膜水肿，很可能会对患者造成进一步的损害。《脓毒症与脓毒性休克诊疗指南（2018）》和《脓毒症液体治疗急诊专家共识（2018）》中，初始液体治疗推荐在起始 3h 内输注至少 30mL/（kg·h）的晶体液。但补液的上限及何时完成初始补液并没有具体的指标，应结合实时血流动力学指标判定。③血流动力学指标的选择。动态指标优于静态指标，因为动态指标能更好地提供实时监测信息，并反映出液体反应性的趋势。④完成初始液体复苏的时机判断，推荐进行被动抬腿试验和快速补液试验。对于保留自主呼吸机械通气的重度脓毒症患者，超声测量患者在进行被动抬腿试验前后颈总动脉峰流速的变异度，可以预测其容量反应性，指导液体复苏治疗。如果血流动力学指标不再变化，推荐在综合评估病史、临床表现、体检情况、监测指标后，中止初始液体复苏，进行下一步的液体治疗。如果血流动力学指标持续改善，则应继续输注液体。最初 3h 若有条件可同时检测患者的中心静脉压、尿量、血氧饱和度，但并不能以此作为终止液体治疗的绝对指标。此外，评估应反复进行，且尽可能全面，动态指标较静态指标能更好地预测液体的反应性。

（2）后续液体治疗 在完成初始液体复苏后，后续液体治疗该如何进行，学者看法不一。《脓毒症液体疗法急诊专家共识（2018）》对液体复苏整个疗程做了详细规范。各种疗法的精髓思想仍是在动态严密观测各血流动力学指标的前提下，结合患者实际需求，进行补液。在液体的选择上，使用晶体液而非胶体液作为一线复苏液体已达成共识。但胶体液能维持胶体渗透压，仍有其独特优势。此外，液体复苏不推荐使用羟乙基淀粉也已成为共识，且血制品与白蛋白的使用应有其指征。

2. 血管活性药物的使用 血管活性药物首选去甲肾上腺素，血管升压素和肾上腺素也可考虑使用。如果在进行液体复苏和应用血管活性药物后，低灌注仍持续进行，建议使用多巴酚丁胺。

新型钙增敏剂左西孟旦，在治疗失代偿性心力衰竭中发挥了较好的疗效，在脓毒症心脏损害中也有一定的应用，但其疗效目前存在较大争议。有文献报道，在治疗脓毒症心肌抑制患者时左西孟旦疗效优于多巴酚丁胺；也有其他研究表明，左西孟旦能改善脓毒症患者心功能和血流动力学，提高组织灌注及氧供。左西孟旦不能降低脓毒症休克患者的病死率。

3. 抗感染治疗

（1）抗生素 广谱抗生素的合理和及时应用是脓毒症的必要治疗措施，而如何合理应用是治疗的关键。抗生素的应用应遵循以下几个原则。①用药时机。宜早不宜晚，用药应在诊断明确后 1h 之内，并尽快查明或排除感染的解剖学位置。②药物选择。先进行广谱经验性治疗，后根据药物敏感试验结果用药。③药物剂量。剂量优化策略应基于目前公认的药效学/药动学原则及药物的特性。④用药时间。对于大多数患者，使用抗生素治疗 7~10d 是足够的，可根据具体情况缩短或延长时间。⑤联合用药。在脓毒症休克的早期，应当经验性联合使用至少两种不同种类的抗生素，其他情况不推荐常规进行联合用药。

（2）抗菌肽　传统的抗生素在杀伤细菌的过程中可使致炎因子脂多糖大量释放入血液，进一步加剧免疫系统的失调。抗菌肽是一类两亲性阳离子多肽，对细菌、真菌及病毒等具有广泛的杀伤作用，同时能够中和内毒素，并通过其免疫调节作用抑制炎症细胞因子的产生，在脓毒症的治疗中展现出良好的应用前景。但抗菌肽治疗脓毒症的临床研究仍处于起步阶段，不论是天然抗菌肽还是人工合成抗菌肽，应用于临床均有一定距离。

（3）糖皮质激素　具有抗炎作用，主要用于脓毒症休克患者，在有效应用抗菌药物治疗感染的同时，可用糖皮质激素辅助治疗。因其能增加机体对有害刺激的耐受性，减轻中毒反应，有利于争取时间，进行抢救。但糖皮质激素本身的药理作用复杂，可能会抑制免疫系统，对脓毒症的作用也呈现出复杂性。糖皮质激素能否用于治疗脓毒症一直存在争议。最新的指南对于糖皮质激素没有作为常规治疗推荐。但有学者认为，早期应用小剂量的糖皮质激素是有益的：早期应用小剂量糖皮质激素可以更快地恢复脓毒症休克患者的血流动力学，且对免疫功能没有抑制作用。

4. 免疫疗法　免疫反应在脓毒症的发病过程中起重要作用，程序性死亡分子 -1 及其配体（程序性死亡分子配体 -1 和程序性死亡分子配体 -2）、白细胞介素 -7、γ 干扰素、粒细胞 - 巨噬细胞集落刺激因子是对抗脓毒症免疫抑制的新型靶点。白细胞介素 -7 和抗程序性死亡分子 -1 抗体在动物实验中结果理想，粒细胞 - 巨噬细胞集落刺激因子和 γ 干扰素目前正在进行临床试验研究。脓毒症粒细胞 - 巨噬细胞集落刺激因子辅助治疗的荟萃分析结果表明，粒细胞-巨噬细胞集落刺激因子辅助治疗脓毒症较常规治疗可改善免疫抑制，减少感染并发症，缩短机械通气时间；但对病死率、不良事件发生率、医院及 ICU 停留时间、SOFA 无明显影响。同时，脓毒症相关炎症因子及其相关药物也是研究热点之一，如巨细胞迁移抑制因子、高迁移率族蛋白 1、补体 C5a 及其受体、沉默信息调节因子 2，相关靶点药物还在研发中。目前已发现，有以高迁移率族蛋白 1 为作用靶点的中药应用于临床。

此外，免疫刺激剂胸腺肽 α1 也是脓毒症免疫治疗的药物之一。对胸腺肽 α1 治疗脓毒症疗效进行的荟萃分析发现，胸腺肽 α1 能改善患者免疫抑制状态，调节脓毒症患者的免疫紊乱，缩短机械通气时间，促进疾病恢复，缩短 ICU 治疗时间，但不能肯定胸腺肽 α1 在降低脓毒症病死率中有作用。近年来一项关于胸腺肽 α1 治疗脓毒症的临床研究显示，胸腺肽 α1 能升高患者的免疫水平，避免病情进一步进展，降低脓毒症患者的死亡率，提升治疗效果。

5. 血液净化和肾脏替代治疗　血液净化包含了高流量血液滤过、血液灌流、血浆置换等多种治疗方法。连续性血液净化，又称为连续性肾脏替代治疗（CRRT），可将几种技术联合运用于脓毒症患者的治疗，通过弥散、对流和吸附的方式持续缓慢清除血液中因脓毒症级联反应产生的大量炎症介质，其较单一的血液净化治疗能去除更多的有害物质，更有效地调节酸碱平衡和电解质紊乱，更适合人体功能需要，但能否真正改善脓毒症患者的预后还有待证实。

血液灌流联合连续性静脉 - 静脉血液滤过治疗脓毒症的研究显示，其可能的机制为血液灌流联合连续性静脉 - 静脉血液滤过治疗技术相较单一的血液净化技术能更好地清除炎症介质、调节免疫状态、改善内环境等。

此外，多黏菌素 B 包被的血液灌流对脓毒症，尤其是针对革兰氏阴性菌所致的脓毒症可能有效，但也存在争议。研究表明，乌司他丁联合 CRRT 治疗重度脓毒症可减少并发症发生，提高存活率。乌司他丁是尿胰蛋白酶抑制药，可同时抑制多种水解酶的活性及炎症介质的释放，从而发挥对多器官的保护作用。乌司他丁用于治疗脓毒症急性肾损伤、脓毒症肝损伤、脓毒症心肌损伤具有良好疗效。

6. 抗凝防栓治疗 虽然针对脓毒症抗凝治疗的临床研究尚存在争议，但不能因此全面否定抗凝治疗对脓毒症的价值。防栓药物首选低分子肝素；如果有低分子肝素禁忌证，则选择普通肝素；如果有药物禁忌，建议使用机械性静脉血栓预防策略，并建议尽可能采用药物联合机械性装置预防静脉血栓。有研究表明，低分子肝素能明显降低脓毒症患者的炎症反应，防止凝血系统异常激活，对微循环具有明显改善作用，减慢多器官功能衰竭的发生速度，不良反应较轻。

7. 机械通气及其镇静治疗 《脓毒症和脓毒症休克治疗国际指南（2021 年）》推荐将机械通气用于治疗脓毒症。研究表明，脓毒症休克患者吸痰后采用高呼气末正压肺复张能有效改善肺泡萎陷及肺容积减小，并可改善血流动力学指标及呼吸力学指标。对脓毒症机械通气患者实施以右美托咪定为主的镇静方案，可缩短患者的 ICU 住院时间，且安全有效。脓毒症急性呼吸窘迫综合征患者机械通气治疗中应用右美托咪定，可以缩短唤醒时间，呼吸抑制、低血压、谵妄等发生率降低，并有良好的抗炎作用；这种抗炎作用机制可能与 Toll 样受体 4- 髓样分化蛋白 88-c-Jun 氨基端激酶信号途径有关。同时，右美托咪定对脓毒症机械通气患者的肠屏障功能也有保护作用，且能降低多器官功能障碍综合征的发生率。此外，右美托咪定在用于脓毒症全身麻醉患者时也发挥了较好的肺保护作用。但一项包含 201 例患者的研究未发现右美托咪定对死亡率和非机械通气时间有显著影响。

8. 血糖控制 脓毒症患者的异常血糖升高包括应激性高血糖和糖尿病高血糖。应激性高血糖是指非糖尿病患者在遭遇应激因素后出现的短暂性血糖升高，且糖化血红蛋白 < 6.5% 的情况。不论是应激性高血糖还是糖尿病高血糖，均会导致脓毒症的不良结局。对于 ICU 的脓毒症患者，推荐使用基于流程的血糖管理方案，在两次血糖 > 10mmol/L 时，启用胰岛素治疗，血糖控制目标为血糖 ≤ 10mmol/L。

目前，血糖控制目标的具体范围仍值得探讨。早年有研究支持用强化胰岛素治疗控制血糖，认为其可降低 ICU 患者的病死率、感染率和并发症发生率；但也有研究证明，其不仅不能降低 ICU 患者的病死率，还增加了低血糖的发生风险。对于伴有应激性高血糖的重度脓毒症患者，强化胰岛素治疗控制血糖可以更有效抑制炎症因子表达，降低死亡风险；但对于伴有糖尿病的患者，强化胰岛素治疗反而会增加死亡风险。

有研究表明，脓毒症患者由于发生应激性高血糖和早期应用抗生素，容易发生肠道菌群失衡，但在 7d 内血糖控制达标者，菌群失调发生率低。一项研究表明，将脓毒症患者血糖控制在 4.4～6.1mmol/L，可显著改善其凝血功能，提高 28d 生存率，改善预后。也有研究发现，将血糖控制在 4.4～6.1mmol/L，具有改善心功能、预防心力衰竭的功效。但在降低血糖的同时，也要尽量降低引发低血糖的风险。

9. 中医中药治疗 从中医角度理解脓毒症的发病机制，也为其治疗提供了新思路。中医中药治疗作为一种治疗手段，以辅助西医西药治疗为主，涵盖免疫治疗与辨证对症施治两个方面。

免疫治疗方面，主要有白杨素、参附注射液、血必净用于脓毒症。研究发现，白杨素能为脓毒症急性肺损伤大鼠的肺脏提供保护作用，其机制可能是抑制了高迁移率族蛋白-1、环氧合酶-2、一氧化氮合酶和肿瘤坏死因子-α表达。参附注射液治疗脓毒症心肌抑制患者可有效改善心功能，提高临床治疗效果，其机制可能与凋亡蛋白有关。血必净注射液通过抑制早晚期炎症因子的表达保护血管内皮细胞，减弱炎症和凝血两大系统的交互影响，保护主要器官生理功能，降低多器官功能障碍综合征发生率，改善患者预后。胸腺肽与血必净联合用药较血必净单独用药能更好地抑制脓毒症患者炎症介质的释放，提高脓毒症患者免疫力。

辨证对症施治方面，研究成果主要为中药方剂用于脓毒症。当有各自的用药适应证时，安宫牛黄丸、宣白承气汤、四逆汤、人参汤、参附汤、厚朴三物汤、大承气汤等用于脓毒症的对症治疗有一定疗效。

（二）脓毒症心功能障碍的心肌保护治疗

随着对脓毒症心功能障碍病理生理学机制研究的逐渐深入，有学者探索脓毒症的心肌保护治疗，但目前针对脓毒症心功能障碍的治疗尚未达成共识。

1. 曲美他嗪　最初用于治疗稳定型心绞痛，其主要机制是抑制心肌β氧化途径的长链-3-酮酰-辅酶A硫解酶，使心肌能量代谢由游离脂肪酸氧化代谢供能转变为由葡萄糖氧化供能。曲美他嗪主要通过抑制脂肪酸氧化，使心肌细胞转而利用葡萄糖氧化代谢供能，维持缺血心肌细胞的能量代谢。研究表明，曲美他嗪能显著缓解脂多糖（LPS）引起的心脏功能受损，包括提高LVEF和左心室缩短分数，降低左心室内径和左心室舒张期末压，增加左心室压力上升速率；曲美他嗪还可明显缓解LPS引起的低血压，增加LPS诱导的SMD小鼠存活率。Chen等研究证实，曲美他嗪通过沉默信息调节因子1/核因子相关因子2/血红素加氧酶-1（Sirt 1/Nrf 2/HO-1）和Sirt 1/过氧化物酶体增殖物激活受体α（PPARα）信号通路抑制炎症反应，同时能够抑制氧化应激和细胞凋亡，从而改善SMD这为治疗脓毒症心功能损伤提供了新的治疗理论基础和方向。Sirt 1是曲美他嗪发挥心肌保护作用的关键分子，可能成为SMD治疗的潜在靶点。

2. 法舒地尔　是Rho激酶（ROCK）抑制剂，主要用于治疗脑血管痉挛、改善脑组织微循环等，其可通过调节细胞内钙离子稳态，改善心肌细胞内球状肌动蛋白/纤维状肌动蛋白比例及肌动蛋白重构，发挥心肌保护作用。Preau等研究显示，法舒地尔可通过抑制ROCK依赖性发动蛋白A1（Drpl）磷酸化而激活自噬作用，清除功能障碍线粒体，维持肌动蛋白细胞骨架，调节线粒体内环境稳态，从而改善脓毒症心功能。研究表明，ROCK抑制剂可减少核转录因子-κB（NF-κB）活化，大大减少促炎细胞因子和趋化因子产生，从而使TNF-α、白细胞介素-1β（IL-1β）等细胞因子的表达减少。这为法舒地尔治疗SMD提供了药理依据。

3. β受体阻滞剂　艾司洛尔作为一种短效选择性β₁受体阻滞剂，在脓毒症早期心功能障碍中的作用是目前研究的热点。有学者通过盲肠结扎穿孔术（CLP）制备脓毒症大鼠模型发现，艾司洛尔能够有效抑制脓毒症早期发展过程中的心肌损伤及心肌细胞凋亡，并获得相对稳定的血流动力学，从而减轻脓毒症带来的心功能抑制。Wang等研究显示，艾司洛尔通过抑制天冬氨酸特异性半胱氨酸蛋白酶3（caspase-3）和促凋亡基因 *Bax* 表达，上调抗凋亡基因 *Bcl-2* 表达；同时抑制LPS诱导的c-Jum氨基末端激酶（JNK）/丝裂素活化蛋白激酶（MAPK）p38信号通路激活，改善心功能。荟萃分析显示，β受体阻滞药能够降低脓毒症休克患者心率，对血流动力学影响小，可以降低病死率。

4. 左西孟旦　是一种新型钙离子增敏剂，可通过增加心肌肌钙蛋白 C（cTnC）与 Ca^{2+} 复合物的稳定性来增加心肌收缩力，而不增加心肌细胞内 Ca^{2+} 的浓度。其他方面药理机制还包括激活三磷酸腺苷（ATP）敏感的钾通道，从而扩张血管、降低心肌抑制因子（TNF-α、IL-6）、抗氧化应激、抗凋亡等。国内有研究表明，左西孟旦可以改善脓毒症左心室舒张功能障碍，并可用超声心动图的一些参数评价。

5. 右心功能不全的治疗　控制感染源、优化血流动力学的脓毒症集束化治疗对于尽快纠正右心功能障碍可以起到关键作用。为了保障右心冠状动脉的血流，收缩压必须要高于肺动脉压，对于脓毒症导致的肺动脉高压的患者，可以使用去甲肾上腺素，它可以通过激动 α 受体提高血压，增加右心的氧输送/氧耗的比例，但是当去甲肾上腺素剂量＞0.5μg/（kg·min），右室射血分数的改善可能会被增加的肺动脉压和右心的后负荷所抵消。另外，小剂量的多巴酚丁胺可以增加心肌收缩力。钙离子增敏剂左西孟旦也可以作为增加心肌收缩力的药物使用。而对于脓毒症诱发肺动脉压力增高造成的右心功能障碍，可以使用肺动脉扩张剂进行治疗。而脓毒症导致的氧合障碍，应当给予适当的机械通气治疗，防止出现高碳酸血症和低氧血症，同时注意呼气末正压对于右心功能的影响。

四、预后

脓毒症具有高发病率、高病死率、高住院费的"三高"特点，是重症监护病房主要死因之一。脓毒症常伴随器官功能障碍，心功能障碍是脓毒症患者常见的器官功能障碍之一。BNP/NT-proBNP 是反映心功能的重要指标，其高低与脓毒症的严重程度成正比，对脓毒症死亡率有相当高的预测价值。

心脏是脓毒症最脆弱的靶器官，脓毒症左心室收缩功能障碍即 LVEF＜50%，与脓毒症休克患者死亡率相关。严重脓毒症患者死亡率约为 28%～52%，而脓毒症左心室收缩功能障碍患者死亡率高达 47%。

虽然对脓毒症已经有诸多的治疗手段，但其治疗效果并不理想。因此，寻求一种可有效改善脓毒症预后的手段和方法十分必要。在脓毒症的治疗中，仔细分析患者当时的心功能状态，有助于更加正确地认识、诊断和治疗脓毒症及脓毒症的并发症，从而改善脓毒症的预后。

第十一节　代谢综合征合并心力衰竭

代谢综合征包含高血压、高血糖（糖尿病或糖调节受损）、肥胖、脂代谢紊乱等危险因素，发生原因与现代社会的不健康生活行为关系密切。心力衰竭患者中代谢综合征的患病率很高，代谢综合征是心力衰竭发生的独立危险因素。研究表明代谢综合征增加了患者罹患心血管疾病和 2 型糖尿病的风险，代谢综合征与男性 1/3 以上心血管事件（包括脑卒中、间歇性跛行和心力衰竭）的发生有关。一项针对 2314 例中年男性的研究进一步支持代谢综合征是心力衰竭的危险因素之一，心力衰竭的危险因素还包括左心室肥厚、高血压、糖尿病、BMI 和吸烟❶。

---

❶ Ingelsson E, Arnl V J, Lind L, et al. Metabolic syndrome and risk for heart failure in middle-aged men[J]. Heart, 2006, 92(10): 1409-1413.

一、发生机制

（一）内脏脂肪过多

脂肪组织以三酰甘油形式储存多余能量，并根据其位置分为皮下脂肪和内脏脂肪。内脏脂肪的多少与心力衰竭的发生率显著相关。内脏脂肪过多被明确认为是代谢综合征的主要诱因，并被纳入了代谢综合征的诊断标准。纤溶酶原激活物抑制因子1（PAI-1）是已知的包括心肌梗死在内的血栓性疾病的高危因素，其在脂肪组织中呈高度表达。心肌梗死是心力衰竭最常见、最重要的病因之一，心肌梗死后心力衰竭发病率高且预后差。除PAI-1外，氨肽酶M1是另一个在脂肪组织中高表达的基因，可以编码脂联素。脂联素水平与BMI呈负相关，脂联素水平与内脏脂肪含量的相关性强于皮下脂肪。高血浆脂联素浓度与胰岛素敏感性相关。在慢性炎症状态下，脂肪组织中的巨噬细胞会释放促炎细胞因子，从而影响胰岛素敏感性，导致胰岛素抵抗。胰岛素抵抗会导致葡萄糖摄取受损，肝糖原生成受抑制和脂肪分解受损，导致空腹血糖水平升高，而脂肪分解受损导致循环中的游离脂肪酸增多，最终造成脂联素水平的降低。低血浆浓度的脂联素通过损害内皮依赖性的血管舒张反应引起高血压。内脏脂肪引起高血压的另一个机制是增加对肾脏的压迫，激活肾素-血管紧张素-醛固酮系统，从而促进肾脏对钠的重吸收。

（二）慢性炎症

慢性炎症在代谢综合征中起着重要作用。代谢综合征患者的血清IL-6和TNF-α水平显著升高。促炎细胞因子水平的升高与心功能恶化有关，在心力衰竭患者中也可以检测到促炎细胞因子如TNF-α、IL-6等升高。如TNF-α能够引起心肌肥大，激活中性鞘氨醇髓鞘酶途径，导致心肌细胞凋亡，并损害心肌收缩功能。由于细胞外基质降解，TNF-α还诱导左心室扩张。TNF-α引起的心脏结构和功能的变化导致了心力衰竭的进展。

（三）胰岛素抵抗

胰岛素在细胞内主要激活两条信号通路，分别是磷脂酰肌醇3激酶（PI3K）/蛋白激酶B（Akt）和丝裂原活化蛋白激酶（MAPK）通路。PI3K/Akt通路激活胰岛素受体的配体，使胰岛素受体基底-1（IRS-1）磷酸化。磷酸化的IRS-1激活下游激酶，介导了包括葡萄糖转运蛋白4（GLUT4）向细胞膜易位在内的多种信号传导。一方面，GLUT4向细胞膜的易位可诱导心肌和骨骼肌组织摄取葡萄糖。另一方面，涉及酪氨酸磷酸化IRS-1的MAPK通路参与了心肌生长和重构的过程。而内脏脂肪改变导致胰岛素抵抗，使上述两条信号通路受阻，引起代谢紊乱、钙代谢受损、线粒体功能障碍、舒张功能受损、心肌细胞死亡和纤维化，最终导致心力衰竭。

（四）神经内分泌系统活化

交感神经系统和ARRS的慢性活化是代谢综合征的发病机制之一，它们的激活主要引起血压升高和心率加快，心脏会采用代偿性收缩来满足神经内分泌系统激活期间细胞所需要的血供。收缩力和心率的增加导致更多的能量需求，而胰岛素抵抗使能量代谢紊乱，产生的能量比平常少，过程效率低。因此在代谢综合征患者中，心脏代偿导致心肌细胞肥大，持续一段时间后心肌会重塑，并进展为心力衰竭。

二、临床诊断

（一）临床表现

1. 代谢综合征的表现　其关键特点是腹部肥胖、血压升高、血脂异常（高甘油三酯和低、高密度脂蛋白胆固醇）以及血糖异常。

2. 心力衰竭的表现　常表现为不同程度的左心室收缩和舒张功能不全带来的临床症状，其中舒张功能特别是松弛能力受损常早于收缩功能受损之前，故常表现为劳力性呼吸困难等HFpEF的临床表现，后期也可出现LVEF降低。

（二）辅助检查

1. 心电图及动态血压监测　心电图可用于检测心脏的解剖异常，例如左心室扩张。动态血压监测能全面了解患者血压状况。

2. 胸部X线检查　可显示肺淤血的程度和肺水肿，还可根据心影增大及其形态改变，评估基础的或伴发的心脏和（或）肺部疾病等。

3. 超声心动图　是评估心脏的最佳方式，可以检测心脏的解剖结构和功能，包括左室射血分数等。

4. 实验室检查　包括血常规和血生化及血脂检查，如电解质、肝功能、血糖、白蛋白及血脂等。

5. 心力衰竭标志物　BNP及NT-proBNP的浓度增高已成为公认诊断心力衰竭的客观指标。

（三）诊断与鉴别诊断

代谢综合征有多个诊断标准或定义，比如根据2015年中华医学会糖尿病学分会建议的诊断标准，在超重、高血糖、高血压、血脂紊乱这4项中占3项及以上者可确诊为代谢综合征。然而，在临床实践及研究中，最广为接受的定义是美国胆固醇教育计划成人治疗组第3次报告的定义：满足以下3条或3条以上就可诊断代谢综合征。①腹部肥胖（腰围男性≥102cm，女性≥88cm）；②空腹甘油三酯升高（≥1.7mmol/L）；③高密度脂蛋白胆固醇降低（男性＜1.0mmol/L和女性＜1.3mmol/L）；④高血压（≥130/85mmHg）；⑤空腹血糖水平升高（≥5.6mmol/L）。但需要注意的是，中国人的腰围临界值为男性≥85cm和女性≥80cm。

在代谢综合征时，出现心力衰竭的症状和体征，如外周水肿、运动时呼吸困难或肺部湿啰音；和（或）心力衰竭标志物（如BNP或NT-proBNP）的浓度增高、超声心动图提示心脏扩大及功能异常，包括左室射血分数降低等，即可考虑代谢综合征合并心力衰竭的诊断。

代谢综合征合并心力衰竭的鉴别诊断包括两个方面：一是各类心力衰竭病因的鉴别诊断；二是代谢综合征与心力衰竭之间的因果关系的鉴别。代谢综合征合并心力衰竭常是多病因性心力衰竭。

三、治疗策略

（一）优化生活方式

通过优化生活方式，可以预防代谢综合征引起心力衰竭。生活方式的管理包括控制饮食、加强体育活动和调节情绪等，长期坚持健康的生活方式是代谢综合征患者生活方式管理的关键，健康的饮食习惯可以改善胰岛素抵抗和代谢综合征，而久坐的生活方式可导致内脏肥胖。

故代谢综合征患者应加强体力活动。研究表明运动可以改善代谢综合征患者的预后；有氧运动适度地改善了收缩压、舒张压、总胆固醇和三酰甘油水平。神经激素的激活是代谢综合征发生的机制之一，而情绪变化可影响神经激素的分泌，因此成功的情绪调节能降低患代谢综合征的风险。

（二）药物治疗

代谢综合征合并心力衰竭患者血糖异常治疗首选药物推荐SGLT2抑制剂（达格列净和恩格列净），以降低慢性心力衰竭患者的心力衰竭再住院及心血管死亡风险。二甲双胍用于HFpEF患者也是安全的，使用胰岛素可能导致其恶化。体重指数（BMI）≥ $30kg/m^2$患者，每周皮下注射一次2.4mg司美格鲁肽（降糖或减肥药），心力衰竭症状和体重均显著改善。高血压治疗应首先使用ARNI/ACEI/ARB。β受体阻滞剂、醛固酮受体拮抗剂、利尿药、肼屈嗪或氨氯地平可用于HFrEF，HFrEF患者禁用负性肌力钙通道阻滞剂。ARRS增加胰岛素敏感性，而钙通道阻滞剂过量会增加胰岛素抵抗。因此将降压药物个性化并密切监测药物剂量，有助于避免患者因药物机制而受到低血糖或高血糖的极端影响。在管理血脂异常时，除了已经接受他汀类药物治疗冠心病的患者外，不建议心力衰竭患者使用他汀类药物。n-3多不饱和脂肪酸也对心力衰竭患者有益，因其降低了9%的相对死亡风险。

目前，尚无特定的代谢综合征管理的共识或指南，可以遵循最新国内或国际的糖尿病、高血压及血脂异常共识或指南的管理和治疗策略；心力衰竭则参照相关指南作出治疗方案。但需注重个体化治疗策略的制订。

四、预后

代谢综合征与心力衰竭的发生密切相关，心力衰竭患者中代谢综合征的患病率很高，代谢综合征是心力衰竭发生的独立危险因素。代谢综合征会影响心力衰竭的进展，及时治疗代谢综合征可降低患者发展为心力衰竭的可能性，对心力衰竭患者进行细致的代谢综合征管理可降低发病率和死亡率。

参考文献

[1] 王福军，罗亚雄主编. 心力衰竭用药策略[M]. 北京：人民军医出版社，2013：345-419.

[2] 杨杰孚，张健主编. 心力衰竭合理用药指南[M].2版. 北京：人民卫生出版社，2019：91-135.

[3] 中华医学会肾脏病分会，中关村肾病血液净化创新联盟. 中国透析患者慢性心衰管理指南[J]. 中华肾脏病杂志，2022，38（5）：464-496.

[4] Lee E Y, Hwang S, Lee Y H, et al. Association between metformin use and risk of lactic acidosis or elevated lactate concentration in type 2 diabetes[J]. Yonsei Med J, 2017, 58(2): 312-318.

[5] 二甲双胍临床应用专家共识更新专家组. 二甲双胍临床应用专家共识（2023年版）[J]. 中华内科杂志，2023，62（6）：619-628.

[6] Abraham W T, Ponikowski P, Brueckmann M, et al. Rationale and design of the Emperial-Preserved and Emperial-Reduced trials of empagliflozin in patients with chronic heart failure[J]. Eur J Heart Fail, 2019, 21(7): 932-942.

[7] McMurray J J V, Solomon S D, Inzucchi S E, et al. Dapagliflozin in patients with heart failure and reduced ejection fraction[J]. N Engl J Med, 2019, 140(18): 1463-1476.

[8] Fleisher L A, Fleischmann K A, Auerbach A D, et al. 2014 ACC/AHA guideline on perioperative cardiovascular evaluation and management of patients undergoing noncardiac surgery: a report of the American College of Cardiology/American Heart Association Task Force on Practice Guidelines[J]. Circulation, 2014, 130(24): e278-e333.

[9] 中华医学会心血管病学分会代谢性心血管疾病学组，中华心血管病杂志编辑委员会. 心血管病合并糖代谢异常患者心血管风险综合管理中国专家共识[J]. 中华心血管病杂志，2021，49（7）：656-672.

[10] Mohammadi M, Gozashti M H, Aghadavood M, et al. Clinical significance of serum IL-6 and TNF-αlevels in patients with metabolic syndrome[J]. Rep Biochem Mol Biol, 2017, 6(1): 74-79.

[11] Schneider R H, Salerno J, Brookr R D. 2020 International Society of Hypertension global hypertension practice guidelines-lifestyle modification[J]. J Hypertens, 2020, 38(11): 2340-2341.

[12] Li Y J, Lei X, Yin H, et al. Cirrhotic cardiomyopathy: Basic and clinical research. Shijie Huaren Xiaohua Zazhi, 2016, 24(27): 3846-3852.

[13] Vargas-Uricoechea H, Bonelo-Perdomo A. Thyroid Dysfunction and heart failure : mechanisms and associations[J]. Curr Heart Fail Rep, 2017, 14(1): 48-58.

[14] Ning N, Gao D, Triggiani V, et al. Prognostic role of hypothyroidism in heart failure: a meta-analysis[J/OL]. Medicine (Baltimore), 2015, 94(30): e1159.

[15] 刘春霞，王金燕，吴红花. 贫血性心脏病患者心力衰竭发生的临床特征分析[J]. 中国循证心血管医学杂志，2016，8（10）：1204-1207.

[16] 中华医学会妇产科学分会产科学组. 妊娠合并心脏病的诊治专家共识（2016）[J]. 中华妇产科杂志，2016，51（6）：401-409.

[17] Lund Curtis J. ACOG Practice Bulletin No.212: Pregnancy and Heart Disease[J]. Clinical Obstetrics and Gynecology, 2019, 1(1): 41-52.

[18] Regitz-Zagrosek V, Roos-Hesselink J W, Bauersachs J, et al. 2018 ESC Guidelines for the management of cardiovascular diseases during pregnancy[J]. Eur Heart J, 2018, 39(34): 3165-3241.

[19] Roderburg C, Loosen S H, Jahn J K, et al. Heart failure is associated with an increased incidence of cancer diagnoses[J]. ESC Heart Fail, 2021, 8: 3628-3633.

[20] Grakova E V, Shilov S N, Kopeva K V, et al. Anthracyclineinduced cardiotoxicity: the role of endothelial dysfunction[J]. Cardiology, 2021, 146: 315-323.

[21] 邢布点，康品方，张宁汝. 阻塞性睡眠呼吸暂停低通气综合征与心力衰竭相关性研究进展[J]. 齐齐哈尔医学院学报，2021，42（20）：1810-1815.

[22] 中国医师协会急诊医师分会，中国研究型医院学会休克与脓毒症专业委员会. 中国脓毒症/脓毒性休克急诊治疗指南（2018）[J]. 感染、炎症、修复，2019，20（1）：3-22.

[23] An R, Zhao L, Xi C, et al. Melatonin attenuates sepsis-induced cardiac dysfunction via a PI3K/Akt-dependent mechanism[J]. Basic Res Cardiol, 2016, 111(1): 8.

[24] Rhodes A, Evans L E, Alhazzani W, et al. Surviving sepsis campaign: international guidelines for management of sepsis and septic shock: 2016[J]. Crit Care Med, 2017, 45(3): 486-552.

[25] 李玉玲，康健，冯卓. 脓毒症心功能障碍的研究进展[J/CD]. 中华危重症医学杂志（电子版），2017，10（2）：200-206.

[26] Lyon A R, López-Fernández T, Couch L S, et al. 2022 ESC Guidelines on cardio-oncology developed in collaboration with the European Hematology Association (EHA), the European Society for Therapeutic Radiology and Oncology (ESTRO) and the International Cardio-Oncology Society (IC-OS) [J]. Eur Heart J, 2022, 43(41): 4229-4361.

[27] 中华医学会心血管病学分会，中国医师协会心血管内科医师分会，中国医师协会心力衰竭专业委员会，中华心血管病杂志编辑委员会. 中国心力衰竭诊断和治疗指南2024[J]. 中华心血管病杂志，2024，52（3）：235-275.

[28] 国家心血管病中心，国家心血管病专家委员会心力衰竭专业委员会，中国医师协会心力衰竭专业委员会，等. 国家心力衰竭指南2023[J]. 中华心力衰竭和心肌病杂志，2023，7（4）：215-311.

第十四章
心力衰竭并发症和合并症诊治策略

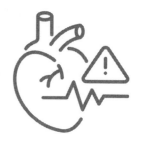

第一节 心力衰竭并发电解质紊乱

心力衰竭的发生发展是一个复杂的过程，电解质异常在这个过程中可能发挥重要作用，与心力衰竭患者的不良预后密切相关，影响心力衰竭患者的药物治疗。因此，在临床上如何及时发现和管理心力衰竭患者的电解质异常，维持电解质平衡，具有重要的临床意义。

在心力衰竭发展的不同病理生理阶段，可发生各种类型电解质紊乱，它既影响患者的治疗，又可促进病情恶化和产生各种并发症而导致患者死亡。

一、发病机制

（一）心力衰竭的病理生理改变与电解质紊乱

1. **交感神经兴奋** 心力衰竭时交感神经兴奋，肾上腺髓质分泌去甲肾上腺素、肾上腺素等儿茶酚胺类物质增多。儿茶酚胺增多一方面是对心力衰竭的代偿反应，但另一方面也对机体有害。儿茶酚胺一方面经激活 β_2 受体使 K^+ 逆浓度差进入细胞，造成低钾血症，另一方面使肾脏释放更多的肾素，加重潴钠排钾。肾上腺素与 β_2 受体的亲和力大于去甲肾上腺素，故严重心力衰竭患者低钾更明显。

2. **肾素-血管紧张素-醛固酮系统激活** 心力衰竭时，RAAS 因肾灌注压减低，血儿茶酚胺增高和通过远曲小管致密斑的 Na^+ 和 Cl^- 负荷减少而激活。心力衰竭时肾血流量减少，限制肾排水，肾素、醛固酮释放增加，水钠潴留，但潴水多于潴钠。肾素释放和血管紧张素Ⅱ升高引起渴觉，摄入水增加，其共同作用引起低钠血症。有研究表明，血 K^+ 和肾素呈负相关，RAAS 的激活使 K^+ 排出增多，而血 K^+ 降低又可进一步激活 RAAS，造成恶性循环。心力衰竭时低钾血症还可因血管升压素增多而促进分泌 K^+，β_2 受体兴奋使 K^+ 进入细胞内而加重缺钾。此外，心力衰竭时 Mg^{2+} 摄入不足，醛固酮增多，尿中排 Mg^{2+} 增加，Mg^{2+} 的重吸收减少，使血 Mg^{2+} 浓度减低。

3. **抗利尿因子激活** 心力衰竭时，有效循环血量与细胞外液关系失衡，有效循环血量依赖于全身钠储备，人体感受有效循环血量变化通过两组传入感受器：高压环路压力受体与低压环路压力受体。高压环路压力受体可被动脉压力或张力下降所激活，激活后导致抗利尿因子激活（如肾素-血管紧张素、交感神经系统、血管升压素、内皮素及血栓素 A_2），而低环路压力受体激活后会导致利尿因子激活（如心钠素、脑钠素、NO、前列环素、缓激肽及 P 物质等）。心力衰竭时，高压环路压力受体超过了低环路压力受体、抗利尿因子作用超过了利尿因子，导致水钠潴留。

4. 其他 如钾、镁摄取不足、吸收不足、丢失过多导致低钾血症、低镁血症；钾摄入过多、肾排泄钾障碍导致高钾血症；长期低盐饮食、心肾综合征时自由水清除受损、使用碘造影剂后大量补液、水或低渗液体摄入增加、腹泻等可导致低钠血症等。

（二）抗心力衰竭药物所致电解质紊乱

1. 强心苷 强心苷类强心药选择性地与心肌细胞膜 Na^+-K^+-ATP 酶结合而抑制该酶的活性，使心肌细胞膜内外 Na^+-K^+ 主动转运受损，心肌细胞内 Na^+ 浓度升高，使肌膜上 Na^+-Ca^{2+} 交换趋于活跃，从而使 Na^+-K^+ 交换减少，导致细胞内 K^+ 低，当低钾血症时细胞内低钾更明显。

2. 利尿药 排钾利尿药（噻嗪类和袢利尿药）可降低体内 Na^+、K^+、Mg^{2+} 浓度。利尿药的排 Na^+ 效果与水肿程度、利尿药应用史及心肾功能状态有关。水肿越明显，既往无长期利尿药应用史，心、肾功能受损程度轻者，排 Na^+ 作用强，易致稀释性低钠血症。噻嗪类利尿药的致低 K^+ 作用与剂量和疗程有关。袢利尿药能增加水、钠、氯、钾、镁等的排泄。利尿药致低镁血症的发生率可达 37%～65%，当剂量增加和疗程延长时更严重。

3. 血管紧张素转换酶抑制剂 ACEI 经阻断血管紧张素Ⅱ和醛固酮的生成而升高血 K^+。经抗醛固酮及降低肾小球滤过作用而升高血 Mg^{2+}。还可通过影响 RAAS 活性及增加尿 Na^+ 排泄来降低低血钠水平。

（三）电解质紊乱对心力衰竭的影响

1. 对治疗心力衰竭药物疗效的影响 强心苷与电解质之间存在着密切关系。高钙血症、低钾血症均可影响其作用。低 K^+ 不仅降低强心苷的疗效，且可减少肾对地高辛的排泄和促进心肌细胞与地高辛结合，导致洋地黄中毒及增强其致心律失常作用。低钾血症可降低或抵消抗心律失常药的作用。Ⅰ类抗心律失常药具有膜抑制作用。抑制快速钠内流，减慢传导；延长动作电位 3 位相，降低膜兴奋性，降低 4 位相自动除极速度，降低自律性。低 K^+ 时，0 位相上升速度增加，传导加快，4 位相除极速度增快，自律性增强。后者减弱了抗心律失常药的抑制作用。

2. 诱发心力衰竭的心律失常 室性心律失常在心力衰竭者中很常见。其中电解质紊乱是重要原因之一。它通过多种机制影响室性心律失常的发作频率、恶性程度和致命性。低血钾会引起膜自律性和兴奋性增高，直接导致心律失常。它可影响抗心律失常药的治疗作用，又可加重由各种内源性刺激（如儿茶酚胺）或外源性刺激（如 β 受体阻滞剂、抗心律失常药及强心苷等）所致的心律失常。低镁血症也与心律失常的发生有关，低镁血症可致顽固性低钾血症，经上述低钾机制影响心律失常的发生和发展。低镁时 Na^+-K^+-ATP 酶活性下降，导致细胞内钾浓度下降，从而影响心肌细胞膜的静息电位，促发差异传导和折返。

3. 电解质紊乱诱发和加重心力衰竭 心肌细胞钾不足可引起心肌结构功能异常，而发展为心力衰竭。低钾血症可损害心脏机械收缩特性，导致心功能进一步减退。镁浓度降低，可使能量产生减少，心肌代谢障碍，从而影响心肌收缩力，加重心力衰竭。

二、临床诊断

（一）临床表现

1. 低钠血症的临床表现 血钠浓度和下降速度决定了低钠血症的临床表现、对机体的损伤程度和病死率。血钠 > 125mmol/L 很少有症状；血钠 < 125mmol/L 可能会影响神经系统，出现恶心、乏力等表现；血钠 < 120mmol/L 出现食欲不振、呕吐、头痛、易怒、情绪障碍、注意力缺陷、意识模糊、嗜睡、定向障碍、步态不稳、跌倒、肌肉痉挛等症状；血钠 < 110mmol/L 出现显著疲劳、嗜睡、抑郁、球麻痹或假性球麻痹、癫痫、脑干疝、昏迷，甚至呼吸停止。

2. 高钠血症的临床表现 症状的轻重与血钠升高的速度和程度有关，初期症状不明显，随着病情发展，特别是急性高钠血症，主要是脑细胞脱水的临床表现，表现为神经精神症状。早期表现为口渴、尿量减少、软弱无力、恶心、呕吐和体温升高，体征有失水；晚期出现脑细胞失水的临床表现，如烦躁、易激惹或精神淡漠、嗜睡、抽搐或癫痫样发作甚至昏迷，体征有肌张力增高和反射亢进，严重者因此而死亡。

3. 低钾血症的临床表现 对中枢神经系统和肌肉的影响：轻度低钾血症常表现为精神萎靡、神情淡漠、倦怠，重者有反应迟钝、定向力减弱、嗜睡甚至昏迷；对骨骼肌的影响表现为四肢软弱无力，严重时可出现软瘫。对心脏的影响：低钾血症对心脏的主要影响为心律失常，钾缺乏会增加室性心律失常的发生风险。心脏性猝死是心力衰竭患者主要的死亡原因。随低钾血症程度不同，可表现为窦性心动过速、房性期前收缩及室性期前收缩、室上性或室性心动过速及室颤。

4. 高钾血症的临床表现 对骨骼肌的影响：血钾为 5.5～7.0mmol/L 时，可出现肌肉轻度震颤、手足感觉异常；血钾为 7～9mmol/L 时，可出现肌肉软弱无力，腱反射减弱或消失，甚至出现迟缓性麻痹等。对心脏的影响：主要是心律失常，临床既可表现为各种缓慢性心律失常，如房室传导阻滞、窦性心动过缓等；也可出现快速性心律失常，如窦性心动过速、频繁的室性期前收缩、室性心动过速和心室颤动。急性严重高钾血症能引起恶性心律失常而威胁患者生命，并随高钾血症持续时间延长，血钾 > 6.5mmol/L 或更高时心律失常风险显著升高。

5. 低镁血症的临床表现 低镁血症的严重性和临床征象依赖于低镁血症的程度和血镁降低的速度。当血镁 < 0.5mmol/L 时，往往会出现临床症状。低镁血症的临床表现可累及神经肌肉、心血管、肾脏、胃肠系统等。心血管系统的表现：房性心动过速、房颤、室上性心律失常、室性心律失常、尖端扭转型室性心动过速、洋地黄易感性增加。神经肌肉系统的表现：颤抖、肌颤、肌肉痉挛、麻木、无力和刺痛。中枢神经系统的表现：焦虑、抑郁、脑病、癫痫等。

总之，心力衰竭并发电解质紊乱发病率高，以合并低钾血症、低镁血症和低钠血症最为常见，临床表现复杂，影响抗心力衰竭药疗效，增加死亡率。

（二）辅助检查

1. 心电图检查 能提供许多重要信息，包括心率、心律、传导，以及某些病因依据如心肌缺血性改变、心肌梗死及陈旧性心肌梗死的病理性 Q 波等。还能提示低钾血症、高钾血症、低钙血症及高钙血症等，检测出心肌肥厚、心房或心室扩大、束支传导阻滞、心律失常的类型及其严重程度，如各种房性或室性心律失常、Q-T 间期延长等。低钾血症的心电图典型表现为 ST 段压低、T 波低平或倒置及 U 波增高（U 波 > 0.1mV 或 U/T > 1 或 T-U 融合、双峰），Q-T 间期一般正常或延长，表现为 QT-U 间期延长。高钾血症的心电图表现为细胞外血钾浓度 > 5.5mmol/L 时，Q-T 间期缩短和 T 波高尖，基底部变窄；> 6.5mmol/L 时，QRS 波群增宽，P-R 及 Q-T 间期延长，R 波电压降低及 S 波加深；> 7mmol/L 时，QRS 波群进一步增宽，P 波增宽，振幅减低，甚至消失，可出现窦室传导。高钙血症的心电图表现主要为 ST 段缩短或消失，Q-T 间期缩短，可发生窦性静止、窦房传导阻滞等。低钙血症的心电图表现主要为 ST 段明显延长，Q-T 间期延长，一般很少发生心律失常。

2. 血电解质测定 低钠血症时血清钠 < 135mmol/L；高钠血症时血清钠 > 145mmol/L；低钾血症时血清钾 < 3.5mmol/L；高钾血症时血清钾 > 5.3mmol/L；低镁血症时血清镁 < 0.7mmol/L。

3. 心力衰竭标志物 BNP 及 NT-proBNP 不仅用于心力衰竭的诊断和鉴别诊断；还可用于心力衰竭的危险分层，有心力衰竭临床表现、BNP/NT-proBNP 水平又显著增高者属高危人群。此外，对评估心力衰竭的预后也有价值。

4. 超声心动图 可用以了解心脏基础疾病，如心脏的结构和功能、心瓣膜状况、是否存在心包病变、急性心肌梗死的机械并发症及室壁运动失调等；可测定 LVEF，检测急性心力衰竭时的心脏收缩/舒张功能相关的数据。

（三）诊断和鉴别诊断

血电解质测定简单容易，故心力衰竭时电解质紊乱诊断不难，关键是要提高心力衰竭合并电解质紊乱的警惕性。熟悉和掌握血钾、血镁异常的心电图特征，对于及时诊断低钾血症、高钾血症和低镁血症有重要价值。

临床上有时区别消耗性低钠血症及稀释性低钠血症并不容易。一般来说，后者发病较慢，食欲缺乏、乏力及恶心为常见症状，尿少而有顽固性水肿，血细胞比容降低，血液稀释，晚期出现肾衰竭。消耗性低钠血症则以无力及肌肉抽动较常见，有脱水情况，皮肤及舌干燥，血细胞比容升高且常发生于使用利尿药或排腹水或胸腔积液后，晚期可出现休克及肾衰竭。BUN/Cr 比值 > 20，可见于 68% 消耗性低钠血症患者。

慢性心力衰竭经放射性核素检查、尸检心肌组织内含钾量显示，体内钾总量下降，比正常人低 34%，但血清钾可在正常范围，可见心力衰竭患者血清钾正常不能反映无心肌细胞内缺钾。

三、治疗策略

1. 低钠血症的治疗

（1）心力衰竭合并急性症状性低钠血症的治疗 血钠快速下降会导致神经系统症状。这是因为水由血浆转移至脑细胞，引起脑水肿。急性低钠血症由于来不及通过反馈调节机制减轻影响，可导致严重的神经系统症状甚至危及生命。推荐治疗为静脉输注高渗氯化钠，如 3% 氯化钠注射液缓慢滴注或静脉泵入（输液速度及液体量不宜过大），4～6h 复查，目标为血钠上升 4～6mmol/L，之后根据临床和实验室检查结果指导进一步治疗，血钠每小时增加 1～2mmol/L 直到症状缓解。24h 内血钠上升不应超过 8～10mmol/L，48h 内不应超过 12～14mmol/L，72h 内不应超过 14～16mmol/L。

血钠纠正过快，血浆渗透压迅速升高，造成脑组织脱水继而脱髓鞘，导致渗透性脱髓鞘综合征（osmotic demyelination syndrome, ODS），可出现意识模糊、水平性凝视麻痹、四肢痉挛、吞咽困难、构音困难等症状，严重者导致死亡。上述症状多发生于快速补钠的48~72h后。静脉输注高渗氯化钠注射液可加重心力衰竭，仅适用于合并严重神经系统症状患者，且应该与袢利尿药同时使用，紧急处理之后需要监测血钠并按慢性低钠血症处理。

（2）心力衰竭合并慢性低钠血症的治疗　初始治疗要通过评估血浆渗透压来区分"真正的"低钠血症和假性低钠血症。假性低钠血症在纠正高血糖、高甘油三酯、高免疫球蛋白等原因后，低钠血症也会随之纠正，预后较好。真正的低钠血症要进一步评估患者容量状态，心力衰竭中最常见的为高容量低渗性低钠血症，治疗包括限液、补充氯化钠、利尿、使用AVP受体拮抗剂、连续性血液净化等。

慢性低钠血症时脑细胞适应了低渗状态，血钠上升过快会导致ODS，尤其是血钠≤120mmol/L、低钠血症持续时间＞48h、合并使用噻嗪类药物、低钾血症、酒精中毒、营养不良和晚期肝硬化患者。慢性低钠血症血钠上升速度每天应＜8~10mmol/L，以4~8mmol/L为宜。

① 限液　单纯限液升高血钠程度有限，且严格限液患者口渴明显难以坚持，通常建议入液量限制在＜1000mL/d并保持出入量的负平衡。

② 补充氯化钠　静脉输注高渗氯化钠溶液对于改善低钠血症，特别对改善低钠血症引起的脑水肿有效。一般用高渗氯化钠注射液静脉输注或静脉泵入，输注过程中每4~6h监测血钠浓度直至达到130mmol/L，避免血钠上升过快。严重心力衰竭时输入高渗氯化钠注射液使前负荷增加，可能会加重心力衰竭症状，高渗氯化钠注射液需精确计算剂量且与袢利尿药联合使用，并严密监测实验室指标及临床表现。心力衰竭合并低钠血症应避免使用氯化钠片、氯化钠胶囊或高浓度氯化钠注射液口服，因为心力衰竭时消化道淤血，经消化道吸收会受影响且导致口渴，水摄入增多加重病情并可刺激消化道引起症状。

③ 利尿药　袢利尿药是治疗高容量低渗性低钠血症的一线药物，袢利尿药联合静脉输注高渗氯化钠能够增加血钠水平，并可能缩短住院时间，减少再住院率和死亡率。

④ AVP受体拮抗剂　有托伐普坦、考尼伐坦、沙他伐坦等。目前最常用的是托伐普坦，可用于不同原因引起的正常或高容量性低钠血症的治疗，能够升高血钠、减轻体重、缓解呼吸困难且安全性良好。研究发现心力衰竭合并低钠血症患者（血钠＜130mmol/L）长期应用托伐普坦能减少死亡率。血钠＞120mmol/L时使用托伐普坦易发生血钠上升过快，应谨慎应用，密切监测；若初始血钠＜120mmol/L，使用托伐普坦后血钠达到125mmol/L时应暂停1~2d以减缓血钠上升速度。AVP受体拮抗剂对多种原因导致的低钠血症有效，但不适于低容量性低钠血症、急性或严重症状性低钠血症，肾衰竭患者使用效果不佳。

⑤ 血液净化　伴有少尿、无尿、肾功能不全的心力衰竭患者，纠正严重低钠血症可采用连续性肾脏替代治疗。

⑥ 其他治疗　纠正病因，停用导致低钠血症的药物，增加食物中氯化钠摄入量，积极治疗原发病和并发症。口服尿素可通过渗透性利尿来增加自由水排泄，可有效治疗低钠血症并减少神经系统损伤。肾上腺皮质激素能增加eGFR和拮抗抗利尿激素的作用，可用于肾上腺皮质功能减退合并低钠血症，但有容量负荷过重及高血压风险，心力衰竭患者较少使用。

2. 高钠血症治疗　心力衰竭合并高钠血症早期症状隐匿，在心力衰竭治疗过程中要提高警惕，关注血清钠浓度和血浆晶体渗透压变化。治疗原则是积极纠正病因，控制钠摄入，纠正细胞外容量异常。可根据细胞外容量状态选择补液、利尿等不同的方式。严重者可采用血液净化治疗。

（1）补充液体的种类　等张氯化钠注射液与 5% 葡萄糖注射液，按 1∶3 或 1∶1 比例混合配制。葡萄糖进入体内后很快被代谢掉，故混合配制的注射液相当于低张注射液，也可选用 0.45% 氯化钠注射液或 5% 葡萄糖注射液。

（2）补液途径

① 口服途径：轻症患者经口饮入，不能自主饮入者可经鼻胃管注入，此途径安全可靠。

② 静脉途径：症状较重特别是有中枢神经系统临床表现者通过静脉途径。

（3）注意事项　补液速度不宜过快，并密切监测血钠，以每小时下降不超过 0.5～1.0mmol/L，24h 不超过 10～12mmol/L 为宜，但 24h 也不要低于 6mmol/L。血钠下降过快会导致脑细胞渗透压不平衡而引起脑水肿，补液过程中应进行血钠监测及神经系统检查以调整补液量。

3. 低钾血症治疗

（1）治疗原则

① 推荐心力衰竭患者的血钾维持在 4.0～5.0mmol/L，即使处于正常低值（血钾 3.5～4.0mmol/L），也应适当补钾，同时注意补镁。

② 使用袢利尿药的患者，经验性补钾可降低全因死亡风险，且小剂量经验性补钾（＜390mg/d）可能是优选方案。

③ 因低钾常伴低镁，且镁缺乏会导致肾脏钾丢失。补镁有利于机体减少钾的丢失，并可加速钾向细胞内转运，促进钾的跨膜平衡。同时补钾、补镁可降低心律失常的发生风险，且机制协同互补。

（2）补钾方案

① 低钾血症（血钾＜3.5mmol/L）的治疗原则　预防、治疗危及生命的并发症，如心律失常、呼吸肌麻痹等；纠正低钾血症，将血钾纠正至 3.5mmol/L 以上；诊断、治疗原发病。a. 轻度低钾血症（血钾 3.0～3.5mmol/L）推荐首选口服补钾，中重度低钾血症（血钾＜3.0mmol/L）应考虑静脉补钾；可同时联合门冬氨酸钾镁以促进钾离子的转运和跨膜平衡。b. 口服补钾初始剂量为 60～80mmol/d，分次服用，通常一次口服氯化钾 3.0～4.5g，可使血钾上升 1.0～1.5mmol/L。c. 一般静脉补钾浓度为 20～40mmol/L，相当于 1.5～3.0 g/L。心力衰竭患者输液速度不宜过快，液体总量不宜过多，可考虑静脉泵入。高浓度的钾溶液必须经大静脉如颈内静脉、锁骨下静脉或股静脉输入。d. 密切监测血钾水平，建议血钾补至＞4.0mmol/L 以上。

② 正常低值血钾（血钾 3.5～4.0mmol/L）起始或维持补钾并持续随访血钾水平。首选口服补钾药物：门冬氨酸钾镁（钾含量 3mmol/g）、氯化钾（钾含量 13.4mmol/g）、枸橼酸钾（钾含量 9mmol/g）。

（3）常用口服补钾药物

① 氯化钾口服液 / 氯化钾缓释片，用法用量：成人每次 0.5～1.0g，2～4 次 /d，日补钾量为 523～3138mg。用药提示：氯化钾口服液有明显的胃肠道刺激反应，氯化钾缓释片的胃肠道刺激反应相对较轻，但需注意氯化钾缓释片应整片吞服，不可嚼碎。

② 枸橼酸颗粒，用法用量：1～2 包，3 次 /d，日补钾量为 1674～3348mg。用药提示：口服可有异味感及胃肠道刺激症状。

③ 门冬氨酸钾镁片，用法用量：2～3 片，3 次 /d，日补钾量 218～326mg。用药提示：门冬氨酸钾镁可同时补充钾、镁离子，门冬氨酸对心肌细胞有较强的亲和力，作为钾、镁的

载体使之能顺利进入细胞内而有效提高细胞内的钾、镁含量，促进钾、镁平衡，可降低心血管病患者室性心律失常的风险，临床上常将门冬氨酸钾镁用于治疗各类期前收缩和阵发性心律失常。

4. 高钾血症的治疗 根据高钾血症发生的紧急程度和血钾升高的严重程度予以相应处理。血钾≥6.0mmol/L 伴或不伴心电图改变，应给予急诊处理。

（1）饮食及药物调整 限制钾含量较高的食物摄入，如水果、蔬菜等，减量或停用钾补充剂、RAASi、MRAs 等药物。

（2）葡萄糖酸钙 可直接对抗血钾过高对细胞膜极化状况的影响，稳定心肌激动电位，但不会降低血钾浓度。使用方法：常用 10% 葡萄糖酸钙注射液 10～20mL，稀释后在心电监护下缓慢静脉注射，不少于 5min，如 10～20min 后心电图无明显改善或再次出现异常可重复使用。因钙离子可加重洋地黄的心肌毒性，注意应用洋地黄类药物者慎用。

（3）促进钾向细胞内转移

① 葡萄糖+胰岛素：胰岛素可促使细胞对钾的摄取，从而降低血钾水平；同时胰岛素能够调节血糖代谢，防止低血糖发生。使用方法：5～10U 胰岛素+50% 葡萄糖注射液 50mL 缓慢静脉推注，严重心力衰竭患者应适当减慢推注速度，以避免心功能恶化，同时监测血糖浓度以避免血糖剧烈波动。

② 碳酸氢钠：主要用于合并代谢性酸中毒的高钾血症患者。心力衰竭患者应避免过快过多输注液体而引起心功能恶化，同时应注意监测血气以避免医源性代谢性碱中毒。

（4）促钾离子排泄

① 利尿药 袢利尿药适用于高钾血症伴有容量负荷增加的患者。

② 阳离子交换树脂 聚磺苯乙烯可以口服或作为灌肠剂，能有效结合肠液中的钾离子。使用方法：口服 15～30g/次，1～2 次/d，如不能口服可予灌肠，剂量为 30g，1～2 次/d。聚磺苯乙烯所含钠离子与血钾离子交换后进入体内，心力衰竭患者可能因此诱发病情加重，使用时应注意。

③ 新型钾结合剂 可用于伴或不伴 CKD 的心力衰竭患者的高钾血症治疗或维持，也可用于 RAAS 抑制剂、MRAs 使用所致的高钾血症，并提高 RAAS 抑制剂、MRAs 的耐受剂量。

环硅酸锆钠（ZS-9）是一种无机的、不可吸收的硅酸锆聚合物，口服后通过结合胃肠道内的钾离子来促进其排泄。ZS-9 口服后 1h 即可观察到血钾水平下降，血钾降至正常范围的中位时间为 2.2h；用药一年期间，88% 患者血钾水平≤5.1mmol/L，99% 患者≤5.5mmol/L。环硅酸锆钠可有效降低心力衰竭患者血钾并维持于正常水平，而无须调整 RAASi 剂量。使用方法：纠正高钾时推荐起始剂 10g，3 次/d，持续 48h。维持阶段即达到正常血钾水平后，应确定其预防高钾血症复发的最低有效剂量。建议起始 5g，1 次/d，按需调整剂量。

④ 血液净化 对于血钾＞7.0mmol/L，药物治疗无效，尤其伴肾功能衰竭或高血容量患者，给予血液净化治疗。

5. 低镁血症的治疗 若存在可导致低镁血症的临床情况，如心律失常、低钾血症、低钙血症、腹泻、慢性酒精中毒、正在服用利尿药、质子泵抑制剂等药物或重症患者应常规评估是否存在低镁血症。低镁血症患者应检测血磷、血钙、血糖、肾功能，以及心电图检查。

纠正心力衰竭患者的低镁血症，应首先寻找并处理病因。根据低镁血症的病因、症状、严重程度以及伴随的其他电解质紊乱等因素调整补充镁剂的类型、途径和积极性。纠正低镁血症能否带来良好预后，结论尚不明确，心力衰竭或重症患者的镁剂补充应持相对谨慎态度。

心力衰竭患者发生尖端扭转型室性心动过速时，静脉应用硫酸镁是有效的终止方法，建议血镁维持在≥2.0mmol/L，血钾维持在4.5～5.0mmol/L，与尖端扭转型室性心动过速无关的难治性心室颤动，静脉使用镁剂无益处。

（1）静脉补充镁剂　对于重度低镁血症或症状明显、血流动力学不稳定、严重心律失常等，建议静脉补充硫酸镁，但要注意给药速度和血流动力学监测。方法：硫酸镁2g加入5%葡萄糖注射液，5～10min内输注，或门冬氨酸钾镁注射液20mL加入5%葡萄糖注射液，缓慢滴注，1次/d。肾功能正常患者可输入硫酸镁4～6g/d，持续3～5d。

（2）口服镁剂　轻度或无症状的心力衰竭合并低镁血症患者，首选口服镁剂。方法：葡萄糖酸镁，500mg/次，2～3次/d，或门冬氨酸钾镁片，2～3片/次，3次/d，或氧化镁，400mg/次，2～3次/d。葡萄糖酸镁生物利用度高，氧化镁生物利用度低但消化道耐受性更佳。

（3）SGLT2抑制剂改善镁平衡　SGLT2抑制剂能够通过多种机制改善心血管疾病患者预后。有报告在合并低镁血症（＜0.74mmol/L）的2型糖尿病患者中应用SGLT2抑制剂达格列净，使血清镁达到推荐范围的患者数量增加47.8%。另有报道难治性低钠血症的2型糖尿病患者进行SGLT2抑制剂治疗并停用静脉镁剂后，血镁水平明显升高，表明SGLT2抑制剂可能通过增加肾小管腔内外电位差，促进镁的重吸收，纠正2型糖尿病患者的血镁异常，改善镁平衡。

四、预后

心力衰竭患者，往往本身就存在冠心病、风湿性心脏病、高血压心脏病、扩张型心肌病等基础疾病，心功能分级一般在Ⅲ～Ⅳ级，预后本身就差。当合并电解质紊乱，特别是低钠血症、低钾血症、低镁血症时，则预后更差，可明显增加死亡率。电解质紊乱的早期诊断，建立稳定有效的治疗方案，可缩短心力衰竭患者的住院时间、提高生活质量、改善预后。

第二节　心力衰竭并发心律失常

心律失常是心力衰竭患者最常见的合并症之一，两者之间互为因果，无论心律失常诱发心力衰竭，还是心力衰竭诱发心律失常，均导致临床症状恶化，影响预后、增加再住院率及死亡率。

心力衰竭可并发各种心律失常，房性或室性心律失常都很常见，其中以心房颤动和室性心动过速、心室颤动临床意义最为重要。多个研究证实，动态心电图监护显示心力衰竭患者中＞80%的患者有频发、复杂的室性期前收缩，大约50%的患者有非持续性室性心动过速。有研究报道，心力衰竭与心房颤动密切相关，NYHA心功能分级Ⅱ～Ⅲ级的轻中度心力衰竭患者中，心房颤动发生率为10%～15%，严重心力衰竭者中可高达49.8%。

弗雷明汉研究表明，心力衰竭患者4年的死亡率男性是62%，女性是42%。心力衰竭的死亡率与心力衰竭的严重性有直接的关系，NYHA心功能Ⅱ～Ⅲ级的患者中，年死亡率为40%～60%，其中有20%～30%为猝死。心力衰竭患者的死因中有50%～60%为猝死，其中最多见的是致死性室性心律失常。

一、发生机制

心力衰竭发生心律失常的机制十分复杂，结构重构、电重构和神经重构是主要的物质基础。心力衰竭会使心脏结构发生重构（如弥漫性内膜纤维化、肌纤维退行性变和心肌细胞肥厚等）；同时，K^+通道、Na^+通道和Ca^{2+}通道，超极化激活的非选择性阳离子通道和Ca^{2+}载体，连接蛋白质表达和参与动作电位的蛋白质调节均会产生改变（电重构），引起心律失常。神经重构是交感神经纤维在心肌损伤后发生区域性神经分布和密度改变的过程。交感神经重构与心肌梗死后心室扑动、心室颤动和猝死的发生发展密切相关；交感神经分布不规则引起局部心肌 APD 和不应期空间、时间差异，使室颤阈值明显降低，致心律失常发生。而血流动力学障碍（机械 - 电反馈作用）、神经体液异常（儿茶酚胺分泌过多、肾素 - 血管紧张素系统过度激活、交感神经末梢纤维受损、继发选择性$β_1$受体密度降低、缺少细胞间缝隙连接）、酸碱平衡失调和电解质紊乱、免疫功能异常、缺血缺氧、物理压力及药物毒性反应（如强心苷、正性肌力药、利尿药、血管扩张药、抗心律失常药等），可加重或诱发心肌细胞电生理异常，导致心律失常。

二、临床诊断

（一）临床表现

1. 心律失常发生率高 心力衰竭时心律失常的发生率高。根据国内外报道，36%～95%的心力衰竭患者有快速性室性心律失常；48.9%～52%的心力衰竭患者有快速性室上性心律失常，其中房性心律失常以心房颤动最为常见，约35%的患者有心房颤动。弗雷明汉研究表明，心力衰竭男性患者发生心房颤动的危险性增加8.5倍，女性增加14倍。

2. 心律失常的种类多、复杂心律失常发生率高 心力衰竭时可发生各种类型心律失常，包括室上性及室性快速心律失常和各种缓慢性心律失常，且复杂心律失常发生率高。有报道，在心力衰竭发生的快速室性心律失常中，有41.3%～93%的患者为 Lown Ⅲ 级以上的复杂型室性期前收缩，28%～80%有短阵非持续性室性心动过速，10%～20%有危及生命的症状性快速室性心律失常。Francis 综合8个临床资料，701 例心力衰竭患者中，87%有成对或多源室性期前收缩，54%有非持续性室性心动过速。心力衰竭虽不增加阵发性室上性心动过速的发病率，但却可增加其发作次数和持续时间。另有报道，猝死的心力衰竭患者中，50%为心动过缓性心律失常或电机械分离。

3. 心律失常的发生率与心力衰竭严重程度相关 目前，大多数学者认为，快速性室性心律失常的发生率与心力衰竭的严重程度呈正相关，心脏性猝死的发生率与心力衰竭的严重程度亦呈正相关。心功能 Ⅱ～Ⅲ 级的心力衰竭患者，2～3年猝死率为8%～14%，而心功能 Ⅲ～Ⅳ 级的心力衰竭患者 1 年的猝死率即达到此值。

4. 心力衰竭并发心律失常的危害 心力衰竭和心律失常可相互共存，互为因果。慢性心力衰竭患者易于发生心律失常，而心律失常又可诱发或加重心力衰竭，加重病情并影响预后。

（1）心力衰竭并发室性心律失常的危害　①引起或加重心力衰竭；②心脏性猝死，有证据表明大约有50%的慢性心力衰竭最终发生猝死，并且多数表现为室性心动过速和心室颤动。但对无症状性室性心律失常，尤其是非持续性室性心动过速在心力衰竭预后中的意义尚存争议，现有证据倾向于在缺血性心脏病所致的心力衰竭中室性异位节律尤其是非持续性室性心动过速是心脏性猝死的独立预测因子，而这种关系在扩张型心肌病中尚不明确，有待进一步研究。

（2）心力衰竭并发心房颤动的危害　心房颤动可加快心功能不全的发展进程，恶化心力衰竭症状。有报道，心房颤动可促发室性心动过速或心室颤动。但迄今为止，尚不清楚心房颤动是否为预测慢性心力衰竭和左心室功能不全时死亡的独立危险因子或仅仅是显示死亡率升高的标志。

（二）辅助检查

1. 心力衰竭的辅助检查　主要有：①胸部X线，可发现心脏扩大和肺淤血的程度；②心脏超声心动图，可发现心脏结构改变及心功能状态（如左室射血分数降低）；③放射性核素检查，可明确心脏形态指标和局部功能情况等；④心力衰竭生化标志物（如BNP）及肝肾功能、电解质等。

2. 心律失常的辅助检查　主要是心电图和动态心电图，特别是动态心电图检查有重要价值，有助于发现各类心律失常。

3. 心力衰竭并发心律失常的危险分层　也就是确定这类患者发生心脏性死亡的风险大小。需要强调的是，心力衰竭与心律失常本身各自就是发生猝死的危险预测因子。可用于评估心力衰竭并发心律失常危险度的指标如下。

（1）病史　发生心搏骤停、新发生的心力衰竭、不稳定型心绞痛及近期心肌梗死后的患者均为高危，在严重心血管事件发生后的6～18个月发生心脏性死亡风险最高。一般而言，有猝死家族史、心力衰竭并发晕厥综合征的患者为高危患者。

（2）有无器质性心脏病及其类型　心力衰竭患者一般都同时伴有不同程度和性质的器质性心脏病，不同心脏病类型其临床风险也不同。

缺血性心脏病是目前最常见的心血管疾病，其死亡原因中50%以上是心脏性猝死，临床观察发现不稳定型心绞痛频繁发作伴ST段压低≥2mm、过去有原发性心室颤动的冠心病（无心肌梗死）、心肌梗死后有心脏扩大、心功能不全和LVEF降低（≤40%）是高危因素。过度吸烟、过度劳累、过度激动均可加重心肌缺血和增加儿茶酚胺的释放，导致心室颤动发生心脏性猝死。

肥厚型心肌病发生猝死的高危因素包括：①心室颤动存活者；②自发性持续性心动过速；③未成年猝死的家族史；④晕厥史；⑤运动后血压异常，收缩压不升高反而降低；⑥左心室壁或室间隔厚度≥30mm；⑦流出道压力阶差＞50mmHg。

致心律失常性右心室心肌病发生猝死的高危因素包括：①以往有心源性猝死事件发生；②存在晕厥或记录到有过血流动力学障碍的室性心动过速；③经超声心动图或心脏磁共振证实有严重的右心室扩张；④累及左心室，如局限性左心室壁运动异常或扩张伴收缩功能异常；⑤疾病早期即有明显症状，特别是有晕厥前症状者。

扩张型心肌病一旦发生心力衰竭合并心律失常（房性或室性），则提示患者的病情加重或进展，预后不佳，发生心脏性猝死的风险加大。

（3）NYHA心功能分级　心脏性猝死的发生与心功能有关。心功能越差，死亡率越高。心功能Ⅱ级者年死亡率为5%～15%，心功能Ⅲ级者年死亡率为29%，而心功能Ⅳ级者年死亡率为30%～70%。心力衰竭患者如有频发的室性心律失常，特别是连发的室性期前收缩、多源性室性期前收缩、室性心动过速,则心脏性猝死发生率增高。

(4) 左室射血分数　LVEF 降低是心力衰竭患者总体死亡和发生心脏性猝死最重要的危险因素。多项指南中将 LVEF ≤ 40% 作为心脏性猝死的高危因素临界值。对 NYHA 心功能分级为 Ⅰ、Ⅱ 级的患者,LVEF 越低(< 30%),心脏性猝死的发生率越高。

(5) QRS 波群时间延长和(或)束支传导阻滞　QRS 波群的宽度在 12 导联心电图上是反映心室激动时间和室内或室间传导延迟的简单衡量指标,可以作为心肌疾病进展程度较高的一个替代标志。同时 QRS 波群增宽既反映了心室激动的不同步,又将增加室性心律失常的发生。在 LVEF 降低的患者中,QRS 波群增宽是预后不良的一个显著标志。

(6) QT 离散度(QTd)及 Q-T 间期动态变化　QTd 增大与心室肌的非同步复极及后除极密切相关。有资料表明,QTd 是心肌梗死患者发生心脏性猝死的独立危险因子。此外,QTd 增加对长 Q-T 间期综合征和肥厚型心肌病患者发生严重心律失常的预测也有非常重要的意义。但对慢性心力衰竭和一般性左心室肥厚患者室性心律失常的发生则无预测价值。

(7) 心率变异(HRV)　HRV 的下降同自主神经功能失衡有关,常为交感活动占优势的表现,是扩张型心肌病、心肌梗死和缺血性心肌病死亡的有力预测因子。但单独的 HRV 阳性预测价值有限(30%),且应用 HRV 时,患者必须为窦性心律,同时还有来自室性期前收缩、呼吸周期和身体活动的干扰。

(8) 窦性心率震荡(HRT)　HRT 是指在室性期前收缩发生后,窦性心率出现短期的波动现象,即具有代偿间歇的室性异位搏动后其窦性节律下的心率加速,随后又减慢的现象,它是自主神经对单发室性期前收缩后出现的快速调节反应,反映了窦房结的双向变时功能。HRT 是一种与心脏性猝死有密切关系的心电现象,是评价心脏自主神经功能、预测死亡危险的指标。

(9) 信号平均心电图(晚电位,VLP)　VLP 是位于 QRS 波群终末部的高频低幅的碎裂电位,是心室肌内存在非同步性除极和延迟传导的电活动表现。VLP 预测心肌梗死伴恶性心律失常的敏感性为 58%～92%,特异性为 72%～100%。其阳性预测值偏低,有时出现假阳性,有一定局限性。

(10) T 波电交替(TWA)　TWA 是运动试验或心房起搏过程中每搏 T 波振幅或形态的变化,TWA 阳性提示复极的不均一性,是识别心肌梗死后和缺血或非缺血心肌病高危者的有效方法,并独立于 LVEF。平均心电描记图可以看到体表心电图上看不到的 TWA 微伏级 T 波电交替(MTWA),它是心律失常易损性的重要标志。MTWA 有助于明确室性心律失常的危险性或对有发生致死性室性心律失常风险的患者进行危险分层。

(11) 动态心电图　是常用的检测有无心律失常的无创手段。陈旧性心肌梗死合并心力衰竭(LVEF < 35%～40%)伴非持续性室性心动过速,以及可由电生理检查诱发的持续性室性心动过速者,应视为极高危者,其 5 年病死率高达 55%。动态心电图可以提高此类心律失常的检出率。

(12) 心脏电生理检查(EPS)　EPS 主要用于有发生心律失常性猝死危险患者的检测,EPS 阳性表明患者发生猝死的危险性高。EPS 还用于陈旧性心肌梗死、非持续性室性心动过速和 EF < 40% 的患者的危险分层。合并有左心功能不全或心脏结构异常的不明原因的晕厥者,行 EPS 检查也被作为 Ⅰ 类推荐。EPS 在扩张型心肌病、肥厚型心肌病、致心律失常性右心室心肌病、长 Q-T 间期综合征、Brugada 综合征等患者中的应用价值低于缺血性心肌病。

(三）诊断与鉴别诊断

心力衰竭的诊断一般不难。患者具有以下特点即可诊断。①典型的心力衰竭症状：在休息或运动时出现急促、呼吸困难、疲劳或踝关节肿胀。②典型的心力衰竭体征：心动过速、呼吸急促、第三心音、心脏杂音、肺部啰音、胸腔积液、颈静脉压升高、外周水肿、肝大、腹水等。③静息状态下有心脏结构或功能异常的客观检查证据：心脏扩大，超声心动图可见心脏结构或功能的异常，脑钠肽升高等。心律失常的诊断则主要依靠心电图及动态心电图明确。

三、治疗策略

（一）药物治疗

1. 基础性治疗 针对基础疾病的治疗是心力衰竭伴心律失常的治疗基础。对于高血压、冠心病等应积极地采用药物、手术、介入治疗，以消除或控制心力衰竭的基本病因；充分应用β受体阻滞剂、ARNI或ACEI或ARB；合理应用利尿药、强心药等改善心功能。随着心功能的改善，许多患者的心律失常可以消失。消除心律失常的诱因（如电解质紊乱、感染、心肌缺血、应用有致心律失常不良反应的药物等），也有利于心律失常的控制。

2. 抗心律失常药 大多数有致心律失常作用和负性肌力作用，在心力衰竭时更易发生。现有的资料表明，Ⅰ类和Ⅳ类抗心律失常药不宜用于心力衰竭患者；β受体阻滞剂具有直接降低肾上腺素活动的致心律失常作用，而且具抗心力衰竭、抗缺血和抗高血压作用，也有非直接抗心律失常作用。循证医学已证实β受体阻滞剂可降低心力衰竭患者的死亡率，因此β受体阻滞剂应作为心力衰竭伴快速性心律失常的首要选择，但由于其有负性肌力作用，故应从小剂量开始逐渐加量；Ⅲ类药物胺碘酮可抑制心律失常，负性肌力作用小，且不增加心力衰竭患者的死亡危险风险，因此可用于心力衰竭伴心律失常的治疗，胺碘酮虽可减少心律失常，但并不改善生存率，所以不推荐预防性应用，一般在单用β受体阻滞剂不能控制心律失常时，可加用胺碘酮。伊布利特及维纳卡兰等亦应用于临床。参松养心胶囊、稳心颗粒治疗心力衰竭合并心律失常患者，其临床症状显著减轻，心律失常明显减少，心功能有一定改善。

3. 补钾、补镁治疗 当衰竭心脏已受到高浓度的儿茶酚胺影响，再加以钾和镁的显著耗竭，这些病理生理机制的相互作用，易发展成致命性的室性心律失常，且心力衰竭同时有钾和镁的丧失。因此，对于心力衰竭伴心律失常者应积极地补钾、补镁，以及纠正低钠血症，建议在严重心律失常时，血钾水平维持在4.5~5.0mmol/L、血镁水平补充至≥2.0mmol/L。

4. 常见心律失常的药物治疗

（1）心力衰竭合并心房颤动 心力衰竭与心房颤动具有多数协同的病因和危险因素，两者互为因果，多合并出现。药物治疗要首先考虑安全性，避免控制节律与控制心室率药物混用及警惕加重缓慢性心律失常。

① 复律与维持窦性心律 心力衰竭伴心房颤动者，如能复律并长期维持，应是最理想的治疗方案，能够减轻症状、提高生活质量；改善心脏血流动力学；减少血栓栓塞事件；消除或减轻心房电重构；预防或逆转快速心律失常性心肌病等。但是心房颤动能否转复并维持窦性心律受到心房颤动持续时间、心房大小、年龄等因素影响，而且在转复和维持窦性心律过程中，抗心律失常药有潜在的致心律失常作用。有效性、安全性、耐受性需全面考虑，权

衡转复给患者带来的益处和负面作用。一般药物复律仅限于新发、<48h的心房颤动；维持窦性心律仅限于心室率控制和抗凝血恢复生活质量不满意时；不用于初发、急性期、一过性及发作不频繁的心房颤动；只宜选用Ⅲ类药物中的胺碘酮和多非利特。多中心随机双盲临床研究结果表明，对于阵发性心房颤动，参松养心胶囊疗效与普罗帕酮相当，改善症状优于普罗帕酮，能减少心房颤动发作频次，缩短心房颤动发作持续时间，且具有更好的安全性；可单独使用或与传统抗心律失常药物联合使用。

胺碘酮，兼有Ⅰ～Ⅲ类抗心律失常药物作用，延长Q-T间期而不增加QTd并能减少触发活动，故致室性心律失常作用小。无负性肌力作用或略有正性肌力作用。急性期转复心房颤动给予150mg，10min内静脉注射（可重复），再6h内360mg，再18h内540mg维持；长期防治先口服200mg，每日3次，5～7d，再200mg，每日2次，5～7d，再200mg，每日1次维持。需警惕甲状腺功能异常、肺纤维化、窦性心动过缓、Q-T间期延长、光敏性皮炎及增加地高辛和华法林的敏感性。

多非利特，选择性地阻滞钾电流（Ikr），快速延长动作电位，低浓度时激活缓慢内向钠电流、轻度延长传导时间。其致心律失常（诱发尖端扭转型室性心动过速）作用大于胺碘酮，而器官毒性小，有正性肌力作用。急性期转复心房颤动给予1mg，10min内静脉注射，必要时重复一次。多非利特治疗窗口窄，治疗初始3d应根据肾功能调整药量并进行持续心电监测以防尖端扭转型室性心动过速的发生。

② 控制心室率 左心室功能不全、血流动力学不稳定者首选静脉注射毛花苷C，每次0.2～0.4mg，此后根据情况追加0.2～0.4mg，然后口服地高辛维持以减慢心室率；心率减慢不满意推荐静脉注射胺碘酮。若遇有预激综合征者可选用尼非卡兰静脉注射。HFpEF单用地尔硫䓬减慢心率，或与洋地黄联合减慢心率。慢性心力衰竭合并慢性心房颤动常用β受体阻滞剂和地高辛，既减慢静息心率，又减慢运动心率。

③ 抗凝治疗 心力衰竭合并心房颤动时，血栓栓塞风险显著增加，抗凝治疗需要权衡获益与出血风险，建议使用CHA_2DS_2-VASc-60评分（表14-2-1）评估房颤患者的血栓栓塞风险（Ⅰ，B），将年龄60～64岁的亚洲患者评分为1分，年龄≥65岁的患者为2分。推荐CHA_2DS_2-VASc-60评分≥2分的男性或≥3分的女性房颤患者应使用新型抗凝药[OAC（Ⅰ，B）]。CHA_2DS_2-VASc-60评分为1分的男性和2分的女性，在权衡预期的脑卒中风险、出血风险和患者的意愿后，也应考虑使用OAC（Ⅱa，B）。CHA_2DS_2-VASc-60评分为0分的男性或1分的女性患者不应以预防脑卒中为目的使用OAC（Ⅲ，C）。脑卒中的危险因素是动态变化的，对于CHA_2DS_2-VASc-60评分为0分的男性或1分的女性房颤患者，应至少每年重新评估一次

表14-2-1 CHA_2DS_2-VASc-60评分

项目	危险因素	说明	分值/分
C	充血性心力衰竭	包括HFrEF、HFmrEF、HFpEF、及左心室收缩功能障碍（LVEF小于40%）	1
H	高血压	高血压病史，或目前血压≥140/90mmHg	1
A_2	年龄≥65岁	亚洲房颤患者≥65岁	2
D	糖尿病	包括1型和2型糖尿病，病程越长，卒中风险越高	1
S_2	脑卒中	既往脑卒中、短暂性脑缺血发作或体循环栓塞；包括缺血性和出血性脑卒中	2
V	血管疾病	包括影像证实的冠心病或心肌梗死病史、外周动脉疾病（外周动脉狭窄≥50%或行血运重建）、主动脉斑块	1
A	年龄60～64岁	亚洲房颤患者60～64岁	1
Sc	性别（女性）	脑卒中风险的修正因素，但不是独立危险因素	1

脑卒中风险，以及时调整抗凝策略（Ⅰ，C）。对于肥厚型心肌病合并心房颤动患者，无须进行 CHA_2DS_2-VASc-60 评分，应直接给予口服抗凝药物治疗。

口服抗凝药物包括以下几类。①华法林：口服华法林时国际标准化比值（INR）的调整应遵循个体化原则，使 INR 维持在 2.0～3.0。华法林初始剂量一般为 2～3mg/d，老年、肝功能受损、心力衰竭及出血高风险患者初始剂量可适当降低。2～4d 起效后开始监测 INR，多数患者在 5～7d 达治疗高峰。在开始治疗时，每周至少监测 1～2 次，抗凝强度稳定后（连续 3 次 INR 均在监测窗内）每月复查 1～2 次，可于 2～4 周达到目标范围 INR。INR 在 2.0～3.0 时华法林剂量不变，如超出范围则应调整华法林原服用剂量的 10%～15%，调整后重新监测 INR。华法林药物代谢受基因组学、多种食物及药物的影响，故需长期监测和随访，尽量保证 INR 达标。② OAC 适用于非瓣膜病房颤患者，主要包括Ⅱ因子抑制剂达比加群酯和Ⅹa因子抑制剂利伐沙班、阿哌沙班及依度沙班，可在保证抗凝效果的同时降低出血风险，无须频繁监测抗凝强度，颅内出血的风险低于华法林。达比加群酯每次 110mg、每日 2 次的抗凝效果与华法林相似，并可降低大出血发生率；每次 150mg、每日 2 次的大出血发生率与华法林相似，但可进一步减少脑卒中和系统性血栓栓塞事件，故可以根据患者的血栓栓塞风险和出血风险选择适当剂量。对于高龄（≥75 岁）、中度肾功能损害[eGFR 30～50mL/(min·1.73m^2)]以及存在其他出血高危因素者可选择低剂量（每次 75 mg，每日 2 次）。利伐沙班常用剂量为每次 20mg，每日 1 次，中度肾功能损害者建议选择低剂量（每次 15 mg，每日 1 次）。OAC 的临床应用为房颤患者血栓栓塞并发症的预防提供了安全有效的新选择，但对于中度以上二尖瓣狭窄及机械瓣置换术后的房颤者只能应用华法林进行抗凝。

（2）心力衰竭合并室性心律失常　心力衰竭尤其是左心室扩大、射血分数下降的患者，伴室性心律失常很常见。首先应寻找并纠正导致室性心律失常的诱因（如电解质紊乱、心肌缺血、应用有致心律失常不良反应的药物等）及优化心力衰竭药物治疗。对于非持续性、无症状的室性心律失常患者，除 β 受体阻滞剂、参松养心胶囊、稳心颗粒外，不建议应用其他抗心律失常药物。对于有症状或持续性室速、室颤患者，推荐植入 ICD 以提高生存率。已植入 ICD 的患者，经优化的药物治疗后仍有症状性室性心律失常或反复放电，可考虑胺碘酮和（或）行导管射频消融术。对于不适合植入 ICD、在优化心力衰竭药物治疗的基础上仍有持续性室速发作患者，给予胺碘酮治疗可能是合理的。一项国内多中心、随机、双盲、安慰剂对照的临床试验显示，参松养心胶囊不仅可以降低充血性心力衰竭患者的室早数量，也能改善心脏功能和提高患者的运动耐量[1]。

β 受体阻滞剂能够有效地抑制有心脏疾病的患者（包括心力衰竭患者）的室性心律失常和降低猝死率，是安全且有效的治疗室性心律失常的主要药物。应从小剂量开始，逐渐增加剂量至可以耐受的最大剂量。

胺碘酮能有效地抑制心力衰竭患者室性心律失常，但对生存率的影响是中性的，对有症状反复发作的室性心律失常可以选用。当心力衰竭合并持续性室性心动过速时是高危状态，急性期血流动力学稳定者以胺碘酮静脉注射：首剂 150mg（或 3mg/kg），稀释后推注 10min；

---

[1] Wang X, Hu D, Dang S, et al. Efficacy and Safety of Shensong Yangxin Capsules for Frequent VPCs in Congestive Heart Failure Study Group. Effects of Traditional Chinese Medicine Shensong Yangxin Capsules on Heart Rhythm and Function in Congestive Heart Failure Patients with Frequent Ventricular Premature Complexes: A Randomized, Double-blind, Multicenter Clinical Trial[J]. Chin Med J (Engl), 2017, 130(14): 1639-1647.

如无效，可于 10～15min 后重复追加胺碘酮 150mg（或 2.5mg/kg）。方法同前，直至总量达 9mg/kg，有效后以 1.0mg/min 静脉滴注维持 6h，其后减为 0.5mg/min。也可用利多卡因（仅作为无胺碘酮时备用）100mg 静脉注射（可重复），再以 1～3mg/min 维持。还可选择尼非卡兰静脉注射。药物无效或血流动力学不稳定时电复律。控制后，改胺碘酮口服。

（二）非药物治疗

1. 心力衰竭伴心房颤动的非药物治疗 心力衰竭伴心房颤动时快速心室率对药物反应不佳，尤其引起了心肌缺血（心绞痛）、低血压、肺水肿时，应给予电复律。电复律的成功率取决于心房颤动持续时间和左心房大小。如心房颤动持续时间 ≥ 48h 或发生时间不能确定，则应接受静脉肝素或皮下低分子肝素抗凝后电转复。

当心力衰竭伴心房颤动时快速心室率药物治疗无效时，也可考虑房室结消融治疗。导管消融是目前治疗心房颤动的主要手段，国内外指南均推荐房颤合并心力衰竭患者可考虑进行导管消融治疗（Ⅱa 级推荐，B 类证据）。无论是否存在收缩功能障碍，房颤合并 HFrEF 患者接受导管消融可以达到改善心功能，缓解症状效果。

2. 心力衰竭伴室性心律失常的非药物治疗 血流动力学不稳定的室性心动过速或心室扑动、颤动应立即电复律。心室颤动幸存者或有过血流动力学不稳定的室性心动过速，或室性心动过速伴晕厥，射血分数已低于 40%，但生存可达 1 年以上者，应植入 ICD。

恶性室性心律失常通常射频消融不作为治疗首选，但植入 ICD 并接受充分药物治疗后，仍频发室性心律失常，或特殊类型的频发室性心律失常（如：流出道室速、束支折返型室速、瘢痕型室速等）可考虑射频消融治疗。心力衰竭伴严重室性心律失常难以治疗，可作电生理评估和导管消融。

3. 心力衰竭伴心动过缓的治疗 心力衰竭合并缓慢性心律失常在去除可逆因素并在最佳药物治疗的基础上仍然存在者，可致血流动力学恶化，治疗原则是进行生理性起搏。目前主张 CRT 加 ICD 治疗（CRTD）。

随着植入技术及器械的发展，更接近生理性起搏的希氏束 - 浦肯野纤维系统起搏，即希氏束起搏（His Bundle pacing，HBP）和左束支区域起搏（left bundle branch pacing，LBBP）成为目前起搏治疗领域新的方向。2024 年发布的《中国心力衰竭诊断和治疗指南》推荐 HBP 用于心力衰竭治疗，并明确其适应证。心力衰竭患者没有通常起搏治疗指征，仅为了能启用或滴加 β 受体阻滞剂而作为起搏治疗是不可取的。

四、预后

心力衰竭患者发生心脏性猝死的危险性高于心血管领域的其他任何疾病，较一般人群高 5 倍以上，而心脏性猝死也占据心力衰竭患者死因的 50%～60%。心脏性猝死多数由室性心律失常所触发。心力衰竭合并心房颤动者可引发恶性室性心律失常（18% 的心室颤动及 3% 室性心动过速由心房颤动引发）。

影响心力衰竭合并心律失常患者预后因素甚多，复杂心律失常是一个独立的死亡危险因素，是心力衰竭患者预后的重要预测指标。室性心律失常发生猝死风险与左心室功能不全程度和心脏基础疾病有关。

β 受体阻滞剂和 ICD 或 CRTD 治疗可改善心力衰竭合并心律失常患者的预后。

第三节 心力衰竭并发肝功能受损

心力衰竭时心排血量减少，循环血供无法满足组织器官的代谢需求，导致肝细胞溶解破坏释放氨基转移酶、胆汁淤积以及凝血因子和白蛋白合成减少等一系列功能紊乱，表现为从氨基转移酶的轻度改变到心源性缺血性肝炎、充血性肝纤维化以及心源性肝硬化等，会引起与肝脏损害相关的症状，包括腹胀、间歇性右上腹不适、饱胀感、厌食、肝大、黄疸等。但是这些症状易被误认为原发性胃肠道疾病而忽略心源性肝功能损害，导致病情延误并使得心力衰竭复杂化。对于心力衰竭合并的肝功能异常，目前学术界提出一个较新的概念——心肝综合征（cardiohepatic syndrome，CHS）。

一、发生机制

（一）缺血性肝损害

在机体正常工作时，心脏对肝小叶中央的肝细胞供血及供氧量较低，在出现心力衰竭时，血氧饱和度的下降更加重了肝细胞的缺血缺氧状态，而肝细胞对缺血缺氧又反应敏感，故肝细胞会迅速坏死。心力衰竭时因缺血引起的肝损伤在临床广泛存在，心源性休克患者中约22%存在缺血性肝受损，急性心源性肝损伤患者中有39%～70%既往存在慢性心力衰竭的病史。心力衰竭时心脏不能为肝脏提供足够的血供，导致肝脏细胞因缺血缺氧而出现坏死，肝细胞在溶解破坏的过程中会释放氨基转移酶，引起胆汁的淤积，表现为氨基转移酶升高、缺血性肝炎、肝纤维化以及肝硬化等。

心力衰竭患者并发肝功能损害时，心力衰竭严重程度随着心功能分级的升高，肝功能不全的发生率也在逐步升高，肝脏损害主要表现为肝功能异常、肝脏酶学增高。此外缺血性肝损害还存在另一个原因，即肝细胞在经历一段时间的缺血后恢复血供时，肝细胞会出现再次损伤，这多是因为肝细胞再次供血时激发肝细胞线粒体产生大量活性氧，首先引起肝细胞线粒体损伤，继而诱发免疫炎症反应引起肝细胞的损伤。

（二）淤血性肝损害

慢性心力衰竭时，心排血量减少，体循环处于充血状态，中心静脉压升高，肝静脉回流受阻，肝动脉血流量减少，二者导致肝脏血氧饱和度降低，肝细胞处于缺血缺氧状态。此外，由于肝静脉回流受阻，肝窦淤血扩张，长期处于充血状态，甚至出现肝窦出血。这些因素最终形成淤血性肝功能损害，表现为肝细胞坏死和蛋白流失。缺氧及坏死均可刺激胶原增生，发生纤维化，相邻小叶的纤维素彼此联结，形成中心至中心的纤维隔，即淤血性肝硬化。肝细胞摄取与转运功能失常及小胆管排泄障碍，从而导致胆汁淤积，出现毛细胆管损伤。淤血性肝损害在肝功能异常时主要表现为白蛋白降低、总胆红素升高。

二、临床诊断

（一）临床表现

1. 缺血性肝损害 组织缺氧和肝细胞坏死是缺血性肝炎最主要的损伤模式。临床表现为食欲减退、右上腹不适及疼痛、黄疸、肝脏肿大、淡漠、持续精神错乱、震颤和肝性昏迷。凝血因子及纤维蛋白原合成减少、清除障碍，出现获得性凝血功能障碍。发病后1～3d最为明显，并在5～10d降至正常。

2. 淤血性肝损害　慢性肝淤血临床表现为右上腹部不适、肝区疼痛、恶心、呕吐、厌食、消瘦、肝脏肿大和腹水增加，多数情况下与胆石症、消化性溃疡等原发性肝胆管疾病或胃肠道疾病难以区分。因此，对于有心血管疾病的患者出现上述症状，应考虑肝淤血的可能，尤其是部分心力衰竭患者在不伴有明显腹水或下肢水肿的情况下也可能出现肝淤血和肝损害。

心源性肝硬化本身并不引起严重的门静脉高压和食管-胃底静脉曲张破裂出血，但可致脾肿大和腹水，而肝掌、蜘蛛痣和"海蛇头"少见。

心力衰竭时肝功能障碍通常是轻度和无症状的，常在肝常规生化检查时被偶然发现。当有症状时，可能表现为轻度黄疸；慢性严重心力衰竭的患者，黄疸可能较深。有时心力衰竭症状会掩盖肝损害的症状，从临床表现上难以判断出肝功能已受损。

（二）辅助检查

1. 肝功能常规检查

（1）缺血性肝损害　典型的实验室检查特点是血清谷丙转氨酶（AST）和乳酸脱氢酶（LDH）急剧升高，可至正常值的10～20倍，多在血流动力学出现异常后1～3d出现，并在纠正血流动力学异常后7～10d降至正常。早期急剧升高的血清LDH以及AST/LDH小于1.5是缺血性肝炎区别于其他肝脏损害的特征性表现。但应注意急性心肌梗死时LDH也可升高，因此，LDH同工酶（LDH_5）明显升高对缺血性肝炎更具诊断价值。缺血性肝炎其他异常升高的指标还包括天冬氨酸转移酶（ALT）、碱性磷酸酶和血清胆红素，其中氨基转移酶指标异常多数与组织灌注不足有关。另外，有别于一般病毒性肝炎，缺血性肝炎患者凝血因子及纤维蛋白原减少，凝血酶原活性大幅度下降，凝血时间延长。

（2）淤血性肝损害　肝功能指标异常多出现于心脏指数<1.5L/(min·m²)患者，并且与肝脏淤血、肝大程度之间无绝对相关关系。多数患者有血清氨基转移酶AST、ALT、LDH、胆红素升高。不同于急性缺血性肝损害的血清氨基转移酶明显增高，慢性淤血性肝损害时血清氨基转移酶仅有轻微增高；无论是急性还是慢性肝淤血，都伴有白蛋白降低和球蛋白升高，凝血酶原时间延长，后者不能用维生素K纠正，随心力衰竭的好转而逐渐恢复正常。另外，随着心力衰竭好转，其他肝功能指标，特别是血清氨基转移酶，会很快恢复至正常。血清碱性磷酸酶大多正常或仅有轻度增高，而其他大多数肝病都伴有血清碱性磷酸酶的升高，因而也可借此将淤血性肝病与其他肝病相鉴别。

慢性肝淤血可以导致心源性肝硬化，而心源性肝硬化少有生化指标异常表现，生化指标难以将肝硬化与非肝硬化区别开，可能由于患者未进展到心源性肝硬化之前就已经死于心血管病变。如病情需要，可通过穿刺以明确诊断。在凝血酶原时间及血小板等指标许可时，也可行肝穿刺活检。

2. 静脉压测定　正常CVP为0.59～1.18kPa（6～12cmH_2O）。当CVP显著增高时，患者则出现肝淤血、肝大、肝区压痛等表现。通过CVP指标变化可预测心力衰竭对肝脏的影响程度。

3. 超声检测　肝功能早期受损时，超声显示肝大、下腔静脉及肝静脉扩张。当患者的中心静脉压增高时，肝静脉失去了三相波形，血流频谱呈M型。出现心源性肝硬化时，只能见到单相持续低流速波形。严重心力衰竭时，由于右侧心脏的机械性影响，其门静脉区的血流频谱也发生变化。

4. 计算机断层扫描（CT） CT 可发现充血的肝腔静脉和肝静脉扩张。中心静脉压增高使造影剂衰减并增强了下腔静脉与肝静脉造影。增强 CT 显示经实质对比增强后肝呈不均匀斑点、网状镶嵌影。CT 的其他辅助发现还包括心脏扩大、肝大及胸腔积液、腹水等。

5. 磁共振成像（MRI） MRI 采取对比增强影像，能提高肝网状模式的低强度信号。肝静脉和（或）下腔静脉内造影剂逆流是心源性肝硬化的特征性征象之一，阳性率高。肝增大实质不均匀的花斑样强化、门静脉高压程度较轻，并有心脏增大、心包增厚或积液、肝静脉和（或）下腔静脉狭窄或血栓形成，是心源性肝硬化的间接征象。

（三）诊断与鉴别诊断

1. 缺血性肝损害 诊断本病应具备以下指标：①具有可引起缺血性肝炎的原发病，常见病因包括心力衰竭（特别是合并左心衰竭）、心肌病、心脏手术后、呼吸衰竭、各种休克及动脉低氧血症时，特别是与休克后肝脏再灌注损伤有关；②缺血后 3 天内出现 ALT、LDH、AST 的显著而持续的升高，AST/LDH 小于 1.5；③缺乏肝炎病毒感染的血清学标志物，并排除毒素和化学物所致的肝损害；④缺血或缺氧纠正后，血清氨基转移酶可迅速恢复；⑤组织病理学特征为肝小叶中央细胞坏死，不伴或少有炎症细胞浸润。

本病与病毒性肝炎有一定相似之处，但缺血性肝炎患者 ALT、AST 常于发病后 1～3 天内迅速升高，5～10 天内即恢复正常，而病毒性肝炎则变化较慢。缺血性肝炎 LDH 明显升高，而病毒性肝炎仅轻度升高或不升高。肝穿刺活组织病理检查可以鉴别。

2. 淤血性肝损害 本病诊断应具备以下指标：①有器质性心脏病史，充血性心力衰竭半年以上；②颈静脉怒张，肝静脉压显著升高；③肝脏被动淤血，肝脏大，有触痛，肝功能检查指标异常；④随着充血性心力衰竭的改善，肝功能迅速改善；⑤肝穿刺活体组织检查有助于确诊。

淤血性肝病与非淤血性肝病主要区别在于：淤血性肝病患者心功能降低和体循环淤血表现明显，而门静脉高压程度较轻，肝脏超声检查显示下腔静脉增宽、肝静脉及其分支扩大，而门静脉、脾静脉内径并不明显增加。

心源性肝病的主要诊断依据是肝功能检查，但是肝功能检查无法区分肝功能损害属于原发性还是继发性。因此，对于有肝功能指标异常的心力衰竭患者，首先必须排除原发性肝脏疾病或胆道疾病，包括病毒性肝炎、胆石症、原发性胆道肿瘤等。另外，部分系统性疾病或原发性胆道疾病可以同时影响心功能和肝功能，而并非心力衰竭继发的缺血性或淤血性肝损伤，在诊断时需要予以排除。

（四）肝功能 Child-Pugh 分级在心力衰竭中的应用

肝功能 Child-Pugh 分级根据总胆红素（TBiL）、白蛋白、凝血酶原时间、腹水程度以及肝性脑病严重程度这 5 项指标对肝功能进行评估分级，能综合全面反映肝功能损害的严重程度，已被广泛用于肝脏疾病的临床诊治决策。肝功能 Child-Pugh 分级越高，NT-proBNP 水平越高，提示 NT-proBNP 与肝功能 Child-Pugh 分级呈正相关，NT-proBNP 升高可能是肝功能衰竭患者继发心功能不全的重要标志。肝功能 Child-Pugh 分级可独立预测心力衰竭患者的死亡风险，提示早期干预心力衰竭患者的肝功能损害、阻止其恶化，能改善心源性肝病患者的不良预后。

（五）肝脏纤维化程度评分在心力衰竭诊治中的应用

心力衰竭患者肝脏硬度的变化与其病情进展有一定的相关性。心源性肝病引起的肝脏淤血易进展为肝纤维化。因此，早期应用肝纤维化评分体系对心力衰竭患者进行风险评估具有一定的意义。目前 Fibrosis-4 指数和非酒精性脂肪肝纤维化评分（nonalcoholic fatty liver fibrosis score，NFS）已被广泛用于评估非酒精性脂肪肝患者的肝脏纤维化程度。Fibrosis-4 指数通过年龄、AST、ALT 和血小板等指标计算得出，NFS 通过年龄、体重指数、AST/ALT、血小板、白蛋白及是否合并空腹血糖受损或糖尿病来计算评估，临床上相对简单易得。两种评分可预测非酒精性脂肪肝合并心力衰竭患者的预后以及非酒精性脂肪肝相关心血管疾病的发生风险。Takahashi 等进行的 NFS 评估心力衰竭患者预后的研究表明：NFS 升高与 NYHA 心功能分级和血清脑钠肽水平的升高有关，NFS 较高的患者心血管事件发生率明显高于 NFS 较低的患者，提示 NFS 评估的肝纤维化与心力衰竭患者的不良临床结局密切相关，可指导心力衰竭患者危险分层和预后评估。

三、治疗策略

心力衰竭并发肝功能障碍的治疗在心力衰竭常规治疗的基础上加用保肝药物（如还原性谷胱甘肽）并去除诱发因素的影响，注意有效循环血量的维持。

（一）药物治疗

利尿药能通过抑制不同部位的 Na^+ 重吸收，或增加肾小球 Na^+ 滤过，增加水和 Na^+ 排出而减轻体循环淤血，从而降低门静脉压力，使肝淤血得以缓解。心力衰竭患者由于心排血量下降，肾功能血流量亦明显下降，导致醛固酮分泌增多和继发性血管加压素增加，水钠潴留，而利尿药可增加肾血流量。因此，利尿药可较快缓解黄疸、肝淤血、腹水等症状。但对心排血量明显下降的患者，利尿药使用过度会因为肝血流灌注减少而促使肝小静脉周围区域坏死。

正性肌力药物是通过增强心脏的收缩力而改善心力衰竭症状。但对于右心衰竭导致肝淤血的患者，正性肌力药物疗效往往较差，可能与右心衰竭时以高容量负荷加重，右心室心肌较左心室心肌少有关。左西孟旦主要与心肌钙蛋白 C 结合，加强收缩蛋白对 Ca^{2+} 的敏感性，从而增加心肌收缩力。左西孟旦还能促进 ATP 依赖的钾通道开放，作用于血管平滑肌，引起血管扩张，作用于心肌细胞，有潜在的心肌保护作用。左西孟旦在肺动脉高压引起的难治性心力衰竭患者中，可降低右心室后负荷，适用于有肝损害的心力衰竭患者的治疗。

血管扩张药能改善前后负荷，尤其通过扩张静脉血管能缓解肝静脉淤血症状。重组人脑钠肽能改善慢性心力衰竭急性失代偿患者的症状和血流动力学状态，与多巴酚丁胺比较，明显减少严重心律失常的发生。此外，还能排钠利尿、降低肺毛细血管压、降低右心室压，可用于肺动脉高压导致的顽固性心力衰竭，缓解心源性肝损害的症状。

西地那非为磷酸二酯酶抑制药 -5（PDEI-5），能降低肺动脉压。因此可用于治疗肺心病。当心室压增高、心肌肥厚时，心肌内磷酸二酯酶 -5（PDE-5）呈高表达状态。西地那非能抑制 PDE-5，具有降低室内压、改善后负荷的作用。因此，西地那非可用于改善心力衰竭并发的肝损害症状。

此外，要慎重使用各种潜在肝毒性的药物如华法林、利多卡因、茶碱等。当肝功能受损时，β受体阻滞剂、抗心律失常药、抗凝药、抗生素这些心血管病常用药，极易在体内蓄积至毒性浓度，进而对心力衰竭患者产生不良反应。

(二) 非药物治疗

一般情况下，心力衰竭并发肝损害所致的顽固性腹水不能放液，但在某些特殊情况下如患者因腹水过多导致行动不便，横膈上抬使心脏受压时，为了缓解症状可放液。腹腔-静脉分流或经颈静脉肝内门体分流术对心源性腹水是禁忌证。最近也有研究表明，晚期心力衰竭患者，其肝功能严重受损，当接受心脏移植后，肝功能指标能恢复正常。

四、预后

心力衰竭合并肝功能异常并不少见，虽然严重肝功能损害并不多，但心力衰竭合并肝损害给治疗带来困难，使病情进入恶性循环，增加死亡率。老年人心力衰竭患者，若同时有肝功能损害，则预后较差。

第四节 心力衰竭并发肾功能损害（心肾综合征）

心肾综合征（CRS），即心脏或肾脏中某个器官发生急性或慢性病变引起的另一脏器急性或慢性病变，提示心肾之间复杂的双向因果关系及病理生理联系。根据 CRS 病因学提出了 7 个分类系统：血流动力学、尿毒症、血管、神经体液、贫血和铁代谢相关、矿物质代谢相关及蛋白热能消耗相关的 CRS，以期优化临床中的早期治疗及改善疾病预后。

心力衰竭患者同时合并肾功能不全的概率非常高，普通人群中肾小球滤过率 < 60mL/($min·1.73m^2$)（即一般认为的慢性肾脏病）患者约占 4.5%，而超过 50% 的急慢性心力衰竭患者合并慢性肾病。据文献报道，急性失代偿心力衰竭、ST 段抬高型心肌梗死、心脏外科术后急性肾损伤（acute kidney injury，AKI）的发生率分别为 32%、19.6% 和 30.7%。

相关数据还显示，在超过 10 万名的急性失代偿性心力衰竭患者中，几乎 1/3 的人有肾功能不全病史。另有研究表明，在一个心力衰竭门诊患者的研究中，纽约心功能Ⅲ级中 39% 的患者和纽约心功能Ⅳ级中 31% 的患者都有严重的肾功能不全（肌酐清除率 < 30mL/min）。

一、发生机制

1. 血流动力学障碍 目前，CRS 的血流动力学障碍机制有两种。①低血流灌注机制：心力衰竭导致的心排血量（CO）和有效循环液量的减少造成肾血流量（RBF）减少，肾缺血导致肾单位坏死。另一方面 RBF 减少促使传入小动脉球旁细胞释放肾素，随后 RAAS 的激活导致肾传入小动脉收缩、肾小球灌注减少、促纤维化神经激素增加，最终造成肾组织缺血、缺氧，肾细胞凋亡、坏死引发肾功能不全。②高静脉压机制：心力衰竭患者由于水钠潴留、CO 减少而导致心脏容量负荷增加、肺淤血及 CVP 升高，增加肾后负荷，导致肾小球滤过率（GFR）降低，并增加钠和水的重吸收，最终导致心力衰竭持续恶化。

2. 炎症与氧化应激 CRS 由于心功能不全导致 RBF 减少，刺激 RAAS 过度激活促进炎症因子释放。炎症是一种生理反应，其在受伤时提供保护并促进愈合。然而，如果不加以控制，会进一步促进组织和细胞损伤。TNF-α、IL-6 及 TGF 可导致水钠潴留和肾脏纤维化，在心脏造成左心室扩张和功能障碍，导致心室重构。而 RAAS 激活蛋白激酶 C 通路产生大量的 ROS 造成氧化应激的发生，过量的 ROS 可导致肾单位凋亡坏死、心肌纤维化。

3. 器官交互损伤学说 "器官交互机制"指不同身体系统之间复杂的生物交流，通过细胞、亚细胞、分子、神经、内分泌和旁分泌因子等多种靶点对另一器官进行反馈调节的作用。在疾病状态下，原发损伤器官的毒细胞信号的启动可导致远处器官的结构和功能受损。特别对于心脏和肾脏系统由于其特殊的动态调节和双向介导机制，使其发挥了重要作用。

心力衰竭患者常出现贫血，除与胃肠道淤血致营养吸收障碍或营养不良相关外，继发性的血容量增多导致血液稀释也可能是其病因之一。贫血参与了代偿期心力衰竭患者的 RAAS 和交感神经系统激活、内皮素和升压素水平增高，导致心脏扩大、左心室肥厚、肺毛细血管楔压升高等，最终导致心功能失代偿、左室射血分数降低。贫血会损伤肾小管细胞的氧供应，导致肾慢性缺氧，从而激活肾间质成纤维细胞，最终导致肾单位减少，肾功能受到损伤。利尿治疗导致的血容量不足、早期应用血管紧张素转换酶抑制剂、醛固酮受体拮抗剂、药物引起的低血压都是促进因素。

二、临床诊断

（一）临床表现

心力衰竭合并慢性肾功能不全的临床表现与一般肾功能障碍相似，早期缺乏特异性的临床表现，容易被忽视。中至重度的慢性肾功能不全可表现为尿量减少，水肿加重，心力衰竭症状加重，对治疗的反应性降低，以及一般肾功能障碍时其他多器官系统的症状和体征。①心血管系统症状：水钠潴留，高血压，心力衰竭症状加重，严重者可出现心包积液甚至心脏压塞，出现贫血或原有贫血加重，且不易纠正。②消化系统：最早且最常见，表现为厌食、腹部不适，以后逐渐出现恶心、呕吐和腹泻等症状，严重者口中有尿臭味。③精神神经系统症状：多表现为精神萎靡不振、疲乏无力，严重者可出现嗜睡、烦躁，甚至抽搐和昏迷。④其他：皮肤干燥、脱屑和皮肤瘙痒；水电解质和酸碱平衡紊乱；内分泌、代谢紊乱等。

（二）辅助检查

除超声心动图、心电图、胸部 X 线片、BNP/NT-proBNP 这些心力衰竭的辅助检查外，针对慢性肾功能不全的有下列辅助检查。

1. 血常规 可出现明显贫血，为正常细胞性贫血，白细胞数正常，血小板降低，红细胞沉降率加快。

2. 尿常规 尿量减少，尿渗透压降低，尿蛋白排出增多，尿沉渣镜检可见不同的管型。

3. 肾功能 血清肌酐、尿素氮及尿酸水平升高；血清半胱氨酸蛋白酶抑制剂 C 及 $β_2$ 微球蛋白水平升高。血清肌酐估计 GFR 仍然是判断肾功能变化的主要指标，但其存在局限性，包括其不能区分肾前性低灌注和肾性肾损害。对于 CRS 患者在淤血缓解或应用 ACEI 时，血清肌酐水平小幅度升高，考虑主要是由于其对肾脏血流动力学的影响，而不是对肾脏本身的损伤。左心室功能障碍的研究（SOLVD）试验分析表明，ACEI 启动后早期肾功能恶化与死亡风险增加无关，并且在肌酐水平升高时继续使用药物治疗的患者中，其降低死亡风险的益处依然存在。这些数据支持了血清肌酐水平升高不应单独作为评估肾功能恶化程度的依据，而应在整个临床情况下考虑，特别对于 CRS 患者，并不是所有的血清肌酐水平升高都会对预后产生不利影响。

4. BNP 和 NT-proBNP　心力衰竭合并慢性肾功能不全患者 BNP 和 NT-proBNP 水平显著升高且与肾功能受损的程度呈正相关。心力衰竭患者中，BNP 和 NT-proBNP 可用于监测患者容量负荷状态、及时调整利尿药用量、评估患者病情的严重程度，优化临床治疗方案，但对于 CRS 的患者，BNP 和 NT-proBNP 对于肾功能不全的患者指导作用较差，会干扰对病情恶化程度的判读，因此 CRS 患者的容量负荷变化的判断应联合 CVP、水肿缓解程度等指标的变化，以期更好地调整进一步的治疗。

5. 生物标志物　目前一些肾损伤标志物可用来监测肾功能的变化，预测肾功能的恶化。中性粒细胞明胶酶相关脂质运载蛋白（NGAL）它是最早的肾脏缺血损伤的生物标志物。肾损伤分子-1（KIM-1），是一种跨膜糖蛋白，通常不会在尿液样本中检测到，但可以在近端肾小管细胞缺血或肾损伤后的尿液中发现，对缺血性 AKI，如急性肾小管坏死（ANT）具有高度特异性。IL-18，是一种在尿液检测到的促炎性细胞因子，与缺血性肾小管损伤相关。肝型脂肪酸结合蛋白（L-FABP），主要产生于肝脏，可被肾小球滤过，再被近端肾小管细胞吸收；如果肾近端小管细胞受损，尿 L-FABP 水平迅速升高。Klotho 蛋白，是一种存在于肾小管上皮细胞的跨膜蛋白，Klotho 水平的降低与 AKI 发生有关。Midkine M，是一种肝素结合生长因子，在缺血性肾损伤中表达增加；其在尿液中水平的变化是早期 AKI 检测的一个敏感的生物标志物。

6. 影像学检查　无创影像学检查在评价静脉淤血和前向血流受阻中具有重要价值，其中超声心动图能够评价血流动力学参数，包括 CVP、收缩期肺动脉压力、肺毛细血管楔压、左房压力和 CO。$E/E' > 15$ 与肺毛细血管楔压 $\geq 18mmHg$ 相关。此外，超声与 CRS 预后相关，一项回顾性研究显示，急性 CRS（1 型和 3 型）与无 CRS 的慢性肾脏病（CKD）患者相比，其死亡率更高；4 型 CRS 生存率优于 1 型和 3 型 CRS。16% 的 2 型 CRS 和 20% 的 4 型 CRS 可以进展为急性 CRS，同时 14% 的急性 CRS 会迁延为 CKD 或慢性心力衰竭。LVEF 降低、肺动脉压力升高和右心房直径增加与 CRS 不良事件独立相关。

肾超声和肾静脉血流是鉴别肾静脉淤血的新工具，在 CRS 中具有重要的临床意义。经肾内多普勒超声证实，肾静脉血流与右心房压力有关。心力衰竭患者中，在心脏充盈压增加前，血管扩张已经导致肾静脉血流不连续，且容易造成利尿药抵抗。肾脏超声有助于了解肾脏大小、回声强度、皮质厚度以及异常皮质-髓质比率，帮助识别 1 型 CRS 向 2 型 CRS 的迁延进展情况。

CKD 患者在肾功能急剧下降前已经出现心脏结构的轻微改变，逐渐进展为尿毒症性心肌病。应变分析散斑超声心动图可以更详细地分析 LVEF 正常时的心肌收缩功能，可能比普通超声心动图更有价值，包括对 4 型 CRS 的评价。CRM 是评价心室大小、功能和纤维化的标准无创方法。非钆 CRM 在晚期 CKD 中为识别亚临床左心室功能不全开辟了新的可能性，并且在未来心肾研究中作为心脏结构的辅助检查具有很高潜力。

（三）心肾综合征分型

根据心、肾合为第一驱动因素可以将 CRS 分为心-肾综合征和肾-心综合征。按照疾病急性、慢性和序贯性器官受累，CRS 分为 5 个亚型。该分类基于《心肾综合征的病理生理学：急性透析质量倡议（ADQI）第十一届共识会议的执行摘要》，见表 14-4-1。

表 14-4-1 心肾综合征分型

分型	命名	描述	临床疾病
1型心肾综合征	急性心肾综合征	心力衰竭导致急性肾损伤	急性冠脉综合征导致心源性休克和急性肾损伤，急性心力衰竭导致急性肾损伤
2型心肾综合征	慢性心肾综合征	慢性心力衰竭导致慢性肾脏病	慢性心力衰竭引起慢性肾衰竭
3型心肾综合征	急性心肾综合征	急性肾损伤导致急性心力衰竭	急性肾损伤导致容量超负荷、炎症暴发、代谢紊乱引起心力衰竭
4型心肾综合征	慢性心肾综合征	慢性肾脏病导致慢性心力衰竭	慢性肾衰竭导致心肌病，继而左心室肥大、心力衰竭
5型心肾综合征	继发性心肾综合征	系统性疾病同时导致心力衰竭和肾衰竭	淀粉样变、败血症、肝硬化

ADQI 倡议的 5 个 CRS 分型优点是简化了 CRS 的临床诊断，并为临床医师提供基于临床表型的 CRS 目标导向治疗策略；但是存在一定不足：①临床上常见的慢性心力衰竭合并 AKI 或慢性肾衰竭合并急性心力衰竭没有纳入到 CRS 分型之中；②在缺少病史的情况下，难以鉴别 2 型与 4 型 CRS。我国学者提出的第六个 CRS 分型诊断，同样没有解决上述问题，并且高血压、糖尿病、肥胖、系统性红斑狼疮、淀粉样变等慢性全身性疾病患者同时发生慢性心力衰竭和慢性肾衰竭的情况非常少见，且多数情况下慢性心力衰竭与慢性肾衰竭的发生存在时间间隔，难以与 2 型或 4 型 CRS 鉴别。国外学者提出的基于 CRS 病理生理和临床表现的 CRS 分型中，同一种 CRS 分型的病因复杂，也不利于指导临床实践。

（四）诊断及鉴别诊断

心力衰竭合并慢性肾功能不全目前仍然没有统一的诊断标准。一般认为肾损害的定义为肌酐（Cr）＞ 88.4μmol/L（1.0mg/dL）；内生肌酐清除率（Ccr）或估计肾小球滤过率（eGFR）＜ 90mL/min 或半胱氨酸蛋白酶抑制剂 C（cystatin-c）＞ 1.03mg/dL。中度至重度肾损害的定义为 Cr ≥ 133μmol/L（1.5mg/dL）；Ccr 或 eGFR ＜ 53mL/min 或 cystatin-c ≥ 1.56mg/dL。

根据美国肾病基金会制订的《慢性肾病临床实践指南》指出，一般在 eGFR ＜ 60mL/(min·1.73m^2) 时可认为患者存在慢性肾功能不全的证据，eGFR 为 30 ～ 60mL/(min·1.73m^2) 时为中度肾功能受损，eGFR 为 15 ～ 30mL/(min·1.73m^2) 为重度肾功能受损，eGFR ≤ 15mL/(min·1.73m^2) 或需要透析维持为肾衰竭。

2012 年改善全球肾脏病预后组织（KDIGO）发布了急性肾损伤（AKI）指南，提出 AKI 诊断的新标准，符合下列情况之一即可被诊断为 AKI：① 48h 内血清肌酐升高超过 26.5μmol/L（0.3mg/dL）；②血清肌酐升高超过基础值 1.5 倍（确认或推测 7d 内发生）；③尿量 ＜ 0.5mL/(kg·h) 且持续 6h 以上（需排除尿路梗阻或其他导致尿量减少的原因）。这为心力衰竭合并急性肾功能不全提供了标准。

心肾综合征需与糖尿病肾病、高血压肾病、肾自身病变导致的肾衰竭（Ⅳ型心肾综合征）、血容量不足所致的肾功能受损等相鉴别。

三、治疗策略

（一）药物治疗

1. ARNI/ACEI/ARB 虽然 ARNI/ACEI/ARB 具有损伤肾功能及引起电解质紊乱的潜在作用，但同时也具有心肾保护作用。ARNI/ACEI 除了可逆转心肌重塑、改善心功能、降低心力衰竭死亡率的作用外，还可通过血流动力学效应及非血流动力学效应发挥其肾保护作用。ARNI/ACEI/ARB 能扩张肾小球入球小动脉和出球小动脉，且扩张出球小动脉的作用强于入球小动脉，故可直接降低肾小球内高压、高灌注和高滤过；ARNI/ACEI/ARB 还可改善肾小球滤过膜的选择通透性，使尿蛋白排出减少；还可保护肾小球足细胞，减少肾小球内细胞外基质蓄积，从而延缓肾小球硬化，延缓肾功能损伤的进展，适用于心力衰竭合并轻、中度慢性肾功能不全的治疗。治疗时应从小剂量开始，逐渐增加剂量，并严密监测血钾和肾功能，若血钾＞5.5mmol/L，或肌酐＞265.2μmol/L，则应停药。如用药过程中肌酐较基线水平升高大于 30%，也应考虑减量或停药。

ARNI 的代表药物沙库巴曲缬沙坦是沙库巴曲和缬沙坦两种成分以 1∶1 摩尔比例结合而成的盐复合物，既能够升高利尿钠肽水平又能抑制血管紧张素 II 从而发挥保护心脏的作用。有报告接受沙库巴曲缬沙坦 3 个月以上的 CRS 患者的近期效果和不良反应，结果表明沙库巴曲缬沙坦可在早期有效改善 CRS 患者的心功能指标、血压、心率及血白蛋白水平，患者肾功能及血钾水平稳定，不良反应发生率较低，预后好，故具有一定的有效性及安全性。

2. β 受体阻滞剂　对心力衰竭患者的治疗至关重要，初始用药时由于心排血量和肾血流量降低可影响肾功能，但随着治疗的进展，患者心功能好转后肾血流量也有所改善。有小型临床研究显示在非卧床患者中应用 β 受体阻滞剂可改善肾功能。卡维地洛作为一种具有阻断 α_1 受体作用的非选择性 β 受体阻滞剂，已被证实可使合并心肾疾病患者的亚组获益。但 β 受体阻滞剂在已确诊肾病的患者中效果仍未知，且缺乏大型随机对照临床试验的证据。

3. 利尿药　作为减轻容量负荷基石药物，其在 CRS 的治疗中发挥着重要作用。它可以显著降低心脏前后负荷从而起到缓解心力衰竭症状的作用。但大剂量应用可导致利尿药抵抗的发生，原因为大量利尿药使用造成循环血量不足、RBF 减少、肾小管上皮细胞肿胀、代谢紊乱、肾功能恶化。

利尿药用量的调整：对于肌酐清除率＜15mL/min 的患者，其肾小管对于利尿药效用仅为正常人的 10%～20%。在尿毒症期间，需加大利尿药的用量以期达到与肾功能保留相似的利尿效果，例如，严重肾功能不全患者静脉滴注呋塞米的最大剂量为 160～200mg，而保留肾功能患者的最大剂量为 40～80mg。

利尿方式的选择：持续输注利尿药是优化给药的另一种策略。与静脉剂量推注相比，持续输注更持久、更均匀，可防止利尿后钠潴留的发生。但血肌酐存在一定程度的升高。

联合利尿治疗：联合利尿治疗是抗利尿药抵抗的重要治疗策略。袢利尿药可阻断钠在髓袢升支粗段的重吸收，破坏逆流交换机制，降低肾髓质间质渗透压，然而，未吸收的钠可被钠-氯共转运蛋白和肾远端上皮钠通道吸收，从而强化利尿作用。而噻嗪类利尿药可有效抑制这一作用，这就是将袢利尿药与噻嗪类利尿药联合使用的原理，还可以降低代谢性碱中毒的发生率，这有效避免了袢利尿药和噻嗪类药物的潜在不良反应。故对于 CRS 的患者，调整合适的利尿药用量和利尿方式的优化及联合利尿治疗可更快地降低容量负荷减少肾损害的发生。

托伐普坦可减轻心力衰竭水肿和呼吸困难症状，提高血清钠水平，而不加重心、肾功能的恶化。托伐普坦对心力衰竭患者在肾功能或血清电解质方面是更安全的，且具有更低发病率和死亡率。

活化的腺苷受体 A_1 拮抗药 [如 KW3902（Rolofylline）、BG9719] 能改善肾血流量，促进利尿，增加钠排泄，不损害肾功能。但在 REACHUP 试验中，KW3902 在治疗急性失代偿期心力衰竭患者和进行性肾功能恶化的患者的肾功能方面并没有明显的益处。

4. **正性肌力药物** 曾有人主张应用正性肌力药物以促进利尿，从而保护或改善肾功能，但随机对照试验显示，在心力衰竭急性期，间断或持续应用正性肌力药物并无获益。

有学者主张经髓袢利尿药治疗无效的心力衰竭患者给予肾剂量的多巴胺治疗，以增强髓袢利尿药的利尿效应。然而，纵观多项临床研究显示，心力衰竭患者应用多巴胺小剂量给药法，对维护肾功能无明显有益效应。

5. **血管扩张药** 既往研究表明，静脉应用血管扩张药可改善血流动力学效应，却很少能改善肾功能。

重组人脑钠肽可改善肾血流动力学和加强利尿作用。有证据表明非低血压急性心功能不全患者低剂量应用脑钠肽可以改善患者的肾功能，对心肾综合征具有有益作用，其机制是通过抑制 RAAS 和 SNS 的激活。然而，也有临床试验显示，脑钠肽在改善肾小球滤过率、肾血流量方面并无获益。目前认为，在心力衰竭合并慢性肾功能不全的患者中应用脑钠肽，尽管不能改善或保护肾功能，但它在缓解临床症状和增加心排血量方面起到了有益作用。但需要注意的是，严重肾功能不全和低血压为其禁忌证。

松弛素具有血管舒展效应以及抗纤维化及抗炎的作用，可以减轻心脏负荷并增加肾脏血流。多项研究证实，松弛素可明显减轻呼吸困难这一主要终点事件，对于改善其他次要终点事件如减少 60d 内心血管死亡无明显差异，但其可以显著减少 180d 内心血管死亡的发生。也研究发现对急性心力衰竭患者使用重组人松弛素进行治疗时，后者可降低若干生物标志物如胱抑素 C、尿酸、血清肌酐及尿素氮的含量，还可降低体内肌钙蛋白 T 及脑钠肽的含量，同时肌酐清除率也可得到相应提高，这除了与松弛素的扩血管效应有关，还可能与其通过 cGMP 依赖的蛋白激酶 I 途径所产生的抗纤维化作用有关。

6. **促红细胞生成素（EPO）** 贫血在心力衰竭合并慢性肾功能不全患者中非常普遍，且参与了病程进展。有初步临床试验显示在心力衰竭、慢性肾病和贫血患者中应用 EPO 治疗改善心功能，使左心室缩小并降低 BNP 的水平。对于合并贫血的心肾综合征患者 EPO 不失为一种新的治疗手段。

（二）非药物治疗

1. **超滤治疗** 体外超滤对容量负荷过重的心力衰竭并发慢性肾功能不全患者是一种新的非药物治疗方法。一项随机临床试验显示，在 200 名急性失代偿性心力衰竭和容量增加的住院患者中，早期血液超滤与静脉应用利尿药相比更为安全和有效。体外超滤不会导致过度低血压、电解质紊乱，并能显著降低心力衰竭患者的再住院率。

2. **肾代替治疗** 患者在急性 CRS 期间进行肾脏代替治疗（renal replacement therapy，RRT）可快速减轻过重的容量负荷，增加心肾血液灌注量，避免心肾的进一步损伤。研究表明 RRT 能明显改善患者心肾功能，降低死亡率及并发症发生率，值得临床推广。

3. **其他非药物治疗** CRT、左心室辅助装置、心脏移植，已被证实对心力衰竭治疗切实有效，但其在心力衰竭合并慢性肾功能不全患者中的疗效仍未经过系统研究。

四、预后

II 型心肾综合征的患病率约为 25%，肾功能恶化与不良预后和住院时间延长相关。Hebert 等调查发现，收缩功能衰竭的患者（射血分数≤40%），超过 25% 伴有慢性肾病。对

80000 余例心力衰竭患者在随访 1 年后分析提示，38% 具有肾损伤（血肌酐＞ 88μmol/L，或者估算 GFR ＜ 90mL/min）的患者死亡；51% 具有中等至严重肾损伤患者（血肌酐＞ 133μmol/L，或者估算 GFR ＜ 53mL/min）的患者死亡。

研究发现，即使轻度的肾功能不全也是独立的心血管病危险因素，导致病死率增加。同样，心血管病是慢性肾脏病患者的重要死亡原因。与普通人群相比，慢性肾病患者的心血管病死亡率增加 10 ～ 20 倍，心血管疾病病死率占慢性肾脏病患者总死亡率的 44%～ 51%。

第五节 心力衰竭并发贫血和铁缺乏

心力衰竭患者，当男性血红蛋白（Hb）＜ 13g/dL，女性＜ 12g/dL 时，定义为心力衰竭合并贫血；当铁蛋白＜ 100μg/L 或转铁蛋白饱和度＜ 20% 且铁蛋白水平为 100 ～ 299μg/L 时定义为心力衰竭合并铁缺乏。

心力衰竭患者中贫血的患病率为 18.9%～ 57%，铁缺乏患病率为 42.5%～ 69%，同时有 21% 的铁缺乏患者不表现为贫血。可贫血和铁缺乏是心力衰竭的常见合并症。

研究发现随着心力衰竭心功能程度加重，血红蛋白下降水平越明显，贫血发生率及严重程度也随之加重，NYHA 心功能 I 级者贫血发病率为 0，心功能 II 级者贫血发病率为 36.4%，心功能 III 级者贫血发病率为 52%，心功能 IV 级发病率为 65.7%。过去研究认为心力衰竭合并贫血多见于收缩性心力衰竭患者，但近年研究显示舒张性心力衰竭中贫血也是常见并发症，其发生率高达 42%。有研究发现，女性较男性易发生贫血，女性贫血发生率约为男性的两倍。

一、发生机制

（一）病因与发病机制

心力衰竭合并贫血的机制尚不完全清楚，目前认为是多种因素共同作用的结果。①心力衰竭时肾灌注不足，肾功能减退，促红细胞生成素产生减少，导致贫血；②心力衰竭使胃肠道功能下降，铁摄入减少及铁利用障碍引起缺铁性贫血；③心力衰竭时 ARRS 系统激活，血管紧张素分泌增加，产生水钠潴留，血容量增加引起血液稀释，血细胞比容降低，引起稀释性贫血；④治疗心力衰竭时应用 ACEI，特别是大剂量应用时，干扰肾红细胞生成素的产生和骨髓红细胞生成素的活性，使红细胞生成减少致贫血发生；⑤心力衰竭时细胞因子如肿瘤坏死因子、白细胞介素 -6、白细胞介素 -1 等活动增加，它们可干扰肾红细胞生成素的产生和骨髓红细胞生成素的活性，干扰铁离子从网状内皮系统释放；⑥心力衰竭时常伴有蛋白尿，红细胞生成素、铁、运铁蛋白可随蛋白尿显性丢失；⑦其他原因，如红细胞生成素抵抗、叶酸丢失、使用抗凝血药引起镜下出血等。

（二）病理生理变化

由于 Hb 过低导致的组织缺氧，可引起血管扩张。收缩压下降，交感神经系统激活，导致心动过速和肾血管收缩。肾血管收缩引起肾血流和 GFR 下降，激活 ARRS。GFR 下降和 ARRS 激活导致体液潴留，导致中心和外周水肿及心脏扩张。长时间的心房扩张，交感神经高反应性和 ARRS 活化，逐渐导致心脏重塑和 CHF。在心力衰竭前期，较轻程度的贫血即可通过神经内分泌机制导致心力衰竭恶化。

在早期肾脏病患者中，Levin 等观察到 Hb 下降与左心室质量指数增加相关，而终末期肾衰竭患者中，Foly 等发现 Hb 下降与左心室舒张功能减退及心力衰竭反复或发展独立相关。在随机伊纳西普北美策略研究细胞因子拮抗试验（RENAISSANCE）中，Hb 每增加 1g/dL，左心室质量减少 $4.1g/m^2$，而在 Hb 维持不变或下降的患者中左心室质量指数是增加的。

心力衰竭与贫血之间相互作用非常复杂，但越来越多的证据表明慢性心力衰竭会加重贫血，贫血也可引起心力衰竭或使心力衰竭恶化。近年有学者提出所谓"心肾贫血综合征"对这一现象作出解释，即慢性心力衰竭引起慢性肾衰竭，两者又共同引起贫血。一旦发展为贫血，就会使心脏负荷增加导致左心室肥厚，最终使心功能恶化，继而使肾功能恶化，形成一个恶性循环。

二、临床诊断

（一）临床表现

心力衰竭合并贫血是一个慢性过程，故机体有足够的时间去适应贫血所致的低氧状态。心力衰竭时红细胞内的 2,3-二磷酸甘油产生和浓度增加，使红细胞在组织内释放的氧增加，从而减轻了缺血的状态。因此通常心力衰竭伴贫血患者症状轻微，尤其是心力衰竭合并轻度贫血的患者较常见。一般来讲贫血所表现的临床症状如乏力、疲乏、食欲缺乏、心悸、气短等，多发生于慢性心力衰竭合并中至重度贫血患者，但往往又被心力衰竭的临床症状所掩盖。

（二）辅助检查

心力衰竭合并贫血的辅助检查，一方面是围绕心力衰竭的有关辅助检查，如心电图、胸部 X 线片、心脏超声及 BNP 和 NT-proBNP 检测。另一方面是针对贫血的辅助检查，如血常规、肝肾功能检测、骨髓细胞学检查等。

1. 血红蛋白 Hb 水平随时变化在心力衰竭患者中很常见，Hb 水平的纵向监测有助于评估预后不良的心力衰竭患者。因此，对 Hb 的纵向监测对心力衰竭合并贫血或缺铁预后分析更有价值。心力衰竭患者的交感神经和 ARRS 系统被激活，水钠潴留致体液负荷过重，血液稀释造成"稀释性贫血"，故单定点的 Hb 水平不能反映真实状态的贫血程度。

2. 血清铁、血清铁蛋白、转铁蛋白饱和度 《2023 ESC 急性和慢性心力衰竭诊断和治疗指南》建议所有心力衰竭患者行铁蛋白或转铁蛋白饱和度检验，明确铁缺乏症时建议补铁治疗。德国学者在试验中将缺铁定义为血清铁蛋白＜100μg/L，或血清铁蛋白 100～300μg/L 且转铁蛋白饱和度＜20%。值得注意的是，铁蛋白与转铁蛋白属于急性时相反应蛋白，在急性炎症反应时可明显升高而呈现假性正常，严重心力衰竭患者中往往存在一定程度的炎症反应。多项研究提示，转铁蛋白饱和度可能是更可靠的铁缺乏标志物，而不是单独根据铁蛋白在炎症和循环中水平的下降。虽然低水平的急性期反应物血清铁蛋白可以可靠地预测耗尽的铁储存（绝对铁缺乏），但是需要多种标志物更好地评估心力衰竭中的铁平衡。

3. 可溶性转铁蛋白受体 已经明确铁参与细胞代谢，缺铁可通过分子信号传导通路导致左心室肥厚和扩张及心肌纤维化；但对于心肌细胞铁负荷和铁稳态的概念了解甚少，目前补充铁剂的临床指征也仅局限于血清铁标志物。有研究分别测定心脏移植的心力衰竭患者心脏以及供体心脏的心肌铁、心肌铁蛋白、心肌可溶性转铁蛋白受体（serum transferring receptor，sTfR）含量，同时检测血清铁、血清铁蛋白、血清转铁蛋白饱和度、血清 sTfR。结果发现，心力衰竭与非心力衰竭相比，心室的心肌铁含量减少，但心肌铁蛋白和心肌 sTfR 无明显变化。而在所有血清标志物中，只有 sTfR 与心肌铁水平呈负相关，而血清铁与心肌铁水平无明显关联。该实验提示血清 sTfR 与心肌铁负荷、储存能力和获取能力相关，预示 sTfR 可作为心力衰竭人群中补铁治疗评估指标。

4. 红细胞分布宽度（red cell distribution width，RDW） 是反映红细胞体积异质性的参数。RDW 增高反映红细胞生成障碍，比如造血原料不足（铁、维生素 B_{12}、叶酸的缺乏）或红细胞破坏增加（溶血、输血后）。缺铁性贫血时 RDW 增大要比平均红细胞体积下降出现得早，是早期缺铁的指征。通常用于缺铁性贫血的诊断与疗效的观察，也用于缺铁性贫血的鉴别诊断，小细胞低色素性贫血主要有缺铁性贫血和珠蛋白生成障碍，但珠蛋白生成障碍性贫血其 RDW 值正常。心力衰竭患者存在炎症反应，铁蛋白浓度不能精确反映体内铁储存时，RDW 值正常可排除缺铁性贫血。资料显示 RDW 增高与全因死亡率呈正相关，为心力衰竭预后的新标志物。心力衰竭患者氧缺乏刺激 EPO 生成，EPO 促进骨髓中未彻底分化成熟的大体积红细胞释放，同时红细胞周期缩短，炎症细胞因子引起 EPO 抵抗，阻止 EPO 抗细胞凋亡和促进成熟作用，由此增强红细胞大小不均。同时 RDW 升高还与心力衰竭患者胃肠道吸收功能下降并出现造血原料摄入减少有关。

5. 促红细胞生成素 心力衰竭合并贫血患者的 EPO 表达水平与疾病严重程度正相关，EPO 和 Hb 水平之间呈负相关，EPO 水平与 C 反应蛋白、NYHA 心功能分级、脑钠肽前体呈正相关性，同时 EPO 和脑钠肽前体是强烈的死亡率和住院率的预测指标。研究提示 EPO 水平的测定可能有助于预测心力衰竭患者的发病率和死亡率。

（三）诊断与鉴别诊断

心力衰竭合并贫血和（或）铁缺乏的诊断不难，一是具有心力衰竭的诊断依据。二是血液检查显示，成年男性 Hb < 130g/L，红细胞计数 < $4.0×10^{12}$/L 或血细胞比容低于 0.40；成年女性 Hb < 120g/L，红细胞计数 < $3.5×10^{12}$/L，或血细胞比容低于 0.35。铁缺乏为血清铁蛋白 < 100μg/L，或血清铁蛋白 100～300μg/L 且转铁蛋白饱和度 < 20%。鉴别诊断的关键主要是区别心力衰竭与贫血的因果关系，即是心力衰竭引起贫血还是贫血导致心力衰竭。

三、治疗策略

由于贫血和心力衰竭患者的临床预后密切相关，贫血使心力衰竭的运动耐量下降和心力衰竭恶化，进而导致死亡率增加，因此纠正贫血能明显改善心力衰竭患者的预后。心力衰竭合并贫血时，针对心力衰竭的治疗措施除重度贫血时慎用硝酸酯类和强心苷外，其他与无贫血者基本一致。故本节仅介绍针对贫血和铁缺乏的治疗措施。

（一）药物治疗

1. 口服铁剂（如硫酸亚铁等） 是治疗缺铁性贫血患者的方法之一，具有服用方便、成本低的特点。但口服铁剂起效慢、利用率低、对胃肠道刺激性较大，目前已较少用于治疗心力衰竭合并缺铁性贫血。一项荟萃分析纳入 16 项接受静脉补铁、口服补铁或安慰剂治疗的心力衰竭患者的RCT，结果显示，与安慰剂相比，静脉补铁并未降低患者全因死亡或心血管死亡风险，但静脉补铁12周后患者因心力衰竭再入院风险降低42%，且静脉补铁对6MWT和KCCQ的改善最为显著；而口服补铁则使因心力衰竭再入院风险和全因死亡风险分别降低64%和66%，但对6MWT和KCCQ无影响。

2. 静脉注射铁剂 给药次数相对较少，即使在炎症条件下，它也能迅速恢复铁的储存，且可以减少胃肠道不良反应，并且不依赖于患者的服药依从性。但静脉注射铁制剂费用较高，并且可能导致致命的超敏反应，治疗过程需密切监测，以免出现铁超负荷。目前，蔗糖铁和羧基麦芽糖铁已应用于临床，均提示静脉注射铁可以改善心力衰竭患者的临床症状，提高生活质量，改善预后。

2021年《ESC急慢性心力衰竭诊断和治疗指南》推荐LVEF＜45%伴铁缺乏的心力衰竭患者（Ⅱa推荐，A级证据）和近期发生心力衰竭且LVEF＜50%伴铁缺乏患者进行静脉补铁治疗（Ⅱa推荐，B级证据）；2022年美国心力衰竭指南推荐HFrEF伴铁缺乏患者进行静脉补铁治疗（Ⅱa推荐，B级证据）。2020年《中国心力衰竭患者离子管理专家共识》推荐对于HFrEF合并铁缺乏患者，无论是否贫血，均应进行静脉补铁治疗。

补铁治疗的禁忌证包括已知对铁剂过敏者，严重感染或感染急性期，低磷血症者，铁过量或铁利用障碍者，血色素沉积症及含铁血黄素沉着症者。

国内上市的静脉铁剂包括低分子右旋糖酐铁、蔗糖铁、FCM（如Ferinject等）和异麦芽糖酐铁。补铁的原则和方法（表14-5-1）：①确定补铁剂量，根据体重、实际血红蛋白浓度计算，常用公式为铁缺乏量（mg）＝体重（kg）×[15-Hb实际浓度（g/dL）]×2.4+500。②制订用药方案：结合铁制剂含铁量计算出铁剂用量和疗程（静脉补铁可选择1次或分次给予，多次给予间隔至少1周）。③补铁后监测铁代谢状态，追加补铁或进入维持期治疗，推荐补铁治疗3个月后评估铁蛋白和TSAT水平。

表14-5-1 静脉铁剂用法

项目	低分子右旋糖酐铁	蔗糖铁	羧基麦芽糖铁	异麦芽糖酐铁
最大剂量	20mg/kg	100～200mg	15mg/kg（总剂量1000mg）	20mg/kg
输液时间	100～200mg：30min	100mg：15min	500～1000mg：15min	＜500mg：＞2min
		200mg：30min		500～1000mg：＞15 min
				＞1000mg：＞30min

3. 红细胞生成刺激剂（ESAs） 治疗心力衰竭合并贫血患者一直存在争议，其研究结果也不尽相同。2016年《ESC急慢性心力衰竭诊断和治疗指南》未推荐采用ESAs治疗心力衰竭合并贫血；2017年《美国心力衰竭管理指南》建议心力衰竭合并贫血患者不应采用ESAs来改善发病率和死亡率；2019年《心力衰竭合理用药指南（第2版）》也指出，由于给予轻中度贫血的射血分数降低、心力衰竭患者ESAs治疗不能改善临床预后且增加血栓风险，故不建议对这类患者进行该治疗。

4. 铁调素表达阻滞剂 铁调素主要调节铁吸收和分布，心力衰竭患者铁调素水平升高，过多的铁调素抑制十二指肠吸收铁的同时也抑制网状内皮细胞释放铁，从而引起功能性缺铁。抑制铁调素生成是治疗缺铁患者的一种新方法，但相关研究仍处于实验阶段，其研究方向主要有抑制铁调素基因的表达、提升铁调素抗体的活性以及阻断铁调素信号传导。有研究显示，螺内酯可以抑制铁调素的表达，但下调铁调素水平对心力衰竭合并缺铁患者是否有益需要进行前瞻性研究加以明确。

（二）非药物治疗

心力衰竭合并贫血的非药物治疗主要是输血治疗，但目前对于心力衰竭合并贫血是否应当接受输血治疗尚存在较大争议。有研究发现，对心力衰竭合并贫血患者给予输血虽然具有较好的短期疗效，但患者并未长期获益，且输血是患者死亡最强的独立预测因素。因此，大量输注红细胞对心力衰竭伴贫血患者并不一定有益，甚至可能会导致更严重的预后，对无贫血症状的患者，特别是非急性贫血患者，不应进行常规输血治疗。有研究发现，对于中重度心力衰竭合并轻度贫血患者，无论是否合并肾功能不全，及时纠正贫血对减轻患者症状有益，并能改善预后。但考虑到输血可能存在的风险，输血可以作为严重贫血（血红蛋白＜60g/L）患者的治疗措施，不宜作为心力衰竭合并贫血的长期可行的治疗措施。输血时，应采取少量、多次、缓慢输注浓缩红细胞，并于输血前给予静脉应用利尿药。

四、预后

贫血或铁缺乏症在心力衰竭患者中是普遍存在的，与心力衰竭的远期预后和死亡率增加密切相关。既往临床中对于心力衰竭患者仅在发现贫血时才关注铁水平的检测，而对缺铁不伴有贫血的关注甚少，因此忽略了单纯缺铁的心力衰竭患者的补铁治疗。贫血或缺铁的相关实验室检查指标很多，而临床常用的Hb、血清铁、铁蛋白等指标常受水钠潴留、炎症等的影响，而较少受炎性因素影响的标志物如RDW、sTfR、EPO等可能更有价值，有利于更全面了解贫血或缺铁的状态。多项研究证明，无论有无贫血，铁缺乏的心力衰竭患者其住院率和死亡率均高于无缺铁的心力衰竭患者，因此，即使没有明显的贫血症状，也可能需要补铁治疗。导致贫血的机制也是多种的，根据贫血的特点选择合适的治疗方案是优化治疗的关键。总而言之，在心力衰竭患者中，无论是贫血还是铁缺乏，都需要更全面的指标进行评价，并且需要更具体化的治疗方案以提高患者的生存质量和降低住院率及死亡率。

第六节 心力衰竭并发血栓栓塞

血栓形成和血栓栓塞事件是心力衰竭特别是慢性心力衰竭患者中较严重的并发症，对心力衰竭病情发生、发展及预后中起重要作用。

一、发生机制

（一）血流缓慢、淤滞

心力衰竭时心室扩大、心肌收缩力减弱，患者活动减少，长期卧床，心腔内及下肢静脉血流缓慢、淤滞，导致心腔内血栓形成或下肢静脉血栓形成。心力衰竭患者长期使用利尿药，使血液浓缩，引起血液流变学改变，也容易在心腔内或下肢静脉形成血栓。

（二）血管内皮细胞功能异常

心力衰竭患者中存在明显的血管内皮细胞功能异常。血管内皮细胞和巨噬细胞合成内皮素，有收缩血管、调节细胞增殖和凋亡、激活单核细胞等作用。心力衰竭患者的内皮细胞受损，合成和释放血管假性血友病因子（vWF）增加，损伤越严重，血浆中 vWF 水平越高，并且 vWF 水平与心力衰竭的 NYHA 心功能分级正相关。vWF 具有加速血小板吸附、聚集，介导血小板释放相关因子，干扰纤溶过程，促进平滑肌纤维化、平滑肌细胞增殖、粥样斑块脆性增加与破裂，从而导致血栓形成。根据 vWF 水平可了解内皮细胞功能状态，是目前公认的有价值的内皮损伤标志物，其水平的升高被认为是血管损伤或功能紊乱的标志。

（三）血小板功能异常

心力衰竭患者中常存在血小板功能异常，血小板活性增加可增加血栓事件的发生率。在心力衰竭患者中，体现血小板活性增加的标志物明显升高，如循环的血小板聚集体、β-血栓球蛋白、血小板Ⅳ因子、可溶性 P 选择素、血小板表面选择素。研究中发现，心力衰竭患者中血小板激活程度在缺血性心肌病和扩张型心肌病患者间无差异，并且不受阿司匹林的影响，心力衰竭程度越重，血小板激活越明显。心力衰竭中血小板激活可能与多种因素相关，如细胞内游离钙浓度升高，交感神经兴奋，儿茶酚胺升高等。

（四）凝血和纤溶系统的激活

心力衰竭患者中存在凝血和纤溶系统的激活。血管内皮细胞产生的组织型纤溶酶原激活物（t-PA）和纤溶酶原激活物抑制剂 PAI-1 是纤溶系统活性重要的功能调节成分，两者保持动态平衡是防止血栓形成的重要条件。心力衰竭患者由于血管内皮结构和功能受损，内皮产生的 t-PA 和 PAI-1 合成与释放异常，纤溶功能受损，易于发生血栓栓塞性并发症。凝血酶-抗凝血酶复合物（TAT）和 D-二聚体被认为是反映体内血栓形成或高凝状态的特异性凝血纤溶激活分子标记物。心力衰竭越严重，D-二聚体、TAT 水平升高越明显。

（五）炎症

炎症与凝血活性密切相关。心力衰竭患者血清白细胞介素 6、C 反应蛋白、肿瘤坏死因子 α 的水平较正常对照组显著升高，甚至神经激素的激活与心力衰竭高凝状态也有密切关系。研究发现，与对照组相比，心力衰竭患者 D-二聚体和抗凝血酶复合物Ⅲ水平明显增高，且 NYHA 心功能Ⅳ级患者水平明显高于 NYHA 心功能Ⅱ级和 NYHA 心功能Ⅲ级；C 反应蛋白和白细胞介素 6 水平在心力衰竭患者中也较对照组显著增高，并且在 NYHA 心功能Ⅳ级患者中水平显著高于 NYHA 心功能Ⅱ级和 NYHA 心功能Ⅲ级。目前的研究显示，高凝状态和炎症大部分同时出现在心力衰竭患者中，并与心力衰竭的严重程度相关。升高的 D-二聚体和抗凝血酶复合物Ⅲ表明心力衰竭患者存在炎症状态，这不仅能使自身血栓形成风险增加，也是对高凝状态的一个反映。

（六）与心力衰竭相关的血栓形成因素

心力衰竭患者常伴有心房颤动，心房颤动可以使心房失去节律性收缩，而不能及时有效地排空心房，导致血流淤滞，局部形成涡流，促使血栓形成。心力衰竭患者也常需服用强心苷及利尿药，且常予以液体控制，致血液浓缩、血黏度增高，纤维蛋白的浓度升高，有利于形成血栓。在左心室致密化不全患者中，心肌本身有隐窝，致使血流淤滞，形成血栓。心力衰竭患者长期卧床，下肢血流速度减慢、淤滞，易致下肢静脉血栓形成，血栓脱落后导致肺动脉血栓栓塞。

二、临床诊断

(一) 临床表现

1. 肺动脉血栓栓塞 住院的心力衰竭患者发生有症状的肺动脉栓塞的风险为非心力衰竭患者的2.15倍。肺动脉血栓栓塞的栓子绝大多数来自下肢深部静脉，特别是腘静脉、股静脉和髂静脉，偶可来自盆腔静脉或右心附壁血栓。根据血栓的大小和数量，其引起栓塞的后果也有不同。①中、小血栓多栓塞肺动脉的小分支，常见于肺下叶，一般不引起严重后果，因为肺有双重血液循环，肺动脉和支气管动脉间有丰富的吻合支，侧支循环可起代替作用。这些栓子可被溶解吸收或机化变成纤维状条索。但若在栓塞前，肺已有严重的淤血，使肺微循环内压升高，致支气管动脉供血受阻，可引起肺组织的出血性梗死。②大的血栓多栓塞肺动脉主干或大分支，常引起严重后果。患者可突然出现呼吸困难、发绀、休克甚至猝死。因血栓的大小和数量不同，栓塞的部位也有所不同，故病情轻重差异很大，轻者可无临床表现，重者可发生休克或猝死。肺动脉血栓栓塞症状包括呼吸困难、胸痛、咯血、烦躁不安、惊恐甚至濒死感，可有咳嗽、晕厥、腹痛等。肺部体查发现呼吸急促、肺部干湿啰音，心脏体格检查发现急性肺动脉高压和右心功能不全的体征，少部分患者可有发热。

急性肺动脉血栓栓塞可依据其病情危险程度分为3组。①低危险肺血栓栓塞症：血压正常，无右心室功能不全。②次大块肺血栓栓塞症：出现右心室功能不全，但血压正常。③大块肺血栓栓塞症：有右心室功能不全，且出现低血压或心源性休克。

2. 下肢静脉血栓形成 发生有症状的深静脉血栓栓塞的风险为非心力衰竭患者的1.21倍。表现为患肢较对侧肢体肿胀、周长增大、疼痛或压痛、皮肤色素沉着，行走后患肢易疲劳或肿胀加重，可测量双侧下肢的周径来评价其差别。进行大、小腿周径的测量点分别为髌骨上缘以上15cm处，髌骨下缘以下10cm处。双侧相差＞1cm即考虑有临床意义，但部分患者可无症状。

3. 体循环动脉栓塞 血栓大多数来自左心（如心力衰竭、二尖瓣狭窄、心房颤动时左心房附壁血栓，心肌病、心肌梗死室壁瘤时的心室附壁血栓等）；少数来自腔静脉的栓子，可通过房、室间隔缺损进入左心，发生交叉性栓塞。动脉栓塞的主要部位为下肢动脉和脑血管，亦可累及肠系膜、肾和脾动脉。脑卒中风险和射血分数呈负性关系，射血分数每降低5%，脑卒中风险就增加18%，表明了严重心肌损害及心力衰竭与血栓栓塞的关系，且根据42个月的跟踪随访证实，脑卒中风险仍不断增加。

栓塞的后果取决于栓塞的部位和局部的侧支循环情况，以及组织对缺血的耐受性。当栓塞的动脉缺乏有效的侧支循环时，可引起局部组织的梗死。

4. 心力衰竭的症状和体征 见第二章、第三章节。

(二) 辅助检查

1. 彩色超声 可间接或直接显示血栓栓塞存在的征象。经胸超声心动图是心力衰竭伴肺栓塞的首选检查方法。①间接征象：肺动脉血栓栓塞表现为右心室扩张、右肺动脉内径增加、左心室内径变小、室间隔左移、矛盾运动及肺动脉压增高等。②直接征象：右心血栓可表现为活动、蛇样运动的组织和不活动、无蒂及致密的组织。经TEE能清晰显示经胸超声未能探查到的左心房血栓，尤其对新近形成的血栓有重要意义。TEE对左心房云雾影、栓塞来源及心脏原发病变检出的敏感性明显高于经胸壁超声，如TEE可以发现经胸超声不能发现的 70% 主肺动脉和左、右肺动脉血栓,其诊断肺栓塞(PE)的敏感性可达 97%,特异性为 88%。静脉超声检查发现静脉顺应性消失,管腔内部可见增强回声团块。新鲜血栓回声较低,质地均匀,外形轮廓比较光滑;陈旧性血栓回声较高,密度不均匀,表面不规整,受压后显得比较僵硬,与管壁连接紧密,如已造成回流障碍则周围有大量侧支循环存在。

2. 多层螺旋 CT 检查 可清晰地显示血栓部位、形态、与管壁之间的关系。有无创、诊断率高等优点,对急症诊断尤为重要。增强 CT 检查除碘过敏外几乎没有并发症,目前可以作为一线检查方法。但不能提供血流动力学资料,对肺段以下的外围肺动脉血栓栓塞诊断有一定的困难。选用造影剂注射后的静脉摄片,可发现大静脉内部血栓并可粗略估计其范围,但影像欠清晰,故临床应用不多。

3. 磁共振成像 MRI 成像尤其是增强血管造影对血栓栓塞的诊断效果良好,对肺动脉血栓的诊断敏感性高达 78%,特异性为 99%,可显示外周肺动脉血栓。MRI 具有潜在的识别新旧血栓的能力,可能为将来确定溶栓方案提供依据。但成像时间长,病情严重的患者难以耐受。MRI 静脉造影通过时间飞逝法进行图像重建,可显示膝上静脉通畅情况,存在充盈缺损或静脉路径中断时提示有血栓形成。

4. 血浆 D-二聚体 D-二聚体是交联纤维蛋白在纤溶系统作用下产生的可溶性降解产物,为一个特异性的纤维蛋白溶解过程标志物,在血栓栓塞时因血栓纤维蛋白溶解使其血中浓度升高。但 D-二聚体在手术、肿瘤、炎症、感染、组织坏死及其他多种全身疾病都可升高,故 D-二聚体对肺动脉血栓栓塞诊断的敏感性很高而特异性很低,因此在临床上主要将其用于排除诊断的指标。若其含量低于 500μg/L,且临床表现不典型者,可基本排除急性肺血栓栓塞症;但对于确诊急性肺血栓栓塞症的价值甚小。

5. 心电图 肺血栓栓塞症患者心电图可表现为右胸导联 T 波双向或倒置及 ST 段下移,部分病例可出现 $S_IQ_{III}T_{III}$ 征(即 I 导联 S 波加深,III 导联出现 Q/q 波及 T 波倒置);其他心电图改变包括完全或不完全右束支传导阻滞、肺型 P 波、电轴右偏、顺钟向转位等。尽管心电图无特异性表现,但如果能结合其他资料进行分析,则对诊断很有价值。若动态观察,则更有价值。

6. 血气分析 可表现为低氧血症和低碳酸血症,肺泡-动脉血氧分压差增大。但有患者血气分析可正常。

(三)诊断与鉴别诊断

心力衰竭合并血栓栓塞的诊断并不困难,关键要提高警惕,注意识别血栓栓塞的临床情况。如急性下肢动脉栓塞的"5p"征,即突发的疼痛、麻痹、运动障碍、无脉和苍白;急性肺栓塞的呼吸困难、胸痛、咯血、晕厥;下肢深静脉血栓形成常有反射性疼痛、肢体肿胀、浅静脉曲张等。当心力衰竭患者出现血栓栓塞的症状和体征时,结合相关检查即可确定诊断。

需注意与急性心肌梗死、肺炎、主动脉夹层、气胸、脑出血、急性淋巴管炎、原发性下肢深静脉瓣膜功能不全等相鉴别。

三、治疗策略

积极治疗心力衰竭、去除血栓形成的病因和诱因。本节主要介绍几种血栓栓塞的治疗策略。

（一）肺动脉栓塞的治疗

1. 药物治疗

（1）溶栓治疗　能迅速溶解部分或全部肺动脉分支内的血栓，恢复肺组织再灌注，降低肺动脉压，改善右心室功能，减少患者的死亡率和复发率，是治疗严重肺动脉血栓栓塞症最重要的方法。溶栓时间窗一般是 14d，但并不是绝对的。溶栓治疗应尽可能在确诊的前提下进行。对于低危险肺血栓栓塞症，目前一致认为不应进行溶栓治疗。对于次大块肺血栓栓塞症，是否进行溶栓目前尚无一致意见，应在仔细权衡溶栓治疗的效益和风险后作出个体化的决定。对于大块肺血栓栓塞症，是目前公认的溶栓治疗适应证。对此类患者只要没有溶栓治疗的禁忌证，就应该积极、迅速地给予溶栓治疗。

有活动性内出血、近期自发性颅内出血绝对禁忌溶栓治疗。对于 2 周内的大手术、分娩、器官活检或不能压迫止血部位的血管穿刺；2 个月内的缺血性脑卒中；10d 内的胃肠道出血；15d 内的严重创伤；1 个月内的神经外科或眼科手术；难以控制的重度高血压（收缩压＞180mmHg，舒张压＞110mmHg）；近期曾行心肺复苏；血小板计数＜$100×10^9$/L；妊娠；细菌性心内膜炎；严重肝、肾功能不全；糖尿病出血性视网膜病变等，应相对禁忌溶栓治疗。对于致命性大块肺血栓栓塞症，因其对生命的危险极大，上述绝对禁忌证亦应被视为相对禁忌证。溶栓治疗的主要并发症为出血，用药前应充分评估患者出血的危险性，规范操作，密切监测。

常用溶栓药物和治疗方案如下。①尿激酶：负荷量 4400U/kg，静脉注射 10min，随后以 2200U/（kg·h）持续静脉滴注 12h。另可考虑使用尿激酶 2h 溶栓方案：按 20000U/kg 剂量，持续静脉滴注 2h。②链激酶：负荷量 250000U，静脉注射 30min，随后以 100000U/h 持续静脉滴注 24h。链激酶具有抗原性，故用药前需肌内注射苯海拉明或地塞米松，以防止变态反应。链激酶 6 个月内不宜再次使用。③重组组织型纤溶酶原激活剂（rt-PA）：50～100mg 持续静脉滴注 2h。

使用尿激酶、链激酶溶栓期间勿同时使用肝素；但以 rt-PA 溶栓时，则必须同时应用肝素治疗。溶栓治疗结束后，应每 2～4h 测定一次凝血酶原时间（PT）或活化部分凝血活酶时间（APTT）。当其水平降至正常值的 2 倍时，即应开始规范的肝素抗凝血治疗。

（2）抗凝血治疗　是肺动脉血栓栓塞症的基础性治疗方法，可以显著提高患者的生存率，降低血栓栓塞的复发率。

对于低危险肺血栓栓塞症，应给予抗凝血治疗；对于次大块肺血栓栓塞症，无论是否溶栓，都应该进行抗凝治疗；对于大块肺血栓栓塞症，应先行溶栓治疗，随后使用抗凝血治疗。并发症主要是出血。有活动性出血、凝血功能障碍、未予控制的严重高血压等应禁用。常用抗凝血药和治疗方案如下。①肝素：主张静脉滴注，作用发生快，停药后消失得也快。给予 3000～5000U 或按 80U/kg 静脉注射，继之以 18U/（kg·h）持续静脉滴注。在开始治疗后的最初 24h 内每 4～6h 测定 APTT，根据 APTT 调整剂量，尽快使 APTT 达到并维持于正常值的 1.5～2.5 倍。达到稳定治疗水平后，改为每天上午测定 APTT 一次。因肝素可能会引起血小板减少症，在使用肝素的第 3～5d 应复查血小板计数，若出现血小板迅速或持续降低达 30% 以上，或血小板计数＜$100×10^9$/L，应停用肝素。②低分子肝素：一般根据体重给药，不需要监测 APTT 和调整剂量，使用较肝素方便，疗效不低于肝素。③华法林：是最常用的、疗效确切的口服抗凝血药，有竞争性对抗维生素 K 的作用，抑制凝血因子合成，但对于已有的凝血因子没有作用，故起效较慢，需要数天时间才能充分发挥作用。在肝素开始治疗后即可加用口服抗凝血药华法林，初始剂量3～5mg，与肝素重叠至少4～5d，当连续2d测定的INR值达到2.5（2.0～3.0）时，或PT延长至正常值的1.5～2.5倍时，即可停用肝素，单独口服华法林治疗。应根据INR或PT调节华法林的剂量。华法林的主要并发症是出血，可用维生素K拮抗。④新型抗凝药：达比加群是一种口服的、强效的、竞争性的、可逆的直接凝血酶抑制剂；利伐沙班是一种新型的口服的Xa因子直接抑制剂，与传统抗凝药相比，利伐沙班的优势非常明显，它是一种疗效确切、不需要监测凝血、安全性良好、使用方便的新型抗凝药物。

抗凝血治疗的持续时间因人而异，若能够寻找到特殊危险因素（如手术、外伤等），且这些危险因素能够去除，抗凝血治疗的疗程一般是6个月。若寻找不到特殊危险因素（如手术、外伤等）者，或虽可确认危险因素但一时难以去除者，抗凝血时间应适当延长，部分患者需终身抗凝治疗。

2. 非药物治疗 包括外科肺动脉血栓摘除术、介入治疗经肺动脉导管碎解和抽吸血栓、放置静脉滤器等，各有优缺点，一般用于经内科药物治疗效果不佳的患者。

（二）下肢静脉血栓形成的治疗

急性期应卧床3～5d，抬高患肢，改善静脉回流，待局部肿痛症状缓解后，可逐步恢复床旁活动。抗凝血治疗应尽早开始，疗程至少3个月，高危患者需延长至6～12个月，甚至终身抗凝血。抗凝血治疗早期，多以低分子肝素联合华法林重叠治疗3～5d，待华法林起效后停用低分子肝素，维持INR在2.0～3.0。新型抗凝药也可选用。目前一般不主张静脉全身溶栓治疗，也不建议常规应用静脉取栓术和导管内溶栓术。对于抗凝血治疗有禁忌或有并发症，或者在充分抗凝血治疗情况下仍反复发生肺栓塞的深静脉血栓形成患者，需放置腔静脉滤器。

（三）体循环动脉血栓栓塞的治疗

心力衰竭伴有左心室附壁血栓，其血栓多为纤维蛋白沉积所致，单纯抗凝血治疗似乎更合适。抗凝血目标以INR在2.0～3.0为宜。主要采用以下药物和方法治疗。①阿司匹林，在大部分的欧洲国家阿司匹林被广泛应用于冠心病这一心力衰竭最常见的原发病的治疗。但没有证据支持长期应用阿司匹林对心力衰竭患者的病死率有影响。相反，有人担心阿司匹林与ACEI可能有相互作用。②口服抗凝血药，一般认为它可减少心力衰竭时体循环栓塞的危险性。既往有体循环栓塞，或心内血栓史的患者应接受抗凝血治疗。口服抗凝血药被极力推荐给予心力衰竭伴心房颤动的患者。伴心脏扩大及窦性心律的心力衰竭患者是否应接受预防性口服抗凝血药尚无定论，但可考虑用于心脏扩大时射血分数低下或有大的室壁瘤的患者。③肝素，卧床的心力衰竭患者可短期皮下注射肝素或低分子肝素预防下肢静脉血栓形成，长期治疗则宜口服抗凝血药。④左心耳封堵预防房颤血栓栓塞。

四、预后

心力衰竭合并血栓栓塞的预后取决于心力衰竭和血栓栓塞病变的程度及其相互影响。心力衰竭的程度和血栓的形成部位、大小及栓塞的部位决定患者的预后。心力衰竭严重、血栓大、栓塞重要脏器和部位，预后不良。近年来采取溶栓、抗凝血，以及介入、外科手术等治疗，存活率有所提高。

第七节 心力衰竭合并高同型半胱氨酸血症

心力衰竭患者中血浆同型半胱氨酸（homocysteine，HCY）水平上升，推测其可能是一种新的导致心力衰竭的危险因素，且其作用独立于冠心病的缺血机制之外。HCY是体内蛋氨酸和半胱氨酸代谢过程中一个重要的中间产物，是能量代谢和许多需甲基化反应的重要中间产物，由遗传和环境因素造成的同型半胱氨酸代谢异常是形成高同型半胱氨酸血症（HHCY）的主要原因。

一、发生机制

HCY是含硫的蛋氨酸和半胱氨酸的中间代谢产物，在体内蛋氨酸由蛋氨酸腺苷转移酶催化，并与ATP作用生成S-腺蛋氨酸（SAM），SAM在甲基转移酶作用下，脱甲基生成S-腺苷同型半胱氨酸（SAH），SAH进一步脱去腺苷，生成HCY。生成的HCY通过两条不同的再甲基化途径重新进入蛋氨酸循环。①再甲基化途径：是在蛋氨酸合酶的作用下，以维生素B_{12}为辅酶，叶酸为甲基供体，通过再甲基化和转硫作用重新合成蛋氨酸，这一反应中的甲基供体是5,10-亚甲基四氢叶酸由5,10-亚甲基四氢叶酸还原酶（MTHFR）的催化产生。②转硫化途径：HCY还可在胱硫醚缩合酶（CBS）和胱硫醚酶的催化下生成半胱氨酸，这一反应需要维生素B_6的参与，或经巯基氧化结合生成半胱氨酸，这一反应中需辅酶维生素B_6以5-磷酸-吡哆醇的形式参与CBS的活化，半胱氨酸可转化生成谷胱甘肽、牛磺酸、硫酸盐等经尿液排出体外。HCY代谢相关的5,10-亚甲基四氢叶酸还原酶和胱硫醚-B-合成酶的基因突变导致酶活性下降，食物中B族维生素缺乏，均可影响HCY的正常代谢。

（一）病因

1. HHCY的常见病因

（1）营养及遗传因素　HCY在体内可以通过再甲基化和转硫作用两种机制代谢。其中维生素B_6和维生素B_{12}分别是转硫和再甲基化途径的关键酶，而且代谢过程需叶酸循环提供甲基。因此，绝对的或相对的维生素B_6、维生素B_{12}及叶酸的缺乏为引起HCY值增高的主要获得性原因。有研究认为HHCY还与基因缺陷有关，认为是代谢过程中的相关酶如胱硫醚B合成酶或5,10-亚甲基四氢叶酸还原酶缺陷所致。

（2）肾功能不全　肾功能越差的患者HCY的排泄就越少，血中HCY的含量就越高，表明HHCY在伴发肾病的心力衰竭患者中是独立的危险因素。另有研究表明在女性HCY与左心室运动度和室壁肥厚相关，它是独立于肾功能之外的。但也有研究表明HCY和心力衰竭的关系依赖于肾功能。

（3）其他　甲状腺功能减退症、慢性肾炎、系统性红斑狼疮、恶性贫血、乳腺癌、卵巢癌及胰腺癌等疾病也常伴有HCY升高。此外，性别、年龄对HCY也有一定的影响，这可能与雌激素调节HCY的代谢有关。研究发现女性HCY的水平低于男性，而且年龄越大HCY水平就越高。

2. HHCY与心力衰竭的关系　HHCY与心力衰竭有一定的关系。HCY与心脏重量指数及左心室舒张末期内径、左心室后壁厚度及室间隔的厚度等呈正相关。HHCY 不仅与心力衰竭的发生有关，而且还与其严重程度有关。研究发现 HCY 随着心力衰竭分级的增加而逐步增加，相关分析表明 HCY 与最大氧摄入量、6MWT、NT-proBNP、左心室舒张末期内径、LVEF 之间存在显著相关性。在校正年龄、肌苷酸、NT-proBNP 及左心室舒张末期内径后 HCY 与心力衰竭存在显著相关性。这表明 HCY 与心力衰竭严重程度有关。

（二）发病机制

HCY 可以诱导心脏脑钠肽的表达和心肌重塑，HHCY 与心力衰竭的严重程度及长期预后明显相关，HCY 水平能够反映左心室功能受损和慢性心功能不全的程度，对 NYHA 心功能级别高的心力衰竭患者，可以预测其伴有 HCY 和 NT-proBNP 水平的升高。血浆 HHCY 除与心力衰竭的严重程度呈明显正相关外，HHCY 的心力衰竭患者的 3 年死亡率较 HCY 水平正常的患者增加 1 倍。HHCY 可引起内皮细胞损伤，诱导应激蛋白、氧自由基、炎性介质和促凝物质的产生，在心力衰竭的形成过程中起着重要作用。实验表明 HHCY 降低细胞内谷胱甘肽过氧化物酶的浓度，抗氧化的谷胱甘肽过氧化物酶能够清除体内由氧自由基产生的氢过氧化物和有害的脂质过氧化氢。谷胱甘肽过氧化物酶缺乏会加剧内皮功能障碍，对心力衰竭症状的恶化起重要作用。HHCY 造成谷胱甘肽过氧化物酶缺乏，可能通过过氧化物依赖的氧化机制引起内皮功能障碍，参与心力衰竭的形成。HHCY 又可通过以下机制参与心力衰竭的发生和发展过程：①抑制血管内皮细胞合成和降解 NO，从而影响心脏的舒张功能，进一步可影响其收缩功能；② HHCY 有促氧化作用，使心肌细胞膜脂质过氧化，损伤心肌功能；③ HHCY 导致心肌及血管重构，致心力衰竭发生。HHCY 可以造成过氧化物歧化酶和线粒体还原型辅酶Ⅱ氧化酶浓度下降，氧化的亚硝酸盐水平增加，激活基质金属蛋白酶，增加血管壁胶原/弹力蛋白值，并且使间隙连接蛋白 43 断裂，这些都加速了血管和心肌重塑的进程。HHCY 竞争过氧化物酶体增殖物激活受体的配体，HHCY 与过氧化物酶体增殖物激活受体的表达呈负相关，同时激活兴奋性神经递质 N-甲基-D-天冬氨酸受体-1，增加心率，诱发心力衰竭。HHCY 可以产生过量的氧自由基，减少线粒体的硫氧还蛋白的生成，使巯基氧化，增加氧化应激反应，引起脂质过氧化、内皮细胞和内质网损伤。活性氧的中间产物影响 NO 合酶基因的表达，抑制了 NO 的合成并促进其降解，促进内皮素的产生，由 NO 介导的内皮依赖性血管舒张功能明显受损。

二、临床诊断

（一）临床表现

HCY 增高本身不会产生不适，故无临床症状体征。因此，心力衰竭合并 HHCY 时的主要临床表现就是心力衰竭的临床症状和体征。

（二）辅助检查

除了心力衰竭的常规辅助检查如胸部 X 线片、心脏彩超、心力衰竭标志物检测外，主要的辅助检查为血 HCY 检测。正常情况下血浆 HCY 浓度为 5～15μmol/L，＞16μmol/L 可被认为是 HHCY 血症。一般将 HHCY 血症按浓度分为：轻度（16～30μmol/L）、中度（31～100μmol/L）、重度（＞100μmol/L）。

（三）诊断及鉴别诊断

符合心力衰竭诊断标准的心力衰竭患者，伴有血HCY增高（>16μmol/L）即可诊断。鉴别诊断主要是心力衰竭病因和类型之间的鉴别。

三、治疗策略

在常规心力衰竭治疗的基础上，应用降低HCY的药物和非药物治疗。

（一）药物治疗

降低HCY的措施包括抑制HCY的生成、促进HCY的代谢和拮抗HCY。药物治疗包括补充叶酸、维生素B_6及维生素B_{12}。有研究表明补充叶酸、维生素B_6及维生素B_{12}可以调节HCY代谢中许多关键酶及辅助因子的活性，可降低HCY水平，治疗和预防心血管事件的发生。叶酸片口服常用量，每次5~10mg，每日15~30mg；不良反应较少，长期用药可出现畏食、恶心、腹胀等胃肠症状，大量服用时可使尿呈现黄色。国内有复方制剂依那普利叶酸片也可使用。维生素B_6片口服常用量，每日10~20mg。维生素B_6在肾功能正常时几乎不产生毒性，但长期、过量应用本品可致周围神经炎，表现为感觉异常、步态不稳、手足麻木。维生素B_{12}片口服常用量，每日25~100μg，分次口服。

重度心力衰竭的患者由于摄入或吸收障碍，可以引起叶酸和维生素的缺乏，应及时补充。近年来，Writte等在给予左心室功能障碍的心力衰竭患者大剂量的维生素疗法（包括叶酸、维生素B_6及维生素B_{12}）9个月后，左心室容积下降13%，E/A上升了5%。

中成药对HHCY良好的防治作用逐步被关注，常用的中成药有麝香保心丸、通心络胶囊、脑心通胶囊、芪参胶囊等，但很多研究是基于小样本的临床研究，尚缺乏大规模、多中心、双盲对照的临床研究来证实。

（二）非药物治疗

非药物治疗主要是应增加新鲜蔬菜、水果的摄入。熟食和腌制食品可以使大量叶酸和维生素被破坏，应避免食用。

四、预后

HHCY是心力衰竭的危险因素或致病因素，能增加心力衰竭的死亡率。在防治HHCY血症同时，还应强调高血压、血脂异常、心肌缺血、糖尿病和吸烟等多种心力衰竭的危险因素的综合干预。

第八节　心力衰竭合并高尿酸血症

心力衰竭患者常合并有多种代谢紊乱，涉及糖代谢、脂质代谢和尿酸（uric acid，UA）代谢。在不同严重程度的心力衰竭患者中，血UA水平升高十分常见。有50%~55%的收缩性心力衰竭患者被诊断为高尿酸血症（HUA）。UA水平升高与心力衰竭症状加重、运动耐量降低和心功能下降有关。

一、发生机制

UA 是嘌呤的最终代谢产物，嘌呤水解脱氨生成次黄嘌呤或黄嘌呤，次黄嘌呤进一步氧化生成黄嘌呤，黄嘌呤再氧化生成尿酸，后两个步骤不可逆的氧化过程都是由黄嘌呤氧化酶催化，可见黄嘌呤氧化酶是机体 UA 生成的关键酶。人体 UA 来源主要为内源性，大部分由体内细胞核蛋白分解代谢所产生，约占体内总尿酸来源的 80%，其次为外源性的，由摄入的动物性食物或其他富含嘌呤的食物分解代谢所产生。UA 的生成常伴有大量氧自由基、过氧化氢等活性氧，而活性氧对机体组织结构和细胞信号转录有明显损伤作用。

在慢性心力衰竭患者，因常合并肾功能不全及服用利尿药对 UA 的影响，故高尿酸血症较为常见。心血管系统中产生 UA 的主要部位在血管壁，特别是血管内皮细胞，心力衰竭时血尿酸增高可能与下列因素影响密切相关：①心力衰竭患者存在低氧血症，无氧代谢增加，三磷酸腺苷（ATP）生成减少，ATP 的耗竭促使腺嘌呤降解为肌苷、黄嘌呤和 UA，UA 生成增多；②无氧代谢增加，乳酸产生增多，乳酸抑制肾小管分泌 UA，UA 排出减少，使血 UA 水平增高；③心力衰竭患者心排出量显著减少，肾脏灌注不足，肾小球滤过率下降，UA 的排泄减少，亦导致血 UA 水平增高。高尿酸血症反过来也通过增加氧化应激、损伤内皮细胞、激活炎性细胞因子等机制参与了心力衰竭的发生与发展。心脏重塑是心力衰竭发生的主要病理生理机制，而氧化应激及炎症因子的参与在心脏重塑过程中起着十分重要的作用。在心力衰竭时嘌呤氧化酶过度表达产生大量的活性氧致氧化应激，氧化应激可促进心力衰竭发生发展。高尿酸血症可促进低密度脂蛋白氧化，脂质过氧化，生成毒性较强的氧化型低密度脂蛋白，它可损伤内皮细胞，致内皮细胞功能下降，促使平滑肌细胞凋亡，致心脏泵功能下降。高尿酸血症的氧自由基生成增加，不仅损害了线粒体及溶酶体功能，致心肌能量代谢异常，心脏泵功能下降，而且氧自由基还可以激活单核细胞和血小板释放致炎因子，如肿瘤坏死因子、白细胞介素 -6、白细胞介素 -1 等。这些炎症因子可通过改变肌浆网的功能迅速降低收缩期细胞质 Ca^{2+} 水平而直接抑制心肌收缩功能，还可通过 NO 依赖途径降低肌丝对 Ca^{2+} 的敏感性，从而间接抑制心肌收缩功能，并诱导心肌细胞凋亡，心脏重塑，致心脏泵功能减退。

二、临床诊断

（一）临床表现

心力衰竭合并高尿酸血症的表现主要为心力衰竭的症状和体征而高尿酸血症本身无临床症状，从血 UA 增高至痛风症状出现的时间可长达数年至数十年，有些可终生不出现症状，临床上仅有部分高尿酸血症患者发展为痛风，当血 UA 浓度过高和（或）在酸性环境下，UA 可析出结晶，沉积在骨关节、肾和皮下等组织，造成组织病理学改变，导致痛风性关节炎、痛风肾病和痛风石等。

（二）辅助检查

1. 血尿酸测定　正常男性为 150～380μmol/L（2.5～6.4mg/dL）；女性为 100～300μmol/L（1.6～5.0mg/dL），更年期后接近男性。血 UA 存在较大波动，应反复监测。

2. 尿尿酸测定　在限制嘌呤饮食 5d 后，每日 UA 排出量超过 3.57mmol（600mg），可认为 UA 生成增多。

3. 心脏彩超　有研究显示，血清 UA 和舒张功能超声参数 E 峰值速度、E/A 值呈负相关，与等容舒张时间呈正相关；而与收缩功能参数或左心室容积无相关性。提示，血清 UA 水平升高与左心室主动松弛受损相关，而与左心室顺应性及收缩功能无相关性。

（三）诊断及鉴别诊断

心力衰竭患者若检测 UA 升高并达诊断标准即可诊断。高尿酸血症的诊断标准为：在正常嘌呤饮食状态下，非同日两次空腹血尿酸水平男性＞ 420μmol/L（7mg/dL）或女性＞ 357μmol/L（6mg/dL），可诊断为高尿酸血症。

高尿酸血症患者低嘌呤饮食 5d 后，留取 24h 尿检测尿 UA 水平，可对高尿酸血症的进行分型。① UA 排泄不良型：UA 排泄少于 0.48mg/(kg·h)，UA 清除率（Cua，尿 UA × 每分钟尿量 / 血 UA）＜ 6.2mL/min。② UA 生成过多型：UA 排泄大于 0.51mg/(kg·h)，UA 清除率≥ 6.2mL/min。③混合型：UA 排泄超过 0.51mg/(kg·h)，UA 清除率＜ 6.2mL/min。考虑到肾功能对 UA 排泄的影响，以肌酐清除率（Ccr）校正，根据 Cua/Ccr 值对 HUA 分型如下：＞ 10% 为 UA 生成过多型，＜ 5% 为 UA 排泄不良型；5%～ 10% 为混合型。

鉴别诊断主要包括心力衰竭病因和类型之间的鉴别、高尿酸血症病因的鉴别。

三、治疗策略

因高尿酸血症与心血管疾病危险因素、靶器官亚临床损害及临床疾病相关，故对于心力衰竭伴有高尿酸血症患者需在常规心力衰竭治疗的基础上，应用包括降低尿酸的药物及改善生活方式等多种方式的综合治疗。

（一）药物治疗

根据 2013 年中华医学会内分泌学分会、2016 年中华医学会风湿病学分会、2017 年中国医师协会肾脏内科医师分会对高尿酸血症和痛风治疗指南和专家共识，对于高尿酸血症合并心血管疾病患者应同时进行生活方式指导和药物降 UA 治疗，使血 UA 水平长期控制在＜ 360μmol/L。对有急性痛风关节炎频繁发作（每年＞ 2 次）、慢性痛风关节炎或痛风石且合并 CKD 患者将血 UA 水平控制在＜ 300μmol/L。

治疗痛风药物包括减轻炎性反应和降低血 UA 水平两大类。减轻炎性反应药物主要包括秋水仙碱、非甾体抗炎药及类固醇激素。降低血 UA 水平类药物主要包括黄嘌呤氧化酶抑制剂别嘌醇、非布司他及苯溴马隆。黄嘌呤氧化酶抑制剂（别嘌醇）可用于预防痛风，但临床研究显示其未能使心力衰竭患者获益，且其在 HFrEF 患者中的安全性仍不确定。对肾功能正常者，别嘌醇宜从低剂量起始（100mg/d），每 2～ 4 周增加 100mg，直至达到靶目标（血尿酸＜ 6mg/dL 或＜ 360μmol/L）。对肾功能降低的高尿酸血症及痛风患者，别嘌醇需根据 eGFR 调整用量。

非布司他为新型的黄嘌呤氧化酶抑制剂，欧美已将其作为一线降 UA 药物，其具有强效、安全、轻中度肾功能不全者无须调整剂量的优势。CARES 研究在患有心血管疾病痛风人群中比较了非布司他（3098 例）是否较别嘌醇（3092 例）的疗效和安全性仍具有优势，结果显示，主要终点事件包括心血管死亡、心肌梗死、脑卒中及发生不稳定型心绞痛需紧急血运重建不劣于别嘌醇，两组由于心力衰竭、非缺血性心律失常、缺血事件需要住院治疗的发生率相似；但非布司他全因死亡率和心血管性死亡率较高，死亡率增高的原因尚不明确[1]。因此，以心血管保护为目的降 UA 治疗不推荐选用非布司他。

---

[1] White W B, Saag K G, Becker M A, et al. Cardiovascular safety offebuxostat or allopurinol in patients with gout[J]. N Engl J Med, 2018, 378(13): 1200-1210.

增加 UA 排泄的药物苯溴马隆适用于肾脏 UA 排泄减少患者，可联合口服碳酸氢钠碱化尿液，促进 UA 排泄，但长期大量服用可由于钠负荷增加诱发心力衰竭加重。

SGLT2 抑制剂是一类新型的应用于糖尿病治疗的药物，近年发现 SGLT2 抑制剂也有促进 UA 排泄的功能。对 4 项Ⅲ期临床研究的汇总数据分析发现，卡格列净降低了合并高尿酸血症的 2 型糖尿病患者的血 UA 水平，并且有 20%～30% 的高尿酸血症亚组患者使用卡格列净后血 UA 水平恢复至正常（＜6mg/dL）。

秋水仙碱可用于痛风急性发作期，临床研究显示其未能改善心力衰竭患者心功能，但也不能降低心力衰竭死亡率。痛风急性发作 12h 内给予秋水仙碱，大部分可以缓解。初始剂量为 1mg，口服，1h 后再口服 0.5mg。秋水仙碱也可用于预防痛风发作，剂量为 0.5～1mg/d，口服。肾功能不全患者及应用强 P- 糖蛋白和（或）细胞系 P4503A4 酶（CYP3A4）者禁用秋水仙碱。非甾体抗炎药及类固醇激素类药物对心力衰竭患者不利。对单个关节受累痛风，可给予关节腔内局部注射类固醇激素治疗，但全身性应用会致水钠潴留。

然而，2023 年中华医学会风湿病学分会组织全国专家制订的《痛风诊疗规范》，不主张对首次出现痛风发作的患者和无症状高尿酸血症患者（血尿酸＞420μmol/L，无痛风发作或皮下痛风石），进行降尿酸药物治疗。但由于 SGLT2 抑制剂在心力衰竭中的重要作用，当心力衰竭合并高尿酸血症时是可选择的药物。

（二）非药物治疗

1. 改善生活方式　是治疗高尿酸血症的中心环节，包括健康饮食、戒烟、坚持运动和控制体重。已有痛风、高尿酸血症、心血管危险因素者及中老年人群，饮食应以低嘌呤食物为主，严格控制肉类、海鲜、动物内脏等丙类食物摄入，中等量减少乙类食物摄入，进食以甲类食物为主（表 14-8-1）。多饮水，戒烟戒酒，每日饮水量保证在 1500mL 以上，禁止饮用啤酒和白酒，红酒适量。坚持运动，控制体重，每日中等强度运动 30min 以上，体重控制在正常范围（体重指数＜24kg/m^2）。

表 14-8-1　100g 食物中嘌呤的含量

分类	食物
甲类（0～15mg）	除乙类以外的各种谷类、除乙类以外的各种蔬菜、糖类、果汁类、乳类、蛋类、乳酪、茶、咖啡、巧克力、干果、红酒
乙类（50～150mg）	肉类、熏火腿、肉汁、鱼类、贝壳类、麦片、面包、粗粮、芦笋、菜花、菠菜、蘑菇、青豆、豌豆、菜豆、黄豆、豆腐
丙类（150～1000mg）	动物内脏、浓肉汁、凤尾鱼、沙丁鱼、啤酒

2. 积极治疗与血尿酸升高相关的代谢性危险因素　积极控制与高尿酸血症相关的心血管疾病危险因素，如高脂血症、高血压、高血糖、肥胖和吸烟。

3. 避免应用使血尿酸升高的药物　如利尿药（尤其是噻嗪类）、皮质激素、胰岛素、环孢素、吡嗪酰胺、烟酸等。对于需服用利尿药且合并高尿酸血症的患者，首选非噻嗪类利尿药，同时碱化尿液、多饮水，保持每日尿量在 2000mL 以上。有指征服用小剂量阿司匹林的高尿酸血症患者，建议碱化尿液、多饮水。

四、预后

高尿酸血症是心力衰竭的危险因素，与其发生发展及预后密切相关。国外研究发现血

UA 在 565μmol/L 时是预测慢性心力衰竭患者 1 年内死亡率的拐点，高于上述水平，患者死亡率增加；同时也证实，心力衰竭患者同时符合血 UA ≥ 565μmol/L，LVEF ≤ 25% 及最大耗氧量 ≤ 14mL/（kg·mL）时相比仅符合其中任意一项或两项的患者 1 年内的死亡率高，3 项都具备的患者需要进行心脏移植术的比例高达 81%。许多研究表明，UA 水平升高与心力衰竭症状加重，运动耐量降低，淤血症状和心功能下降有关。急性心力衰竭患者中近一半存在高尿酸血症，并且在 HFrEF 和 HFpEF 急性失代偿者中，高尿酸血症均与预后不良独立相关。荟萃分析显示，在平均近 24 个月的随访期内，血 UA 水平升高与心肌梗死后并发左心室功能降低和（或）心力衰竭患者的预后不良有关，血 UA 的定量分析可应用于复杂心肌梗死患者的危险分层。有研究证实，升高的血 UA 水平是预测中到重度慢性心力衰竭患者预后不良的一个强大且独立的指标。

降 UA 治疗已被部分研究证实具有心血管保护效应，黄嘌呤氧化酶抑制剂和 SGLT2 抑制剂通过不同的机制降低血 UA，可能改善心力衰竭患者的病情和预后。

第九节 心力衰竭合并低 T_3 综合征

在一些心力衰竭患者存在甲状腺激素的异常变化，表现为血清 T_3 水平减低、血清 rT_3 增高、血清 T_4 水平正常或偏低、TSH 水平正常或稍高。有学者称此为甲状腺功能正常的病态综合征或称低 T_3 综合征。

有研究指出，心力衰竭患者中大约有 30% 会出现低 T_3 综合征，而血清 T_3 的降低不利于心力衰竭的预后。

一、发生机制

正常情况下，人体约 70% 的 T_4 及 T_3 是经脱碘途径进行代谢的，其中 30% 的 T_4 经 5' 脱碘转化为 T_3，约 40% 的 T_4 代谢中，在内苯环 5 位上脱去一分子碘形成 rT_3，在正常生理情况下，按一定比例转化，保持机体代谢平衡。在心力衰竭时由于缺血缺氧、内分泌激素异常激活等因素影响导致此平衡被破坏，其可能的机制为以下几点。①在心力衰竭时，心肌长期处于缺血缺氧情况下，T_4 脱碘功能受到抑制，使 T_4 向细胞内转运下降或细胞内脱碘酶活性降低，导致组织中 T_4 转化减少，无活性 rT_3 的生成增加，这是低 T_3 综合征产生的关键所在。②心力衰竭时由于应激、缺氧等因素的影响下，加速 T_3 在体内的利用。③由于长期心功能不全，胃肠道淤血、食欲缺乏、营养物质吸收障碍，加之肝肾功能受损，蛋白质合成下降，导致甲状腺激素合成减少。④长期心力衰竭，不少神经内分泌激素的激活，抑制 T_4 转化为 T_3，使 T_3、T_4 水平下降。⑤正常甲状腺激素功能与细胞核中的甲状腺激素受体有关，而甲状腺受体又与 T_3 有较高的亲和力，心力衰竭时细胞核受体密度上调，从而消耗大量 T_3，以维持正常生理功能。

以往一直认为低 T_3 综合征是心力衰竭患者体内的一种适应性的保护反应。即 T_3 转变为无活性的 rT_3，减少了心、肝、肾和肌肉组织的分解代谢，降低了心肌细胞内 Na^+-K^+-ATP 酶的活性，从而减少了心肌氧耗量。但是近年研究发现，严重心力衰竭患者体内尽管其血浆 T_3 水平降低，但其细胞核 T_3 受体数目明显增加，积聚更多的 T_3 以维持组织细胞正常的代谢功能，避免功能发生低下，提示 T_3 受体密度上调才真正是机体在细胞水平上对低 T_3 的一种代偿机制。因此，近年来尝试采用 T_3 治疗心力衰竭患者体内甲状腺激素代谢紊乱。

二、临床诊断

（一）临床表现

低 T_3 综合征本身不会产生不适，故无临床表现。因此，心力衰竭合并低 T_3 综合征时的主要临床表现就是心力衰竭的临床症状和体征。

（二）辅助检查

除了心力衰竭的常规辅助检查如胸部 X 线片、心脏彩超、心力衰竭标志物检测外，主要的辅助检查为血甲状腺激素的监测。主要表现在血清 TT_3、FT_3 水平减低，血清 rT_3 增高，血清 T_4、TSH 水平正常。疾病的严重程度一般与 T_3 降低的程度相关，疾病危重时也可出现 T_4 水平降低。

（三）诊断及鉴别诊断

符合心力衰竭诊断标准的心力衰竭患者，伴有血清 TT_3、FT_3 水平减低，血清 rT_3 增高，血清 T_4、TSH 水平正常即可诊断。鉴别诊断主要是心力衰竭病因和类型之间的鉴别。

三、治疗策略

在常规心力衰竭治疗的基础上，可应用甲状腺激素治疗。近年相关研究指出，尽管心力衰竭时存在甲状腺激素异常，但并非所有心力衰竭患者均需要甲状腺激素治疗，只有在严重心力衰竭伴 T_3 水平低下，在常规心力衰竭治疗基础上，效果不满意者方可考虑应用小剂量甲状腺激素进行短期治疗，即甲状腺激素为治疗严重心力衰竭的辅助治疗手段。一般常用左甲状腺素钠片，每日 12.5μg，每隔 1~2 个月复查一次甲状腺功能，使用该药之前应查甲状腺彩超及自身甲状腺抗体，本品不能用于急性心肌梗死、急性心肌炎患者。也有使用 3,5-二碘甲状腺丙酸（DITPAD）治疗低 T_3 综合征，DITPAD 是一种 T_3 模拟剂，具有高度心脏选择性，可明显提高心肌收缩力，增加冠状动脉血流量，且与甲状腺激素核受体亲和力明显降低，从而避免了诸多甲状腺激素的不良反应，然而较大剂量可导致体重下降等不良反应。

四、预后

T_3 下降及其程度与心力衰竭患者的严重程度和死亡率明显相关，提示低 T_3 是心力衰竭预后欠佳的预测性指标。在防治心力衰竭的同时，还应对严重的心力衰竭患者在常规治疗心力衰竭的基础之上加用小剂量的甲状腺激素。

第十节 心力衰竭合并焦虑抑郁

研究发现，焦虑、抑郁在慢性心力衰竭中的发病率达 40.1%。荟萃分析显示，心力衰竭患者中焦虑症的综合患病率约为 32.0%。焦虑、抑郁障碍在慢性心力衰竭患者中的发病率是普通人群的 2～3 倍。焦虑、抑郁会增加心力衰竭患者的住院率和死亡率，并加剧心力衰竭的症状，使 NYHA 心功能分级恶化。

一、发生机制

（一）神经体液调节机制

心力衰竭患者心排血量下降，组织器官供血不足，机体长期处于"慢性应激"状态，导致下丘脑 - 垂体 - 肾上腺皮质轴功能亢进，促肾上腺皮质激素、皮质醇大量释放，这些激素长期保持在高水平可影响大脑情绪调控中枢，从而诱发焦虑抑郁障碍。国外有报道，慢性应激引起的血管内皮细胞损伤导致血管内皮功能障碍，与心力衰竭患者的焦虑、抑郁发生也有关联。

（二）自主神经调节机制

在心力衰竭中，交感神经相对亢进，副交感神经系统兴奋不足，导致外周血儿茶酚胺水平升高。长期儿茶酚胺高水平容易引起中枢自主神经系统功能紊乱，使中枢神经系统中去甲肾上腺素、5- 羟色胺等神经递质分泌紊乱，引起心境障碍。有研究提示，膈肌的形态与功能、迷走神经与膈神经的关系以及它们对膈肌的协同作用，可引起情绪性病理行为。

（三）免疫相关机制

心力衰竭患者体内肿瘤坏死因子 -α、IL-1、IL-6 等细胞因子及炎症介质明显增加。研究发现焦虑、抑郁患者体内 IL-6、IL-1 的含量均高于正常人，它们被证实与压力、情绪有关。此外心力衰竭合并抑郁障碍患者血浆中分泌型 ST2 与 NT-proBNP 水平同步增高，Weinberg 等证实分泌型 ST2 可促进神经激素分泌，激活交感神经，与抑郁障碍的发生密切相关。也有研究报道 C 反应蛋白、D- 二聚体也能够影响情绪反应。

（四）社会心理相关机制

调查发现文化程度低、意志薄弱的心力衰竭者易产生焦虑、抑郁情绪，此外女性心力衰竭患者抑郁障碍的发病率是男性的两倍以上。从个人层面看，心力衰竭容易导致活动耐量下降，患者不能耐受重体力劳动，部分患者甚至生活不能自理，社会功能受限，这种情况下若缺乏家人、朋友、社会的关怀容易产生抑郁情绪。从社会层面看，心力衰竭患者常面对曲折、烦琐的诊治过程以及高昂的医疗费用，并且由于当前医疗环境，医师可能过分地强调疾病的不良预后，这也在无形之中加重了患者的心理负担。

（五）基因相关机制

神经肽 S 受体 -1（neuropeptide S Receptor1，NPSR1）是一种在脑干、大脑皮质、海马区和下丘脑中高水平表达的蛋白受体。神经肽 S（neuropeptide S，NPS）通过 G 蛋白偶联受体途径与其结合，发挥调节焦虑活动的作用。编码 NPSR-1 的基因是一种常见的多态性基因，Angermann C E 等研究发现，*NPSR-1* 基因的功能序列发生变异（单核苷酸多态性，rs324981 A/T）与心力衰竭患者的情绪调节有关，它能增加患者对焦虑、抑郁情绪的敏感性。

心力衰竭患者焦虑时机体存在自主神经的不稳定性，可引起冠状动脉的血流动力异常、冠状动脉痉挛而使心肌缺血加重，导致心肌收缩力下降，加重心力衰竭。另外焦虑可使交感神经张力增高，儿茶酚胺释放过多，致外周血管阻力增加和水钠潴留，使心脏前后负荷增加，抑制左心室功能，同时儿茶酚胺释放过多使血压升高、心率增快，使心肌氧耗增加，加重心肌缺血；血压增高又使心脏后负荷增加，进一步加重心力衰竭。大量儿茶酚胺对心肌还有直接毒性作用，可促使心肌细胞凋亡，参与心肌重塑的病理生理过程，进而加重心功能不全的程度。焦虑障碍可使原有疾病加重或恶化而延缓康复，有研究报道焦虑障碍可使Q-T间期离散度（QTd）增加，其机制是焦虑患者自主神经的不稳定性，引起心脏复极不稳定。

抑郁患者体内去甲肾上腺素过度分泌，说明抑郁与交感神经系统的过度兴奋有关。心力衰竭患者往往伴有交感神经功能亢进，通过加快心率、收缩血管和钠潴留，使本已异常的血流动力学进一步恶化，交感-肾上腺素系统活性增加使患者易于罹患心律失常和猝死。抑郁还可致迷走神经功能失调，使心率变异性降低，而心率变异性降低是心血管疾病发病率和死亡率的危险因素。

焦虑和抑郁可增加心力衰竭患者再入院率和病死率，是慢性心力衰竭预后较差的独立预测因子，其机制尚未完全清楚，推测可能原因为下丘脑-垂体-肾上腺皮质轴和交感神经系统功能过度激活，增加了心律失常及心源性死亡的风险；患者在应激状态下血小板内钙离子浓度显著增高，蛋白激酶C活化，促使血栓形成，诱发心肌缺血。伴抑郁的心力衰竭患者常伴有免疫功能障碍，易继发感染，使心力衰竭恶化加重。

二、临床诊断

（一）临床表现

除具有心力衰竭的症状体征外，还具有焦虑、抑郁的临床表现，可分为以下三组症状。

1. 躯体形式症状 患者表现为多个器官系统的躯体症状，以心血管系统症状为主要表现形式。主要表现为胸闷、胸痛、憋气、心悸、气短、呼吸困难、心脏搏动感强烈等。其他系统症状表现为胃肠胀气、腹泻或便秘、消化不良、尿频、尿急、尿痛、排尿困难、头晕、头痛、头胀、面红耳赤、失眠多梦、记忆力减退等。

2. 自主神经症状 包括心悸、心动过速、气短、自汗、盗汗、口干舌燥、手足颤动、颜面发热或潮红等。

3. 精神情绪症状 焦虑表现为紧张、害怕、烦躁、容易激动、手足颤动等。抑郁表现为生活兴趣降低或严重丧失、心境不好、无精打采、性欲降低、悲观厌世，甚至有自杀的准备或行动等。

（二）辅助检查

1. 心力衰竭相关辅助检查 包括胸部X线片、心脏彩超、脑钠肽等，可发现心力衰竭的证据，心电图检查可发现各种类型心律失常、ST-T改变，严重者可有Q-T间期延长，Q-T间期离散度增加，但这些相应的临床辅助检查的结果不能完全解释所引起的临床症状。

2. 心理量表测量 心理量表是检测心理障碍非常重要的手段，是识别心理障碍的"化验单"。常用的量表有：汉密尔顿焦虑抑郁他评量表、SCL90、症状自评量表、综合医院焦虑抑郁筛查量表（HAD）、Zung焦虑抑郁自评量表和躯体化症状自评量表。《在心血管科就诊患者心理处方中国专家共识（2020版）》推荐使用广泛性焦虑量表（GAD-7）、患者健康问卷-9项（PHQ-9），躯体症状较多时推荐使用患者健康问卷-15项（PHQ-15）或躯体化症状自评量表。

3. 游离脂肪酸测定 研究提示，游离脂肪酸（free fatty acids，FFA）水平与慢性心力衰竭患者的焦虑、抑郁水平呈正相关。因此，在临床工作中对心力衰竭患者进行常规游离脂肪酸检测有极大的必要性。对于高 FFA 的慢性心力衰竭患者，应进一步筛查是否合并焦虑、抑郁，若进一步筛查提示阴性结果，也应提前进行心理干预，预防焦虑、抑郁的发生。

（三）诊断及鉴别诊断

符合各种类型心力衰竭的诊断标准，同时符合伴发焦虑、抑郁症状的诊断标准或合并焦虑症、抑郁症的诊断标准者。

1. 伴发焦虑、抑郁症状的诊断 只要符合焦虑、抑郁症状标准和（或）焦虑、抑郁情绪量表达到评分标准就可明确患者伴发焦虑和（或）抑郁的症状。

2. 合并焦虑症、抑郁症的诊断

（1）焦虑症的诊断 患者表现为缺乏刺激或是与外界刺激不相称的过分担忧，病程多在 6 个月以上。患者发现难控制自己不去担心，伴有下列 6 种症状之 3 项以上：①坐立不安或感到紧张；②容易疲倦；③思想难以集中或头脑一下子变得空白；④激惹；⑤肌肉紧张；⑥睡眠障碍（难以入睡或早醒，睡眠令人不满意）。

（2）抑郁症的诊断 ①症状标准。以心境低落为主，并且以下症状至少具有 4 项：兴趣丧失，无愉快感；精力减退或疲乏感；精神运动性迟滞或激越；自我评价过低、自责或有内疚感；联想困难或自觉思考能力下降；反复出现自杀的念头后有自杀、自伤行为；睡眠障碍，如失眠、早醒、睡眠过多；食欲减退或体重明显减轻；性欲减退。②严重标准。社会功能受损，给患者造成痛苦或不良后果。③病程标准。持续两周以上。④排除标准。排除器质性精神障碍，或精神性物质和非成瘾性物质所致抑郁。

心力衰竭与焦虑、抑郁在临床症状上的重叠特点，增加了临床医师的诊断难度。在准确诊断心力衰竭疾病的同时有效识别精神心理相关症状，对心力衰竭合并焦虑、抑郁诊断至关重要。

在临床诊疗过程中，可采用"三问法"或"两问法"，对患者进行初步筛查。"三问法"包括：①询问患者是否睡眠质量下降，已影响到白天的精神状态或需要药物助眠；②询问患者是否感到烦躁不安，对既往的兴趣爱好表现淡漠失去兴致；③询问患者是否经多次系统检查排除器质性心血管疾病后，仍有明显的躯体不适感。若满足以上 2 项或 2 项以上，患者有 80% 左右的概率合并焦虑、抑郁障碍。"二问法"采用患者健康问卷 -2 项（PHQ-2）和广泛焦虑问卷 2 项（GAD-2）进行筛查，当评分＞3 分时，采用情绪状态自评量表进一步筛查。

三、治疗策略

（一）药物治疗

1. 抗心力衰竭治疗 可选用利尿药、醛固酮受体拮抗剂、β 受体阻滞剂和 ACEI/ARB/ARNI、SGLT2 抑制剂、强心苷等治疗心力衰竭药物；还可应用泛癸利酮、B 族维生素和曲美他嗪等改善心肌能量代谢。

β 受体阻滞剂作为心力衰竭治疗的主要药物之一对于焦虑、抑郁的影响一直存有争议，它曾经作为一类控制焦虑患者躯体症状的辅助用药，在抗焦虑治疗方面有其独特的优势，有报道对于合并有焦虑、抑郁障碍的急性心肌梗死患者，给予小剂量酒石酸美托洛尔片，两周后患者的焦虑自评量表评分显著下降而抑郁自评量表无明显变化，提示小剂量β受体阻滞剂能在一定程度上改善患者的焦虑症状，但对抑郁症状无明显改善。有研究显示，对于有选择性 5- 羟色胺再摄取抑制药抵抗的抑郁障碍患者，联用小剂量吲哚洛尔能够在一定程度上改善患者的抑郁症状。但有学者认为，β受体阻滞剂长期使用可使患者产生疲乏无力、食欲减退、性欲减退等临床症状与抑郁症的早期表现不易鉴别，这一点在老年患者中尤其突出，目前β受体阻滞剂对于焦虑、抑郁障碍的影响依然存有争议。对于 ACEI/ARB/ARNI 类药物，有研究显示可以延缓认知功能下降，但目前尚无其对焦虑、抑郁障碍影响的报道，此外没有研究证实传统利尿药与焦虑、抑郁障碍之间存在必然的联系。

2. 抗焦虑、抑郁治疗 抗焦虑、抑郁药能显著降低心力衰竭患者伴发的焦虑和抑郁，随着焦虑和抑郁情绪的减轻和控制，降低交感神经的兴奋性，心力衰竭可得以缓解，临床症状得到改善。抗精神病药还通过有效稳定患者情绪，消除焦虑、抑郁、敌对性等症状，减少儿茶酚胺释放，使心率下降，减少心肌耗氧量，进而改善心肌供血，缓解心力衰竭症状。因焦虑和抑郁往往共同出现，因此理想的抗焦虑、抑郁药物应同时具有抗焦虑和抗抑郁作用，此外还要不影响心肝肾功能，有更高的心血管安全性。

（1）选择性 5- 羟色胺再摄取抑制药 舍曲林、艾斯西酞普兰是选择性 5- 羟色胺再摄取抑制药（Selective serotonin reuptake inhibitors，SSRIs），为一线的抗焦虑、抑郁用药，其在冠心病合并焦虑、抑郁的治疗中有较好的安全性和有效性。此类药物抗焦虑和抑郁疗效好，不增加心血管事件的危险性，耐受性好，不影响肝、肾功能，不成瘾。但起效慢（一般 2 周后才有效）。

（2）苯二氮䓬类 可改善患者焦虑、失眠症状，分为长半衰期类和短半衰期类。长半衰期代表药物有地西泮、氯硝西泮等，适合焦虑伴有失眠情况患者。短半衰期代表药物有劳拉西泮、阿普唑仑等。Wuck 等研究表明，焦虑患者应用安全剂量内苯二氮䓬类药，能减少患者的全因死亡率和心力衰竭再住院率。这类药物的主要优点是抗焦虑作用迅速可靠，产生松弛作用，价格便宜，但缺少抗抑郁作用，可产生依赖性，容易成瘾，停药后易出现反跳，一般只短期应用。

（3）其他药物 二线药物有 5-HT 受体拮抗和再摄取抑制剂（SARI），如曲唑酮；5-HT 和去甲肾上腺素再摄取抑制剂（SNRIs），如文拉法辛和度洛西汀；去甲肾上腺素和特异性 5-HT 受体拮抗剂（NaSSA），如米氮平；多巴胺和 NE 再摄取抑制剂（DNDRI/NARI），如丁螺环酮和坦度螺酮。新型抗焦虑抑郁药物阿姆西汀，为 5- 羟色胺 / 去甲肾上腺素双重再摄取抑制剂，有报道称其在治疗患者焦虑、抑郁症状的同时也可缓解患者躯体疼痛。传统三环类抗抑郁药物，因其致 QT 间期延长、直立性低血压等不良反应发生率较高，增加心肌缺血事件发生，不适用于心力衰竭合并焦虑、抑郁患者的治疗。

（二）非药物治疗

1. 心力衰竭的非药物治疗 可根据病情选择心脏再同步治疗、心室辅助装置等。

2. 焦虑、抑郁的非药物治疗

（1）心理干预 就是通过心理学的手段和技巧，对心理活动的方向、性质和表现形式进行控制和调控，从而使人的心理状态、行为方式归于正常。主要措施有心理疏导、松弛训练、行为矫正、音乐治疗及生物反馈等。

（2）生物反馈技术 是通过传感器把所采集的内脏器官活动的信息加以处理和放大，即时转换成人们熟悉的视觉信号和听觉信号，并加以显示，让人们感觉到内脏器官的活动情况。通过学习和训练，学会在一定范围内对内脏器官活动（如心率、血压、肌电图等）的随意控制，对偏离正常范围的内脏器官活动加以矫正，从而控制焦虑和抑郁障碍。

（3）运动康复训练　有规律的运动训练，能提高心血管系统的适应能力，心情有明显的改善，焦虑、抑郁、敌意和其他躯体症状可明显缓解。

四、预后

焦虑和抑郁在心力衰竭患者中有较高的发生率，焦虑、抑郁情绪与心力衰竭相互作用、相互影响。

有一项对近 200 万健康成人的前瞻性观察研究中，抑郁障碍即使在控制了其他心血管风险因素后，在未来 7 年内心力衰竭发展风险也增加了 18%[1]。在对 80000 多名无心脏疾病退伍军人的其他研究中，对严重抑郁症的诊断在未来 5.8 年内使得 HIV 阴性的退伍军人患心力衰竭的风险增加 21%。在这一人群中，抑郁障碍症状的加重与频繁住院、反复心脏事件和死亡率有着前瞻性的联系[2]。

焦虑与心力衰竭患者的预后之间的相关性不甚清楚。有 5 项研究调查了焦虑与心力衰竭患者死亡率之间的关系；其中 4 项研究调查了心力衰竭患者的焦虑症状与死亡率之间的关系，其中一项研究重点关注了创伤后应激障碍与心力衰竭预后之间的关系。这项研究在控制相关人口组成结构和医学变量之后显示，焦虑与心力衰竭患者死亡率之间没有显著相关性。然而，在一项纵向前瞻性创伤后应激障碍研究中，登记时对创伤后应激障碍的诊断（ICD-9 诊断标准）使随后 7 年内发生心力衰竭的风险增加了 47%。相对比于单独的焦虑障碍，这些发现增加了焦虑障碍可以使心血管疾病患者风险进一步增大的可能性。

第十一节　心力衰竭并发低血容量

容量负荷过重是心力衰竭发生发展的一个重要的过程，它引起肺、肝、肾、胃肠道等多器官充血和损害，而容量负荷过重又可以成为慢性心力衰竭的诱发或加重因素。故有"没有水钠潴留，就没有心力衰竭一说"。然而，在临床工作中心力衰竭合并低血容量患者并非少见，但又很容易疏忽。

一、发生机制

心力衰竭患者常因胃肠道淤血、肝淤血引起摄入水分减少，大汗、呕吐、腹泻、脱水，循环血容量的血管外渗并进入体腔或过度利尿、出血等原因引起体液丢失增加，最终导致血容量不足，特别是下壁及右心室心肌梗死合并心力衰竭、心力衰竭并发严重感染以及危重症

---

[1] Daskalopoulou M, George J, Walters K, et al. Depression as a risk factor for the initial presentation of twelve cardiac, cerebrovascular, and peripheral arterial diseases: data linkage study of 1.9 million women and men[J]. PLoS One, 2016, 11(4): e0153838.

[2] Frasure-Smith N, Lesperance F, Habra M, et al. Elevated depression symptoms predict long-term cardiovascular mortality in patients with atrial fibrillation and heart failure[J]. Circulation, 2009 (120): 134-140.

患者，在少尿而大剂量利尿药无效的情况下，常忽略了患者本身存在低血容量及利尿导致的低血容量、肾灌注不足也会引起利尿治疗效果差。在少尿而大剂量利尿药无效的情况下，也可能会误认为是利尿抵抗或利尿不足，从而加大利尿强度，最终使血容量更低，心功能恶化。

心力衰竭低血容量引起全身器官组织灌注不足，缺血缺氧，易出现继发脑组织缺血性损害、肾衰竭、呼吸衰竭，加重血栓风险等严重并发症，使患者病情进一步加重。

二、临床诊断

（一）临床表现

当患者出现呼吸困难、气促、夜间咳嗽、咳痰、咯血、腹胀、恶心、呕吐等情况时，一般提示血容量过多；当出现口渴、少尿、头晕、心悸、乏力等，则提示低血容量的可能性较大；当出现表情淡漠、直立性低血压、皮肤苍白、出冷汗、肢体发冷、桡动脉搏动减弱等，则提示严重血容量不足可能，易发生低血容量性休克。

心力衰竭低血容量患者，视诊：患者精神状态差，皮肤干燥、皱纹、花斑，眼眶凹陷，舌质干，颈静脉无充盈、怒张。触诊：皮肤弹性差、肝界不大、肝颈静脉征阴性、腰骶部及双下肢无凹陷性水肿。叩诊：胸部叩诊双肺清音，腹部叩诊肝界不大，无移动性浊音，但需排除肝硬化引起腹水。听诊：双肺呼吸音清晰，但肺部感染或肺淤血、肺水肿时可闻及湿啰音。

（二）辅助检查

1. 心电图、胸部 X 线　低血容量心电图以心动过速常见，心率快但对洋地黄耐受差，行心电图检查时注意排除左心房负荷过重。胸部 X 线片检查无肺淤血、肺水肿、胸腔积液等表现。

2. 常规实验室检查

（1）血常规、尿常规　一般血红蛋白、血细胞比容、白细胞和中性粒细胞升高（注意排除感染）；尿密度、尿渗透浓度和尿素氮也会升高。

（2）血生化　①心力衰竭标志物。是急性心力衰竭最强的独立预测因子，其中 BNP 异常升高与心功能不全密切相关，但是心肌梗死、肾功能不全也会引起升高。②电解质。一般钠、氯离子均偏高，血钾多数正常，体液复苏后血钾下降。③肝功能、肝胆蛋白代谢、肾功能。因血容量不足，导致组织灌注不足，氨基转移酶可升高，但右心衰竭肝淤血也会引起升高，故价值不大；若有低血容量并低蛋白血症，5% 白蛋白的扩容效果是 0.9% 氯化钠注射液的 5 倍，为了防止补液过量，建议隔日人血白蛋白 5～10g 缓慢静脉滴注；判断肾功能情况，应先排除原发性肾功能不全及肾后性肾功能不全，才考虑因肾前性血容量不足引起肾功能损害，会出现血肌酐持续性升高，肾前性氮质血症，血尿素氮 / 血肌酐 > 20，补液后血压恢复正常，尿量增加等情况。

（3）血气分析　低血容量时血气变化出现较早，故当对低血容量判断不准时，应考虑早期行血气分析，判断有无碱缺失、代谢性酸中毒及乳酸升高等情况，但乳酸易受外界诸多因素影响，需动态监测对比其变化，并计算乳酸清除率，从而更好地指导补液治疗。血液中高浓度乳酸持续时间和机体的乳酸清除率（乳酸清除率 < 10% 对标准评估危重症患者住院期间

死亡率有很好的特异度和敏感度）与低血容量休克的病死率高度相关，如果持续出现高乳酸血症，则表明低血容量引起组织低灌注和细胞缺氧没有得到改善，若及时处理可避免低血容量性休克、多器官功能障碍综合征（MODS），降低死亡率。

3. 容量负荷试验 一般在 30min 内输入晶体液 500～1000mL 或胶体液 300～500mL；急性心肌梗死患者在 10min 内注入＜100mL 晶体液为宜。对于血流动力学不稳定的患者，补液后观察心排血量增加＞15%（如果通过无创血压判断，扩容后无创脉压差增加 35%，心排血量可预测增加 15% 以上，特异性为 91%），出现血压上升，尿量增加，血流动力学趋于稳定，那么说明基本符合低血容量诊断，但是该试验安全性较差，可能会引起急性心功能不全、肺水肿等严重并发症。

4. 被动抬腿试验（PLR） 把床头抬高 45°，患者处于半卧位；调低床头将患者改为仰卧位，同时将下肢抬高 30°～45° 持续 1min。有研究结果表明，抬高下肢与自体输血相似，能够迅速增加回心血量 200～300mL。由此可见，这个试验相当于自体模拟的快速补液试验，在预测患者感染性休克容量反应方面优于中心静脉压，尤其适用于感染性休克合并心力衰竭患者，通过计算被动抬腿试验后每搏量增加值，指导补液治疗，可降低补液风险。此方法不仅无创、操作简单、不受机械通气的影响，而且能准确预测液体反应性，无增加血容量造成的风险，故在临床中实用性、安全性较容量负荷试验更好。

5. 床旁超声 下腔静脉直径及变异率与中心静脉压关系密切，反复测量可以很好地评估心力衰竭患者是否合并低血容量，在低血容量性休克液体复苏过程中，比中心静脉压和脉搏指数连续心排量监测（PICCO）并发症发生率更低，疗效更好，安全性更高。经胸超声心动图检查，预测容量反应性敏感性和特异性均较高，当心室舒张末面积＜10cm^2 时，提示存在低血容量。由于床旁超声评估血容量具有快速、安全和可多次监测的优点，已逐渐成为临床评估危重患者血容量的主要方法。但是在使用机械通气时，图像质量会受到干扰，因此测量的准确率也会受到影响。

6. 经食管血流动力学心脏超声（h-TEE） h-TEE 属于连续血流动力学监测技术，具有无创、可床旁操作、可与临床复苏及抢救同时进行等特点，其对危重患者更具优势。特别是在感染性休克患者中，通过对心排血量、低血容量信号（乳头肌接触、心腔容积减小、房间隔过度运动、机械通气情况下塌陷的上腔静脉）及容量反应性进行监测，来判断是否存在血容量不足。h-TEE 较肺动脉漂浮导管（被认为是判断容量的金标准）和 PICCO 更为直观，可以发现最直接的病理原因。除此之外，它还可以较好地指导非机械通气患者的低血容量体液复苏。h-TEE 优点是探头较小、创伤小、并发症少，可持续动态观察患者的血容量，是医院 ICU 中重要的监测手段。h-TEE 缺点是受机械通气等影响，成像效果不佳。

7. 经胸生物抗阻法（ICG） ICG 是一种新型监测血流动力学的方法，特别是在 ICU 应用较多。它具有无创、操作简便、快速、安全、可连续使用及监测周期长等优点，能准确指导心力衰竭合并重症肺炎患者的早期补液、利尿治疗，降低患者死亡率和缩短住院时间。ICG 主要监测左心功能，能较准确地反映患者的容量负荷和泵功能状态，发现早期休克，指导脓毒症患者用药，准确判断血液透析患者容量，分析高血压成因等；但是，过度肥胖、严重心律失常、心脏瓣膜病及急性心肌梗死等可能会影响心排血量，使监测结果的准确性降低。除此之外，该检查还易受周围用电设备干扰，造成准确性下降。

8. 有创检查

（1）动脉波形分析心排血量（APCO） Flo Trac/Vigileo 心排血量微创监测系统，使用安全性好，操作简单，无须人为校正，特异性和敏感性较中心静脉压高，对ICU危重手术患者具有较大潜力，通过测量每搏变异值，指导补液治疗。

（2）中心静脉压　CVP通过中心静脉置管或漂浮导管（Swan-Ganz导管）获得，反映心脏前负荷及右心室功能和回心血量之间的平衡，是对右心室充盈压的直接测量，正常值在$5\sim10cmH_2O$（$1cmH_2O=0.098kPa$），当CVP＜$5cmH_2O$表示血容量不足或左心房充盈不佳，需进行补液治疗，但是测量受多种因素影响，临床中需多次测量以减少误差。

（3）肺毛细血管楔压（PAWP）　可由漂浮导管获得，是反映左心功能及其前负荷的可靠指标。当患者血压低，周围循环障碍，测量PAWP＜6mmHg（正常6～15mmHg）时，说明容量不足，需补液治疗。漂浮导管被认为是经典的血流动力学监测方法，能够动态监测心排血量。漂浮导管在心血管危重患者中广泛应用，通过监测CVP和PAWP来评价血管容量和心脏前负荷（"金标准"），可改善心功能，降低死亡率。由于漂浮导管操作要求高、创伤大，且存在导管弯曲、心律失常、心脏压塞、肺动脉栓塞、血栓形成、败血症等较多并发症，同时无法连续监测血流动力学，因此在临床上应用较少。

（4）右心室舒张末期容积（RVEDV）　对于受到创伤液体丢失到第三间隙、机械通气、气胸、大量胸腔积液、大量腹水患者，应用CVP和PAWP判断血容量的准确性受到影响，应用肺动脉导管连续测定右心室射血分数和RVEDV能够更准确地评估血容量，指导补液及用药。

（5）新型容量负荷监测装置　无线肺动脉压监测（CardioMEMS），传感器通过右心导管置于肺动脉的远端分支，可持续监测及传输心力衰竭患者的肺动脉压及心率。评估是否存在低血容量，可降低住院率和死亡率。

（6）脉搏指数连续心排血量监测（PICCO）　PICCO作为一种新的血容量监测手段，具有创伤小、操作简单安全、并发症少的优点，得到了临床广泛应用和认可。PICCO联合重症超声（美国心脏协会优先推荐），指导体液复苏，能鉴别肺水肿和胸腔积液及准确判断血容量状态，而且不受胸腹腔压力变化影响。在严重肺炎伴感染性休克患者中，较CVP、肺动脉楔压、左心室舒张末期容积和RVEDV等检查更具有优势，在容量负荷监测上PICCO较ICG更有优势。它的缺点：对主动脉缩窄和心内分流患者的测量存在误差，可合并感染和栓塞，不宜在紧急复苏的情况下进行。

（三）诊断与鉴别诊断

临床医师应该提高对心力衰竭和低血容量的认识。在临床工作中，容量状态复杂且动态变化，应优先采取安全、简单且无创的方法来评估患者是否存在低血容量，当其不能判断时，可以考虑有创、操作难度大的方法，少数病例需要采用多种评估方法；总之，根据患者实际情况，实施个体化治疗，选择合理的诊断方法，正确评估心力衰竭患者低血容量情况。

三、治疗策略

（一）补液治疗

心力衰竭患者，因本身就存在体液潴留和血容量负荷过重，常规不会补液治疗；然而，不是所有心力衰竭患者都是这样的，补液治疗也并非禁忌，当心力衰竭低血容量时，应补液治疗；心力衰竭时，体液量的调节储备能力降低，补液量过多或速度过快易诱发和加重心力衰竭和肺水肿，但是如果不补液或补液不足又会导致全身器官组织灌注不足，发生缺血缺氧，严重时会引起多器官功能障碍综合征、低血容量性休克，甚至死亡。因此，心力衰竭低血容量时的补液治疗，需要个体化的治疗策略，要实现对容量平衡的精准管理。有低血容量性休克者，应行液体复苏，在液体复苏过程应行中心静脉压、脉搏指数连续心排量监测和下腔静脉直径及变异率监测，以确保补液的安全，一旦循环稳定，尽可能早期实施液体负平衡策略。如没有休克，仅有低血容量时，可以根据低血容量严重情况，每日补充1000～1500mL液体（葡萄糖注射液和葡萄糖氯化钠注射液），用7～10日缓慢补充液体，直至血容量恢复正常。

（二）调整心力衰竭治疗药物

心力衰竭治疗药物，如利尿药、ARNI（或ACEI/ARB）、SGLT2抑制剂和β受体阻滞剂以及血管扩张药等，都会引起血压下降、血容量相对或绝对不足。因此，根据血容量不足和低血压的严重程度，停用或减量使用相关药物。原则上，强利尿药都要停用。待血容量恢复正常后，再根据情况逐步恢复心力衰竭治疗药物的应用。

（三）血管活性药物应用

低血压是低血容量性休克患者血管活性药物治疗的启动标志。目前推荐使用去甲肾上腺素，但低血容量性休克患者去甲肾上腺素最佳启动时间仍然不能确定。一般认为，严重低血压如平均血压（MAP）< 50mmHg 或者经过早期液体复苏后 MAP 仍< 65mmHg 的患者应考虑早期使用去甲肾上腺素。没有严重低血压患者，不需要使用血管活性药物。

（四）监测

使用简单的循环参数进行重复评估，包括血压，心率，乳酸，患者精神状态，皮肤干燥、皱纹、花斑，眼眶凹陷，舌质干，颈静脉有无充盈，皮肤弹性等。也可采用中心静脉压、脉搏指数连续心排量监测和下腔静脉直径及变异率监测等技术评估。

四、预后

心力衰竭低血容量时，会导致全身器官组织灌注不足，发生缺血缺氧，严重时会引起多器官功能障碍综合征、低血容量性休克，甚至死亡；特别是老年危重患者心力衰竭合并低血容量。提高对心力衰竭患者低血容量的认识，避免对心力衰竭患者盲目利尿，并动态变化评估患者是否存在低血容量。总之，根据患者实际情况，实施个体化治疗，选择合理的诊断方法，正确评估心力衰竭患者低血容量情况，从而更好地指导补液治疗，降低死亡率。

第十二节 心力衰竭并继发二尖瓣反流

二尖瓣反流（mitral regurgitation，MR）是常见的心脏瓣膜疾病，在西方国家总体人群发病率为1.7%，随年龄增长发病率升高，约占75岁以上人群中的10%。功能性或继发性MR（functional/secondary MR，FMR/SMR）约占MR的70%，是心力衰竭患者不良预后的独立驱动因素，未经治疗的症状性重度MR患者5年内死亡率为30%～50%，因失代偿心力衰竭再入院率高达90%。

SMR不仅对心力衰竭患者的心脏功能和临床预后产生不利影响，还会对患者的远期预后产生巨大影响。因此，临床工作中必须对心力衰竭并继发MR给予足够的重视。

一、发生机制

根据常见病因，可将SMR分为缺血性SMR和非缺血性SMR两大类。其中缺血性SMR常继发于心肌梗死后，患者左心室扩大呈球形变，导致瓣环扩大、乳头肌移位，有时伴有缺血导致的乳头肌功能失调甚至乳头肌断裂；非缺血性SMR则常见于长期高血压、扩张型心肌病或主动脉瓣病变导致的左心室扩大、左心室收缩功能下降患者。随着病程的延长及年龄的增长，SMR患者的瓣叶和腱索会出现一定程度的增厚、钙化等病理改变。

SMR的病理生理是一个复杂的过程，涉及左心室重塑过程中的瓣膜闭合、二尖瓣瓣叶束缚力以及影响左心室前/后负荷的血流动力学因素等，具体有以下几类。①二尖瓣瓣叶的束缚力增加：原因是左心室扩张、左心室呈球形或节段性运动功能障碍等。②二尖瓣闭合力降低：可能是由于左心室收缩功能降低、左心室收缩不同步、左心房压升高及二尖瓣环收缩减少所致。③二尖瓣功能改变：可能是由于瓣膜面积缩小及厚度增加所致。

二、临床诊断

（一）临床表现

根据病史和体格检查，明确心功能、血流动力学、容量状态以及心力衰竭严重程度。

（二）辅助检查

1. 心电学检查 评价基础节律以及QRS波群宽度。

2. 实验室检查 明确血红蛋白、肾功能指标以及利尿钠肽等水平。

3. 有创或无创冠状动脉造影 行冠状动脉造影或冠状动脉CTA检查，以明确冠状动脉病变情况。

4. 经胸超声心动图检查 是评价心力衰竭SMR严重程度最重要的方式，也是评估LV功能、MR严重程度的标准初始化筛查工具。主要表现为：瓣叶和腱索无明显病变，反流主要来自LV功能异常引起的瓣叶活动受限和（或）瓣环扩大引起的瓣叶对合不良。然而，目前SMR严重程度的诊断标准存在争议，原因为：①由于反流口常呈不规则形状，经胸超声心动图检查的定量评估存在技术困难，常低估SMR严重程度；②根据自然病史，对于SMR患者即使反流口面积较小，但其预后仍较差。对于SMR严重程度的诊断标准，目前仍推荐采用与原发性MR相同的评估标准，主要基于以下考虑：①经胸超声心动图检查对反流量的评估需结合多指标判断，不应仅依赖反流口面积；②心力衰竭继发MR患者的预后不仅由反流量决定，还受到其他众多因素影响；③目前国际上多数与SMR相关的外科RCT均采用原发性MR的评估标准。《二尖瓣反流介入治疗的超声心动图评价中国专家共识》将MR严重程度分为1~4级，其中4级定义为重度，具体评估指标见表14-12-1。

5. 经食管超声心动图检查 可用于评估心力衰竭继发MR严重程度及血流动力学。经食管超声心动图检查可以更准确地描述瓣叶情况，能够提供更多、更精确的解剖学评价参数，从而评估心力衰竭继发MR的严重程度。此外，经食管超声心动图检查对左心室功能以

表 14-12-1　超声心动图定量评估 MR 严重程度

指标	轻度（1级）	中度		重度（4级）
		2级	3级	
反流束面积	小、中心性反流，持续时间短	—	不固定	大型中心性反流（>50%左心房面积）或偏心性贴壁反流
缩流颈宽度/mm	<3	3～7	≥7	—
有效反流口面积/cm²（2D PISA 法）	<0.20	0.20～0.29	0.30～0.39	≥0.40
反流容积/mL	<20	20～44	45～59	≥60
反流分数/%	<30	30～39	40～49	≥50

注：2D PISA 为二维彩色血流汇聚；—表示无内容。

及 SMR 交互作用下的血流动力学有重要评估意义。因此，经食管超声心动图检查在心力衰竭继发 MR 的评价中具有重要参考价值。

6. 心脏磁共振检查　CRM 检查可精确地评价左心室容积和 LVEF，同时对心室壁的致密化、异常改变具有较高的灵敏度，且可通过检测心肌纤维化和瘢痕来精确量化 MR 严重程度。

（三）诊断与鉴别诊断

心力衰竭继发 MR 的诊断较易，根据心力衰竭临床表现，结合超声心动图特征即可明确。主要是 MR 病因及是原发性还是继发性 MR 的鉴别有一定难度，需认真分析。

另外，采用影像学检查精确评估二尖瓣重要解剖学特征是制订心力衰竭继发 MR 治疗策略的重要基础。如需要评估如下参数。①二尖瓣参数：瓣叶附着情况、反流位置（中央型或者周围型）、有无瓣叶的钙化、后叶与瓣环平面的夹角、后叶瓣叶长度、瓣膜面积是否>4cm²。②左心室参数：左心室舒张末期内径、左心室收缩末期内径、左心室容积、LVEF、左心室不同步性、左心室球性指数（左心室长轴与左心室短轴比值）、乳头肌距离以及局部室壁运动情况。

（四）临床分型

1. 根据病因分型　按照病因分为以下两类。①心室源性：室性 FMR（VFMR）是最常见 FMR，病因主要是扩张型或缺血性心肌病，其病理改变为左心室扩大使乳头肌及腱索向离心方向移位，二尖瓣叶被过度牵拉，导致二尖瓣对合不良，或下壁-基底部心肌梗死导致对二尖瓣后叶束缚减弱，瓣叶运动受限。②心房源性：房性 FMR（AFMR）是指无二尖瓣病变，由于心房扩大和二尖瓣环重塑引起的反流，二尖瓣后叶瓣环随左心房扩大向外伸展，牵拉后叶，有效对合面积减少导致反流，此外左心房扩张时二尖瓣环平面上移，增加瓣环-乳头肌间距离，瓣叶牵拉向左心室腔，从而加重反流。有研究显示约 50% 的患者是由于长期心房颤动导致。

2. 根据超声心动图检查分型　按照超声心动图检查二尖瓣的病理损害，将 MR 分为 3 种类型（Carpentier 分型）。①Ⅰ型为瓣叶运动正常型：如瓣环扩张（AF），感染性心内膜炎引起的瓣叶穿孔。②Ⅱ型为瓣叶运动过渡型：如瓣叶脱垂、心肌梗死后乳头肌或腱索断裂、Barlow 综合征。③Ⅲ型为瓣叶运动受限型：Ⅲa 为瓣叶收缩期+舒张期运动受限型，即结构性受限（如风湿性）；Ⅲb 为瓣叶收缩期运动受限型，即功能性受限（缺血性造成乳头肌移位）。

三、治疗策略

《ESC/EACTS 瓣膜性心脏病管理指南（2021版）》建议，对于重度 FMR 给予 GDMT 以及按指征使用 CRT 后仍有症状的患者，可在心脏团队的共同决策下，实施外科/介入瓣膜手术（Ⅰ，B）。对于合并冠心病或其他心脏疾病的患者：①建议冠状动脉旁路移植术（CABG）或其他外科手术同时，行瓣膜外科手术（Ⅰ，B）；②对于有症状但经心脏团队专家评估不宜外科手术的患者，可考虑经皮冠状动脉介入治疗（PCI）和（或）经导管主动脉瓣置换（TAVR）后，行经导管二尖瓣缘对缘修复术（transcatheter mitral edge to edge repair，TEER）（如重度 FMR 已改善）（Ⅱa，C）。对于不合并冠心病或其他心脏疾病的患者：①对于有症状、不适合外科手术，并在充分评估能够在瓣膜手术中获益的患者，可考虑行 TEER（Ⅱa，B）；②对于有症状、经心脏团队评估适合外科手术的患者，可考虑行外科瓣膜手术（Ⅱb，B）；③对于高风险状、不适合采用外科手术且判断无法从 TEER 中获益的患者，心脏团队在仔细评估左心室辅助装置或心脏移植可行性后，可考虑选择性地为个体病例实施 TEER 或其他经导管瓣膜治疗（Ⅱb，C）。FMR 治疗流程见图 14-12-1。

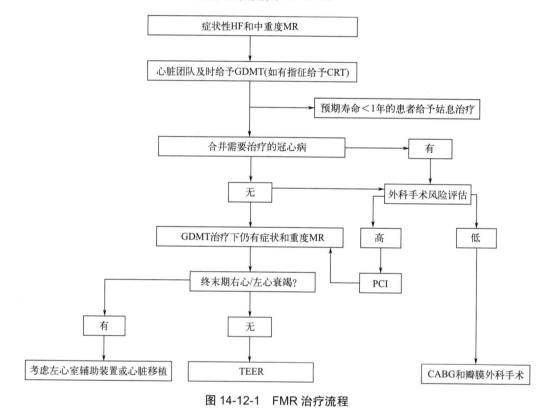

图 14-12-1　FMR 治疗流程

（一）心力衰竭的治疗

1. 指南指导的药物治疗　规范的临床药物治疗是基石，心力衰竭继发 MR 患者在接受外科手术前，首先应用 ACEI/ARB/ARNI、β 受体阻滞剂、MRA 及利尿药等联合药物治疗。阶梯性的药物治疗应持续数周至数月，并根据患者治疗效果和病情严重程度而定。药物治疗可以改善患者生存结局，甚至可以减轻 MR 严重程度。对于心房颤动继发 MR 患者，积极转复窦性心律是首选治疗方法，在无法转复的情况下应积极控制心室率并同时给予上述药物治疗。

心力衰竭继发 MR 患者药物治疗的时间目前尚无统一标准，COAPT 研究要求入选患者接受 30d 以上的标准药物治疗；MITRA-FR 研究要求入选患者在 12 个月内至少经过 1 次标准药物治疗。建议所有心力衰竭继发 MR 患者应首先接受 1～3 个月的标准药物治疗，之后再评估 SMR 严重程度。

2. 心脏再同步化治疗 心力衰竭患者常见心室不同步，而心室不同步可通过多种机制参与 SMR 的发生。CRT 可明显抑制重度 MR 患者 QRS 波群增宽、改善左心室整体功能并抑制左心室重构，同时也可改善乳头肌的不同步，最终通过增加二尖瓣闭合能力来抑制瓣叶运动或降低静息状态下的二尖瓣附着力，从而缓解 SMR。CRT 植入术可改善心力衰竭继发的短期预后，但并不能改善患者远期预后。

CRT 主要针对存在心室收缩不同步及宽 QRS 波群的心力衰竭患者。对于左室射血分数（LVEF）≤ 35%、左束支传导阻滞（LBBB）和 QRS 波群时间 ≥ 150ms 且在药物治疗基础上心功能为 Ⅱ～Ⅳ 级的窦性心律患者，建议进行 CRT（Ⅰ类推荐）；对于窦性心律和 QRS 波群时间 ≥ 150ms 的非左束支传导阻滞患者以及左束支传导阻滞但 QRS 波群时间为 120～149ms 的患者行 CRT 有益（Ⅱa 类推荐）。

（二）外科手术治疗

主要包括再血管化治疗、二尖瓣修复或置换、机械性左心室辅助设备植入和原位心脏移植。

二尖瓣环成形术是最常用的外科治疗 MR 的方法，其短期内可减轻 MR 严重程度、改善症状，且可逆转 LV 重构。《2017 年 ESC/EACTS 瓣膜性心脏病管理指南》推荐了外科手术治疗 SMR 的指征，包括：①重度 SMR 且 LVEF > 30%，拟行 CABG（Ⅰ C）；②症状性 SMR 和 LVEF < 30%，并且有心肌活力或血运重建指征的证据（Ⅱa C）；③症状性重度 SMR 且 LVEF > 30%，但不适合进行血运重建（Ⅱb C）。然而，在制订指南时，很多证实经导管二尖瓣修复术（transcatheter mitral valve repair，TMVR）能够使患者得到更大潜在获益的有力证据尚未发表。

（三）介入治疗

二尖瓣反流介入治疗技术可以分为经导管二尖瓣修复术（TMVR）和经导管二尖瓣置入术（TMVI）。

TMVR 按技术原理可以分为以下几类：①经导管缘对缘二尖瓣修复术（以 MitraClip 为代表）；②经导管二尖瓣环成形术，包括直接瓣环成形术（如 Cardioband）及间接瓣环成形术；③经导管二尖瓣人工腱索植入术（如 NeoChord）；④心室瓣环重构术（如 iCoapsys）。目前，TMVR 是一个飞速发展的领域，手术方式和器械日新月异，其中经导管二尖瓣缘对缘修复术在原发性 MR 中的安全性和有效性已获得足够的证据支持，且比外科手术更具有优势。

四、预后

研究发现，1/3 以上心力衰竭患者合并中度或重度 MR（即 SMR），且已证实 SMR 是心力衰竭患者不良预后的独立预测因子，其可导致不良结局、病情加速恶化等。尤其在 HFrEF

患者中，SMR 与血流动力学不稳定、不良心血管事件的发生以及神经体液激活等均有密切关系。SMR 不仅对心力衰竭患者的心脏功能和临床预后产生不利影响，还会对患者的远期预后产生巨大影响。

第十三节 心力衰竭合并衰弱、肌少症

衰弱是一种以个体生理储备受损、行动迟缓、虚弱和消瘦为特征的全身综合征。衰弱是失能的早期阶段，但不同于失能，衰弱是可逆且可预防的。心力衰竭患者衰弱发生率较高，衰弱可显著影响心力衰竭患者的预后。

衰弱者和心力衰竭患者均可表现出较差的运动、疲劳和体重（肌肉质量）下降。这些常见症状和体征可以归因于肌少症。肌少症是一种进行性、广泛性的骨骼肌疾病，表现为肌量减少、肌肉强度下降或肌肉生理功能减退，与跌倒、骨折、残疾和死亡等不良事件的发生风险增加有关。在 65 岁人群中，肌少症的患病率为 5%～13%，在 85 岁人群中其患病率增至 11%～50%。欧洲老年肌少症工作组将严重的肌少症定义为衰弱前期，也有研究将肌少症定义为衰弱前驱综合征或是衰弱的一个组成部分。目前研究认为，肌少症是衰弱的核心改变，是导致衰弱的主要机制之一。因此，本节将介绍心力衰竭合并衰弱、肌少症的情况。

一、发生机制

（一）病理生理机制

衰弱的发病机制尚不明确，目前认为多系统调节及功能失调是其病理生理特点，主要表现在下丘脑 - 垂体 - 肾上腺及神经内分泌失调、慢性炎症、免疫系统衰老、细胞衰老和能量代谢受损等。衰弱和慢性心力衰竭共同的病理生理机制包括：慢性炎症、衰老、骨骼肌异常和神经内分泌失调。炎症标志物的升高是慢性炎症反应的标志，如 CRP、IL-6 和 TNF-α 等，这些炎症因子的升高，可促进肌肉细胞的分解代谢导致肌肉质量和强度的下降。另外，慢性心力衰竭加速了肌肉质量的下降，这一作用与异常的肌肉组成（如肌肉间脂肪组织增多、肌肉组织纤维化、毛细血管密度降低）有关，从而引起骨骼肌线粒体功能受损、运动能力下降和衰弱。慢性心力衰竭时肌肉成分的变化以及衰弱的原因可能是促炎介质上调导致了代谢损伤和胰岛素抵抗。此外，心力衰竭时血流动力学的异常可导致组织缺氧、细胞凋亡和炎症，慢性心力衰竭时神经激素通路的激活也会促进炎症状态发生。

心力衰竭并发肌少症发生机制也不明确，近年的研究表明，血管紧张素Ⅱ、肌肉生长抑制素、促炎因子、人胰岛素样生长因子 -1、卵泡抑制素和睾酮参与了慢性心力衰竭并发肌少症的病理过程，导致肌肉蛋白合成和降解稳态失衡，心力衰竭患者表现为蛋白质合成途径活性降低，而蛋白质降解被过度激活。Roh 等研究了激活素Ⅱ型受体配体和信号通路在人类衰老和心力衰竭中的作用，结果表明，激活素Ⅱ型受体信号通路的增加与衰老和心力衰竭的肌肉萎缩有关。

糖尿病、肾功能不全、肿瘤、心力衰竭等多种疾病可诱发病理相关性肌萎缩。心肌与骨骼肌一样，同为横纹肌，各种增龄性肌改变同样可发生于心肌，造成心功能下降。另外，在

机体衰老过程中，骨骼肌干细胞修复潜能和数量明显下降，使骨骼肌分泌的心脏保护因子减少，进而减弱了其对心脏的保护作用。大部分心力衰竭患者的早期即可出现外周骨骼肌质量和力量的丢失。心力衰竭患者心肌收缩力下降，泵功能降低，引起骨骼肌血流灌注不足及全身性低水平炎症状态，导致骨骼肌质量减少、功能降低。

在心力衰竭终末期，心脏恶病质进一步导致肌肉的分解代谢受损。此外，心力衰竭患者活动受限、运动能力下降，也是肌肉质量和肌力丢失的重要决定因素。心力衰竭患者胃肠道血流灌注减少，继发胃肠功能障碍及胃肠水肿，引起营养吸收不良和厌食。这种能量供给与消耗之间的负平衡，会导致肌肉蛋白合成代谢紊乱，引起肌量和肌力的下降。

(二) 影响因素

1. 社会人口学因素 年龄是老年人心力衰竭患者衰弱的独立危险因素，即随着年龄增加，心力衰竭患者衰弱风险增加。这可能是由于随着年龄的增加，机体各组织器官逐渐趋于老化，各项生理功能不断衰退，而老年人心力衰竭患者其心脏功能正处于逐渐衰竭阶段，因此，在外界不良刺激的诱导下更易导致衰弱。

性别也是衰弱的影响因素，女性相比男性更容易发生衰弱。有研究表明，老年女性衰弱发病率高于老年男性，认为女性较男性而言更为脆弱，易受外界不良刺激影响，且女性绝经后体内雌激素减少、维生素D缺乏等导致的神经-肌肉失衡及骨质疏松将加速衰弱进程。

文化程度是老年人心力衰竭患者衰弱的影响因素，患者文化程度越高，衰弱程度越低。这可能是因为患者文化知识水平越高，健康素养水平越高，其对医疗信息资源的利用越充分，更易获得良好健康结局。

2. 疾病相关因素 影响心力衰竭患者衰弱的疾病相关因素主要有纽约心功能分级、多重用药、睡眠状况、合并症、营养状态、生化指标等。

心功能越差，患者合并衰弱的风险越高。心功能分级是直接反映心力衰竭患者疾病严重程度的指标。随着患者病情的进展，其生活自理能力、运动能力及对环境的适应能力将不断下降，衰弱程度也更严重。

多重用药是老年心力衰竭患者衰弱的独立危险因素。一项系统评价表明多重用药与衰弱之间存在显著关联，二者互为因果，多重用药可能是导致衰弱的主要原因，减少多重用药可能是预防和管理衰弱的策略之一。

睡眠状况是老年人心力衰竭患者衰弱水平的影响因素，即睡眠状况越差，衰弱水平越重。睡眠障碍可导致免疫能力降低，从而引起神经衰弱、胃肠疾病等多种疾患，甚至增加患高血压、阿尔茨海默病和抑郁等疾病的风险。但睡眠障碍影响衰弱的机制不明。

合并症等因素是心力衰竭患者衰弱的影响因素，合并症越多，衰弱风险更高。营养状况是衰弱发生的一个重要影响因素。患者生化指标如白蛋白、血红蛋白、血细胞比容与衰弱呈负相关。有研究认为，衰弱可能会导致营养不良，而营养不良可能会进一步加重衰弱，两者可能互为因果关系。

3. 心理社会因素 老年心力衰竭患者的抑郁症状和衰弱的患病率分别为30%和61.6%，回归分析显示，在调整混杂因素后，抑郁症状显著增加了身体虚弱的风险。较高的社交网络可以防止虚弱。丰富的社交网络可以通过在日常活动中提供帮助来减轻患者随时间累积的缺陷。社会虚弱是指处于失去或已经失去满足基本社会需求所需的足够社会支持、活动或资源的风险中。

二、临床诊断

（一）临床表现

心力衰竭的主要临床表现为呼吸困难、乏力和体液潴留，是各种心脏疾病的严重表现或末期阶段。衰弱是一种以个体生理储备受损、行动迟缓、虚弱和消瘦为特征的全身综合征，包含自然体重下降、自诉疲劳、握力下降、步速减慢、躯体活动量减少等症状。

美国老年学会及中华老年医学会专家共识指出，衰弱为老年人生理储备下降导致机体易损性增加、抗应激能力减退的非特异性状态，涉及神经、肌肉、内分泌、代谢及免疫等多个系统的病理、生理改变，增加了老年人跌倒、认知功能减退、失能及死亡等负性事件的风险。

肌少症的特点是四肢骨骼肌量的下降和肌肉功能的下降，而肌肉量是诊断肌少症的主要参数。

（二）辅助检查

1. 心力衰竭相关检查 见相关章节。

2. 肌肉质量检测

（1）双能 X 线吸收法（DXA） 是临床实践中最常用的一种放射学工具，通过发射两种不同能级的 X 线源来完成全身扫描，可以同时检测肌肉质量、脂肪质量和骨矿物质含量。相对骨骼肌质量指数即测得的四肢骨骼肌量（ASM）/（身高×身高），可判断肌肉状况，是应用最广泛的肌少症判定参数。DXA 的优势主要有操作简易、易于获取、辐射量极低和价格低廉等，是诊断肌少症唯一具有公认截断值的放射学工具。它的缺点在于不同品牌的仪器测出的结果不一致，且测得的是二维数据，易受人体水分和状态的影响。

（2）生物电阻抗分析法（BIA） 是一种更为轻便、便宜的方法，通过全身导电性来估计肌肉质量。但从电流在人体液中的阻抗状况来计算身体成分需要很多假设，这可能会破坏 BIA 结果的有效性。此外，电流阻抗与身体总水分或无脂肪质量之间存在统计关系，能够得到许多不同的 BIA 校准方程。社区和临床环境中，在无法获得更好选择的情况下，BIA 可以作为一种快速和可靠的筛查肌少症的工具。

（3）CT 检查 可以测量特定区域的肌肉质量，对身体成分的评估十分准确。它可能是评估肌肉质量的最佳技术，被认为是身体成分分析和异常身体成分表型诊断的金标准方法，特别对于营养脆弱的患者。但 CT 检查有辐射暴露、价格昂贵等缺点，因此很难将 CT 检查作为肌少症的筛查工具。

（4）MRI 检查 也可以评估肌肉和脂肪质量，在横断面图像上肌肉分割的准确性非常高，与 CT 检查结果具有高度一致性，也可以作为检测肌肉量的金标准。由于成本高、诊断时间长、缺乏标准化方案等原因，MRI 检查在肌少症临床实践中也应用较少。

（5）表面肌电图（sEMG） 肌纤维传导速度是指动作电位沿肌纤维膜的传播速度，取决于肌纤维直径，是一项重要的生理参数。使用 sEMG 可以非侵入性且同时检测大量的运动单位来确定肌纤维传导速度，从而评估患者肌肉质量。sEMG 在测量方面具有非侵入性、无创伤、操作简单等优点，是体表无创检测肌肉活动的重要方法。但由于不同受试者的测量部位、组织结构等存在差异，导致产生不同类型的噪声信号和伪影。这些信号与肌电图（EMG）信号相互混合，从而影响对肌肉质量的诊断。

（6）超声检查 可以检测肌肉的横截面积、厚度、体积等，从而评估肌肉质量。超声肌少症指数（USI）是一种新颖、实用、廉价的肌少症相关肌肉质量损失的成像标志物。该指数基于肌肉几何比例的变化，可根据严重程度对个体进行评估。超声检查具有成本低、可用性高等优势，但目前对于评价肌肉质量和质量损失尚无标准化的截断值，这极大地限制了其在肌少症中的应用。

（7）D3-肌酸稀释试验　可以直接评估肌肉质量。D3-肌酸是一种非侵入性、稳定的同位素，通过口服进入人体并分布在肌室中。肌酸被消化、吸收，输送到肌肉中，不可逆地代谢转为肌酐，随后通过尿液排泄。尿液中标记肌酐的富集与骨骼肌标记肌酸的富集、全身肌酸池大小有关，从而与肌肉质量有关，即可通过尿液中肌酐排泄率评价肌肉质量。研究表明，D3-肌酸稀释试验测得的肌肉质量与 DXA 测得的结果适度相关，其主要优点在于受肥胖和衰老的影响较小。

3. 高效生物标志物　IL-6 是一种促炎细胞因子，其作用机制与心力衰竭的发病机制有关。炎症参与衰弱的发病机制，血清 IL-6 水平升高可能通过线粒体机制导致衰弱，IL-6 水平对衰弱具有预测价值。生长分化因子 15（GDF-15）是转化生长因子 β 细胞因子超家族成员，具有免疫抑制、抗凋亡和抗炎特性。GDF-15 作为线粒体损伤的标志物，在衰弱老年人血浆中较正常人群升高 2 倍。半乳糖凝集素 3（Gal-3）是一种与纤维化和炎症相关的 β-半乳糖苷结合凝集素，它在心力衰竭患者的心脏重构中发挥作用，抑制 Gal-3 可减轻心脏纤维化、左心室功能障碍和心力衰竭发展。血清 Gal-3 水平可作为鉴别慢性心力衰竭合并衰弱的独立循环生物标志物。肌生长抑制素（myostatin，Mstn）是肌肉质量的负调控因子，是转化生长因子 β 超家族的成员。Mstn 上调被认为是骨骼肌损伤的最早迹象。胰岛素样生长因子 1（IGF-1）是体内重要的合成代谢激素，其水平下降与肌肉质量和功能减少有关。成纤维细胞生长因子 23（FGF-23）是骨细胞和成骨细胞感知到磷酸盐摄入时分泌的一种激素，与左心室肥厚和心力衰竭等疾病有关。骨保护素（osteoprotegerin，OPG）也称破骨细胞抑制因子，是一种参与骨重构调节的糖蛋白。OPG 水平增加反映器官损害的逐步积累，从而导致衰弱发展。

但由于多种机制共同参与心力衰竭与衰弱的发病过程，目前尚未发现心力衰竭合并衰弱特有的单一生物标志，临床常采用多个标志物联合诊断及评估心力衰竭合并衰弱。现有研究表明，上述生物标志物更具有预后价值，其诊断价值仍需要更多科研工作者的研究。

4. 衰弱的评估工具　目前已经有 20 多种衰弱的测评工具，各个评估工具的评估内容包括身体功能、认知和营养状况等多个方面。然而，迄今为止，心力衰竭合并衰弱患者使用的评估工具均为普适性衰弱量表，尚无针对心力衰竭患者的特异性衰弱测评工具。

衰弱的评估工具目前认知最广泛的有 2 种模型，包括身体衰弱表型评估，又称弗雷德衰弱表型评估（Fried frailty phenotype，FP）和累积缺陷模型（cumulative deficit model），即衰弱指数（frailty index，FI）。FP 由 5 个标准组成：不明原因体重下降、疲劳感、无力、行走速度下降、躯体活动能力降低。满足 5 条中的 3 条及以上可诊断为衰弱。FI 是指个体在某一个时点潜在的不健康测量指标占所有测量指标的比例，FI > 0.25 时考虑为衰弱，FI 处于 0.09～0.25 时考虑衰弱前期，FI < 0.08 时考虑无衰弱。FP 操作简单，能反映潜在的病理生理机制，但是 FP 只关注身体功能状态，未能覆盖认知功能损害对功能状态的影响，同时测量需要仪器。而累积缺陷模型虽然评估参考的方面更全，但是却需要耗费大量时间。基于 2 种模型得到了改良版的评估方式，如 2015 年源自加拿大 5 因子衰弱指数（mFI-5）被证明是颈动脉手术及食管裂孔疝修补术等治疗后的术后并发症、死亡率、治疗失败率及 30d 再住院率的强有力预测因子。与表型模型相比，该模型不需要训练有素的人员和设备，具备操作简单的优点。

此外衰弱评估工具还有蒂尔堡衰弱指标（Tilburg frailty indicator，TFI）、格罗宁根衰弱指标（Groningen frailty index，GFI）、衰弱综合评估工具（comprehensive frailty assessment instrument，CFAI）、CSHA-CFS（Canadian study of health and aging clinical frailty scale）、爱特蒙特虚弱量表（Edmonton frailty scale，EFS）、SHARE 衰弱指数（SHARE frailty index）等。

衰弱的评估方式多样，目前认为心力衰竭患者的衰弱评估量表（the HFA frailty score）应该涉及临床、躯体功能、认知-心理及社会在内的 4 个领域，但其纳入的具体项目及评分的敏感性及特异性需要更多研究证实。

（三）诊断与鉴别诊断

衰弱定义为多种生理系统储备和功能的逐渐下降，其特征为整个神经肌肉、代谢和免疫系统的力量、耐力和生理储备下降。总结衰弱的 5 条标准：①非意愿性体重下降；②疲劳感（低握力）；③乏力；④步行速度减慢；⑤躯体活动能力下降。具备其中 0 条为无衰弱，1~2 条为衰弱前期，≥3 条为衰弱。当心力衰竭患者具备上述条件（≥3 条）时，可确定为心力衰竭合并衰弱。

欧洲老年肌少症工作组将严重的肌少症定义为衰弱前期。因此，也可根据 2010 年欧洲老年肌少症工作组（EWGSOP）发布肌少症共识，作为肌少症和衰弱的标准。结合了亚洲人群生活方式、饮食特点后，亚洲肌细胞减少症工作组（AWGS）建立了亚洲肌少症诊断的共识。诊断从三个方面入手：①肌肉功能；②肌肉力量；③肌肉质量。当存在肌肉功能和（或）肌肉力量并肌肉质量指标下降时，即可诊断为肌少症，诊断标准和诊断流程见表 14-13-1 和图 14-13-1。

表 14-13-1 亚洲肌细胞减少症工作组关于肌少症的诊断标准

肌肉质量	肌肉力量	肌肉功能
DXA	握力	日常步速
男性＜7.00kg/m²	男性＜26kg	＜0.8m/s
女性＜5.40kg/m²	女性＜18kg	
BIA		
男性＜7.00kg/m²		
女性＜5.70kg/m²		

注：DXA（双能 X 线吸收法）；BIA（生物电阻抗分析法）。

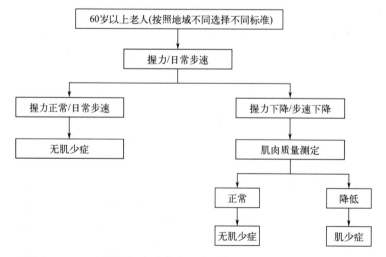

图 14-13-1 亚洲肌细胞减少症工作组关于肌少症的推荐诊断流程

单纯的衰弱和单纯的心力衰竭患者均可表现出较差的运动、疲劳和体重（肌肉质量）下降。这在老年人群中，区分衰弱和心力衰竭存在较大困难。老年人心力衰竭往往表现为 HFpEF。在日本和美国的两项研究中，学者观察到了衰弱和 HFpEF 之间的联系，认为 HFpEF 可能是衰弱的生物标志物，而衰弱筛查可用于检测未诊断的 HFpEF。

三、治疗策略

（一）早发现

心力衰竭合并衰弱患者出院后 1 年内死亡率和再住院率均显著高于没有衰弱的心力衰竭患者，早期识别衰弱对心力衰竭的预后有重要意义。疲劳感的识别有助于判断衰弱早期阶段，及时给予干预可阻止衰弱的进一步发展。

（二）营养饮食及运动

营养不良可导致并加重心力衰竭患者的衰弱已成为普遍认识，在不引起营养不良的基础上，热量限制（caloric restriction，CR）是饮食干预能延长寿命的金标准，同时能减少心血管疾病、糖尿病、衰弱、癌症等疾病发病风险。适当控制饮食可调节胰岛素样生长因子，从而改善骨骼肌功能。研究指出，个性化的家庭运动和营养干预可改善衰弱和身心健康。

具体营养素的补充与衰弱状态密切相关。有学者提出叶黄素、玉米黄质和维生素 D 在衰弱和衰弱前状态的患者中降低，提示早期微量营养素的补充可能干预衰弱的进程。衰弱与饱和脂肪酸摄入量百分比、总脂肪酸摄入量百分比和丁酸摄入量显著相关，并且摄入不同量及不同种类的脂肪酸与死亡率的关系更显著。脂肪酸与其他营养素是否相互作用以及补充特定营养素对衰弱的改善是否优于改善整体饮食，这些还需要通过进一步研究来证实。减少钠盐摄入、较高的单不饱和脂肪酸 / 饱和脂肪酸、适度饮酒等可以降低衰弱的风险，比起某种单一的食物及营养成分的补充，整体健康饮食对衰弱的影响更大。

（三）药物治疗

除治疗心力衰竭的常用药物外，针对衰弱的中药方剂可选用桂枝甘草汤、理中汤、苓桂术甘汤、真武汤、甘草干姜汤等。骨保护素抗体可能对衰弱的治疗有效。此外，还有内分泌激素类（如睾酮、脱氢表雄酮、生长激素及其主要调节因子）、ACEI、降糖药、益生元制剂、左旋肉碱等。由于目前这些药物单独用于治疗衰弱的研究还较欠缺，其疗效和可能的不良反应还存在争议。

四、预后

衰弱和心力衰竭在老年人群中很常见。据估计，心力衰竭患者中年龄 > 65 岁的老年人占 80% 以上，其中 25% 的患者年龄在 80 岁以上，高达 25% 的老年人心力衰竭患者表现出衰弱，而衰弱使得心力衰竭的发生风险也增加。衰弱虽与年龄增长有关，但即使是较年轻的心力衰竭患者也表现出较高的衰弱发生率。有研究发现，在心力衰竭患者中，35% 的急诊患者和 19% 的住院患者存在与衰弱相关的人群归因风险。多项研究均提示，衰弱可导致心力衰竭患者全因死亡风险及再住院风险增加。

第十四节 心力衰竭合并认知障碍

认知障碍是心力衰竭后常见的中枢神经系统并发症，与频繁住院、死亡率高、生活质量下降以及巨大的医疗保健成本有关。据多项文献报道，心力衰竭患者认知障碍的患病率为25%~75%，可能与不同研究纳入对象的年龄、纳入和排除标准、心力衰竭的严重程度、认知测量的差异等有关。

一、发生机制

（一）心力衰竭相关认知障碍的预测因素

心力衰竭相关认知障碍与社会人口学和临床预测因素有关，心力衰竭的危险因素，如动脉粥样硬化、高血压、肥胖和糖尿病均可导致认知障碍。社会人口学预测因素包括高龄、女性和低教育水平，临床预测因素包括体力活动减少、心力衰竭严重程度以及合并疾病。LVEF、BNP、心房颤动、冠状动脉疾病、COPD、血压等是心力衰竭相关认知障碍的预测因子。

（二）认知障碍的发病机制

神经元和小胶质细胞的衰老是大脑衰老的核心。大脑老化触发葡萄糖向神经元的转运下降、神经干细胞的耗竭、细胞凋亡的增加、蛋白质的聚集、线粒体功能障碍，导致神经元凋亡、突触功能障碍及脑体积/容量降低、有髓神经元皮质厚度的下降，最终导致认知功能下降。大脑需要消耗人体约1/3的能量，主要通过葡萄糖来提供能量。大脑衰老与神经元葡萄糖转运蛋白（葡萄糖转运蛋白-3和葡萄糖转运蛋白-4）减少、葡萄糖摄取减少有关。细胞内的大部分能量由葡萄糖在线粒体中氧化产生的，随着年龄的增长，线粒体中氧化磷酸化系统的功能下降，导致三磷酸腺苷产量减少。氧化磷酸化系统的损害还会导致活性氧的增加及对线粒体和整个神经元的氧化损伤。随着年龄的增长，线粒体脱氧核糖核酸受损，导致线粒体分裂、线粒体生物能学和有丝分裂受损，最后导致缺陷线粒体的积累。大脑衰老后小胶质细胞的改变会刺激炎症反应及炎性细胞因子的增加也会导致记忆力下降。

（三）认知障碍与心力衰竭相关的发病机制

1. 神经激素轴 神经激素轴在认知障碍与心力衰竭的机制中已经被广泛讨论，并且可能在心力衰竭、认知功能和大脑结构变化之间的相互作用中起作用。下丘脑-垂体-肾上腺轴在认知障碍的病理生理学中起着重要作用，该轴由前反馈和后反馈回路组成，应激时刺激大脑、垂体和肾上腺，调节糖皮质激素的产生。皮质醇是一种已知的压力相关激素，可影响认知功能。唾液中皮质醇水平较高的健康志愿者在认知压力测试中的结果较差。皮质醇与脑白质损伤有关，特别是胼胝体，白质完整性与处理速度显著相关，而处理速度又与更高的认知能力密切相关。因此，白质损伤对信息传递的破坏可以被解释为与高皮质醇浓度相关的认知能力损伤。心力衰竭患者的儿茶酚胺水平升高，对心脏功能产生有害影响。在老年男性患者中较高水平的尿肾上腺素会影响认知功能。

2. 炎症 心力衰竭被认为是由心肌损伤引发的一种炎症和免疫反应。有研究发现，在左心室收缩功能和心力衰竭症状严重的患者血浆中可检测到高水平的IL-6和TNF-α。高水平细胞因子与心力衰竭的认知障碍有关，可能的发病机制为当人体感染时，内毒素会刺激IL-6、

TNF-α等细胞因子,并使其数量显著升高,细胞因子通过改变突触可塑性和神经递质级联反应而降低认知功能。此外,在其他慢性炎症状态下,如类风湿关节炎,血液循环中较高水平的细胞因子会明显降低认知功能。在心力衰竭患者中有高水平的IL-6、血浆总同型半胱氨酸和广泛的脑损害。高水平的总同型半胱氨酸通过脑细胞凋亡导致脑萎缩和认知能力下降,而降低总同型半胱氨酸水平的干预可延缓脑萎缩和认知能力下降。值得注意的是,IL-6受体显著存在于海马和大脑皮质等区域,一旦被其配体激活,可触发细胞内级联反应,导致神经元丢失。

3. **脑血流灌注改变** 脑血流量的减少通常被认为是影响心力衰竭患者大脑损害的一个决定因素。大脑深层结构缺乏侧支循环,主要由深层穿透动脉或者位于大脑中动脉和大脑前动脉的连接处供应,因此出现分水岭现象。当心力衰竭出现大脑低灌注时容易发生缺血性攻击,导致大脑组织受损,也会使脑血管对功能活动和局部氧需求的整体和局部自动调节受损。急性和慢性心力衰竭导致的低灌注可能导致或加重心力衰竭的认知障碍,其可能的机制为心肌缺血时导致脑灌注减少、神经自动调节功能受损和脑血流量减少,灰质(海马、额叶皮质)丢失,最终出现认知障碍、自主神经障碍和睡眠呼吸障碍。

4. **维生素B_1水平** 维生素B_1的缺乏会增加心力衰竭的风险。维生素B_1是丙酮酸脱氢酶的必要辅因子,这种酶的抑制被认为是维生素B_1缺乏导致湿性脚气病、高输出性心力衰竭发生的主要机制。在缺乏维生素B_1老鼠的动物实验中发现脑萎缩和脑白质改变,并影响其学习能力。在维生素B_1缺乏患者的核磁共振脑部扫描中也发现了类似的脑萎缩改变。

5. **睡眠呼吸障碍** 是导致心力衰竭患者认知能力下降的因素之一。高达75%的心力衰竭患者患有睡眠呼吸障碍疾病(如阻塞性睡眠呼吸暂停或中枢性睡眠呼吸暂停),并导致注意力、记忆力、视觉空间和结构能力、精神运动速度和执行功能等方面的认知功能下降。

二、临床诊断

(一)临床表现

心力衰竭的主要临床表现为呼吸困难、乏力和体液潴留,是各种心脏疾病的严重表现或末期阶段。

认知障碍主要表现信息处理速度、复杂注意/额叶执行功能显著受损的症状,早期出现的步态异常,包括行走不平衡感或反复的跌倒;早期出现尿频、尿急或其他不能用泌尿系统疾病解释的症状;人格或情绪改变,如意志力丧失、抑郁或情绪失禁等。

(二)辅助检查

1. **心力衰竭相关检查** 见相关章节。

2. **认知障碍的筛查工具** 目前已经开发了多种筛查工具来评估认知功能,包括简易精神状况检查(MMSE)、蒙特利尔认知评估量表(MoCA)、画钟试验(CDT)、记忆障碍筛查(MIS)、语言流畅性测试(VFTs)、精神状态剪短测试(STMS)、简易智能测试(AMT)等。其中MMSE、MoCA量表可有效地检出认知障碍患者,被广泛应用于临床。

MMSE是最常用的认知功能心理测量筛查评估量表,是一种简单快速的测试,可由任何临床医师进行,用来评估整体认知功能,尤其是在初级保健中。主要评估5个领域的认知能力,包括"定向力""记忆力""注意力和计算力""回忆力"和"语言能力"。MMSE是一项 30 分的认知功能测试，包括 11 项，大约需要 8min 完成，其评估认知障碍的敏感性和特异性分别为 88.3% 和 86.2%。

MoCA 是一项在 10min 内进行的 30 分测试，是作为一种筛选轻度认知障碍患者的工具而开发的。MoCA 在中国和其他国家广泛用于筛查轻度认知障碍。MoCA 可评估记忆力、视觉空间能力、执行功能、命名、注意力、语言、抽象、延迟回忆和方向等认知领域，在识别 MCI 和阿尔茨海默病方面敏感性很高（分别为 90% 和 100%）。

（三）诊断与鉴别诊断

心力衰竭的诊断，可参见第一章至第三章。心力衰竭的认知损害涉及不同的领域，特别是对学习记忆和延迟回忆、注意力、执行功能、精神运动速度和工作记忆产生不利影响等。认知障碍的诊断标准：①通过有经验的临床医师对患者进行认知功能评价；②一个或多个认知领域（来自认知测试）受损的客观证据，包括记忆力、执行功能、注意力、语言或视觉空间技能等；③保持功能能力的独立性（尽管与过去相比，个人可能存在工作效率降低，在执行日常生活活动/内部生活活动时出错较多）；④没有证据表明社会或职业功能有重大损害。

鉴别诊断主要是与心力衰竭合并的其他神经功能异常和心理障碍相鉴别。

三、治疗策略

心力衰竭相关认知障碍的治疗策略包括认知训练、有氧运动、心力衰竭指南指导性药物治疗、痴呆药物治疗等，它们在整体上有助于预防和阻止认知障碍进展。

（一）药物治疗

1. 心力衰竭指南指导性药物治疗 GTMT 包括 β 受体阻滞剂、ACEI、ARB、利尿药和 MRA 等，这些药物并不会导致心力衰竭人群常见的认知能力下降。但是临床医师根据指南指导性药物治疗的处方率并不高，这与心力衰竭患者认知障碍的病因复杂且具有争议性、药物禁忌证等均相关。有学者认为，β 受体阻滞剂与心动过缓和心脏传导阻滞风险相关，而脑灌注减少可导致认知状态改变。使用利尿药时要注意水、电解质紊乱及酸碱平衡，会增加精神错乱的发生风险。然而，有研究证明降低痴呆风险最大的药物是利尿药。研究表明使用 ACEI 可改善心力衰竭患者的认知功能。住院期间 ACEI 治疗与心力衰竭患者认知能力改善独立相关，且随药物剂量的增加以及治疗时间的延长，治疗效果逐渐提高。ACEI 通过对 ARRS 的影响和降低血液黏度，从而增加脑血流灌注。ARB 也被证明能改善高血压和心力衰竭患者的认知功能。ARNI 的代表药物——沙库巴曲缬沙坦可以降低伴射血分数降低的心力衰竭患者的发病率和死亡率。然而，由于脑啡肽酶也能清除 β-淀粉样蛋白，理论上其对认知功能可能有影响。在 PARADIGM-HF 试验中，沙库巴曲缬沙坦并没有增加痴呆相关不良反应。研究显示，服用沙库巴曲缬沙坦 3 个月以上心力衰竭患者与未服用沙库巴曲缬沙坦心力衰竭患者的认知表现比较，差异无统计学意义。但沙库巴曲缬沙坦对认知功能的影响还需要更多的研究确定。针对心力衰竭患者的大型研究表明，接受地高辛治疗患者的认知能力改善，其可能与认知功能有关的神经递质的释放和重摄取相关。

2. 认知障碍的药物治疗 胆碱酯酶抑制剂（多奈哌齐、利瓦斯汀和加兰他明）和美金刚是治疗痴呆的两种主要药物，均在认知和痴呆的总体评估方面带来改善，但对两种药物在心血管作用方面的研究较少。有研究指出，胆碱酯酶抑制剂与心血管事件风险降低有关，其潜在机制包括迷走神经张力增加、抗炎途径、一氧化氮信号的调节、线粒体生物学功能改善等。值得注意的是，胆碱酯酶抑制剂治疗与心动过缓、病态窦房结综合征、心脏传导阻滞和晕厥的发生风险增加有关，故临床胆碱酯酶抑制剂与β受体阻滞剂和地高辛合用时需要谨慎。

认知障碍有许多可逆的原因，如甲状腺功能减退、维生素 B_{12} 缺乏、睡眠呼吸暂停、抗胆碱能药物、抑郁症、感染、听力障碍和视力障碍及占位性病变，心力衰竭患者不应忽视这些原因的治疗。

（二）非药物治疗

1. 心脏再同步化治疗 CRT 能够减轻心力衰竭患者的症状，提高其生存率和生活质量。研究显示，CRT 装置植入 6 个月后，受试者的神经认知功能显著改善，推测 CRT 可以抵消大约 2 年随年龄增长而下降的认知功能的影响。CRT 的作用对于抵消 2 年左右年龄依赖性认知功能下降的影响非常重要。心力衰竭患者心排血量降低和血管张力自动调节受损会引起脑血流量减少，CRT 增加颈动脉和椎动脉血流速度，使心排血量增加，从而改善脑灌注，改善认知功能。

2. 计算机化认知训练（computerized cognitive training，CCT） 包括指导性重复练习标准化任务，旨在针对特定的认知技能或过程，目的是通过强化神经通路来提高认知能力。CCT 治疗心力衰竭患者认知功能的系统回顾性分析显示，CCT 提高心力衰竭患者的认知能力，包括信息处理速度、工作记忆等。其机制可能是 CCT 参与长期记忆的形成与脑源性神经营养因子水平升高显著相关。心力衰竭的治疗只有在患者定期服药的情况下才有效，因此，认知训练普遍应用有助于改善心力衰竭患者记忆力和认知能力，提高药物依从性。

3. 运动干预 有氧体育活动可有益于大脑功能、自主神经系统并能更好地改善认知功能，特别是在心力衰竭患者中。在心脏康复项目中增加有氧运动后，心力衰竭患者的认知能力得到提高。有证据表明，长期有氧体育运动可能通过增强迷走神经张力和降低窦房结的交感神经活性而改善血管功能、心脏重构。不仅如此，有氧运动在调节认知的大脑区域方面也发挥了重要作用，能够增加前额叶皮质中的脑血流量、增加海马体积、提高血管内皮生长因子和脑源性神经营养因子水平。一项针对运动对心力衰竭患者认知功能和脑灌注影响的小型研究显示，患者的注意力和精神运动速度显著改善，但脑灌注没有改变。一项 18 个随机试验的荟萃分析表明，有氧运动可改善许多心力衰竭患者的认知功能，包括空间功能和执行功能。可见，有氧运动可作为改善心力衰竭患者认知功能的潜在辅助疗法。

4. 营养干预 营养对心力衰竭的认知功能有显著影响，不良的饮食习惯可导致心力衰竭患者认知功能下降。事实上，心力衰竭患者营养不良的风险很大，其经常不遵守饮食建议，摄入过量的钠和其他重要营养素的摄入不足。反过来，不良饮食（如缺乏水果和蔬菜的摄入、高脂肪和高钠摄入）与患有心力衰竭共病的认知功能下降有关。减少对地中海饮食的坚持及高脂肪摄入的饮食已被证明能增加血管性痴呆、2 型糖尿病、阿尔茨海默病和轻度认知障碍的风险。相比之下，由饮食指南中推荐的食物（如水果、蔬菜、瘦肉、鱼、低脂乳制品和全谷物）组成的多样化饮食被认为可缓解健康老年人与年龄相关的认知下降。营养状况和认知也通过营养生物标志物进行了探索，如糖化血红蛋白、维生素 D、血红蛋白和白蛋白。一项研究发现，代谢综合征和冠状动脉疾病患者糖化血红蛋白水平升高与多个领域的认知能力低下有关，包括执行功能、信息处理速度和语言。在老年人心力衰竭患者贫血与认知障碍风险增加之间的关系的研究中发现贫血是心力衰竭患者认知障碍的一个重要危险因素。

最近对老年人群贫血和认知表现的系统综述表明，低血红蛋白水平是认知障碍的潜在促成因素，包括较差的执行功能。在医院治疗中，潜在的可逆原因也与心力衰竭认知的改善密切相关。出院前，葡萄糖、血钾和血红蛋白的正常化被认为可改善对心力衰竭的认知功能。血糖升高是认知障碍的已知原因。

5.其他措施 在慢性心力衰竭患者心脏移植治疗前后的脑血流变化的研究中发现心脏移植后认知障碍得到了改善，并提出了改善认知障碍的机制与脑血流低灌注有关。通过利用增强型体外反搏及其对前负荷和后负荷的影响来控制心排血量和改善认知能力的研究发现，与对照组相比，增强型体外反搏治疗组在认知领域表现出显著改善，包括自发命名、注意力和执行功能。

四、预后

认知障碍是决定心力衰竭死亡率、住院率和功能衰退的重要因素。在81家意大利医院收治的1113例心力衰竭患者的研究中发现，18%认知障碍受试者发生院内死亡，3%认知功能正常患者发生院内死亡，而认知障碍患者的1年死亡率为27%。心力衰竭的认知损害涉及不同的领域，特别是对学习记忆和延迟回忆、注意力、执行功能、精神运动速度和工作记忆产生不利影响。认知障碍会影响心力衰竭患者控制疾病、识别恶化症状、对健康做出正确选择及坚持特定的、复杂的治疗方案的能力。

心力衰竭患者当出现认知障碍时，预后较差，失去独立性，生活质量显著受损。研究表明，认知功能是心力衰竭出院后再入院或死亡的一个独立预测因子，仅次于心力衰竭的严重程度。

心力衰竭患者，特别是老年人心力衰竭患者应进行常规认知障碍筛查，即使是简单的早期评估也可能有助于避免心力衰竭患者进一步恶化。

参考文献

[1] 王福军，罗亚雄主编.心力衰竭用药策略 [M].北京：人民军医出版社，2013：420-487.

[2] 杨杰孚，张健主编.心力衰竭合理用药指南 [M].2版.北京：人民卫生出版社，2019：91-135.

[3] 中华医学会心血管病学分会心力衰竭学组，中国医师协会心力衰竭专业委员会，中华心血管病杂志编辑委员会.中国心力衰竭诊断和治疗指南2018[J].中华心血管病杂志，2018，46（10）：760-789.

[4] 王春燕，叶红华，罗群.心力衰竭合并肌少症研究进展 [J].中华老年医学杂志，2018，37（4）：474-478.

[5] 努尔斯曼姑丽·努尔买买提，任伟.甲状腺激素与心力衰竭关系的研究进展 [J].上海医药，2017，38（19）：58-61.

[6] 高芳芳，王世一，杨倩文，等.高尿酸血症对不同射血分数心力衰竭的影响 [J].中国心血管杂志，2019，24（5）：490-492.

[7] 中华医学会血液学分会红细胞疾病（贫血）学组.静脉铁剂应用中国专家共识（2019年版）[J].中华血液学杂志，2019，40（5）：358-362.

[8] 王瑞钰，胡兰，罗素新.慢性心力衰竭合并焦虑抑郁障碍"双心"诊治最新进展 [J].心血管病学进展，2016，37（5）：503-506

[9] 詹洪吉，王福军.心律失常诊治策略 [M].沈阳：辽宁科学技术出版社，2023：271-278.

[10] 王福军.王福军临床实践与研究集 [M].汕头：汕头大学出版社，2022：95-132.

[11] Rangaswami J, Bhalla V, Blair J E A, et al. Cardiorenal syndrome：classification, pathophysiology, diagnosis, and treatment strategies: a scientific statement from the american heart association[J]. Circulation. 2019, 139(16): e840-e878.

[12] Holgado J, Lopez C, Fernandez A, et al. Acute kidney injury in heart failure: a population study[J]. ESC Heart Fail, 2020, 7(2): 415-422.

[13] 谭伟郝，应禄，李艳萍，等.心力衰竭低血容量管理进展 [J].中国医师进修杂志2018，41（11）：1049-1053.

[14] 中国医师协会心力衰竭专业委员会，中华心力衰竭和心肌病杂志编辑委员会．心力衰竭容量管理中国专家建议 [J]．中华心力衰竭和心肌病杂志，2018，2（1）：8-16．

[15] Farmakis D, Chrysohoou C, Giamouzis G, et al. The management of atrial fibrillation in heart failure: an expert panel consensus[J]. Heart Fail Rev, 2020, May 28.

[16] 刘少帅，杨艳敏，谭慧琼，等．补铁治疗在心力衰竭治疗中的临床研究进展 [J]．中华心血管病杂志，2023，51（5）：555-559．

[17] Fang J C, Ewald G A, Allen L A, et al. Advanced (stage D) heart failure: a statement from the Heart Failure Society of America Guidelines Committee[J]. J Card Fail, 2015, 21(6): 519-534.

[18] Xanthopoulos A, Starling R C, Kitai T, et al. Heart failure and liver disease: dard iohepatic interactions[J]. JACC Heart Fail, 2019, 7(2): 87-97.

[19] Samsky M D, Patel C B, DeWald T A, et al. Cardiohepatic interactions in heart failure: an overview and clinical implications[J]. J Am Coll Cardiol, 2013, 61 (24): 2397-2405.

[20] von Lueder T G, Girerd N, Atar D, et al. Serum uric acid is associated with mortality and heart failure hospitalizations in patients with complicated myocardial infarction: findings from the High-Risk Myocardial Infarction Database Initiative[J]. Eur J Heart Fail, 2015, 17(11): 1144-1151.

[21] Piepoli M F, Salvioni E, Corrà U, et al. Increased serum uric acid level predicts poor prognosis in mildly severe chronic heart failure with reduced ejection fraction. An analysis from the MECKI score research group[J]. Eur J Intern Med, 2020, 72: 47-52.

[22] Otto C M, Nishimura R A, Bonow R O, et al. 2020 ACC/AHA guideline for the management of patients with valvular heart disease: executive summary: a report of the American College of Cardiology/American Heart Association Joint Committee on Clinical Practice Guidelines[J]. J Am Coll Cardiol, 2021, 77(4): 450-500.

[23] 李文静，毕亚艳．心力衰竭患者血液高凝状态的机制及抗栓治疗 [J]．医学综述，2014，20（18）：3324-3326．

[24] 赵英利，邓兵．心力衰竭合并亚临床甲状腺功能减退及低 T_3 综合征的研究进展 [J]．中西医结合心脑血管病杂志，2018，16（10）：1362-1366．

[25] Coats A J S, Anker S D, Baumbach A, et al. The management of secondary mitral regurgitation in patients with heart failure: a joint position statement from the Heart Failure Association (HFA), European Association of Cardiovascular Imaging (EACVI), European Heart Rhythm Association (EHRA), and European Association of Percutaneous Cardiovascular Interventions (EAPCI) of the ESC[J]. Eur Heart J, 2021, 42(13): 1254-1269.

[26] 中国医师协会心力衰竭专业委员会，国家心血管病专家委员会心力衰竭专业委员会，中华心力衰竭和心肌病杂志编辑委员会．中国心力衰竭患者离子管理专家共识 [J]．中华心力衰竭和心肌病杂志，2020，4（1）：16-31．

[27] 中华医学会胸心血管外科分会瓣膜外科学组．功能性二尖瓣关闭不全外科治疗中国专家共识 [J]．中华胸心血管外科杂志，2022，38（3）：156-163．

[28] 徐东，朱小霞，邹和建，等．痛风诊疗规范 [J]．中华内科杂志，2023，62（9）：1068-1080．

[29] 中华医学会心血管病学分会，中国生物医学工程学会心律分会．心房颤动诊断和治疗中国指南 [J]．中华心血管病杂志，2023，51（6）：572-618．

[30] Ponikowski P, Voors A A, Anker S D, et al. 2016 ESC Guidelines for the diagnosis and treatment of acute and chronic heart failure：the task force for the diagnosis and treatment of acute and chronic heart failure of the European Society of Cardiology (ESC). Developed with the special contribution of the heart failure association (HFA) of the ESC[J]. Eur J Heart Fail, 2016, 18(8): 891-975.

[31] Toledo C, Andrade D C, Díaz H S, et al. Neurocognitive Disorders in Heart Failure: Novel Pathophysiological Mechanisms Underpin-ning Memory Loss and Learning Impairment[J]. Mol Neurobiol, 2019, 56(12): 8035-8051.

[32] 中华医学会心血管病学分会，中国医师协会心血管内科医师分会，中华心力衰竭专业委员会，中华心血管病杂志编辑委员会．中国心力衰竭诊断和治疗指南 2024[J]．中华心血管病杂志，2024，52（3）：235-275．

[33] 国家心血管病中心，国家心血管病专家委员会心力衰竭专业委员会，中国医师协会心力衰竭专业委员会，等．国家心力衰竭指南 2023[J]．中华心力衰竭和心肌病杂志，2023，7（4）：215-311．

第十五章
心力衰竭的中西医结合诊治策略

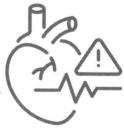

中医学认为慢性心力衰竭属本虚标实之证,心气亏虚为其发病之本。心力衰竭病机可用"虚""瘀""水"概括,益气、活血、利水为心力衰竭的治疗大法。心力衰竭的治疗目标不仅是改善症状、提高治疗生活质量,更重要的是防止和延缓心室重构的发展,从而维持心功能、降低心力衰竭的死亡率和再住院率。但单独应用中医或西医治疗心力衰竭效果欠佳,研究显示,中西医结合治疗心力衰竭可快速缓解患者病情,提高患者心脏功能。

第一节 ⮕ 中医对心力衰竭的认识

心力衰竭是指由任何初始心肌损伤所引起心脏结构或功能变化,导致心室泵血和(或)充盈功能低下的一种复杂的临床综合征。本病逐渐成为 21 世纪重要的心血管病。随着现代医学对心力衰竭治疗理念和手段不断进步,心力衰竭患者预后有了明显改善。中医药在心力衰竭的治疗中有着稳定病情、改善心功能、提高生存质量等优势,被广泛地应用于心力衰竭的临床治疗。

传统中医典籍中并无"心力衰竭"的病名,根据其临床表现可隶属于中医的"喘证""怔忡""心痹""水肿"等范畴。汉代张仲景在《金匮要略》中描述:"心水者,其人身重而少气,不得卧,烦而躁,其人阴肿。"首先提到"心水"的概念,并指出短气、下肢或周身水肿等症状为"心水"的主要病症。这与现代医学所认识的心力衰竭症状极为相似。"心衰"一词,其最早则出现在宋朝的《圣济总录》,其曰:"心衰则健忘,不足则胸腹胁下与腰背引痛,惊悸,恍惚,少颜色,舌本强。"历代医家对于心力衰竭相关症状的论述多见于心悸、喘气、怔忡、水肿、痰饮等病。

一、心力衰竭的病因及发病机制

现代医学心力衰竭的症状和体征,涉及中医学中心痹、怔忡、心悸、心水、水肿、痰饮、喘咳等多个范畴。《素问》中对心痹病位、病症、病因、病机的描述为"脉痹不已,复感于邪,内舍于心……心痹者,脉不通,烦则心下鼓,暴上而气喘";与心力衰竭的症状、体征十分相似。心水见于《金匮要略·水气病脉证并治第十四》,其曰:"心水者,其身重而少气,不得卧,烦而躁,其人阴肿。"阐述了心水产生的原因是心阳虚所致,心阳虚,不能下交于肾,肾水不能制约,溢于前阴,故出现阴肿而水气盛;水气凌心则心悸、心烦、不能平卧;心咳见于《素问·咳论篇第三十八》:"心咳之状,咳则心痛,喉中介介如梗状,甚则咽肿喉痹。"《金匮要略·痰饮咳嗽病脉证并治第十二》篇中还指出："水停心下，甚者则悸，微者短气。"上述中医典籍中描述的"心水"临床表现，如呼吸短促、心悸不宁等，与右心衰竭的主要征象相似。心痹、心咳的病位、病因、病机、症状与心力衰竭的症状、体征十分相似。

我国的传统中医学是整体、辨证、宏观的医学，对病机的认识注重五行相生相克之理，崇尚天人相应、道法自然。现代中医学在传统理论的基础上，增加了与现代医学的对话，并借鉴现代医学，对病机的认知扩展到生物、个体、自然、心理等领域，达到辨证辨病相结合。关于心力衰竭的病机，大多数医家认为属本虚标实之证，病位涉及心、肾、肺、脾诸脏，水、湿、气、血、痰、瘀相互为病。有医家认为心力衰竭以水饮内停、血脉瘀滞、痰浊不化为标，心之阳气虚衰为本，属本虚标实，虚实夹杂之证。有医家认为心力衰竭的病机从阴阳辨证，以阳虚立论。综合各家观点，心力衰竭的病机是心之阳气亏虚，痰浊水饮不化，致血脉瘀阻，水、湿、气、血、瘀互为因果，到后期形成恶性循环，最终致脾肾亏虚。大多数现代医家认为心力衰竭是以风、寒、湿、热等为外因，先天禀赋不足、饮食失宜、七情内伤、脏腑内伤为内因而导致的疾病。

心力衰竭的病机以心气不足为主，气为血之帅，血为气之母。气不足，血无力运行，无力生化；血不足，气无所依，不得滋养，故渐至心阳不足，累及五脏；痰湿、瘀血为气不足逐渐产生的病理产物，同时也成为疾病进一步加重的病因。

病因病机是决定慢性心力衰竭证候演变方向的关键。因此有必要在明确病因病机的基础上把握心力衰竭中医证候的演变。慢性心力衰竭是疾病逐渐加重的过程，患者并非在首次诊断心力衰竭时就出现气血阴阳俱虚，痰湿瘀血阻络的表现，而是先出现心气虚的病理基础，之后根据患者的体质、生活习惯、饮食特点、生活环境、家族史、既往其他慢性病史、吸烟饮酒等情况，逐渐出现后续的不同证候变化。大多数患者病情都遵循气虚、血瘀、阳虚三个阶段。在心气虚、气阴两虚、气虚痰瘀、心阳虚衰四个证型中，气阴两虚证者少见，其余三证多见。随着慢性心力衰竭患者心功能分级的递增，辨证分型呈气阴两虚→气滞血瘀→阳虚水泛变化，进一步表明该病病情恶化可能与中医辨证分型的演变有相关性。而且随着心功能级数的增加，气虚血瘀兼水停及兼痰水互结证患者数量趋于增多，提示水停证可能为患者心功能恶化的关键证候。随着痰浊、水停兼证的发生及兼证叠加的出现，左心室、右心房、右心室扩大率呈递增趋势，左心室舒张功能不全率呈递减趋势。提示水停证、痰浊证可能为心肌重塑及心肌肥厚发展进程中的重要基础。针对 BNP 的临床研究表明：心力衰竭患者在心气虚证→气阴两虚证→心阳虚证→阳虚水泛证的演变过程中，BNP 数值与中医辨证进展呈正相关，从一定程度上说明患者心力衰竭病情的进展与中医证候的改变具有相关性。

本虚是心力衰竭的基本要素，决定了心力衰竭的发展趋势；标实是心力衰竭的驱动因素，影响着心力衰竭的病情变化，本虚和标实的消长决定了发展演变。

二、心力衰竭的中医辨证及治疗

根据心力衰竭的发生发展过程，心力衰竭可分成 A、B、C、D 四个阶段。不同阶段中医证候分布特点有所不同。

阶段 A（前心力衰竭阶段）：患者为心力衰竭的高发危险人群，尚无心脏的结构或功能异常，也无心力衰竭的症状和（或）体征。中医证候以原发病证候为主。患者为心力衰竭的高发危险人群，常见疾病有高血压、冠心病、糖尿病、肥胖、代谢综合征；有应用心脏毒性药物的病史、酗酒史、风湿热史或心肌病家族史。此阶段以原发疾病表现为主，应根据原发疾病特点进行辨证论治，发挥中医治未病的特点，干预心力衰竭的危险因素，防止心力衰竭发生。如冠心病按照"胸痹心痛"辨证论治，高血压按照"眩晕"辨证论治，糖尿病按照"消渴"辨证论治，心肌炎、心律失常按照"心悸"辨证论治，慢性肾功能衰竭按照"水肿"或"关格"辨证论治等。

阶段 B（前临床心力衰竭阶段）：患者从无心力衰竭的症状和（或）体征，发展成结构性心脏病，相当于无症状性心力衰竭或纽约心脏病协会（NYHA）心功能Ⅰ级。中医证候仍以原发病证候为主，可见心气虚证。此阶段仍以原发疾病为主，因已有结构性心脏病，部分患者会出现轻度心悸、气短、乏力，属于心气虚证候，故临床应在原发病辨治的基础上，结合补益心气法以延缓心力衰竭的发生发展。补益心气可选用桂枝甘草汤、保元汤加减。此外，现代研究表明一些单味中药和中成药具有潜在的防止或逆转心室重构作用，如丹参、黄芪、西洋参、三七、玄参、淫羊藿、苦参、芪苈强心胶囊、芪参益气滴丸、通心络胶囊、麝香保心丸、黄芪注射液等，临床可考虑选择应用。

阶段 C（临床心力衰竭阶段）：患者已有基础的结构性心脏病，既往或目前有心力衰竭的症状和（或）体征，此阶段包括 NYHA 心功能Ⅱ级、Ⅲ级及部分Ⅳ级患者。中医核心证候为气虚血瘀证，不同个体可表现出偏阳虚和偏阴虚，常兼见水饮、痰浊证。主要有以下几个证型。①气虚血瘀证。治法：益气活血。推荐方药：桂枝甘草汤、保元汤加减。方药组成：人参、黄芪、桂枝、桃仁、红花、丹参、当归、赤芍、川芎、甘草等。中成药：芪参益气滴丸（推荐用于冠心病）。心力衰竭急性加重可选用：黄芪注射液。②阳气亏虚血瘀证。治法：益气温阳活血。推荐方药：参附汤、四逆汤加减。方药组成：人参、黄芪、附子、干姜、白术、桃仁、红花、丹参、当归、川芎、甘草等。中成药：芪苈强心胶囊、参附强心丸、心宝丸。心力衰竭急性加重可选用：参附注射液、心脉隆注射液。③气阴两虚血瘀证。治法：益气养阴活血。推荐方药：生脉散加味。方药组成：人参、麦冬、五味子、黄芪、生地黄、桃仁、红花、丹参、当归、赤芍、川芎、甘草等。中成药：生脉胶囊、生脉饮口服液、补益强心片。心力衰竭急性加重可选用：生脉注射液、注射用益气复脉。还常有以下几种兼证。①水饮证。治法：通阳利水。推荐方药：水饮内停者，五苓散、苓桂术甘汤、木防己汤加减；水凌心肺者，葶苈大枣泻肺汤加减；脾虚水肿者，防己黄芪汤加减；阳虚水泛者，真武汤、防己茯苓汤加减。常用药物：附子、茯苓、猪苓、桂枝、泽泻、芍药、白术、防己、葶苈子、生姜等。中成药：五苓胶囊。心力衰竭急性加重可选用：心脉隆注射液。②痰浊证。治法：化痰利湿。推荐方药：二陈汤、三子养亲汤加减。脾虚者，合四君子汤；痰热者，小陷胸汤、黄连温胆汤加减。常用药物：半夏、陈皮、茯苓、瓜蒌、紫苏子、白芥子、莱菔子、黄芩、浙贝母、桔梗、苦杏仁、桑白皮、葶苈子、炙甘草等。中成药：橘红丸、复方鲜竹沥、祛痰灵口服液。心力衰竭急性加重可选用：痰热清注射液。

阶段 D（难治性终末期心力衰竭阶段）：患者有进行性结构性心脏病，虽经积极的内科治疗，休息时仍有症状。中医常见证候与阶段 C 相似，但程度更重，阳虚、水饮证亦更多见。此阶段虽病情较重，但常见证候与阶段 C 相似，辨证论治参考阶段 C。部分慢性心力衰竭 C、D 阶段水肿较重的患者，因长期大量使用利尿药而出现利尿药抵抗，或患者开始即对利尿药不敏感，可结合中医辨证治疗，或配合中药外治等手段，常可以提高利尿效果。

第二节 心力衰竭的常用中药治疗

一、常用中药饮片（单味中药）治疗心力衰竭

近年来国内对强心苷类中药（葶苈子、北五加皮等）、非强心苷类中药（附子、人参、黄芪、党参等）、利尿中药（泽泻、茯苓、猪苓、白术、车前子等）、活血化瘀中药（丹参、川芎、当归、红花、三七、益母草、蒲黄、大黄等）进行了较为深入的药理研究，证明益气温阳中药能提高心排血量，同时可改善心肌能量代谢储备，提高心脏耐缺氧能力，缓解心肌再灌注损伤，保护心肌细胞结构完整性和电生理的稳定性，对抗心律失常；利尿药作用缓和，效果肯定，较少引起水与电解质紊乱；活血化瘀药可改善血液循环，增加冠状动脉血流量，对抗心肌缺血。

现代医学认为心室重构的发生与 ARRS 系统的激活、神经激素异常激活、室壁张力异常和炎性细胞因子介导的各种反应密切相关。中药实验研究也由针对心力衰竭血流动力学的改善，逐渐转向对于炎性因子、神经内分泌激素调节的研究。以中药黄芪为例，研究证明黄芪煎剂能够抑制心力衰竭患者血浆降钙素基因相关肽、心房钠尿肽、C 型利尿钠肽、神经肽 Y 等神经内分泌激素的分泌，减轻心脏负荷，增加心脏射血能力。黄芪中所含的黄芪多糖和皂苷均具有缓解心肌再灌注损伤的作用。黄芪皂苷可以通过控制血压，改善心脏功能，保护心肌及血管的内皮细胞，改善血液流变学情况，抑制左心室重构，来改善心力衰竭患者的病情。人参皂苷可以抑制内皮细胞血栓素的产生并增加前列环素的生成，降低小血管阻力；减慢心率，降低外周血管阻力，增加心肌收缩力。丹参、川芎及其有效成分丹参素、川芎嗪可抑制促 Ang-Ⅱ 引起的心肌细胞肥大，并呈一定的量效关系。

根据现有证据和专家建议，临床常用治疗慢性心力衰竭的单味中药见表 15-2-1；结合现代药理研究结果，以药理作用为纲常用治疗慢性心力衰竭的单味中药见表 15-2-2，临床处方时可参考应用。具体使用剂量可参照《中华人民共和国药典》。

表 15-2-1 治疗慢性心力衰竭常用单味中药

类别	药物
益气药	人参、红参、西洋参、党参、黄芪、白术、太子参
活血药	丹参、红花、桃仁、川芎、赤芍、当归、三七、益母草、泽兰、延胡索、郁金、马鞭草、水红花子、水蛭、三棱、莪术、牛膝
温阳药	附子、桂枝、干姜、肉桂、鹿茸、淫羊藿
养阴药	麦冬、白芍、玉竹、北沙参、南沙参
利水药	泽泻、茯苓、猪苓、车前子、薏苡仁、香加皮
化痰平喘药	半夏、瓜蒌、紫苏子、葶苈子、桑白皮
其他	生姜、麻黄、细辛、大腹皮、厚朴、防己、赤小豆、玄参、苦参、五味子

表 15-2-2 以药理作用分类的治疗慢性心力衰竭常用单味中药

药理作用	类别	药物
强心	益气药	人参、西洋参、黄芪、党参
	温阳药	附子、桂枝、鹿茸
	活血药	益母草
	化痰平喘药	葶苈子

续表

药理作用	类别	药物
利尿	其他	香加皮、麻黄、细辛、山楂
	利水药	茯苓、猪苓、泽泻、车前子、香加皮
	温阳药	桂枝
	活血药	益母草
	化痰平喘药	葶苈子、桑白皮
	其他	麻黄、防己、赤小豆
扩血管	活血药	丹参、红花、桃仁、川芎、当归、三七、益母草、延胡索
	益气药	黄芪、党参
	温阳药	肉桂、鹿茸、淫羊藿
	其他	细辛、防己、玄参、桑寄生、山楂
抑制心室重构	益气药	黄芪、西洋参
	活血药	丹参、三七
	温阳药	淫羊藿
	其他	玄参、苦参

二、治疗心力衰竭的常用中成药

目前，药品说明书中有明确心力衰竭适应证的常用中成药主要有7种，包括芪苈强心胶囊、参附强心丸、心宝丸、补益强心片、黄芪注射液、心脉隆注射液和注射用益气复脉。此外，一些药物虽说明书中未明确标明慢性心力衰竭适应证，但临床亦常用于慢性心力衰竭的对症治疗，如生脉注射液、参附注射液、生脉胶囊、生脉饮口服液、五苓胶囊等。芪参益气滴丸推荐用于冠心病心力衰竭患者辨证属气虚血瘀者。

（一）治疗心力衰竭的常用口服中成药

1. 芪苈强心胶囊　多中心、随机、双盲、安慰剂对照试验结果显示，在标准抗心力衰竭治疗基础上加用芪苈强心胶囊（每次4粒，每日3次，共12周）可显著降低慢性心力衰竭（NYHA心功能Ⅱ～Ⅳ级）患者的NT-proBNP水平，还显著改善心功能和生活质量，提高LVEF和6MWD；适用于慢性心力衰竭（NYHA心功能Ⅱ～Ⅳ级）患者。

2. 芪参益气滴丸　干预慢性心力衰竭患者随机对照试验的系统评价（纳入17个随机对照试验，共1840例患者）结果显示，与单纯西药常规治疗比较，西药常规治疗联合芪参益气滴丸可以降低心力衰竭患者的再住院率和死亡率，且能改善患者心功能，增加LVEF和6MWD，试验期间未见明显不良反应。适用于慢性心力衰竭（NYHA心功能Ⅱ～Ⅳ级）患者。

3. 麝香保心丸　可以改善LVEF、心排血量、心脏指数、每搏量及6MWD，降低BNP、血清心型脂肪酸结合蛋白（心力衰竭的诊断和预后的评价中有较高的敏感性和特异性，能很好地反映心力衰竭的严重程度）水平，改善心功能。还能降低心肌耗氧量，减少脂质浸润，降低血清CRP浓度，抑制炎症反应，显著改善心力衰竭症状。有研究发现，麝香保心丸可明显增强心肌收缩力，改善机体器官组织低灌注，改善肺淤血及（或）体循环淤血，降低BNP及NT-proBNP，改善患者心功能，增加运动耐量，提高生活质量。

4. 其他口服中成药　有益气活血类的通心络胶囊；行气活血的复方丹参滴丸、血府逐瘀胶囊；凉血活血类的双丹颗粒；益气养阴活血类的灯盏生脉胶囊等。通心络胶囊可明显减轻梗死大鼠心肌的炎性细胞浸润，显著降低TNF-α的表达。临床中能改善中医证候积分及患者的症状体征,改善心功能级别,提高患者的生活质量。心宝丸具备益气温阳、活血通脉的功效,现代药理研究证实本品具有增加冠脉血流量,加强心肌收缩,抗心律失常的作用。

2014年《慢性心力衰竭中医诊疗专家共识》中指出,在把握中医辨证分型用药原则的基础上,可酌情辨证加用中成药(表15-2-3)。

表15-2-3 不同证型治疗推荐中成药

证型	推荐中成药
气虚	芪参益气滴丸/麝香保心丸/脑心通胶囊/通心络胶囊
气阴两虚	补益强心片/生脉胶囊
阳气亏虚	芪苈强心胶囊/参附强心丸/心宝丸
血瘀	血府逐瘀胶囊

(二)常用静脉制剂和中成药治疗心力衰竭

1. 心脉隆注射液 多中心、随机、双盲、安慰剂对照试验结果显示,在标准抗心力衰竭治疗基础上加用心脉隆注射液(100mg/2mL),以5mg/kg剂量静脉滴注,每日2次,连续用药5天,可明显改善慢性心力衰竭患者(NYHA心功能Ⅱ~Ⅲ级)的心功能分级,减轻症状,提高LVEF和6MWD,未见明显不良反应;另一项Meta分析纳入8个随机对照试验共866例心力衰竭(NYHA心功能Ⅱ~Ⅳ级)患者,结果表明在常规治疗基础上加用心脉隆注射液,能进一步降低BNP水平,增加LVEF和6MWD。适用于慢性心力衰竭(NYHA心功能Ⅱ~Ⅳ级)患者。

2. 生脉注射液 干预心力衰竭患者随机对照试验的系统评价(纳入14个随机对照试验,共858例患者)结果显示,在西医常规治疗基础上加生脉注射液,对改善心力衰竭患者的NYHA心功能分级具有潜在的益处,还可能提高患者的LVEF和心排血量。适用于慢性心力衰竭(NYHA心功能Ⅱ~Ⅳ级)患者。

3. 参附注射液 干预心力衰竭患者随机对照试验的系统评价(纳入97个随机对照试验,共7854例患者)结果显示,在西医常规治疗基础上加用参附注射液,可能有益于改善心力衰竭患者的心功能,提高临床总有效率(以NYHA心功能分级和Killip分级评价),还可能改善患者的心率、NT-proBNP水平和6MWD,并可能减少患者的死亡率。适用于慢性心力衰竭(NYHA心功能Ⅱ~Ⅳ级或Killip Ⅱ~Ⅳ级)患者。

4. 参麦注射液 干预心力衰竭患者随机对照试验的系统评价(纳入15个随机对照试验,共1174例患者)结果显示,在西医常规治疗基础上加用参麦注射液,可能有助于改善心力衰竭患者的临床症状,提高临床综合疗效,增加LVEF,改善左心室功能。适用于慢性心力衰竭(NYHA心功能Ⅱ~Ⅳ级)患者。

2014年《慢性心力衰竭中医诊疗专家共识》中,推荐静脉制剂多用于失代偿的急性加重期患者,应用中药静脉制剂也应注意辨证使用,以增强临床疗效,治疗不同证型心力衰竭的推荐静脉制剂见表15-2-4。

表15-2-4 治疗不同证型心力衰竭的推荐静脉制剂

证型	推荐静脉制剂
气虚或阴虚	生脉注射液/参麦注射液
偏阳虚	参附注射液/心脉隆注射液
血瘀	丹红注射液

三、常用中西药相互作用

目前，许多中药的作用机制尚不清楚，与西药间相互作用亦不明确。中、西药联合应用时运用恰当可以协同增效，运用不当也可能导致药物不良反应的发生。因此，中西医结合治疗慢性心力衰竭时需要充分考虑药物间的相互作用。根据现有的研究报告，一些慢性心力衰竭常用中西药间可能的相互作用见表15-2-5、表15-2-6，供临床参考，在合用这些药物时应加强临床观察及必要的血药浓度监测。

表 15-2-5 慢性心力衰竭常用中西药可能的相互作用

类别/西药	中药	潜在影响
抗血小板抗凝药		
阿司匹林、华法林、肝素	丹参、当归、生姜、大蒜	增加出血风险
阿司匹林、华法林	银杏叶	增加出血风险
华法林	姜黄、木瓜	增加出血风险
华法林	人参、贯叶连翘	减弱华法林的作用
强心药		
地高辛	丹参、人参	影响地高辛的血药浓度
地高辛	贯叶连翘	减少地高辛的血药浓度
地高辛	麻黄	增加地高辛的心脏毒性
地高辛	当归	对抗地高辛所致心律失常
利尿药		
螺内酯	甘草	增加螺内酯的作用
β受体阻滞剂	麻黄	减弱β受体阻滞剂的作用
钙通道阻滞药	山楂	增加血管舒张作用
硝酸酯类	山楂	增加血管舒张作用

表 15-2-6 中西药配伍效应一览表

常用中药	现代药理作用	与西药配伍效应
人参	强心	增强地高辛作用，减弱华法林作用
丹参	强心	增强地高辛作用
	抗凝	增强华法林作用
	扩张冠状动脉	增强硝酸酯类药物作用
附子	强心	增强地高辛作用
桃仁	抗凝	增强华法林作用
川芎	抗凝	增强华法林作用
当归	抗心律失常	对抗地高辛所致心律失常
桂枝	利尿	增强利尿药作用
麻黄	强心	增加地高辛的心脏毒性
		减弱β受体阻滞剂的作用
黄芪	利尿	增强利尿药作用
肉桂	抗血小板聚集	增强阿司匹林作用
猪苓	利尿	增强利尿药作用
木通	强心	增强地高辛作用
	利尿	增强利尿药作用
茯苓	利尿	增强利尿药作用
山楂	扩张血管	增强硝酸酯类药物作用
		增强钙通道阻滞药作用

此外，药理实验研究发现西洋参、黄芪、党参、附子、乌头、桂枝、葶苈子、细辛、山楂等具有强心作用，而葶苈子、苦参、知母、升麻、麻黄、蟾蜍、吴茱萸、艾叶、五灵脂、威灵仙等药物中被测出含有地高辛成分，罗布麻具有强心苷样作用，这些药物与洋地黄类合用时是否产生药物不良反应尚不清楚，有待进一步研究。

第三节 中西医结合治疗心力衰竭并发症

心力衰竭常合并利尿药抵抗、低血压、肠道菌群失调、心房颤动、肺部感染等多种并发症，使临床治疗更加复杂，增加了死亡率，严重影响患者的生活质量。而中西医结合在治疗心力衰竭并发症方面存在一定优势，可以改善患者的临床症状及心功能，提高生活质量，降低死亡率及再住院率。

一、心力衰竭合并利尿药抵抗

利尿药是治疗心力衰竭的基石，但在治疗过程中有38%的患者会出现利尿药抵抗，尽管使用足够多的利尿药，但仍达不到预期减轻水肿的目的，是心力衰竭导致死亡的独立因素。利尿药抵抗发生的原因有以下几点：①利钠反应减弱；②低钠血症；③低蛋白血症；④利尿后钠潴留；⑤肾功能不全；⑥药物相关作用；⑦阈药物。西医通过更换新型利尿药、增加药物剂量、改变给药方式等途径增强利尿效果，但仍有电解质紊乱、低血压、酸碱平衡失调等不良反应。

心力衰竭合并利尿药抵抗的临床表现属于中医"水肿""心水""痰饮"等范畴，基本病机为心脾肾阳气不足，肺失通调，脾失转输，肾失开阖，瘀血水饮停聚，致体内水液停聚心下。病位在心，与肺、脾、肾三脏密切相关。临床诸多医家辨证多见气虚血瘀、阳虚水饮、血瘀痰浊等证，治疗多以温阳利水、益气活血为主要原则。心气、心阳不足导致心力衰竭水肿，采用真武汤加味治疗急性失代偿性心力衰竭合并利尿药抵抗，可以改善心功能，显著增加患者24h尿量，缓解利尿药抵抗。心阳不足，肾元虚损，血瘀水停所致，使用加味苓桂术甘汤补虚化瘀、利水活血，可明显增加患者24h尿量，改善心功能，减轻临床症状。心肾阳虚、血瘀水停，采用养心合剂（药物组方：熟地黄、桂枝、附子、山药、山茱萸肉、车前子、麦冬、牛膝、丹参、泽泻、茯苓）温阳活血利水，可以增加24h尿量，减少电解质紊乱，改善利尿药抵抗情况。

二、心力衰竭合并低血压

心力衰竭患者合并有低血压可表现为头晕、胸闷、心悸、疲乏、失眠，严重者可出现晕厥、休克。心力衰竭合并低血压原因如下：①心力衰竭后心肌收缩功能障碍；②抗心力衰竭药物有降压作用；③胃肠道淤血，进食减少致血容量不足；④基础血压较低。心力衰竭合并低血压不仅会加重心力衰竭，还会限制心力衰竭基础药物使用。

心力衰竭合并低血压属于中医"虚劳""眩晕""昏厥""心水"等范畴，本病以虚为主，多因心气血不足，血脉充盈不足，脾失健运，营血生化乏源，久病体衰，肾精不足，髓海亏虚所致。表现为气血、阴阳虚损，病位在心、脾、肾三脏，治疗应以益气养血、调补阴阳为主要原则，兼以活血利水。采用的参芪复脉汤加减可温阳益气利水、活血化瘀，联合西医治疗慢性心力衰竭合并低血压，能够增强心肌收缩力，改善心功能，提升血压。使用益气温阳汤益气温阳、活血化瘀，联合西药治疗慢性心力衰竭伴低血压，可以明显抗心力衰竭，提升血压，减少药物不良反应。给予补中益气汤加减补中益气、升阳举陷治疗低血压性心力衰竭，可以改善患者的心功能，提高心功能分级，降低 N 末端脑利尿钠肽前体水平。杨泽春等采用生脉颗粒益气养阴、活血化瘀，联合常规抗心力衰竭药物治疗心功能不全合并低血压，能够提升血压，明显改善头昏、胸闷、气促症状。

三、心力衰竭合并肠道菌群失调

心力衰竭常因肺炎诱发，需要反复应用抗生素治疗，导致机体内外环境发生变化，敏感肠道菌群被抑制，未抑制的细菌乘机繁殖，从而引起菌群失调，临床表现为肠道菌群失调症。近年来，有学者提出了"心力衰竭肠道假说"，认为肠道菌群结构发生变化所引发的炎症介质及氧化三甲胺增多等多因素共同影响心力衰竭的进程。心力衰竭合并肠道菌群失调临床常表现为腹泻、腹胀、纳差等症状，目前西医认为调整膳食结构及补充益生菌是改善肠道菌群失调的有效途径。

《黄帝内经》提出"心合小肠"理论。心与小肠互为表里，其经脉相连，气血相通，在生理及病理上相互影响。小肠虚寒，水谷精微化生不足，日久可导致心血不足的症状。其次小肠排泄废物失常则产生痰、饮、水、湿等病理产物，痹阻胸阳，瘀滞心脉，引发心力衰竭。心力衰竭合并肠道菌群失调属于中医"泄泻""痞满"范畴，基本病机为脾胃运化功能失调，肠道泌别清浊、传导功能失司，临床治疗多以健脾化湿为主要原则。四君子汤能够调节肠道菌群失衡，减轻心肌肥厚，改善心功能，对心肌肥厚所诱导的心力衰竭发挥一定的治疗作用，其中的机制可能与肠道菌群代谢产物相关。健脾化滞丸可以调节心力衰竭患者的肠道菌群，改善食欲，提高运动耐量。补阳还五汤通过降低心力衰竭大鼠血清氧化三甲胺含量，可改善肠道菌群失调，延缓心力衰竭病程进展。加味小建中汤对心力衰竭合并便秘的治疗效果显著，不仅能缓解便秘症状，调节肠道菌群，还可以改善心功能。

四、心力衰竭合并心房颤动

心力衰竭合并心房颤动属于中医"惊悸""心动悸""心下悸""怔忡"范畴，基本病机是本虚标实，气血阴阳亏虚为本，气滞、痰湿、瘀血为标，治疗原则为调整阴阳气血，兼以理气、化痰、活血。

稳心颗粒联合西医治疗心力衰竭合并心房颤动可降低患者血浆 NT-proBNP 或 BNP 水平、提高 LVEF、减慢心室率。琥珀酸美托洛尔缓释片联合芪参益气滴丸治疗慢性心力衰竭合并心房颤动，能改善心功能指标及中医证候积分，降低心室率。心复康丸联合胺碘酮可以改善心力衰竭伴发阵发性心房颤动患者的心脏结构和功能，延长窦性心律维持时间，提高中医证候积分。

五、心力衰竭合并肺部感染

心力衰竭患者免疫力低下，脏器功能减退，肺循环淤血，容易合并肺部感染。而肺部感染会加重肺循环阻力和心室收缩后负荷，抑制呼吸功能，增加心肌耗氧量，进一步加重心力衰竭进程。目前，西医以抗菌药物治疗心力衰竭合并肺部感染为主，辅助以止咳化痰、营养支持对症治疗。引起心力衰竭肺部感染的病原菌构成复杂，对多种抗菌药物存在普遍耐药性，增加治疗难度，其中以革兰氏阴性菌为主，其次为革兰氏阳性菌。心力衰竭合并肺部感染属于中医"咳嗽""痰饮""喘证"范畴，多由于患者正气亏虚、外邪内侵，化热伤津，炼液为痰，痰阻气机致血脉不畅，瘀血痹阻，津液不能正常输布，不归正化，则变生水湿，聚而为痰，进一步导致痰瘀相兼为患。气虚痰瘀互阻是该病的主要病机，治疗原则以益气活血化痰为主。

益气活血化痰法治疗心力衰竭合并肺部感染，可以降低患者可溶性尿激酶型纤溶酶原激活物受体和生长分化因子15水平，改善其预后。真武汤合三子养亲汤治疗心力衰竭合并肺部感染，能够明显改善患者的心肺功能，提高临床疗效。痰热清注射液辅助万古霉素治疗老年人心力衰竭并肺部感染，能减轻炎症反应，改善心功能，缩短住院时间。曲美他嗪联合中药对老年人心力衰竭合并肺部感染有疗效，能够减轻患者的肺部炎症症状，改善心功能及预后。

参考文献

[1] 杨杰孚，张健. 心力衰竭合理用药指南 [M]. 2版. 北京：人民卫生出版社，2019：51-54.
[2] 毛静远，朱明等. 慢性心力衰竭中医诊疗专家共识 [J]. 中医杂志，2014，55（14）：1258-1260.
[3] 中华中医药学会慢性心力衰竭中医诊疗指南项目组. 慢性心力衰竭中医诊疗指南（2022年）[J]. 中医杂志，2023，64（7）：743-756.
[4] 王利勤，杨洁红，张宇燕，等. 中药治疗慢性心衰的作用机制研究进展和前景 [J]. 江西中医药大学学报，2015，27(5)：108-119.
[5] 中国中西医结合学会心血管疾病专业委员会，中国医师协会中西医结合医师分会心血管病学专家委员会. 慢性心力衰竭中西医结合诊疗专家共识 [J]. 心脑血管病防治，2016，16（5）：340-347.
[6] 《中成药治疗优势病种临床应用指南》标准化项目组. 中成药治疗心力衰竭临床应用指南（2021年）[J]. 中国中西医结合杂志，2022，42（3）：261-275.
[7] 国家中医心血管病临床医学研究中心，中国医师协会中西医结合医师分会，《生脉类注射剂临床应用中国专家共识》编写组. 生脉类注射剂临床应用中国专家共识 [J]. 中国中西医结合杂志，2020，40（12）：1430-1438.
[8] 吴永健，王继光. 心脏病学实践2023：第4分册——心肌病与心力衰竭 [M]. 北京：人民卫生出版社，2023：159-167.